JN041411

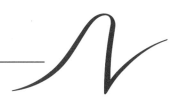

系統看護学講座

専門分野

循環器

成人看護学 3

吉田　俊子　聖路加国際大学大学院教授

宮地　　鑑　北里大学主任教授

山口　淳一　東京女子医科大学教授

松田　直樹　松田医院院長

嵐　　弘之　東京女子医科大学特任准教授

小泉　雅子　東京女子医科大学大学院准教授

山形　泰士　東京医科歯科大学病院　集中ケア認定看護師

阿部　隼人　ゆみのハートクリニック三鷹　看護課長

医学書院

発行履歴

1968 年 3 月 25 日　第 1 版第 1 刷	1995 年 3 月 1 日　第 9 版第 1 刷
1969 年 8 月 15 日　第 1 版第 3 刷	1998 年 2 月 1 日　第 9 版第 5 刷
1970 年 1 月 1 日　第 2 版第 1 刷	1999 年 1 月 15 日　第10版第 1 刷
1972 年 9 月 1 日　第 2 版第 6 刷	2002 年 8 月 1 日　第10版第 5 刷
1973 年 1 月 15 日　第 3 版第 1 刷	2003 年 2 月 15 日　第11版第 1 刷
1974 年 9 月 1 日　第 3 版第 3 刷	2006 年 2 月 1 日　第11版第 5 刷
1976 年 2 月 1 日　第 4 版第 1 刷	2007 年 2 月 15 日　第12版第 1 刷
1978 年 2 月 1 日　第 4 版第 3 刷	2010 年 5 月 1 日　第12版第 9 刷
1979 年 2 月 1 日　第 5 版第 1 刷	2011 年 1 月 6 日　第13版第 1 刷
1982 年 8 月 1 日　第 5 版第 6 刷	2014 年 2 月 1 日　第13版第 4 刷
1983 年 1 月 6 日　第 6 版第 1 刷	2015 年 1 月 6 日　第14版第 1 刷
1985 年 10 月 1 日　第 6 版第 4 刷	2018 年 2 月 1 日　第14版第 4 刷
1987 年 1 月 6 日　第 7 版第 1 刷	2019 年 1 月 6 日　第15版第 1 刷
1991 年 4 月 1 日　第 7 版第 6 刷	2023 年 2 月 1 日　第15版第 5 刷
1992 年 2 月 25 日　第 8 版第 1 刷	
1994 年 2 月 1 日　第 8 版第 3 刷	

系統看護学講座　専門分野

成人看護学[3]　循環器

発　　　行　2024 年 1 月 6 日　第16版第 1 刷©

著者代表　吉田俊子

発 行 者　株式会社　医学書院

　　　　　代表取締役　金原　俊

　　　　　〒113-8719　東京都文京区本郷 1-28-23

　　　　　電話　03-3817-5600（社内案内）

　　　　　　　　03-3817-5657（販売部）

印刷・製本　横山印刷

本書の複製権・翻訳権・上映権・譲渡権・貸与権・公衆送信権（送信可能化権を含む）は株式会社医学書院が保有します.

ISBN978-4-260-05311-2

本書を無断で複製する行為（複写，スキャン，デジタルデータ化など）は，「私的使用のための複製」など著作権法上の限られた例外を除き禁じられています.大学，病院，診療所，企業などにおいて，業務上使用する目的（診療，研究活動を含む）で上記の行為を行うことは，その使用範囲が内部的であっても，私的使用には該当せず，違法です.また私的使用に該当する場合であっても，代行業者等の第三者に依頼して上記の行為を行うことは違法となります.

JCOPY 〈出版者著作権管理機構 委託出版物〉
本書の無断複製は著作権法上での例外を除き禁じられています.
複製される場合は，そのつど事前に，出版者著作権管理機構
（電話 03-5244-5088, FAX 03-5244-5089, info@jcopy.or.jp）の許諾を得てください.

＊「系統看護学講座／系看」は株式会社医学書院の登録商標です.

はしがき

● 発刊の趣旨

　1967 年から 1968 年にかけて行われた看護学校教育課程の改正に伴って，新しく「成人看護学」という科目が設けられた。

　本教科のねらいとするところは，「看護の基礎理論としての知識・技術・態度を理解し，これを応用することによって，病気をもつ人の世話あるいは健康の維持・増進を実践・指導し，看護の対象であるあらゆる人の，あらゆる状態に対応していくことができる」という，看護の基本的な理念を土台として，「成人」という枠組みの対象に対する看護を学ぶことにある。

　したがって，看護を，従来のように診療における看護といった狭い立場からではなく，保健医療という幅広い視野のなかで健康の保持・増進という視点においてとらえ，一方，疾患をもった患者に対しては，それぞれの患者が最も必要としている援助を行うという看護本来のあり方に立脚して学習しなければならない。

　本書「成人看護学」は，以上のような考え方を基礎として編集されたものである。

　まず「成人看護学総論」においては，成人各期の特徴を学び，対象である成人が，どのような状態のもとで正常から異常へと移行していくのか，またそれを予防し健康を維持していくためには，いかなる方策が必要であるかを学習し，成人の全体像と成人看護の特質をつかむことをねらいとしている。

　以下，「成人看護学」の各巻においては，成人というものの概念を把握したうえで，人間の各臓器に身体的あるいは精神的な障害がおこった場合に，その患者がいかなる状態におかれるかを理解し，そのときの患者のニードを満たすためにはどのようにすればよいかを，それぞれの系統にそって学習することをねらいとしている。

　したがって，「成人看護学」の学習にあたっては，従来のように診療科別に疾病に関する知識を断片的に習得するのではなく，種々の障害をあわせもつ可能性のある 1 人ひとりの人間，すなわち看護の対象としての人間のあらゆる変化に対応できる知識・技術・態度を学びとっていただきたい。

　このような意味において，学習者は対象の健康生活上の目標達成のために，より有効な援助ができるような知識・技術を養い，つねに研鑽を続けていかなければならない。

　以上の趣旨のもとに，金子光・小林冨美栄・大塚寛子によって編集された「成人看護学」であるが，日進月歩をとげる医療のなかで，本書が看護学の確立に向けて役だつことを期待するものである。

● カリキュラムの改正

　わが国の看護・医療を取り巻く環境は，急速な少子高齢化の進展や，慢性疾患の増加などの疾病構造の変化，医療技術の進歩，看護業務の複雑・多様化，医療安全に関する意識の向上など，大きく変化してきた。それに対応するために，看護教育のカリキュラムは，1967 年から 1968 年の改正ののち，1989 年に全面的な改正が行われ，1996 年には 3 年課

程，1998 年には 2 年課程が改正された。さらに 2008 年，2020 年にも大きく改正され，看護基礎教育の充実がはかられるとともに，臨床実践能力の強化が盛り込まれてきた。

●改訂の趣旨

　今回の「成人看護学」の改訂では，カリキュラム改正の意図を吟味するとともに，1999 年に発表され，直近では 2022 年に改定された「看護師国家試験出題基準」の内容をも視野に入れ，内容の刷新・強化をはかった。また，日々変化する実際の臨床に即し，各系統において統合的・発展的な学習がともに可能となるように配慮した。

　序章「この本で学ぶこと」では，事例を用いて，これから学ぶ疾患をかかえた患者の姿を示した。また，本書で扱われている内容およびそれぞれの項目どうしの関係性が一見して把握できるように，「本書の構成マップ」を設けている。

　第 1 章「循環器の看護を学ぶにあたって」では，系統別の医療の動向と看護を概観したあと，患者の身体的，心理・社会的特徴を明確にし，看護上の問題とその特質に基づいて，看護の目的と機能が具体的に示されている。

　第 2〜5 章では，疾患とその医学的対応という視点から，看護の展開に必要とされる医学的な基礎知識が選択的に示されている。既習知識の統合化と臨床医学の系統的な学習のために，最新の知見に基づいて解説されている。今改訂では第 5 章の冒頭に「A. 本章で学ぶ循環器疾患」を新設し，第 5 章で学習する疾患の全体像をつかめるように工夫をこらした。

　第 6 章「患者の看護」では，第 1〜5 章の学習に基づいて，経過別，症状別，検査および治療・処置別，疾患別に看護の実際が提示されている。これらを看護過程に基づいて展開することにより，患者の有する問題が論理的・総合的に理解できるように配慮されている。とくに経過別については「A. 疾患をもつ患者の経過と看護」として，事例を用いて患者の姿と看護を経過別に示すとともに，それらの看護と，疾患別の看護などとの関係を示してある。

　第 7 章「事例による看護過程の展開」では，1〜3 つの事例を取り上げ，看護過程に基づいて看護の実際を展開している。患者の有するさまざまな問題を提示し，看護の広がりと問題解決の過程を具体的に学習できるようにしている。

　また，昨今の学習環境の変化に対応するために，成人看護学においても積極的に動画教材を用意し，理解を促すようにした。

　巻末には適宜付録を設け，各系統別に必要となる知識を整理し，学習の利便性の向上をはかっている。

　今回の改訂によって看護の学習がより効果的に行われ，看護実践能力の向上，ひいては看護の質的向上に資することをせつに望むものである。ご活用いただき，読者の皆さんの忌憚のないご意見をいただければ幸いである。

　2023 年 11 月

著者ら

目次

序章 **この本で学ぶこと**

吉田俊子

循環器疾患をもつ患者の姿 ………… 2　　本書の構成マップ ………… 4

第1章 **循環器の看護を学ぶにあたって**

吉田俊子

A 医療の動向と看護 ………… 6
　1 患者の動向と看護 ………… 6
　2 治療の動向と看護 ………… 7
B 患者の特徴と看護の役割 ………… 9
　1 身体的な問題とその援助 ………… 10
　　1 身体的な問題 ………… 10

　　2 身体的な問題への援助 ………… 11
　　3 医療の継続のための援助 ………… 13
　2 心理・社会的な問題とその援助 ………… 14
　　1 心理・社会的な問題 ………… 14
　　2 心理・社会的な問題への援助 ………… 14
　3 家族への援助 ………… 15

第2章 **循環器の構造と機能**

宮地鑑・山口淳一

A 心臓の構造と機能 　宮地鑑 18
　1 心臓の構造 ………… 18
　2 刺激伝導系と心臓の電気活動 ………… 21
　3 心臓のポンプ作用 ………… 22
　4 心臓機能の適応性 ………… 24
B 血管の構造と機能 ………… 25
　1 動脈および静脈の構造 ………… 25
　2 体循環と肺循環 ………… 26
　3 血液の循環力学 ………… 27

C 循環の調節 ………… 山口淳一 28
　1 自律神経系による調節 ………… 28
　　1 血圧の調節にかかわる神経 ………… 28
　　2 反射性循環調節 ………… 29
　　3 アドレナリン受容体と循環調節 ………… 29
　2 液性因子による調節 ………… 30
　　1 レニン-アンギオテンシン-
　　　アルドステロン系による調節 ………… 30
　　2 バソプレシンによる調節 ………… 31

第3章 **症状とその病態生理**

松田直樹

A 胸痛 ………… 34
　1 狭心症の胸痛 ………… 34
　2 心筋梗塞の胸痛 ………… 35
　3 急性心膜炎の胸痛 ………… 35
B 動悸 ………… 35
C 呼吸困難 ………… 37

　1 労作性呼吸困難 ………… 37
　2 起座呼吸 ………… 37
　3 発作性夜間呼吸困難 ………… 38
　4 急性肺水腫 ………… 38
　5 チェーン-ストークス呼吸 ………… 39
D 浮腫 ………… 39

E チアノーゼ ･････････････････････････ 40
　1 中心性チアノーゼ ･･････････････ 41
　2 末梢性チアノーゼ ･･････････････ 41
F めまい・失神 ･･････････････････････ 42
　1 心原性失神 ････････････････････ 42
　2 反射性失神（神経調節性失神） ････ 43
　3 起立性低血圧 ･･････････････････ 43
G 四肢の疼痛 ････････････････････････ 43
　1 間欠性跛行 ････････････････････ 43
　2 四肢動脈血栓塞栓症 ･･････････ 44

　3 レイノー現象 ･･････････････････ 44
　4 静脈疾患による痛み ･･････････ 45
H ショック ･･････････････････････････ 45
　1 心原性ショック ････････････････ 46
　2 循環血液量減少性ショック ････ 46
　3 心外閉塞・拘束性ショック ････ 46
　4 血液分布異常性ショック ････････ 47
　　1 敗血症性ショック ･･････････ 47
　　2 アナフィラキシーショック ････ 47
　　3 神経原性ショック ･･････････ 47

第4章　検査と治療

山口淳一・嵐弘之・松田直樹・宮地鑑

A 診察と診断の流れ ････ 山口淳一 50
　1 問診（医療面接） ･･････････････ 50
　2 視診 ･･････････････････････････ 50
　3 触診 ･･････････････････････････ 51
　4 聴診 ･･････････････････････････ 51
B 検査 ････････････････････････････････ 53
　1 心電図 ････････････････････････ 53
　　1 標準 12 誘導心電図 ････････ 53
　　　◆ 電極の装着と誘導 ･･････ 54
　　　◆ 心電図の波形 ･･････････ 56
　　　◆ 心電図読影の流れ ･･････ 58
　　2 ホルター心電図 ･･････････ 58
　　plus　植込み型ループ式心電計 ･･ 59
　　3 負荷心電図 ･･････････････ 60
　　plus　その他の運動負荷試験 ･･････ 61
　　plus　検査の感度・特異度と有病率の推定
　　　････････････････････････････ 62
　2 胸部 X 線検査 ･･････････････････ 63
　　　◆ 胸部 X 線検査からわかること ･･ 63
　3 心エコー法 ････････････････････ 65
　　1 経胸壁心エコー法 ･･････････ 65
　　2 応用的な心エコー法 ････････ 66
　　plus　心エコー法による左室駆出率（LVEF）
　　の測定 ･･････････････････････ 68
　4 脈波検査 ･･････････････････････ 68
　5 心臓カテーテル法 ････ 嵐弘之 69
　　1 心臓カテーテル法の基礎 ････ 69

　　　◆ 右心カテーテル法（RHC） ･･ 70
　　　◆ 左心カテーテル法（LHC） ･･ 70
　　2 臨床で実施される心臓カテーテル法
　　　････････････････････････････ 72
　　　◆ 冠状動脈造影法（CAG） ････ 72
　　　◆ 血管内エコー法（IVUS） ････ 73
　　　◆ 光干渉断層法（OCT） ･･････ 74
　　　◆ 冠血流予備量比（FFR）の測定 ･･ 75
　　　◆ 心臓の電気生理学的検査（EPS） ･･ 76
　　　◆ 心内膜心筋生検 ････････ 76
　6 血行動態モニタリング ･･･････ 山口淳一 77
　　1 肺動脈圧・肺動脈楔入圧・心拍出量
　　のモニタリング ････････････ 77
　　2 中心静脈圧のモニタリング ････ 78
　　　◆ 中心静脈カテーテルによる
　　　中心静脈圧の測定 ･･･････ 78
　　3 観血的動脈圧モニタリング ････ 79
　　4 動脈血酸素分圧のモニタリング ･･ 79
　　　◆ 動脈血ガス分析 ･･････････ 79
　　　◆ パルスオキシメータによる
　　　動脈血酸素飽和度の測定 ･･ 80
　7 心臓核医学検査 ･･････････････ 80
　　1 心筋血流シンチグラフィ ････ 80
　　2 その他の心筋シンチグラフィ ････ 81
　8 コンピュータ断層撮影（CT） ････ 82
　9 磁気共鳴画像法（MRI） ･･････････ 83
C 治療 ････････････････････････････････ 84

1 内科的治療 ……………………… 84

1 薬物療法の基本 ……………… 84
 ◆薬物療法の注意点 …………… 84
 column 遺伝的に決定される薬物動態と
 個人差 …………………………… 85
**2 経皮的冠状動脈インターベンション
 （PCI）** ………………… 嵐弘之 86
 ◆ステント ……………………… 86
 ◆ロタブレータ ………………… 87
 ◆薬剤コーティングバルーン（DCB）
 …………………………………… 88
 ◆経皮的冠状動脈インターベンション
 （PCI）の適応 ………………… 88
 plus 冠状動脈末梢部分での微小塞栓対策
 …………………………………… 88
3 ペースメーカ治療 ……… 松田直樹 89
 ◆ペースメーカとは …………… 89
 ◆植込み後の管理 ……………… 91
 ◆進化する植込みデバイス …… 92

2 外科的治療 ………………… 宮地鑑 93
1 心臓手術の周術期管理 …………… 93
 ◆心臓・血管疾患と手術法 …… 94
 ◆人工心肺による体外循環 …… 95
 ◆心臓・胸部大血管手術後の
 患者管理 ……………………… 96
 ◆呼吸・循環・腎機能のモニタ ……… 97
 ◆呼吸・循環・腎機能の管理 …… 97
2 冠状動脈バイパス術（CABG） ……… 101
 ◆通常の冠状動脈バイパス術
 （CABG） ……………………… 101

 ◆体外循環非使用冠状動脈バイパス
 術（OPCAB） ………………… 102
3 弁膜症に対する手術 ……………… 104
 ◆大動脈弁置換術 ……………… 105
 ◆経カテーテル大動脈弁留置術
 （TAVI） ……………………… 105
 ◆僧帽弁置換術 ………………… 106
 ◆僧帽弁形成術 ………………… 108
 ◆三尖弁形成術・置換術 ……… 108
 plus 人工弁置換術後の抗血栓療法 ……… 109
 ◆低侵襲心臓手術（MICS） …… 109
4 大血管再建術 ……………………… 110
 ◆大動脈瘤に対する再建術 …… 110
 plus 遠隔操作ロボット（da Vinci®）に
 よる弁形成手術 …………………… 111
 ◆大動脈瘤に対する
 ステントグラフト内挿術 …… 112
 ◆上行大動脈瘤を伴った大動脈
 弁輪拡張症に対する再建術 … 113
 ◆急性大動脈解離に対する再建術 … 114
 ◆大血管再建術時の補助手段 … 115
5 血栓除去術 ………………………… 116

3 補助循環装置 …………………… 117
**1 大動脈内バルーンパンピング
 （IABP）** …………………………… 117
2 経皮的心肺補助（PCPS） ………… 117
 plus 経皮的補助循環用ポンプカテーテル
 （IMPELLA®〔インペラ〕） ………… 118
3 補助人工心臓（VAD） …………… 119
 plus 心臓移植 ……………………… 119

第5章 疾患の理解

山口淳一・嵐弘之・松田直樹・宮地鑑

A 本章で学ぶ循環器疾患 ……… 山口淳一 124
 ◆心臓の構造の障害によりおこる
 疾患 …………………………… 124
 ◆血管の異常によりおこる疾患 ……… 126
 ◆肺の異常によりおこる疾患 … 126
 ◆循環器疾患の危険因子と動脈硬化
 …………………………………… 126

 ◆心疾患の最終形としての心不全 … 127
B 虚血性心疾患 ……………… 嵐弘之 128
1 分類 ………………………………… 128
2 安定冠状動脈疾患 ………………… 130
a 労作性狭心症 ……………………… 130
1 症状・所見 ………………………… 130
2 検査 ………………………………… 131

3 治療 ……………………………………… 134
◆ 冠危険因子の是正 ………………… 134
◆ 薬物療法 …………………………… 135
◆ 経皮的冠状動脈インターベン
ション(PCI) …………………… 136
◆ 冠状動脈バイパス術(CABG) ……… 136
b 冠攣縮性狭心症 …………………………… 136
plus 器質的冠状動脈狭窄を伴わない
心筋虚血, 心筋梗塞 ……………………… 136
1 症状・所見・検査 ………………… 137
2 治療 ………………………………… 138
3 急性冠症候群 ………………………………… 138
a 不安定狭心症(UAP) ……………………… 139
1 症状 ………………………………… 139
2 検査 ………………………………… 139
3 治療 ………………………………… 140
b 急性心筋梗塞(AMI) ……………………… 140
1 分類 ………………………………… 140
2 症状 ………………………………… 142
3 検査 ………………………………… 143
4 合併症 ……………………………… 145
5 治療 ………………………………… 147
◆ 初期治療と治療方針の判断 ……… 147
◆ 再灌流療法 ………………………… 148
◆ 心筋保護および合併症の治療 …… 150
◆ リハビリテーション ……………… 150
◆ 再発予防 …………………………… 151
4 冠状動脈硬化の危険因子 …………………… 151
1 脂質異常症 ………………………… 151
2 糖尿病 ……………………………… 154
3 高血圧 ……………………………… 155
4 喫煙 ………………………………… 155
5 年齢と性別 ………………………… 155
6 肥満 ………………………………… 155
7 複数の因子を保有する病態 ……… 156
◆ メタボリックシンドローム ……… 156
◆ 慢性腎臓病(CKD) ……………… 156
C 心不全 ……………………… 松田直樹 **158**
1 病態とその分類 ……………………………… 158
1 左心不全と右心不全 ……………… 158
2 収縮不全と拡張不全 ……………… 159

3 急性心不全と慢性心不全 ………… 160
4 心不全のステージ分類 …………… 161
2 診断 …………………………………………… 162
1 心不全の診断 ……………………… 162
2 心不全の徴候 ……………………… 162
◆ 肺うっ血の徴候 …………………… 162
◆ 右心不全の徴候 …………………… 163
◆ 心拍出量低下の徴候 ……………… 164
3 検査 ………………………………… 164
3 治療 …………………………………………… 165
1 急性心不全の治療 ………………… 165
2 慢性心不全の治療 ………………… 167
plus 心不全パンデミックへの対策 ……… 168
D 血圧異常 …………………… 山口淳一 **171**
1 高血圧の基準・分類とその影響 …………… 172
1 高血圧の基準・分類 ……………… 172
plus 夜間高血圧 ……………………… 174
2 高血圧の影響 ……………………… 175
2 本態性高血圧 ………………………………… 176
1 診断 ………………………………… 176
2 治療 ………………………………… 176
3 二次性高血圧 ………………………………… 178
1 腎実質性高血圧 …………………… 178
plus 閉塞性睡眠時無呼吸症候群と高血圧
………………………………………… 178
2 腎血管性高血圧 …………………… 179
3 内分泌性高血圧 …………………… 179
◆ 原発性アルドステロン症 ………… 179
◆ クッシング症候群 ………………… 179
◆ 褐色細胞腫 ………………………… 180
◆ その他の内分泌性高血圧 ………… 180
4 血管性高血圧 ……………………… 180
◆ 高安動脈炎(大動脈炎症候群) …… 180
◆ 大動脈縮窄症 ……………………… 180
4 本態性低血圧 ………………………………… 180
1 起立性低血圧 ……………………… 180
2 食事性低血圧 ……………………… 181
E 不整脈 ……………………… 松田直樹 **181**
1 正常洞調律とは ……………………………… 181
2 徐脈性不整脈 ………………………………… 183
1 洞不全症候群(SSS) ……………… 183

◆洞性徐脈 ……………………… 184
◆洞停止・洞房ブロック
（SA block） …………………… 184
◆徐脈頻脈症候群 ………………… 184
2 房室ブロック（AV block） ………… 184
◆Ⅰ度房室ブロック ……………… 185
◆Ⅱ度房室ブロック ……………… 185
◆Ⅲ度房室ブロック ……………… 186
3 心室内伝導障害（IVCD） ………… 186
◆右脚ブロック（RBBB） ………… 186
◆左脚ブロック（LBBB） ………… 187
◆非特異的心室内伝導障害 ……… 187
3 頻脈性不整脈 ……………………… 188
1 洞性頻脈 …………………………… 188
2 期外収縮 …………………………… 188
◆心房期外収縮
（APC または PAC） …………… 188
◆心室期外収縮
（VPC または PVC） …………… 189
3 上室頻拍（SVT） …………………… 191
◆発作性上室頻拍（PSVT） ……… 191
◆心房頻拍 ………………………… 192
4 心房細動（AF または AFib） ……… 192
◆心房細動の治療 ………………… 194
5 心房粗動（AFL） …………………… 196
6 心室頻拍（VT） …………………… 197
7 心室細動（VF） …………………… 199
8 頻脈をきたす特有の症候群 ……… 199
◆WPW 症候群 …………………… 199
◆QT 延長症候群（LQT） ………… 200
◆ブルガダ症候群 ………………… 202
4 不整脈の治療 ……………………… 203
1 抗不整脈薬 ………………………… 203
2 直流通電による電気ショック …… 204
3 カテーテルアブレーション ……… 205
4 植込み型除細動器（ICD） ………… 206
F 弁膜症 ……………… 宮地鑑 207
1 僧帽弁狭窄症（MS） ……………… 207
2 僧帽弁閉鎖不全症（MI） ………… 208
3 大動脈弁狭窄症（AS） …………… 209
4 大動脈弁閉鎖不全症（AI） ……… 210

5 その他の弁膜症 …………………… 211
6 感染性心内膜炎（IE） ……………… 211
G 心膜炎・心タンポナーデ …… 山口淳一 212
1 急性心膜炎 ………………………… 212
2 慢性心膜炎 ………………………… 212
3 心タンポナーデ …………………… 213
H 心筋疾患 …………………………… 213
1 心筋症 ……………………………… 213
1 特発性心筋症（ICM） ……………… 214
◆拡張型心筋症（DCM） ………… 214
◆肥大型心筋症（HCM） ………… 215
◆拘束型心筋症（RCM） ………… 216
2 二次性心筋症 ……………………… 217
◆アミロイドーシス ……………… 217
◆好酸球性心内膜疾患 …………… 217
◆心サルコイドーシス …………… 217
2 心筋炎 ……………………………… 218
3 心臓の腫瘍 ………………………… 218
I 肺性心 ……………………………… 219
J 先天性心疾患 …………… 宮地鑑 220
1 動脈管開存症（PDA） ……………… 220
2 心房中隔欠損症（ASD） …………… 221
3 心室中隔欠損症（VSD） …………… 223
4 ファロー四徴症（TOF） …………… 224
5 完全大血管転位症 ………………… 225
K 動脈系疾患 ………………………… 228
1 大動脈瘤 …………………………… 228
2 大動脈解離 ………………………… 229
3 動脈の閉塞性疾患 ………………… 230
1 閉塞性血栓血管炎（バージャー病）… 230
2 動脈血栓症 ………………………… 230
3 動脈塞栓 …………………………… 230
4 閉塞性動脈硬化症（ASO） ………… 231
5 高安動脈炎（大動脈炎症候群） …… 231
6 その他の動脈系疾患 ……………… 232
◆動静脈瘻 ………………………… 232
◆レイノー病・レイノー症候群 …… 233
L 静脈系疾患 ………………………… 233
1 血栓性静脈炎・静脈血栓症 ……… 233
2 深部静脈血栓症（DVT） …………… 234
3 静脈瘤 ……………………………… 234

④ 肺塞栓症(PE) ··········· 235
⑤ 上大静脈症候群 ··········· 236

M リンパ系疾患 ··········· **237**

① リンパ管炎 ··········· 237
② リンパ節炎 ··········· 238
③ リンパ浮腫 ··········· 238

第6章 患者の看護

吉田俊子・小泉雅子

A 疾患をもつ患者の経過と看護
················ 吉田俊子 **242**
　① 急性期の患者の看護 ··········· 242
　② 回復期の患者の看護 ··········· 244
　③ 慢性期の患者の看護 ··········· 246
　④ 終末期の患者の看護 ··········· 248
　⑤ 患者の経過と看護のまとめ ··········· 249

B 症状に対する看護 ··········· **251**
　① 胸痛のある患者の看護 ··········· 251
　　① アセスメント ··········· 252
　　② 看護活動 ··········· 253
　② 動悸のある患者の看護 ··········· 254
　　① アセスメント ··········· 254
　　② 看護活動 ··········· 255
　③ 浮腫のある患者の看護 ··········· 256
　　① アセスメント ··········· 256
　　② 看護活動 ··········· 257
　④ 呼吸困難のある患者の看護 ··········· 258
　　① アセスメント ··········· 258
　　② 看護活動 ··········· 260
　⑤ チアノーゼのある患者の看護 ··········· 260
　　① アセスメント ··········· 261
　　② 看護活動 ··········· 261
　⑥ 失神をおこした患者の看護 ··········· 262
　　① アセスメント ··········· 262
　　② 看護活動 ··········· 263
　⑦ 四肢の疼痛がある患者の看護 ··········· 263
　　① アセスメント ··········· 263
　　② 看護活動 ··········· 264
　⑧ ショック状態の患者の看護 ··········· 265
　　① アセスメント ··········· 265
　　② 看護活動 ··········· 266

C 検査を受ける患者の看護 ··········· **267**

　① 心臓カテーテル法を受ける患者の看護
················ 267
　　① アセスメント ··········· 267
　　② 看護活動 ··········· 267
　② 心電図検査を受ける患者の看護 ··········· 268
　　① アセスメント ··········· 268
　　② 看護活動 ··········· 268
　③ 運動負荷試験を受ける患者の看護 ··········· 269
　　① アセスメント ··········· 269
　　② 看護活動 ··········· 269
　④ 血行動態モニタリングを受ける
　　患者の看護 ··········· 271
　　① アセスメント ··········· 271
　　② 看護活動 ··········· 271
　　　◆ スワン-ガンツカテーテル ··········· 271
　　　◆ 観血的動脈圧モニタリング ··········· 272
　　　◆ 中心静脈圧の測定 ··········· 273
　⑤ 動脈血ガス分析を受ける患者の看護 ··· 273
　　① アセスメント ··········· 273
　　② 看護活動 ··········· 273
　　　◆ 検査の準備 ··········· 273
　　　◆ 異常値の評価と症状の
　　　　アセスメント ··········· 274
　⑥ 画像診断を受ける患者の看護 ··········· 276
　　① 心臓核医学検査を受ける患者の看護
················ 276
　　② コンピュータ断層撮影(CT)を受ける
　　　患者の看護 ··········· 276
　　③ 磁気共鳴画像法(MRI)を受ける
　　　患者の看護 ··········· 277

D 治療を受ける患者の看護 ··········· **277**
　① 薬物療法を受ける患者の看護 ··········· 277
　　① アセスメント ··········· 278
　　② 看護活動 ··········· 279

2 カテーテル治療を受ける患者の看護 …… 280
ａ 経皮的冠状動脈インターベンション
（PCI）の看護 ……………………… 280
１ アセスメント …………………… 281
２ 看護活動 ………………………… 281
ｂ 大動脈瘤ステントグラフト内挿術の
看護 ………………………………… 283
１ アセスメント …………………… 283
２ 看護活動 ………………………… 283
3 手術を受ける患者の看護 … 小泉雅子 283
ａ 手術前の看護 ……………………… 284
１ アセスメント …………………… 284
◆ 身体機能の評価 ……………… 284
◆ 心理・社会的機能の評価 …… 288
◆ ADL の評価 ………………… 289
２ 看護目標 ………………………… 289
３ 看護活動 ………………………… 290
◆ 手術の意思決定への支援 …… 290
◆ 予測される術中・術後合併症の
低減に向けた術前ケア ……… 290
◆ 心身の準備状態を整える
術前オリエンテーション …… 292
◆ 手術前日の支援 ……………… 292
◆ 手術当日の朝から
手術室入室までの支援 ……… 292
ｂ 術後急性期・回復期の看護 ……… 293
１ アセスメント …………………… 293
◆ 身体機能の評価 ……………… 293
◆ 全人的苦痛・ADL の評価 … 295
２ 看護目標 ………………………… 296
３ 看護活動 ………………………… 297
◆ 循環の管理 …………………… 297
◆ 循環機能の低下による合併症の
予防・早期発見 ……………… 297
◆ 呼吸の管理 …………………… 298
◆ 呼吸器合併症の予防・早期発見 … 299
◆ 全人的苦痛の緩和 …………… 299
◆ 脳血管障害・脳機能低下の
予防・早期発見 ……………… 300
◆ 感染症・免疫機能の低下の予防と
早期発見 ……………………… 300

◆ 早期リハビリテーションと
日常生活の再構築 …………… 301
◆ 家族機能と心身の健康の維持 …… 301
4 冠状動脈バイパス術を受ける患者の
看護 ………………………………… 302
ａ 手術前の看護 ……………………… 302
１ アセスメント …………………… 302
２ 看護目標 ………………………… 303
３ 看護活動 ………………………… 303
ｂ 術後急性期・回復期の看護 ……… 303
１ アセスメント …………………… 303
２ 看護目標 ………………………… 304
３ 看護活動 ………………………… 304
5 弁置換・弁形成術を受ける患者の看護
……………………………………… 304
ａ 手術前の看護 ……………………… 305
１ アセスメント …………………… 305
plus 経カテーテル大動脈弁留置術
（TAVI）の看護 ……………… 305
２ 看護目標 ………………………… 306
３ 看護活動 ………………………… 306
ｂ 術後急性期・回復期の看護 ……… 307
１ アセスメント …………………… 307
２ 看護目標 ………………………… 307
３ 看護活動 ………………………… 308
6 大血管再建術を受ける患者の看護 …… 309
ａ 手術前の看護 ……………………… 309
１ アセスメント …………………… 309
２ 看護目標 ………………………… 310
３ 看護活動 ………………………… 310
ｂ 術後急性期・回復期の看護 ……… 311
１ アセスメント …………………… 311
２ 看護目標 ………………………… 311
３ 看護活動 ………………………… 311
7 血栓除去術を受ける患者の看護 …… 313
１ アセスメント …………………… 313
２ 看護目標 ………………………… 314
３ 看護活動 ………………………… 314
8 補助循環装置を装着する患者の看護 … 315
１ アセスメント …………………… 315
２ 看護目標 ………………………… 316

❸看護活動 ……………………… 317
E 疾患をもつ患者の看護 ………… 吉田俊子 **318**
　❶ 虚血性心疾患患者の看護 ……… 318
　ａ **安定冠状動脈疾患（労作性狭心症・**
　冠攣縮性狭心症）患者の看護 … 318
　　❶アセスメント ………………… 319
　　❷看護目標 ……………………… 320
　　❸看護活動 ……………………… 320
　ｂ **急性冠症候群患者の看護** …… 321
　　❶アセスメント ………………… 321
　　　◆急性期のアセスメント …… 321
　　　◆回復期のアセスメント …… 324
　　❷看護目標 ……………………… 324
　　❸看護活動 ……………………… 325
　　　◆胸痛・呼吸困難などの苦痛の軽減
　　　……………………………… 325
　　　◆合併症の予防と早期発見・対処 … 326
　　　◆安静度に応じた日常生活への援助
　　　……………………………… 327
　❷ 心不全患者の看護 …………… 328
　ａ **急性心不全患者の看護** ……… 329
　　❶アセスメント ………………… 329
　　　◆慢性心不全の急性増悪の場合 … 329
　　❷看護目標 ……………………… 331
　　❸看護活動 ……………………… 331
　ｂ **慢性心不全患者の看護** ……… 333
　　❶アセスメント ………………… 334
　　❷看護目標 ……………………… 335
　　❸看護活動 ……………………… 336
　　　◆自己管理に向けた患者教育 … 336
　　column　慢性心不全の緩和ケア──アド
　　バンスケアプランニングの重要性 ……… 338
　❸ 血圧異常患者の看護 ………… 339
　　❶アセスメント ………………… 339
　　❷看護目標 ……………………… 340
　　❸看護活動 ……………………… 340
　❹ 不整脈患者の看護 …………… 342
　ａ **薬物療法の看護** ……………… 342
　　❶アセスメント ………………… 342
　　❷看護目標 ……………………… 343
　　❸看護活動 ……………………… 343

　ｂ **ペースメーカを装着した患者の看護** … 343
　　❶アセスメント ………………… 344
　　❷看護目標 ……………………… 344
　　❸看護活動 ……………………… 344
　❺ **弁膜症患者（感染性心内膜炎患者）の**
　　看護 ……………………………… 346
　　❶アセスメント ………………… 346
　　❷看護目標 ……………………… 347
　　❸看護活動 ……………………… 347
　❻ 心筋症患者の看護 …………… 348
　　❶アセスメント ………………… 348
　　❷看護目標 ……………………… 349
　　❸看護活動 ……………………… 349
　❼ 先天性心疾患患者の看護 …… 351
　　❶アセスメント ………………… 351
　　❷看護目標 ……………………… 352
　　❸看護活動 ……………………… 352
　❽ 動脈系疾患患者の看護 ……… 352
　ａ **動脈瘤患者の看護** …………… 353
　　❶アセスメント ………………… 353
　　❷看護目標 ……………………… 353
　　❸看護活動 ……………………… 353
　ｂ **動脈閉塞性疾患患者の看護** … 354
　　❶アセスメント ………………… 354
　　❷看護目標 ……………………… 355
　　❸看護活動 ……………………… 355
　❾ 静脈系疾患患者の看護 ……… 357
　　❶アセスメント ………………… 357
　　❷看護目標 ……………………… 358
　　❸看護活動 ……………………… 358
　❿ 脂質異常症患者の看護 ……… 359
　　❶アセスメント ………………… 359
　　❷看護目標 ……………………… 359
　　❸看護活動 ……………………… 359
F 心臓リハビリテーションと看護 ………… **361**
　❶ 心臓リハビリテーションの目的と
　　看護師の役割 ………………… 361
　❷ 心臓リハビリテーションの時期的区分
　　……………………………………… 362
　❸ 心臓リハビリテーションと患者教育 … 363
　❹ 患者教育の実際 ……………… 364

1 食事療法 ………………… 364
2 禁煙 …………………………… 365
3 日常生活における注意点 ………… 365

4 運動療法の継続 …………… 366
5 異常時・緊急時の対応 ………… 368

第7章 事例による看護過程の展開

山形泰士・阿部隼人

A 冠状動脈バイパス術を受ける患者の手術直後の看護 …………… 山形泰士 **372**
　1 患者についての情報 ………… 372
　2 看護過程の展開 ……………… 374
　　1 アセスメント ………………… 374
　　2 看護問題の明確化 …………… 376
　　3 看護目標と看護計画 ………… 376
　　4 実施と評価 …………………… 379
　3 事例のふり返り ……………… 381

B 恒久的ペースメーカ植込み術を受ける患者の看護 …………… 382
　1 患者についての情報 ………… 382
　2 看護過程の展開 ……………… 385
　　1 アセスメント ………………… 385

　　2 看護問題の明確化 …………… 386
　　3 看護目標と看護計画 ………… 386
　　4 実施と評価 …………………… 390
　　plus　遠隔モニタリング ………… 390
　3 事例のふり返り ……………… 391

C 心不全患者の看護 …………… 阿部隼人 **392**
　1 患者についての情報 ………… 392
　2 看護過程の展開 ……………… 395
　　1 アセスメント ………………… 395
　　2 看護問題の明確化 …………… 397
　　3 看護目標と看護計画 ………… 398
　　4 実施と評価 …………………… 400
　3 事例のふり返り ……………… 401

● 参考文献・推薦図書 …………………………………………………………… 402
● 動画一覧 …………………………………………………………………………… 404
● 索引 ………………………………………………………………………………… 405

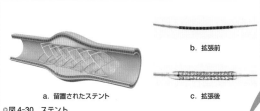

○図 4-30　ステント
狭窄部にバルーンと抱き合わせたステントを挿入し，バルーンを広げることでステントとともに狭窄部を広げ，ステントを留置する。

a. 留置されたステント
b. 拡張前
c. 拡張後

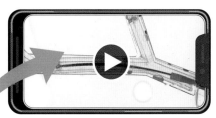

本文中または，巻末の動画一覧のＱＲコードから動画を視聴することができます

序 章

この本で学ぶこと

循環器疾患をもつ患者の姿

　この本では，循環器に疾患をもち，その機能に障害のある患者に対する看護を学ぶ。循環器に疾患をもつ患者とは，どのような人なのだろうか。ある患者の例について，考えてみよう。

　Ｙさんは，総合商社で総務部の課長として勤務している45歳の男性である。残業で遅くなることが多く，不規則な日々を過ごしている。また，残業の日は会社で出前をとって食べたあとに自宅で妻（43歳）が用意してくれた夜食をとることも多い。

　ある日，Ｙさんは出勤途中に突然胸が苦しくなり，胸の痛みにおそわれて，左腕にしびれがおこった。息ができないような状態だったが，どうにか会社まで自力で到着した。しかし，その後も胸が押しつぶされるような感覚が消えないため，タクシーで近所の救急病院へ向かった。

　検査の結果，医師からは，病状を次のように説明された。「心臓を養う血管が詰まる急性心筋梗塞という病気で，生命の危険がある重篤な状態です。血管にカテーテルという管を入れて撮影する検査を行い，詰まった箇所にステントという器具を入れて，血管を中から広げる治療を行います。不整脈などの合併症がおこるおそれもあり，予断をゆるさない状況です。」

　問診の過程で，2年前より会社の健康診断で高血圧と脂質異常症を指摘されていたものの，そのまま放置していたこともわかった。妻と高校生の息子（15歳）も，医師の説明を心配そうに聞いていた。

　その後，Ｙさんはカテーテル治療が開始され，合併症もなく順調に回復し，2週間の入院を経て退院することとなった。入院中には，心臓リハビリテーションが開始となったが，早く回復したいとあせる気持ちが強いようだった。

　看護師がＹさんの話を聞きながら，これからの治療の見通し，日常生活上の注意などを伝えていくと，不安は少しずつ減ってきた様子であったが，退院後は，仕事をしながら通院して心臓リハビリテーションを続けられるかどうかを心配している。

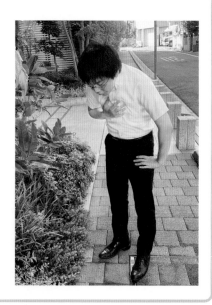

　読者の皆さんは看護師になったとき，Yさんのような患者に出会うことがあるかもしれない。そのとき，看護師はなにをすることができるのだろうか。

▌ **Yさんや家族に対して，看護師はなにをすることができるだろうか。**

- Yさんや家族が，病状や治療について理解できるよう援助する。
- 心筋梗塞から心身ともに回復して，社会生活に戻れるよう援助する。
- 家族の話を聞き，Yさん本人だけでなく家族の不安も軽減できるよう援助する。
- 再発を予防するため，望ましい生活習慣を獲得できるように，退院後も継続して援助する。
- 循環器疾患の経過をふまえ，患者・家族が今後の望ましい生き方を考える機会をもてるように支援する。

　ほかにも，看護師ができることはなにかを，考えてみよう。

　Yさんのように循環器疾患をもつ患者に適切な看護を実践していくためには，以下の項目をはじめとする，さまざまな知識や技術，考え方を身につけていくことが大切である。

▌ **Yさんの看護を実践するために，以下のようなものを学んでいこう。**

- 循環器系の構造と機能
- 循環器疾患のおもな症状とその病態生理
- 循環器疾患に対して行われるおもな検査・治療・処置
- 循環器疾患の病態・診断・治療
- 患者の身体面・心理面・社会面のアセスメント
- 看護活動を展開するための方法論，看護技術
- 循環器疾患の経過と求められる看護支援

　医療の標準化が進み，確立された検査や治療が行われる一方で，それぞれの患者は，1人ひとりが異なる身体的および社会・心理的背景をもっている。看護師はこのような患者のかかえる健康上の問題を明らかにして，個別性にそった全人的な看護を行っていかなければならない。

　本書では，このような循環器疾患をもつ患者の看護を学ぶために，次ページに示すような構成になっている。本書を読み終わったときに，なぜ必要なのか，根拠をもって看護実践を考えられるように学習を進めてほしい。

本書の構成マップ

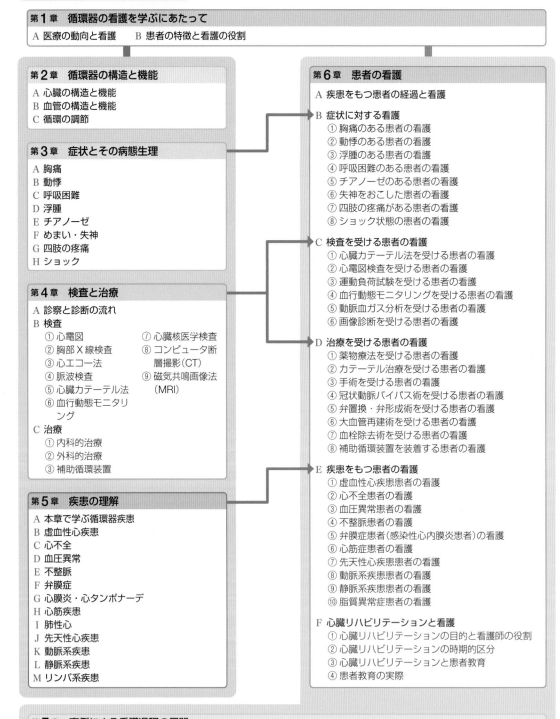

第1章　循環器の看護を学ぶにあたって
A 医療の動向と看護　　B 患者の特徴と看護の役割

第2章　循環器の構造と機能
A 心臓の構造と機能
B 血管の構造と機能
C 循環の調節

第3章　症状とその病態生理
A 胸痛
B 動悸
C 呼吸困難
D 浮腫
E チアノーゼ
F めまい・失神
G 四肢の疼痛
H ショック

第4章　検査と治療
A 診察と診断の流れ
B 検査
　① 心電図
　② 胸部X線検査
　③ 心エコー法
　④ 脈波検査
　⑤ 心臓カテーテル法
　⑥ 血行動態モニタリング
　⑦ 心臓核医学検査
　⑧ コンピュータ断層撮影(CT)
　⑨ 磁気共鳴画像法(MRI)
C 治療
　① 内科的治療
　② 外科的治療
　③ 補助循環装置

第5章　疾患の理解
A 本章で学ぶ循環器疾患
B 虚血性心疾患
C 心不全
D 血圧異常
E 不整脈
F 弁膜症
G 心膜炎・心タンポナーデ
H 心筋疾患
I 肺性心
J 先天性心疾患
K 動脈系疾患
L 静脈系疾患
M リンパ系疾患

第6章　患者の看護
A 疾患をもつ患者の経過と看護
B 症状に対する看護
　① 胸痛のある患者の看護
　② 動悸のある患者の看護
　③ 浮腫のある患者の看護
　④ 呼吸困難のある患者の看護
　⑤ チアノーゼのある患者の看護
　⑥ 失神をおこした患者の看護
　⑦ 四肢の疼痛がある患者の看護
　⑧ ショック状態の患者の看護
C 検査を受ける患者の看護
　① 心臓カテーテル法を受ける患者の看護
　② 心電図検査を受ける患者の看護
　③ 運動負荷試験を受ける患者の看護
　④ 血行動態モニタリングを受ける患者の看護
　⑤ 動脈血ガス分析を受ける患者の看護
　⑥ 画像診断を受ける患者の看護
D 治療を受ける患者の看護
　① 薬物療法を受ける患者の看護
　② カテーテル治療を受ける患者の看護
　③ 手術を受ける患者の看護
　④ 冠状動脈バイパス術を受ける患者の看護
　⑤ 弁置換・弁形成術を受ける患者の看護
　⑥ 大血管再建術を受ける患者の看護
　⑦ 血栓除去術を受ける患者の看護
　⑧ 補助循環装置を装着する患者の看護
E 疾患をもつ患者の看護
　① 虚血性心疾患患者の看護
　② 心不全患者の看護
　③ 血圧異常患者の看護
　④ 不整脈患者の看護
　⑤ 弁膜症患者(感染性心内膜炎患者)の看護
　⑥ 心筋症患者の看護
　⑦ 先天性心疾患患者の看護
　⑧ 動脈系疾患患者の看護
　⑨ 静脈系疾患患者の看護
　⑩ 脂質異常症患者の看護
F 心臓リハビリテーションと看護
　① 心臓リハビリテーションの目的と看護師の役割
　② 心臓リハビリテーションの時期的区分
　③ 心臓リハビリテーションと患者教育
　④ 患者教育の実際

第7章　事例による看護過程の展開
A 冠状動脈バイパス術を受ける患者の手術直後の看護　　B 恒久的ペースメーカ植込み術を受ける患者の看護
C 心不全患者の看護

第 1 章

循環器の看護を
学ぶにあたって

本章の目標	□ 循環器疾患の医療の動向と看護の概要を知る。
	□ 患者の特徴について，身体的な側面，および心理・社会的な側面を理解する。
	□ 循環器疾患患者の経過と看護の概要を知る。
	□ 循環器疾患患者に対する看護の役割を，上記をふまえて理解する。

A 医療の動向と看護

　循環器系は血液循環により，身体の各臓器へ酸素と栄養の輸送を行い，二酸化炭素と老廃物の除去を行っている。心臓は，循環器系の要にあたる臓器であり，ポンプとして生体が必要とする血液を送り出す。また，血管は輸送管としてはたらくとともに，補助ポンプとしての機能ももつ。

　このように，心臓や血管は，生命の維持に必須であり，その機能の低下や障害は生命の危機をもたらす。また，生命の危機的な状況を脱したとしても，全身に影響が及んだり，長期にわたるコントロールを必要としたりする場合も多い。さらに，心理的・社会的にもさまざまな問題を引きおこす。

1 患者の動向と看護

● **動向**　わが国において，循環器疾患❶は，悪性新生物・脳血管疾患とともに3大死因の1つである。循環器疾患患者は高齢者に多く，わが国は超高齢社会を迎えたことにより，循環器疾患の医療費に占める割合が増大し，傷病分類別医科診療医療費において第1位となっている。また，循環器疾患は脳血管疾患とともにわが国の主要な介護要因ともなっている。さらに，循環器疾患の終末像である心不全患者は，2030年には130万人を突破することが予測されており，循環器疾患患者の増加はわが国における重要な健康問題となっている。

　高齢の循環器疾患患者は，併存疾患をもち，重症化したり，看護依存度が高いなど，複合的な健康問題をかかえることが多い。また，疾患や治療による身体的な侵襲は少ないが，若年期や中年期に罹患したために，長期にわたる自己管理が必要な患者も増加している。さらに，治療の高度化に伴い，循環器疾患をもった小児の生存率が向上しており，成人先天性心疾患患者❷は50万人をこえている。

　このように超高齢社会の進展，治療の高度化などの背景から，循環器疾患をもちながら地域で生活する患者が増加することも見込まれている。

● **看護**　看護にあたっては，直接の疾患に対するケアだけでなく，循環器疾患の特徴をふまえた継続した看護援助が求められる。とくに循環器疾患の終末像である心不全の予防や増悪の防止も重要となる。そのため，予防期から発症，急性期，慢性期，増悪期，終末期へと，個人の健康段階の各期に応

NOTE
❶ほかに，心血管疾患，循環器病，心疾患，心臓病などとよばれることがある。

NOTE
❷成人先天性心疾患患者
　先天性心疾患をもちながら成人期にいたった患者である。治療技術の向上により，多くの先天性心疾患患者が成人を迎えることができるようになり，近年増加傾向にある。

じて，高い生活の質 quality of life（QOL）を保ちながら疾患をコントロールし，望ましい生活を再び構築できるように支援していくことが大切である。

　今後増加が予測される心不全患者では，増悪を繰り返しながら身体機能のみならず生活機能や QOL の低下をきたすことから，早期から疾患の経過をみすえたアドバンスケアプランニング advance care planning（ACP）や緩和ケアの介入が求められる。また，成人先天性心疾患患者の増加に伴い，小児期から成人期にわたる移行期ケアの重要性も指摘されている。

　循環器疾患対策は脳卒中とともに，わが国の医療における喫緊の課題であり，2019（令和元）年には「健康寿命の延伸等を図るための脳卒中，心臓病その他の循環器病に係る対策に関する基本法」（脳卒中・循環器病対策基本法）が施行され，国の施策や都道府県の地域医療計画の拡充が進められている。多職種連携による継続医療の推進がはかられており，急性期診療施設から地域・在宅看護へとつなぐ継続看護が重要となっている。

② 治療の動向と看護

● **疾患の予防**　循環器疾患の一次予防には，食生活や運動習慣などの生活習慣の改善が重要である。わが国では，循環器疾患の対策として，「21 世紀における国民健康づくり運動（健康日本 21）」（第一次〜第三次，第三次は2024 年より開始）の策定や，特定健康診査・特定保健指導が実施され，一次予防への対策がはかられている。特定健康診査・特定保健指導においては，特定健康診査の受診率のさらなる向上が重要な課題であり，行動経済学の理論を用いた介入などさまざまな工夫が行われている。また，脳卒中・循環器病対策基本法の制定により，各都道府県の地域医療計画において，予防的な介入の強化がはかられるようになっている。

　早期発見・早期治療を行う段階である二次予防においては，メタボリックシンドローム（◐ 156 ページ）などの生活習慣に起因した病態をコントロールしていくことが重要である。とくに高血圧・動脈硬化性疾患・虚血性心疾患の予防・治療には，薬物療法と同時に冠危険因子（◐ 151 ページ）をコントロールすることが重要であり，生活習慣を見直し，望ましい生活習慣を獲得していくことが基本となる。

● **治療の動向**　治療では，一次救急医療体制の整備や治療の進歩に伴い，救命率が向上しているほかに，さまざまな医療機器が新たに開発され，低侵襲治療による早期回復がはかられている。さらに遺伝子治療や，生体をモニタリング❶する医療機器を用いた遠隔医療が開始されている。

　1 カテーテル治療　近年の急速な進歩により，冠状動脈の血行再建術のほか，不整脈の治療，大血管・末梢血管の拡張術，弁形成術，さらに重症心不全や心原性ショックの補助循環などにも広く用いられている（◐ 86, 105, 112, 117, 205 ページ）。

　2 薬物療法　近年の循環器疾患治療薬の進歩により，患者の生命予後やQOL の改善が報告されている。循環器疾患治療薬のほかに，患者の状態に

NOTE
❶モニタリング
　対象の状態を継続的に観察・記録し，監視をしていくことである。循環器疾患の治療においては，心電図などがモニタリングされる。

応じて併用される脂質異常症治療薬や糖尿病治療薬，抗血小板薬，抗凝固薬などでも，複合的な治療方法やさまざまな薬剤があらたに開発されている（◉84ページ）。

③外科的治療　人工心肺を使用しない低侵襲手術が多く実施されており，合併症のある症例や高齢者などリスクの高い症例においても積極的な治療が実施されている（◉93ページ）。

「臓器の移植に関する法律」の制定や改正を経て，脳死下での臓器提供および心臓移植が実施されるようになり，件数も増えつつあるが，わが国ではいまだドナーとなる提供者が欧米に比して少ない状況にある。また同時に，補助循環装置の小型化・軽量化も進み，植込み型補助循環装置（◉119ページ）は，心臓移植待機患者のほか，治療目的での使用も開始されており，在宅管理や患者・家族のサポート体制を整えていくことが重要な課題となっている（◉315ページ）。

④その他　遺伝子診断や治療の分野も，いままで治療困難であった病態の解明に向けて急速な進歩をとげようとしている。たとえば，遺伝的な要因をかかえる心筋症などの疾患を有する家族に対して，遺伝カウンセリングなどの取り組みがなされている。

また，ペースメーカなどのデバイス治療では，情報技術 information technology（IT）を利用した治療の開発が進んでおり，在宅での患者の心電図などを医療施設からモニタリングすることができるようになっている（◉344，390ページ）。また，循環器医療において遠隔における画像診断やカテーテル治療など，遠隔地の診療所と急性期病院をつないで診療を行う遠隔医療が始まっている。

●**看護**　先述したように，わが国の循環器疾患に対する治療技術は目ざましく進歩している。これらの医療は十分なインフォームドコンセントのもと，患者の自己決定を尊重して行われていくものである。看護師は患者の最もそばにいる存在であり，医療チームの一員として，患者や家族が十分な理解のもとに治療にのぞめるように支援を行う重要な役割を担っている。

したがって，患者や家族への看護では，注意深い観察とアセスメントを行い，個々の身体的・心理的・社会的状況に合わせた援助を行っていくことが重要である。また，患者自身が疾患を理解し，療養生活に前向きに取り組めるように援助していくことも重要である。

看護師は，患者に行われている治療の効果や副作用，予測される問題を考慮しながら，安全・確実に治療を受けられるように援助するほか，症状の改善をはかり，合併症を予防できるように援助する。また，疾病の再発予防に向けて望ましい自己管理が行えるよう，患者・家族に援助を行うことも求められる。

患者の QOL についても，その向上を目ざして多職種連携に基づいた体制の整備が推進されている。近年，急性期医療機関での在院日数が短縮されている。循環器疾患患者には併存疾患を有する患者や高齢者が多いという特徴があることから，地域の医療・介護・福祉施設との連携や継続看護が重要と

なる。地域においては，医師・看護師・理学療法士などの医療職，介護職など多職種連携によって，患者・家族の生活をみすえた医療やさまざまな支援が行われている。急性期医療施設から地域への移行をみすえ，患者・家族の生活者の視点を大切にした看護が求められる。

B 患者の特徴と看護の役割

　看護を行うにあたっては，その人のおかれた身体的・心理的・社会的側面を把握し，現在および予測される問題を見つめ，患者とともに問題解決に取り組んでいく姿勢が大切である。そのためには，患者の生活やいままでの人生の基盤となるもの，たとえば自己概念，健康の信念や価値観，社会や家庭での役割などを理解することが重要となる。

● **健康段階と看護の役割**　健康段階の各期における看護の役割について以下に述べる。

　[1] **予防期における役割**　循環器疾患は，生活習慣や日常生活上に，その発症の危険因子があることが多い。看護の役割として，第一に循環器疾患の発症を予防するはたらきかけを行っていくことが大切である。罹患を防ぐ一次予防では，適切な生活習慣を獲得するための啓発・教育が重要である。

　[2] **急性期における役割**　生命の危機状態にある患者に対して，重症化を防ぎ心身の早期の回復をはかっていく。症状の緩和をはかって病状をコントロールし，合併症を防ぐ。

　[3] **回復期における役割**　心身の回復を促す。身体面とともに心理面や社会面の再調整を行い，患者とその家族に対して疾患の再発や悪化を予防するための，生涯にわたる自己管理に向けた支援を行っていく。

　[4] **慢性期における役割**　症状の悪化や増悪を防ぎ，身体的・心理的・社会的な問題を軽減する。患者がセルフモニタリング❶を行えるようにし，生涯にわたって自身の症状をコントロールできるように援助していく。また病との付き合い方や将来に予測される状態について，患者・家族と医療者が話し合う機会をもてるように支援していく。

> **NOTE**
> ❶**セルフモニタリング**
> 　さまざまな症状・徴候を患者自身が記録・解釈することである（● 251 ページ）。

　[5] **終末期における役割**　回復が見込めない終末期の看護の役割では，心身の苦痛を緩和してその人らしい人生を送れるように支援していくことが重要となる。

　どのように生をまっとうしていきたいか，本人と家族の意思を尊重して，その人らしい生を支えていくようにエンドオブライフケアを行っていくことが大切である。

● **共通する看護の目標**　看護師にとって，患者がどのような健康レベルにあっても，最適な健康状態を維持し，その人らしい生活を維持していくこと，すなわち QOL を高めることが共通の目標である。そのためには，医療の主体は患者自身であることを看護師が理解しなければならない。そのうえで，インフォームドコンセントに基づいて，患者が必要な情報を十分に得られる

ようにし，患者自身が納得して最大限の QOL を保持できる医療を受けるための自己決定が行えるよう支援していくことが重要である。

1 身体的な問題とその援助

1 身体的な問題

● **生命の危機状態に陥る危険性**　心臓は予備能力の高い臓器であるが，心臓の構造の異常や心筋の障害，循環動態の異常などが長期間持続すると，全身に影響を及ぼす。その結果，腎臓・肝臓・肺などの臓器に障害をもたらす。

たとえば，循環器疾患と腎機能障害との関連では，心不全による心拍出量の減少は腎血流量を低下させ，腎機能障害を引きおこす（◐ 164 ページ）。腎機能障害は貧血をまねき，これが心臓・腎臓のさらなる機能低下の要因となる。

このような臓器障害が合併して重症化した場合は，多臓器不全によって生命の危機状態に陥る危険性もある。

● **苦痛を伴う症状の持続**　循環器疾患の代表的な症状は，胸痛・呼吸困難・動悸・浮腫などである（◐ 33 ページ，第3章「症状とその病態生理」）。これらの症状は，疾患の診断にも有用である。また，これらの症状が持続することは患者に苦痛や不安，恐怖をもたらし，生活上のさまざまな活動や基本的ニーズの充足を妨げる。

● **基本的・生理的ニーズの障害**　循環器疾患患者には，症状と行われる治療によって不足した基本的なニーズを充足するための援助が必要となる。たとえば，次のような問題が引きおこされる。

[1] **安楽の保持の困難**　心不全の急性増悪時や急性期の生体侵襲が強い時期には，身体の安静を保ち，心筋での酸素需要を減らすことが重要となる。

安静は活動による代謝を軽減し，腎血流量の増加と利尿を促すほか，末梢への静脈血の貯留を防いで心負荷を軽減させる。しかし，安静は筋力などの身体機能の低下や，静脈血栓症などの合併症を引きおこしやすくする。

また，全身の脱力感や倦怠感を伴ったり，心不全により起座呼吸であったりするために，体位を安楽に保持することが困難になることも多い。

さらに冠状動脈疾患集中治療室 coronary care unit（CCU）や集中治療室 intensive care unit（ICU）は，日常の感覚を遮断する環境である。ここで行われる集中的な治療や数多くのモニタ監視は，患者の睡眠や安楽の保持に影響を及ぼす。

[2] **食事摂取上の問題**　心不全では，心拍出量の減少から腎血流量が低下するため，尿量が減少する。その結果，体液量の増加やナトリウムの貯留を引きおこし，浮腫が生じやすくなる。したがって，塩分制限は重要であり，必要により水分制限を伴う。

また，高血圧・糖尿病・脂質異常症などを合併している患者も多い。これらの病状を改善し，悪化や再発を予防するには，食生活の再調整を行っていくことが重要となる。

症状を改善するために食事の制限が必要になる一方で栄養状態の悪化は回復過程の遅延をきたす。とくに高齢者では筋肉量の低下（サルコペニア）や虚弱（フレイル）❶を伴っていることがあり，栄養状態の改善が病状に大きく影響するケースも多い。栄養状態の改善をはかるために，診療施設において，医師・看護師・管理栄養士・理学療法士などの多職種から構成された栄養サポートチーム nutrition support team（NST）❷による介入も行われている。

　③**排泄上の問題**　胸痛に対してモルヒネを使用した場合は，腸の蠕動運動が抑制され，便秘に陥りやすい。さらに，安静保持や水分の摂取制限も，便秘を助長する結果となる。便秘に対する努責は心臓が血液を拍出する仕事量（心仕事量）を増すため，便通のコントロールが重要となる。

　また，全身状態の把握や水分出納量の管理のために，膀胱留置カテーテルが挿入される場合も多い。その場合，カテーテル挿入に伴う違和感や不快感，膀胱・尿道粘膜への物理的刺激や，カテーテルを介した尿路感染の危険が生じる。

　④**日常生活動作の困難**　身体的な活動は心筋酸素消費量の増加をもたらす。心不全の急性増悪時などの重症化した場合には，心臓の過負荷を防ぐための日常生活活動の制限が行われる。

　また，労作に伴って息苦しさや胸痛などの症状が引きおこされ，日常生活が困難となる場合もある。これらの場合には，日常生活上のニーズを充足させるための支援が必要となってくる。

　また，とくに高齢者のサルコペニアやフレイルは身体活動性の低下により増悪し，日常生活動作の困難や全身状態の悪化につながる。急性期治療から早期離床を行い，リハビリテーションを行っていくことで悪化を予防していく。

●**合併症の危険性**　循環器疾患には，罹患によって引きおこされる合併症がある。たとえば，弁疾患は，血液が滞留することから血栓をつくりやすく，肺塞栓や脳梗塞を引きおこす原因となる。心不全では，肺うっ血により肺炎を併発したり，心拍出量の減少に伴って腎血流量が低下し，腎機能を悪化させたりする。また，重度の右心不全では，肝うっ血に伴い肝機能にも影響を及ぼす。

　さらに治療によっては，生体へのさまざまな侵襲や合併症がもたらされる。具体的には，カテーテル類の挿入に伴う感染や出血の危険性があることに加え，多種の挿入物による拘束から不穏状態に陥ることもある。心臓外科手術では，感染や出血，心拍出量の低下，心タンポナーデ，不整脈など，さまざまな合併症がおこりうる。薬物療法では，治療効果とともに副作用の危険性があり，たとえば血栓溶解薬では出血傾向を，利尿薬では電解質の異常をおこしやすい。

② 身体的な問題への援助

●**疾患の予防の援助**　循環器疾患の予防の第一は，生活習慣の改善である。とくに近年増加している動脈硬化性疾患の予防には，肥満・喫煙・脂質異常

□NOTE

❶**サルコペニア，フレイル**
　サルコペニアは加齢に伴う骨格筋量の減少と筋力の低下をさし，フレイルの原因になる。フレイルとは，生理的予備能が低下し，ストレスに対しても脆弱になった状態である。

❷**栄養サポートチーム（NST）**
　多職種で連携し，患者の栄養状態の評価や判定，食事の検討を実施し，患者の栄養状態を改善に向けてはたらく。

症・糖尿病・高血圧・ストレス・運動不足などの冠危険因子の除去や低減が重要となる（● 151ページ）。

冠危険因子の多くは生活習慣に根ざしている。脂質・糖質やエネルギーの過剰摂取，過剰飲酒や喫煙，運動不足といった，日常生活上での再発につながる留意点を理解し，生活習慣の変容を行うことが重要となる。

● **早期診断・早期治療への援助** 高齢者では，心不全が進行していても自覚症状に乏しく，疾患の発見が遅れることがある。また，高血圧や脂質異常症，糖尿病などの生活習慣病は，気がつかないうちに進行して動脈硬化性疾患やその他の循環器疾患を引きおこし，重症化させる因子となる（● 151ページ）。定期的な健康診断や，健康問題が生じたときに早期の受診行動をとることは，早期診断・早期治療につながり，合併症や悪化を防ぐ大きな手だてとなる。

看護師は，健康管理を行っていくことの重要性を啓発していくとともに，患者の健康状態を把握する。その際には，その人を理解しようとする姿勢や態度でコミュニケーションをはかって，訴えを聞いたり，引き出したりすることが大切である。このように，健康問題に関連する情報を多角的に集め，早期診断・早期治療に結びつくように援助することも重要な役割の1つである。

● **循環動態の保持への援助** 循環器系は，生命維持に欠かせない役割を担っているため，障害や症状の悪化は，生命予後に直接結びつく場合が多い。とくに重症不整脈や心原性ショック，重症心不全では，生命維持のために患者のおかれた状況を迅速に判断して，適切な処置への援助を行うことは不可欠である。

看護師は，バイタルサインや患者の訴えを中心として，心電図や心機能を評価する指標（肺動脈圧・肺動脈楔入圧・中心静脈圧・心拍出量など），水分出納量（輸液量・経口摂取量・尿量・不感蒸泄・ドレーン類からの排液量など），動脈血ガス分析などの観察を行い，患者の全身状態を把握して評価する。これらの評価から，生命維持への健康問題の緊急性と予測される状況について判断し，迅速な治療が行えるよう援助を行う。

また，治療に伴う挿入物（大動脈内バルーンパンピング〔● 117ページ〕・ペースメーカ〔● 89ページ〕など）の適切な管理と，異常の早期発見に努めることも重要である。

● **心負荷の軽減** 心臓の仕事量を規定する因子は，心筋の収縮力と血圧と心拍数である。心拍数を増加させ，血圧を上げるような因子は，心筋酸素消費量を増加させる，すなわち心臓への負担となる。身体的な活動の規制や調整，痛みやストレスの調整，血圧や水分出納量の管理など，患者の病状やおかれた状況に合わせて理解を促しながら援助を行う。

自己管理に向けては，確実な服薬行動への援助や，いままでの日常生活をふまえた具体的な生活上の調整方法の教育を行う。また，身体機能に合った運動療法の継続に向けて，適応がある場合は，心臓リハビリテーションの実施に看護師が参画していくことも重要である（● 361ページ）。

● **苦痛を伴う症状の緩和**　患者にとって，疾患や治療によりもたらされる苦痛はなによりも耐えがたいものである。看護師は患者の訴えを聞きながら，原因や誘因を推測あるいは明らかにし，苦痛を緩和・軽減・除去するための看護活動を行っていく。

　それぞれの症状の原因・誘因によって苦痛の緩和方法は異なるため，その病態生理を理解したうえで援助していくことが重要である。

● **基本的ニーズの充足，日常生活への援助**　循環器疾患の特徴を理解し，またそれまでの生活状況をふまえ，心臓への負担が最小限となるように，自立度に応じた日常生活への援助を行う。体位変換などの移動や活動，食事，排泄，清潔の保持など，日常生活の諸動作に対し，患者の状態に応じた援助を行っていく。また，安楽の保持や十分な休息や睡眠が保持される環境の調整は，基本的ニーズを充足する援助の基本である。

● **合併症の予防**　循環器疾患は心機能の低下や，血管や心臓の構造変化を引きおこすほか，その治療によっても二次的な障害や合併症がもたらされる。看護師は，これらを予防するように援助を行っていく。たとえば，安静の保持は廃用症候群に代表される弊害をもたらしうる。また，薬剤の副作用による合併症の危険性もある。

　合併症を予防するためには，現在おこっている問題だけではなく，現在の状態から予測される問題に対する，予防的な看護援助について検討し，看護計画を立案して実施していくことが大切である。

● **再発予防への援助，教育的アプローチ**　循環器疾患患者が療養生活を送るうえでは，疾患の再発や悪化を防ぐために，確実な服薬行動の実施や，食生活の改善や運動習慣など，望ましい生活習慣を獲得して，適切な自己管理を行えることが重要である。

　望ましい自己管理について，患者自身ができるという自信をもち，段階をふんで獲得できるように教育計画を立案して実施していく。患者・家族の生活を重視して，望ましい行動変容が行えるように援助していくことが大切である。

3 医療の継続のための援助

　身体的な問題の援助で述べたように，循環器疾患の予防・治療には，生活習慣の改善が欠かせない。患者が望ましい生活習慣を継続し，地域での療養生活を行えるよう，地域との連携，多職種との連携をはかる。予防期から終末期まで，あるいは急性期治療施設や自宅，介護施設など，患者の健康段階，生活の場がかわってもケアが継続されることが重要である。

● **地域医療との連携**　循環器疾患の早期発見・早期治療，回復期の心臓リハビリテーションや再発予防のための継続治療を行うには，急性期治療施設と地域医療との連携が重要である。治療の低侵襲化や医療の効率化から急性期治療施設における入院期間は短縮しているなかで，地域連携クリニカルパスの活用や看護師による外来での療養相談など，さまざまなかたちで地域医療と連携した継続的な支援が実践されている。

● **多職種連携**　循環器疾患の発症・再発・増悪の予防においては，多職種連携によって医療の継続をはかることが重要となる。看護師には，身体機能や障害の程度，患者や家族の心理・社会的状況に応じて社会資源の活用をはかり，医師・理学療法士・栄養士・作業療法士・ソーシャルワーカーなどと連携しながら効果的な支援を行うという重要な役割がある。

　生活の場でどのように療養を行っていくか，必要な支援はなにか，患者・家族とともに多職種カンファレンスの機会をもつ。循環器疾患患者は高齢者も多く，在宅での疾病管理においては患者の認知機能や患者・家族の社会背景も考慮しなければならない。患者や家族の状況に応じて，介護福祉士やヘルパーなどの介護とも連携する。

2　心理・社会的な問題とその援助

1　心理・社会的な問題

● **疾病や死に対する恐怖・不安**　呼吸困難や，緊急時になされる治療・処置は，患者に死の不安・恐怖をもたらす。呼吸困難による低酸素状態は，それだけで不安や不穏状態をさらに強める。

　また，急性期で苦痛を伴う症状が強いときは，患者自身，現在なにがおこっており，どのような治療や処置が行われているのかを認識することが困難になる。さらに，CCU・ICU での緊迫した状況も，強度の不安や恐怖をもたらす。これらの不安や恐怖は，心拍数の増加や血圧の上昇，呼吸の促迫から心臓への負荷を増大させる。

　生命がおびやかされる状況や，予後の不確かな状況が続くと，抑うつ状態に陥ることもある。たとえば，慢性心不全患者では，抑うつ状態をおこしやすいことが報告されており，抑うつ状態はさらに身体活動性を低下させるなど，身体面への影響を及ぼしやすい。

● **社会的役割の修正**　成人期は，自己概念を確立し，家庭や社会のなかで自分の役割を果たす時期である。患者は，そのなかで自分らしさ，自分の価値観を形成している。

　しかし，障害や疾患により，いままで行っていた役割行動を同じようにとることが困難になる場合も多い。また，周囲の人々も，罹患に伴っていままでの役割期待を変化させる。

　家庭内や職場での役割の変化にうまく適応できないと，役割喪失や自己への価値観の低下をもたらし，無気力や不安，抑うつ状態に陥ることもある。逆に，職場や家庭で過大な仕事量や役割をこなし，心身ともに多くのストレスを感じていることもあり，その場合には生活の再調整が必要となる。

2　心理・社会的な問題への援助

● **心理的な支援**　とくに，急性期で苦痛を伴う症状が強いときには，患者は自分におこっていることが理解できず，不安や恐怖にさいなまれることが

多い。現在なにがおこっているのか，どのような治療や処置がなされているのかを，簡潔にわかりやすく支持的な態度で説明することが求められる。

　患者が感情を表出する場合は，耳を傾けて，あたたかい態度で患者のいだく不安や恐怖を受けとめて見まもっていくことが大切である。患者が心地よく満足するケアの提供や，気持ちがよく安楽な環境を整えることは，患者に安心を与え，積極的に療養に取り組むための援助として基本となるものである。

●**社会的役割の修正への援助**　循環器疾患の発症後には，望ましい生活習慣を獲得して最大限の社会復帰を行い，疾患から回復した良好な状態を生涯にわたって維持していくことが望まれる。しかしながら，発症や療養に伴う身体的問題や，心理的・社会的な問題から，日常の活動や家庭・職場での役割変更や修正が避けられない場合も多い。

　看護師は医療チームの一員として，患者や家族の生活状況や疾患や治療に対する理解度を評価し，患者の状況について家族や職場の理解を促す役割を担う。患者の問題に対応して，個々の患者の生活状況に見合った援助が行われるように，社会資源の活用や外来・地域での継続看護に向けて，調整を行う。

3　家族への援助

　循環器疾患の多くは生活の再調整が必要となるため，退院後は自宅での自己管理が重要となる。患者の自己管理能力が十分でない場合，家族がその支えとなることが多い。そのため，患者が自立できないと家族の負担が大きくなり，自宅療養は家族の生活に影響を及ぼす。これらの問題に対処していくためには，さまざまな社会資源の有効活用について検討していくことも必要である。

　急性増悪時には，患者は自分の病状から生命の危機状態に陥ったと感じている。そのような患者の状況をみる家族のとまどいや不安は非常に大きい。行われる医療への理解を深め，患者や家族にとって最も望ましい自己決定ができるように支えていくことが重要である。

　療養生活を継続していく患者やその家族にとって，その人らしい生活を維持しながら最適な療養を行う最もよい選択や方法はなにかを，つねに考え，看護援助に結びつけていくことが大切である。

📝 work

❶ 循環器疾患の医療の動向と看護の役割について述べなさい。
❷ 循環器疾患患者の特徴を，身体的，心理・社会的側面からあげなさい。
❸ 循環器疾患患者の身体的，心理・社会的側面から看護の役割を説明しなさい。
❹ 循環器疾患患者に必要な継続看護について説明しなさい。

第 2 章

循環器の構造と機能

本章の目標　□ 心臓の構造と機能を理解する。
　　　　　　　□ 動脈および静脈の構造と機能を理解する。
　　　　　　　□ 血液循環とその調節のしくみとはたらきを理解する。

A 心臓の構造と機能

1 心臓の構造

　心臓は中縦隔にあり，その約 2/3 は正中線より左側に位置する（◉図 2-1）。心臓は**心膜**に包まれているが，心外膜と心囊膜の間には少量の心囊液（漿液）が存在する（◉図 2-2）。

●**右心房と右心室**　右心房には，上・下大静脈および冠状静脈洞が開口している（◉図 2-3）。心房中隔には卵円窩がある。卵円窩は，胎生期に開いていた卵円孔が出生後に閉じた部位である。右心室との境には**三尖弁**（右房室弁）があり，弁の遊離縁は腱索および乳頭筋によって右心室内壁に固定されている（◉図 2-3-c，および 20 ページ，図 2-4）。右心室内壁には多数の肉柱（網目状・凹凸不整に発達した心筋の束）があり，左心室内よりも発達が良好である。

　肺動脈との境には**肺動脈弁**があり，前尖・右尖・左尖の 3 つの半月状弁で形成されている（◉図 2-4）。

●**左心房と左心室**　左心房には，左右の上・下肺静脈が流入する。左心室との境には**僧帽弁**（左房室弁）があり，これは後尖と前尖で形成される二尖弁

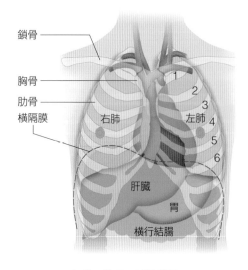

◉図 2-1　心臓の位置と近接臓器

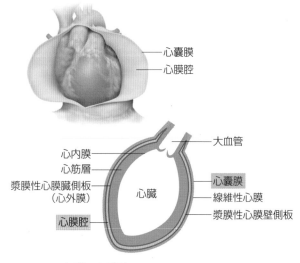

◉図 2-2　心膜と心膜腔

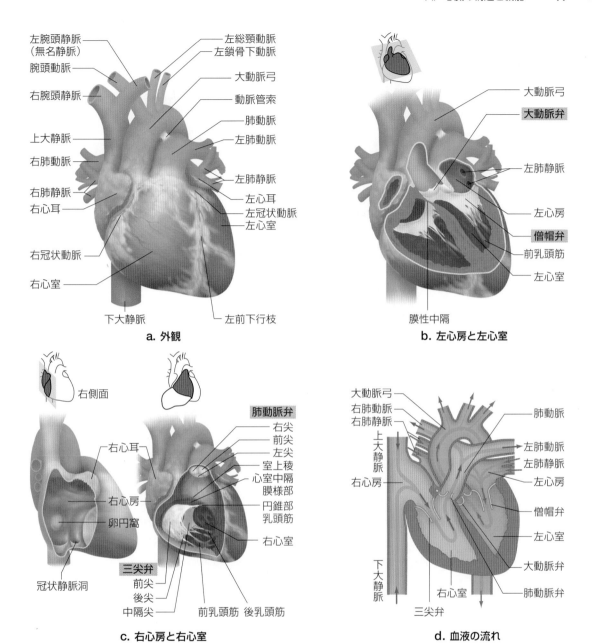

a. 外観

左腕頭静脈（無名静脈）
腕頭動脈
右腕頭静脈
上大静脈
右肺動脈
右肺静脈
右心耳
右冠状動脈
右心室
下大静脈
左総頸動脈
左鎖骨下動脈
大動脈弓
動脈管索
肺動脈
左肺動脈
左肺静脈
左心耳
左冠状動脈
左心室
左前下行枝

b. 左心房と左心室

大動脈弓
大動脈弁
左肺静脈
左心房
僧帽弁
前乳頭筋
左心室
膜性中隔

c. 右心房と右心室

右側面
右心耳
右心房
卵円窩
冠状静脈洞
三尖弁
前尖
後尖
中隔尖
前乳頭筋　後乳頭筋
肺動脈弁
右尖
前尖
左尖
室上稜
心室中隔膜様部
円錐部乳頭筋
右心室

d. 血液の流れ

大動脈弓
右肺動脈
右肺静脈
上大静脈
右心房
下大静脈
三尖弁
肺動脈
左肺動脈
左肺静脈
左心房
僧帽弁
左心室
大動脈弁
肺動脈弁
右心室

◐図 2-3　心臓の構造と血液の流れ

である（◐図 2-4）。三尖弁と同様に弁の遊離面には腱索があり，これが乳頭筋に連続して左心室内壁に固定されている（◐図 2-3-b）。僧帽弁の弁口面積は成人で 4〜6 cm² である。乳頭筋は右心室のものより大きいが，肉柱は右心室のものより小さい。

　大動脈との境には**大動脈弁**があり，これは左冠尖・右冠尖・無冠尖の 3 つの弁からなる半月状弁である（◐図 2-4）。

　大動脈弁の弁口面積は成人で 2.6〜3.6 cm² である。また，半月状弁と動脈壁の間で**バルサルバ** Valsalva **洞**（大動脈洞）をつくる。

● **冠状動脈**　冠状動脈（冠動脈）のうち，大動脈弁の左冠尖直上部からは**左**

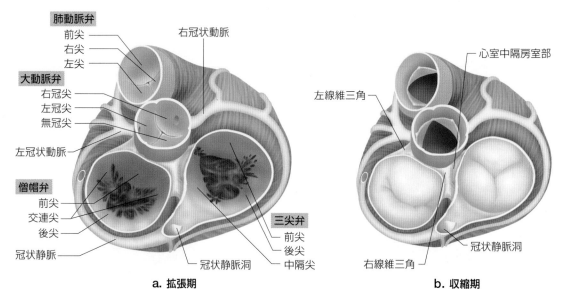

▶図2-4　**心室に出入りする4つの弁**
心臓から心房・肺動脈・大動脈を除き，上方からみた構造を示す。

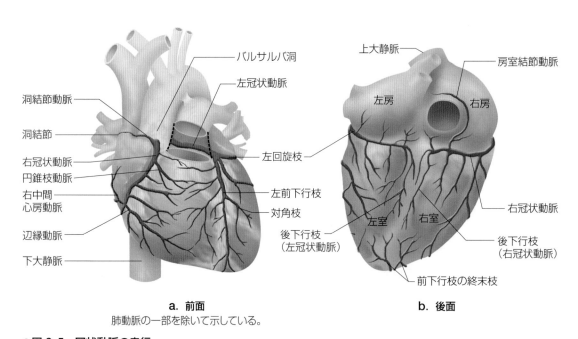

a. 前面
肺動脈の一部を除いて示している。

b. 後面

▶図2-5　**冠状動脈の走行**

冠状動脈 left coronary artery（**LCA**）が出て，**左前下行枝** left anterior descending branch（**LAD**）と**左回旋枝** left circumflex artery（**LCX**）に分かれ，左心房・心室中隔および左心室に分布する（▶図2-5）。

　また，左前下行枝と左回旋枝に分岐する前の部分を**左冠状動脈主幹部** left main trunk（**LMT**）という。

　右冠尖直上部からは**右冠状動脈** right coronary artery（**RCA**）が出て，房室間

溝（冠状溝）をまわって後下行枝，後側方枝に分かれ，右心房・右心室・心室中隔および左心室に分布する。

　冠状動脈は心筋を栄養している血管で，心収縮期に血液の流れるほかの動脈とは異なり，おもに心拡張期に血液が流れる。この血管に 狭窄 があると狭心症を引きおこし，閉塞した場合は心筋梗塞（心筋細胞の壊死）につながることがある（◯ 140 ページ）。

● **心臓の筋肉**　心臓の筋肉（心筋）は，心房では 2 層，心室では 3 層からできている。心筋線維は基本的には骨格筋と同様の横紋筋であるが，骨格筋線維よりも細い。また，心筋は構造上でも線維が細かく枝分かれしており，隣の線維と連続構造を保っていることが骨格筋と異なる。

2　刺激伝導系と心臓の電気活動

● **心臓の自動性**　心臓は，心臓に入る神経を切断しても，また体外に取り出しても，一定のリズムで収縮と弛緩，すなわち心拍動を繰り返す。これを心臓の**自動性**（**自動能**）といい，心臓全体ばかりでなく，心筋の一部を取り出したものでもみられる。

　心拍動は電気的な刺激（興奮）の発生・伝達によって調節されている。この中心を担う構造を**刺激伝導系**という。通常，自動性は刺激伝導系の特殊心筋細胞のみがもち，一般の心筋細胞はもたない。

● **刺激伝導系の構造**　刺激伝導系は**洞結節**（洞房結節）から始まり，心房内伝導は 3 本の結節間路でつながり，**房室結節**に集まる（◯図 2-6）。

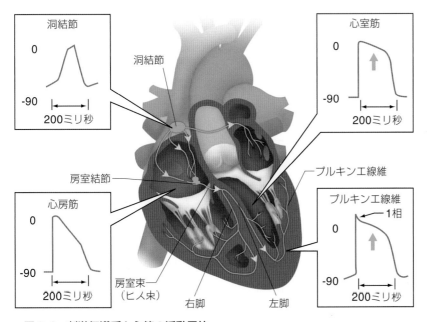

◯**図 2-6　刺激伝導系と心筋の活動電位**
洞結節からの興奮はまず心房を収縮させ，房室結節に集まる。房室結節の興奮は，房室束，右脚・左脚を経てプルキンエ線維に伝わり，心室の収縮がおこる。心室筋やプルキンエ線維では，活動電位は上昇相からプラトー（青矢印）を形成して下降する。

　房室結節を出る**房室束(ヒス His 束)**は，中心線維体❶の右半分を穿通し，心室中隔の膜様部付近で左脚後枝が枝分かれし，ついで左脚前枝と右脚に分かれる。両脚はさらに細かく枝分かれし，両心室内に扇状に分布する。両脚の先端を**プルキンエ Purkinje 線維**という。

● **心筋の活動電位**　心筋細胞の興奮に伴う一定の電気信号(**活動電位**)は，いずれも持続時間が 200〜300 ミリ秒で，骨格筋(2〜4 ミリ秒)に比べると数十倍も長い。

　また，活動電位は，心臓の部位によって異なったパターンを描く。洞結節では緩徐な上昇のあと，下降相に移る。心房筋では急な上昇後すぐに下降相に移る。心室筋やプルキンエ線維では上昇からプラトー(高平部)を形成したのちに下降する(◉ 21 ページ，図 2-6)。

● **全か無かの法則**　心筋は，刺激の弱いときはどのような反応も示さないが，刺激がある一定の閾値(いきち)に達すると最大限の収縮力を示し，その後いくら刺激を大きくしてもその収縮力はかわらないという性質をもつ。このような性質を心筋の**全か無かの法則** all-or-none law とよぶ。

● **正常な刺激伝導**　正常な心臓では，心拍動の起始部は洞結節である。すなわち，洞結節は**歩調とり** pacemaker(**ペースメーカ**)の役割を果たし，成人では 1 分間に 60〜90 回のペースで興奮を繰り返す(正常洞調律，◉ 181 ページ)。この心筋の興奮は細胞から細胞へと伝えられ，まず心房に，次に心室へと広まっていく。ただし，心房と心室の間は結合組織によって電気的に断絶されているため，心室への刺激は刺激伝導系を必ず介して伝達される。

　また，洞結節の歩調とりや刺激伝導に異常が生じたときなど，なんらかの理由で洞結節以外の部位が歩調とりの機能をもつことがあり，これを**異所性調律**という。異所性調律には房室結節性調律・心室性調律などがあるが，自動性で生じる興奮数はこの順に少なくなる。

3　心臓のポンプ作用

　心拍動は，成人では 60〜90 回/分であり，1 回拍出量は 40〜100 mL である。心拍数の平均を 70 回/分，1 回拍出量 60 mL とすると，心臓は 1 日に約 10 万回拍動し，約 6,000 L の血液を拍出していることになり，この小さなポンプがいかに効率よくできているかがわかる。

● **心臓内の圧力変化**　心臓内部の圧力は，心周期に伴ってさまざまに変化する(◉図 2-7)。圧力の標準値は，左心室の収縮期圧がおよそ 130 mmHg，右心室の収縮期圧が 22 mmHg といわれる。

　①で心室の収縮が始まり，房室弁が閉鎖する(**心房収縮期**)。次の②までは動脈弁も閉鎖していて心室内容積が変化しない収縮期なので，この間を**等容性収縮期**という。②で心室内圧が大動脈圧と等しくなり，動脈弁が開いて**駆出期**となる。③で心室内圧は再び大動脈圧と等しくなり，動脈弁は閉鎖する。ついで④までは**等容性弛緩期**となり，④で房室弁が開くと心房から心室へ血液が流入する(**充満期**)。ここで休止期に入り，次の心房収縮期に移行してい

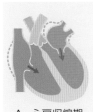　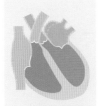　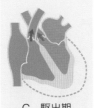　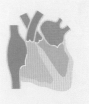　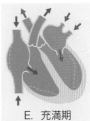

A. 心房収縮期　　B. 等容性収縮期　　C. 駆出期　　D. 等容性弛緩期　　E. 充満期

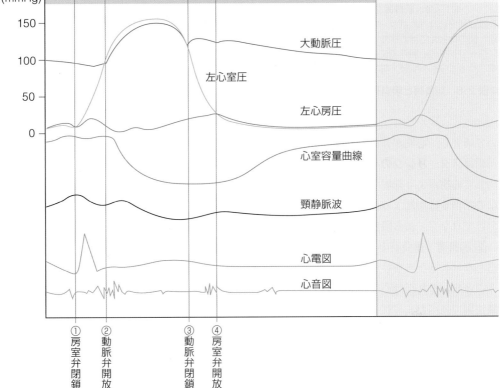

◉**図2-7　心周期に伴う心内圧・心電図・心音図の変化**

く。

　心房内圧は左心房が収縮期圧約 13 mmHg，拡張期圧 3 mmHg，平均圧 7 mmHg といわれる。一方，右心房圧は左心房圧より低く，収縮期圧 5 mmHg，拡張期圧 1 mmHg，平均圧 3 mmHg といわれる。

● **心拍出量を規定する因子**　**心拍出量** cardiac output（**CO**）は 1 回拍出量と心拍数に比例し，次の式であらわされる。

心拍出量＝1 回拍出量×心拍数（1 分間）

　また，1 回拍出量は，心収縮力および心筋が収縮するときの負荷（**総負荷**）から規定される。総負荷は，**前負荷**と**後負荷**に分けられる（◉図2-8）。

1 心収縮力　スターリング Starling, E. H.（1866〜1927）は，イヌの心肺標本による実験で，心臓の 1 回拍出量の変化を静脈還流と駆出抵抗との関係にお

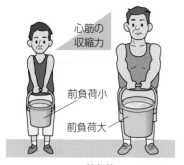

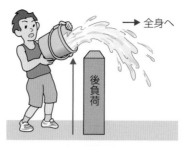

a. 前負荷

心臓が拍出しなければならない血液量である。図のたとえではバケツの容量にあたる。スターリングの心臓法則により、前負荷が増えるほど心筋の収縮力は増える。

b. 後負荷

心臓から血液を送り出そうとするときに、こえる必要のある力である。図のたとえでは、壁をこすために必要な、バケツを持ち上げる高さにあたる。

◎**図2-8　前負荷と後負荷**

いて研究し、心筋が伸展すればするほど収縮力を増すことを発見した。この関係は**スターリングの心臓法則**とよばれる。静脈圧が高ければ、流入血は増加して心筋がより伸展するため、この法則により、静脈圧がある程度高ければ心拍出量は増加すると考えてもよい。ただし、心拍出量は無限に増加するわけではなく、ある限度をこえると下降する（心室機能曲線、◎99ページ）。

　②**前負荷**　前負荷とは血液を拍出する直前の心室容積であり、「心臓が拍出しなければならない血液の量」に相当する。一方で、前負荷が大きいということは、それだけ心筋が伸展していることを意味する。スターリングの心臓法則で述べたように、1回拍出量は心筋の伸展量に依存するため、正常な心臓では、前負荷が増えると心収縮力ならびに1回拍出量も増える。

　③**後負荷**　後負荷は、大動脈圧や平均左室圧、末梢血管抵抗などが指標とされている負荷のことであり、「心筋が収縮する際に直面することになる力」に相当する。

　これらの特徴より、1回心拍出量は、前負荷と心収縮力が大きく後負荷が小さいほど増加することになる。

●**治療への応用**　心不全で収縮力が低下した心臓では、前負荷が増えても1回拍出量はあまり増えないため、静脈圧が上昇して浮腫や肺うっ血をきたす（◎158ページ）。

　また、心不全では、そもそも心収縮力が低下しているため、心臓にかかる負荷を軽減させることが重要となる。たとえば、利尿薬は前負荷を軽減して肺うっ血などを緩和する（◎170ページ）。また、大動脈バルーンパンピングや細動脈血管の拡張薬の使用は、後負荷を軽減するために行われる（◎167、171ページ）。

4　心臓機能の適応性

●**心予備力**　正常な心臓では、心拍数は洞結節の歩調とりが興奮する頻度

によって決まるが，後述するように，これは交感神経・副交感神経を介して調節されている。前述したように，心拍出量は1回拍出量と心拍数の変化によって増加させることができ，この増加させる能力を**心予備力**という。正常な心臓では，通常の5倍から8倍の血液を拍出する予備力がある。

● **心臓機能低下の代償機構**　種々の疾患が原因で心拍出量が保てなくなると心不全の徴候をきたすため，生理的に備わった1回拍出量や心拍数の増加以外の**代償作用**がはたらく。すなわち，心筋肥大または心拡張によって1回拍出量の増加をはかり，また重要臓器への血液配分の変化，血液量の増加などによって代償する。

　しかし，これでも心拍出量が維持できなくなると，心不全の症状を呈するようになる。これを**代償不全**という。慢性心不全は，この代償機構の過剰なはたらきが病態の本質であると考えられている（◉160ページ）。

B 血管の構造と機能

1 動脈および静脈の構造

● **動脈**　動脈は，**内膜・中膜・外膜**の3層からなる（◉図2-9-a）。内膜は単層扁平上皮（へんぺい）におおわれており，膠原線維（こうげん）・縦走弾性線維・輪状平滑筋線維・線維細胞などからなる。中膜は弾性線維・平滑筋線維・膠原組織などからなる。外膜と中膜とは外弾性板で境界され，外膜は膠原線維と弾性線維による弾性結合組織でできている。

　動脈（◉図2-10）は，心臓より末梢に向かって**弾性動脈・筋性動脈・細動脈**に分けられる。心臓に近い弾性動脈は弾性線維に富み，末梢にいくにしたがって平滑筋組織の割合が増加し，反対に弾性線維の占める割合が減少している。

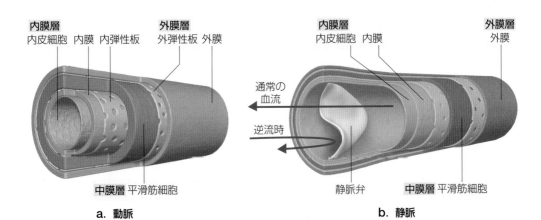

a. 動脈　　　　　　　　　　　　　　b. 静脈

◉**図2-9　動脈と静脈の構造**

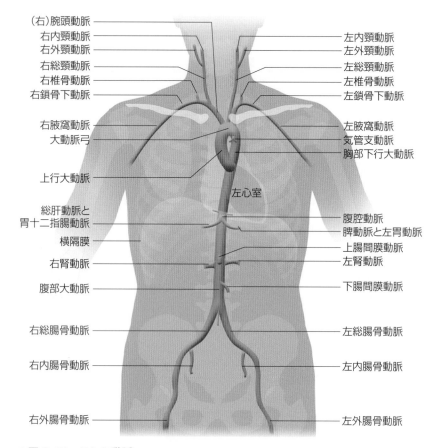

（右）腕頭動脈

右内頸動脈

右外頸動脈

右総頸動脈

右椎骨動脈

右鎖骨下動脈

右腋窩動脈

大動脈弓

上行大動脈

総肝動脈と
胃十二指腸動脈

横隔膜

右腎動脈

腹部大動脈

右総腸骨動脈

右内腸骨動脈

右外腸骨動脈

左内頸動脈

左外頸動脈

左総頸動脈

左椎骨動脈

左鎖骨下動脈

左腋窩動脈

気管支動脈

胸部下行大動脈

左心室

腹腔動脈

脾動脈と左胃動脈

上腸間膜動脈

左腎動脈

下腸間膜動脈

左総腸骨動脈

左内腸骨動脈

左外腸骨動脈

○図 2-10　おもな動脈

● **静脈**　静脈も，動脈と同じように3層からなっている（○25ページ，図2-9-b）。その境界は不明瞭であり，平滑筋線維も弾性線維も動脈に比べてはるかに発達がわるいが，結合組織は動脈よりも発達がよい。構造的な特徴として，四肢の静脈には**静脈弁**がある。静脈弁は，2枚から3枚の弁で形成されており，逆流を防止する機能をもつことから静脈還流に重要な役割を果たす。

2　体循環と肺循環

● **血液循環の経路**　血液循環の経路には**体循環**と**肺循環**がある。体循環は大循環ともいわれ，左心室→大動脈→組織→大静脈→右心房の経路をとる（○図 2-11）。肺循環は小循環ともいわれ，右心室→肺動脈→肺組織→肺静脈→左心房の経路をとる。

　これらの循環の力学的条件は，心臓のポンプ作用，循環血液量，血管系の容積，循環抵抗などによって決まる。たとえば，肺循環の収縮期圧は，体循環の約1/5と低い。これは，肺血管抵抗が体血管抵抗の約1/5だからである。

● **生理学的シャント**　体循環と肺循環の血液量，すなわち左心室と右心室の拍出量は等しいはずであるが，体循環系と肺循環系の間の一部には短絡（**生理学的シャント**）がある。たとえば，気管支動脈が肺静脈へ，冠状動脈の

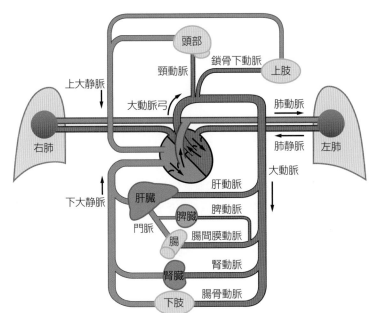

●図 2-11　**血液循環の模式図**
血液の循環経路は，体循環(大循環)と肺循環(小循環)に大きく分かれる。体循環では，動脈には酸素化された血液が流れるが，肺循環では肺静脈に酸素化された血液が流れる。

一部が左心房に還流する。そのため，正常でも約 2% の体循環血は右心系へ帰らない。

　この短絡量は，チアノーゼ型先天性心疾患などの病的な場合，異常に増すことが知られている。

3　血液の循環力学

● **血圧の種類**　心臓は拍動をもって血液を駆出するため，この圧力は波状をなして進む。動脈内では，心臓が収縮するときの血圧(**収縮期血圧**)と拡張・弛緩するときの血圧(**拡張期血圧**)が区別される。この差を**脈圧**という。
● **末梢での血圧**　動脈には弾性があるため，心臓の拡張期でも，この弾性によって末梢にまで血液が送られている。この拍動は末梢にいくにしたがって小さくなり，毛細血管になるとまったく拍動はなくなる。また，動脈は末梢にいくにしたがって枝分かれし，その断面積の総和は増加するために血圧も低下する。

　大動脈では 130 mmHg ほどであった血圧は，毛細血管では動脈側で 32 mmHg，静脈側では 12 mmHg と低下し，血流速度も，大動脈では 40〜50 cm/秒と速かったものが，2 mm/秒と緩徐になる。

　血流が緩徐になり，毛細血管内圧が低下することは，組織における物質交換には有利である。
● **静脈還流**　静脈圧は 2〜7 mmHg と毛細血管圧より低いので，血液は静脈側に流れる。また，大静脈の右心房への流入部では 4 mmHg と低いため，静脈血は心臓の方向へ流れるようになっている。そのほか，静脈還流は静脈弁の作用，四肢の筋肉の運動や伴走する動脈の拍動によるポンプ作用，胸腔内の吸気時の陰圧などによってたすけられている。

　心拍出量と血圧と血管抵抗の間には以下の式であらわされる関係が成立し，臨床上重要である。

血圧＝心拍出量×血管抵抗

C 循環の調節

　血圧を規定する式のうち，心拍出量は心収縮力・心拍数・循環血液量などの因子によって規定され，血管抵抗は，血管内径の変化（血管の収縮・拡張）などの因子によって規定される。

　これらの血圧の規定因子は**自律神経系**およびホルモンなどの**液性因子**によって制御・調節されている。

1 自律神経系による調節

1 血圧の調節にかかわる神経

　血圧の調節にかかわる自律神経は，延髄にある血管運動中枢および心臓抑制中枢・心臓促進中枢から脊髄を通り，星状神経節❶でニューロンをかえて節後線維となって，心血管や心臓に分布する（▶図2-12）。

　また，大脳皮質や視床下部なども，延髄を経由した交感神経の遠心性経路を通じて，血管の緊張と収縮に影響を与えている。

● **交感神経の影響**　交感神経の興奮がおきると，神経末端からノルアドレナリンが放出され，心臓や血管などに以下の反応を引きおこす。

　1 **心臓**　ノルアドレナリンは心臓に促進的にはたらき，心拍数の増加（**陽性変時作用**），心収縮力の増加（**陽性変力作用**）がおこる。

　2 **血管**　ノルアドレナリンは血管を収縮させる。

□NOTE

❶**星状神経節**

　下顎神経節と第１胸神経節が合体してできる交感神経節で，頸部前面の輪状軟骨の左右に位置する。

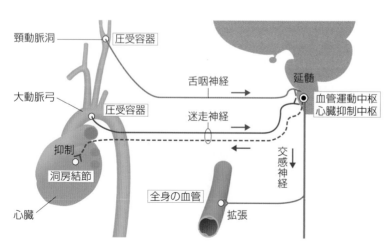

▶**図2-12　血圧の調節にかかわる神経**

血圧が上昇して頸動脈洞と大動脈弓にある圧受容器が伸展すると，その情報は血管運動中枢に伝わる。すると交感神経が抑制され，血管が拡張する。また迷走神経を介して心拍数を抑制する。

　③ **その他**　交感神経の興奮によって副腎からアドレナリンが放出され，血流を介して心臓や動脈に作用する。

● **副交感神経（迷走神経）の影響**　迷走神経が興奮すると，神経末端からアセチルコリンが放出される。アセチルコリンは心臓に抑制的にはたらき，心拍数を減少させる（**陰性変時作用**）。

2　反射性循環調節

　循環器系には，圧（動脈圧・静脈圧）や化学物質（酸素・二酸化炭素およびニコチンなど）に対してセンサーの役割を果たす**受容器**がある。循環器系の恒常性は，受容器の信号がすばやく中枢神経に伝達され，遠心性経路を介して血管や心臓で適切な反応がおこることによって保たれている。

　① **動脈圧受容器反射**　頸動脈洞・大動脈弓には，血圧を感知する圧受容器がある。圧受容器は圧の変化による壁伸展度の変化に応答して情報を伝達する。

　圧受容器からの情報は，舌咽神経・迷走神経を経て，延髄の**血管運動中枢**に伝わり，交感神経活動の調節を介して反射的に血圧の変動を修正する。これらは，瞬時の血圧変動に対して強力な調節機能をもつ。

　② **化学受容器反射**　頸動脈洞・大動脈弓には，化学受容器も存在し，酸素分圧（Pa_{O_2}）の低下および二酸化炭素分圧（Pa_{CO_2}）の増加に反応して，交感神経の興奮を引きおこす。

　③ **心肺圧受容器反射**　大静脈・心房・心室・肺静脈には，低圧系の圧受容器があり，静脈還流量の変化を感受して腎臓の交感神経に影響を与える。心肺圧受容器が刺激を受けると，交感神経活動の抑制，バソプレシン分泌の抑制，レニン分泌の抑制などがおこる。

　④ **ベゾルド-ヤリッシュ反射**　心室の化学受容器が迷走神経求心路を介して，中枢性の交感神経抑制と副交感神経（迷走神経）刺激をおこす。その結果，血管が拡張し，血圧低下・嘔吐・徐脈・洞停止などがおこる[1]。

3　アドレナリン受容体と循環調節

　自律神経系ではたらく神経伝達物質は，ノルアドレナリン・アドレナリン・ドパミンからなる内因性のカテコールアミンである。

● **アドレナリン受容体の種類と機能**　アドレナリンには，α および β の受容体があり，さらに α_1・α_2・β_1・β_2・β_3 に分類される。これらの受容体のうち，循環の調節に直接かかわるものは，α_1・α_2・β_1・β_2 である。

　一般に，α 受容体はノルアドレナリンで強く活性化され，β 受容体はアドレナリンで強く活性化されて，循環器系では以下の作用を示す。

　① **α 受容体**　血管の収縮を引きおこす。

　② **β_1 受容体**　おもに心筋に存在し，心拍数と心収縮力を増加させる。

　③ **β_2 受容体**　血管平滑筋を弛緩させ，血管の拡張を引きおこす。

　したがって，α_1 と β_1 受容体を遮断する作用をもつ α 遮断薬や β 遮断薬は高血圧治療薬（降圧薬）として用いられる。

□NOTE

❶ベゾルド-ヤリッシュ反射は下壁梗塞などで生じることがある。これは，心筋下壁に副交感神経が豊富に分布していることから，梗塞による副交感神経終末の刺激が迷走神経反射につながるという機序による。

● **アドレナリン受容体の減少・増加**　血中のカテコールアミンが高濃度の状態が長期間持続した場合，受容体数の減少（**ダウンレギュレーション**）が生じるといわれている。

　反対に，α遮断薬やβ遮断薬を長期間服用している場合，受容体数の増加（**アップレギュレーション**）が生じる。α遮断薬やβ遮断薬の服用を突然中止すると，交感神経に対する過敏反応が生じる危険があるため，臨床的に注意が必要である。

2　液性因子による調節

1　レニン-アンギオテンシン-アルドステロン系による調節

● **RAA系の作用機序**　レニン-アンギオテンシン-アルドステロン系（**RAA系**）は，ホルモンを中心とする循環の調節機構で，反射性循環調節に比べて作動する速度は遅いが，全身性かつ比較的長期にわたって作用する特性をもつ（●図2-13）。

（1）収縮期血圧が100 mmHg以下に低下すると，腎臓から**レニン**という酵素が血液中へ放出される。

（2）レニンが，血中の**アンギオテンシノーゲン**を分解し，**アンギオテンシンⅠ**という比較的活性の低いタンパク質を産生する。

（3）**アンギオテンシン変換酵素** angiotensin converting enzyme（**ACE**）によって，アンギオテンシンⅠが分解され，非常に活性の高い**アンギオテンシンⅡ**が産生される。

（4）アンギオテンシンⅡが，細動脈の平滑筋を収縮させて内径を狭くする。その結果，血圧が上昇する。

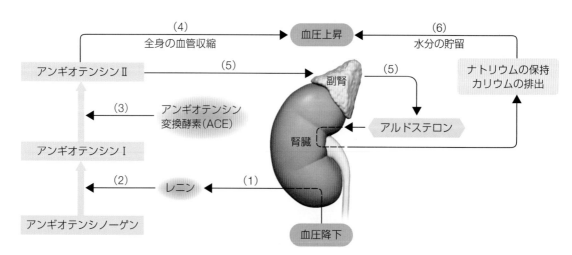

●図2-13　レニン-アンギオテンシン-アルドステロン系
（1）のレニン分泌は，アンギオテンシンⅡおよびアルドステロンによる負のフィードバックで制御されている。

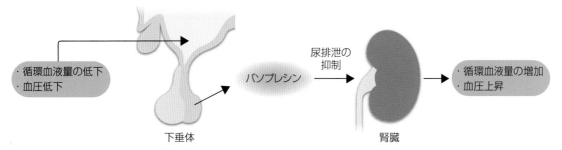

・循環血液量の低下
・血圧低下

バソプレシン

尿排泄の抑制

下垂体

腎臓

・循環血液量の増加
・血圧上昇

◎図 2-14　バソプレシンによる血圧の調節

（5）アンギオテンシンⅡが，副腎にはたらきアルドステロンを分泌させる。

（6）アルドステロンが腎臓にはたらき，ナトリウムの再吸収を促進させ，カリウム（K）を排出させる。ナトリウムの再吸収とともに水の再吸収量も増加し，その結果循環血液量が増加して血圧が上昇する。

● フィードバック機構による調節　レニンの分泌はアンギオテンシンⅡにより調節されている。アンギオテンシンⅡは，傍糸球体細胞に存在する**アンギオテンシンⅡ1型受容体（AT₁受容体）**を介して，直接レニン分泌を抑制する。また，アルドステロンによる血圧の上昇もレニンの分泌を抑制する。

これらの負のフィードバック機構によってRAA系は過剰にはたらかないように調節されている。

2　バソプレシンによる調節

下垂体後葉から放出されるバソプレシンは，**抗利尿ホルモン** antidiuretic hormone（**ADH**）ともよばれる。バソプレシンは，循環血液量の低下や血圧の低下で分泌が促進され，尿排泄を抑制し循環血液量を増加させることによって血圧を上昇させる（◎図 2-14）。

work　復習と課題

❶ 心臓各部の名称と位置関係，役割について説明しなさい。

❷ 左右冠状動脈の支配領域を述べなさい。

❸ 心周期に伴う心臓各部の内圧変化を説明しなさい。

❹ 心拍出量・1回拍出量・心拍数の関係を式であらわしなさい。

❺ おもな動脈系の名前と位置関係をまとめなさい。

❻ 体循環（大循環）と肺循環（小循環）について説明しなさい。

❼ 前負荷と後負荷について説明しなさい。

❽ 血圧の調節を，自律神経系とその他の系によるものからまとめなさい。

第 3 章

症状とその病態生理

本章の目標	□ 循環器疾患でみられる症状にはどのようなものがあるかを理解する。
	□ それぞれの症状がどのようにして生じるかを理解する。
	□ どのような症状があらわれると危険であるかを理解する。
	□ 循環器疾患でみられる代表的な症状とその病態について理解する。

A 胸痛 chest pain

　胸痛の原因はさまざまであり，胸郭内にある臓器（心臓・心膜・肺・胸膜・食道）に由来する痛みや，胸壁や皮膚の痛み，胸部以外の臓器の放散痛などがある（◉図3-1）。これらの痛みには，それぞれ特徴があり，問診からある程度，原因を診断することが可能である。

　ここでは，循環器疾患に由来する胸痛の性質と病態を述べる。

1 狭心症の胸痛

　労作により心臓の仕事量が増えたとき，冠状動脈に動脈硬化による器質的な 狭 窄があると，その支配領域では血流が制限される。そのため，心筋が必要とするだけの酸素が得られず**虚血**となり，このとき，胸痛が発生する。これが**労作性狭心症**である（◉ 130 ページ）。

　また，冠状動脈の痙攣（攣 縮）によっても一過性に虚血となり，胸痛がおこる（冠攣縮性狭心症，◉ 136 ページ）。

● **特徴**　狭心症による胸痛では，心臓そのものには感覚神経がないため，痛みは鈍く重く，範囲も広いものとなる。患者は，「前胸部全体あるいは左

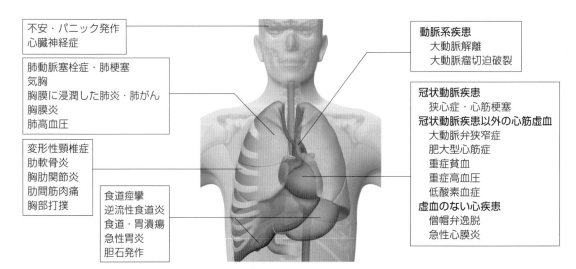

　不安・パニック発作
　心臓神経症

　肺動脈塞栓症・肺梗塞
　気胸
　胸膜に浸潤した肺炎・肺がん
　胸膜炎
　肺高血圧

　変形性頸椎症
　肋軟骨炎
　胸肋関節炎
　肋間筋肉痛
　胸部打撲

　食道痙攣
　逆流性食道炎
　食道・胃潰瘍
　急性胃炎
　胆石発作

　動脈系疾患
　　大動脈解離
　　大動脈瘤切迫破裂

　冠状動脈疾患
　　狭心症・心筋梗塞
　冠状動脈疾患以外の心筋虚血
　　大動脈弁狭窄症
　　肥大型心筋症
　　重症貧血
　　重症高血圧
　　低酸素血症
　虚血のない心疾患
　　僧帽弁逸脱
　　急性心膜炎

◉**図 3-1　胸痛をきたす疾患**

胸全体が圧迫される」「両側から絞めつけられる」「重いものがのっている感じ」「焼きつけられる感じ」などと訴えることが多い。また，痛みが左顎や左肩，胃部に放散することもあり，顎が浮くような感じや左手のだるさを自覚することもある[1]。

　これに対し，1本の指で指し示すことができるような限局性の痛みや，チクチク・ピリピリと表現されるような痛みは，胸壁や皮膚に由来する痛みであることが多く，狭心症を否定することができる。

● **経過・治療**　胸痛の持続時間は数分～15分程度である。労作性狭心症では，急ぎ足や昇段などの労作で発生し，安静にするとよくなる。冠攣縮性狭心症（◐ 136ページ）では，発作が安静時（とくに夜中から早朝）におこりやすく，ニトログリセリン舌下投与が著効するのが特徴である。

◐ 136ページ

2　心筋梗塞の胸痛

　心筋梗塞は，冠状動脈の完全閉塞または亜完全閉塞によっておこる（◐ 140ページ）。心筋梗塞による胸痛は，再灌流が生じない限り，心筋壊死がある程度完成するまで続く。

◐ 140ページ

● **特徴**　痛みは突然おこり，数時間から数日続く。胸痛の部位や性状は狭心症と同様だが，重篤感は狭心症より強く，顔面蒼白や冷汗を伴うことが多い。ただし，高齢者や糖尿病患者では無症状や軽い息苦しさだけの場合もある。

　また，顎や左肩，背部への放散，吐きけ，呼吸困難の合併から，齲歯，整形外科疾患，消化器疾患，気管支喘息と間違われることもある。

3　急性心膜炎の胸痛

　急性心膜炎は，突然に発症する心膜の炎症性病変で，胸痛を伴うことが多い（◐ 212ページ）。

◐ 212ページ

● **特徴**　痛みは比較的急速に始まり，体位変換や深呼吸，嚥下によって増強する。一方，座位や前傾姿勢では痛みが軽くなる。痛みの強さは徐々に軽くなるが，期間は数日間続くことが多い。

B　動悸 palpitation

　動悸とは，心臓の拍動が速くなったり，不規則になったり，強くなったりする場合に生じる違和感ないし不快感である。動悸の病態は，①心臓の調律異常，②収縮力あるいは1回拍出量の増加のいずれかであることが多い。ただし，その自覚は患者の感受性によるところが大きく，心疾患があり，危険な不整脈が出現しても，動悸を自覚しない場合がしばしばある。

● **動悸の種類**　患者の感受性によるところが大きいことから，患者の訴え

NOTE
[1]**狭心症による胸痛が放散する部位**

　心臓からの求心線維と，左肩・左上肢・頸部・心窩部からの求心線維が同じ二次ニューロンに乗りかえるために，それらの部位に放散痛が生じると考えられる。

る動悸の程度や強さによって，その危険性を判断することはむずかしい。一方，動悸の性質や随伴症状から，それが病的であるかないか，どのような不整脈であるかなどを類推することができる（◯表3-1）。

　心臓の鼓動は，からだを床や壁につけると反響して自覚しやすくなる。とくに左側臥位では感じやすい。夜間に，これらの状態で鼓動を自覚すると不安になり，交感神経が緊張して心拍数と収縮力が高まる。そのため，ますます強い動悸を感じるが，このような動悸は病的ではない。

　発熱・運動・精神的興奮に伴い自覚する動悸は，洞性頻脈であることが多い。一方，安静時に突然始まる動悸は不整脈であることが多い（◯ 188ページ）。

● 持続時間　一瞬の「ドキッ」「ドキン」という動悸の多くは期外収縮である。ただし，実際には期外収縮の拍動を自覚しているのではなく，期外収縮から次の心拍までの間隔が空き，そのために強くなった期外収縮直後の拍動を動悸として感じる。同様に，房室ブロックなどで1拍QRS波（◯ 57ページ）が抜けると，次の心拍が強くなり，一瞬の動悸を感じることもある。数秒の短い動悸は，期外収縮の連発や非持続性心室頻拍の可能性がある。一方，ある程度長く持続する動悸は，正常心拍から病的な不整脈までさまざまな可能性がある。

● 終わり方　持続する動悸が「徐々にらくになった」または「なんとなく終わった」場合は，洞性頻脈か心房細動を考える。一方，動悸が「いま突然終わった」と自覚できる場合は，発作性上室頻拍や心室頻拍を疑う。

● 規則性　規則正しい動悸は，洞性頻脈・上室頻拍・心房粗動・心室頻拍で生じる。一方，不規則な動悸は，心房細動か期外収縮の頻発を疑う。

● 随伴症状　動悸とともに，めまい（眩暈）・眼前暗黒感・失神がある場合は，危険な不整脈である可能性が高い。また，わずかなで労作で動悸がおこる場合は心不全の可能性を，動悸とともに胸痛がある場合は狭心症の可能性も考えることが必要である。

　動悸は一過性のことが多いため，患者には動悸は脈のリズムの変化であることを説明し，橈骨動脈や頸動脈の拍動を自分で検脈してもらう。そのほか，診察時に，動悸のときの脈拍の打ち方を再現してもらったり，こちらからリズムを提示して意識的に感じてもらったりするのもよい。

◯表3-1　調律異常による動悸のおもな種類とその鑑別

動悸の種類	持続時間	規則性	動悸の終わり方	アダムス-ストークス発作
洞性頻脈	数分以上	整	徐々に軽快	みとめない
期外収縮	一瞬	不整	——	みとめない
心室頻拍・上室頻拍	数秒以上	整	突然，らくになる	みとめることあり
発作性心房細動	数秒以上	不整	数時間以上持続するものでは，徐々に軽快	停止時にみとめることあり
房室ブロック	一瞬	不整	——	みとめることあり

C 呼吸困難 dyspnea

　呼吸困難は，不快な努力を伴う呼吸の自覚である。「息苦しい」「息が切れる」「息がはずむ」などと表現されることが多い。

●**原因**　呼吸困難の原因には，心臓・肺・気道・胸郭の疾患による低酸素血症や低換気，貧血などの血液疾患，ならびに心因性の疾患がある。

　心疾患にみられる呼吸困難のほとんどは，左心不全による肺うっ血が原因である（◑158ページ）。肺疾患では，気管支喘息・肺気腫・肺梗塞・肺炎などで呼吸困難がおこる。

●**特徴**　健常者でも，運動時には息切れを感じる。また，高齢者では軽い労作でも息切れをおぼえるようになる。それらの呼吸困難が生理的な範囲のものか病的なものかを判断することが重要であるが，呼吸困難の自覚は個人差がかなりある。

　「同年代の人と階段を昇ると，自分だけ苦しくて遅れる」など，同じような年齢の人が呼吸困難を感じない活動で，それを感じる場合は病的である可能性が高い。また，「いままで駅の階段では息切れがなかったが，途中で休まなければならなくなった」などの状態の変化も要注意である。

　以下に心不全に伴う呼吸困難の状態を説明する。

1 労作性呼吸困難 exertional dyspnea

　左心不全により肺静脈および肺毛細血管圧が上昇すると，肺の間質や肺胞に血液中の水分の濾出がおこり，ガス交換が不十分となる。この患者が坂道を登るなどの労作を行うと，全身の酸素需要は増すにもかかわらず，肺毛細血管圧はさらに上昇するため，努力して呼吸してもガス交換が進まない。

　これらが呼吸困難・息切れとして意識されることを**労作性呼吸困難**という。呼吸困難が軽い労作で出現するほど心不全は重症である。どの程度の労作で呼吸困難が出現するかによって，心不全を4つの重症度に分類したものが**ニューヨーク心臓協会（NYHA）分類**である（◑表3-2）。

2 起座呼吸 orthopnea

　起座呼吸とは，仰臥位では息苦しくなり，座位また半座位でらくになる呼吸の仕方であり，重症の左心不全でみられる。

●**特徴**　もともと心臓へ戻る静脈還流量は上半身より下半身からが1.5〜2倍多い。仰臥位になると，重力の影響がなくなるため下半身から心臓へ静脈血が戻りやすくなる。より多くの血液が心臓に戻るため，心不全患者では肺毛細血管圧がさらに上昇し，肺うっ血が増強する。また，仰臥位では横隔膜が上がって換気が不利となる。

　一方，座位になると，重力の影響で下半身の静脈血が心臓に還流しにくく

◖表 3-2　NYHA 分類

重症度	分類	症状
Ⅰ度	心疾患を有するが，身体活動に制限はなく，通常の身体活動では疲労・動悸・呼吸困難・狭心痛を生じない。	階段・坂道を上がる，早歩き等で息切れがない。
Ⅱ度	心疾患のために，身体活動に少しの制限はあるが，安静にするとらくに生活できる。通常の身体活動で疲労・動悸・呼吸困難・狭心痛を生じる。	階段・坂道を上がる，早歩き等で息切れを感じる。
Ⅲ度	身体活動に強い制限のある患者であるが，安静にするとらくに生活できる。通常以下の身体活動で疲労・動悸・呼吸困難・狭心痛を生じる。	短い平地歩行，家の中の移動，軽い家事等でも息切れを感じる。
Ⅳ度	心疾患を有し，いかなる身体活動をするときにも苦痛を伴う。心不全・狭心症の徴候が安静時にもみとめられることがある。いかなる身体活動によっても苦痛が増強する。	つねに息切れがある。発作性夜間呼吸困難

(The Criteria Committee of New York Heart Association : *Nomenclature and Criteria for Diagnosis of Diseases of the Heart and Great Vessels*, 9 th edition. pp.253-256, Little Brown & Co., 1994 による)

なり肺うっ血が緩和される。また横隔膜が下がり胸郭運動がらくになる。こうして，重症心不全患者では，臥位で呼吸困難を感じると自然と起き上がって座位をとるようになる。

3　発作性夜間呼吸困難 paroxysmal nocturnal dyspnea

　心不全患者では，就床後 1～3 時間で突然息苦しくなって目がさめ，起座呼吸となることがある。このような症状を**発作性夜間呼吸困難**といい，重症左室不全の重要な徴候である。

● **特徴**　呼吸困難は，就床後，臥位になることにより静脈還流が増え，徐々に肺毛細血管圧が上昇することによっておこるが，患者は眠っているため自覚しづらい。そのため，数時間たって肺うっ血が高度になってはじめて呼吸困難を自覚して覚醒する。

4　急性肺水腫 acute pulmonary edema

　肺の静脈・毛細血管圧が上昇し，肺間質に水分が濾出した状態を肺うっ血といい，聴診では**湿性ラ音（水泡音）**が聴取される。血管圧がさらに上昇すると，肺胞内にも水分が濾出し，気道にあふれ出る。これらが急激におこることを**急性肺水腫**という。

　患者は激しい呼吸困難を自覚し，窒息の恐怖も感じる。重篤な例ではチアノーゼがみとめられ，ピンク色の泡のような痰がでる。聴診では，気管支喘息様の低調な連続性ラ音が聴取されるため，**心臓喘息** cardiac asthma ともよばれる。分泌物によって気管支の内腔が狭くなり，また小気管支壁が浮腫により肥厚することにより，**喘鳴**が生じる。

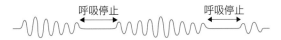

a. 正常呼吸

呼吸停止　　　　　　　　　　呼吸停止

b. チェーン-ストークス呼吸　　　　　◉図3-2　チェーン-ストークス呼吸

5　チェーン-ストークス呼吸 Cheyne-Stokes respiration

　チェーン-ストークス呼吸とは，無呼吸と激しく呼吸する過換気の状態が
交互にあらわれる異常呼吸である（◉図3-2）。脳動脈硬化症に心不全を伴っ
た場合によくみられ，高齢者に多い。

D　浮腫 edema

　体液は細胞外液と細胞内液に分けられ，さらに細胞外液は血管内の血漿と
血管外の組織間液（間質液）に分けられる。血管内の水分が血管外へ濾出し，
組織間液が異常に増加した状態が**浮腫**である。浮腫は，組織間液が1〜2 L
以上増加すると，むくみとして自覚される。また，浮腫は出現部位により全
身性と限局性に分類され，さまざまな原因によっておこる（◉表3-3）。

　浮腫の8割は全身性浮腫であり，心臓または腎臓に由来するものが多い。
● **心臓由来の浮腫**　心臓由来の浮腫は，おもに右心不全に伴う静脈圧の上
昇によっておこる（◉ 159ページ，図5-19-b）。右室機能の低下や三尖弁閉鎖
不全は，直接に静脈圧を上げる。左室機能低下による肺うっ血も右室への負
荷となり右室不全が続発する。また，心拍出量の低下は腎血流量低下をまね
き，ナトリウムと水の排泄低下および，アルドステロン活性化によるナトリ
ウムと水の貯留を促し，静脈圧を上げる。

　これらの静脈圧上昇の結果，末梢毛細血管内から間質へ水分が押し出され
浮腫が生じる。さらに，低酸素血症に伴う毛細血管透過性の上昇も血管外へ
の水分の漏出を助長する。

● **浮腫の確認**　立位や座位では重力のため水分は下半身にとどまりやすく，
下肢の静脈圧が高くなる。そのため心不全の浮腫はおもに下肢にあらわれる。
下肢の浮腫は，すねを親指でしばらく押し**圧痕**（くぼみ）が生じることで確認
する（◉ 256ページ，図6-1）。通常，下肢の浮腫に左右差はないが，一側性の
下肢のみにみられる場合は，下肢静脈やリンパ管に原因がある場合が多い。

　患者は，靴がきつくなる，靴下のあとが残る，下肢がだるいなどのことで
浮腫に気づく。一方，ネフローゼなどによる浮腫の場合，低タンパク血症で
血管内の浸透圧が保てないことによって血管外へ水分が移動するため，眼瞼

○表 3-3 浮腫をきたす疾患

分類	浮腫の由来	原因となる疾患など
全身性浮腫	心原性	右心不全
	腎性	ネフローゼ症候群，急性糸球体腎炎，急性・慢性腎不全
	肝性	肝硬変，門脈圧亢進症
	内分泌性	甲状腺機能低下症，月経前浮腫
	低栄養性	悪性腫瘍，摂食障害，ビタミン B_1 欠乏症，タンパク質漏出性胃腸症
	薬剤性	非ステロイド性抗炎症薬，降圧薬(カルシウム拮抗薬・α遮断薬)，抗がん薬など
	特発性	原因不明
局所性浮腫	静脈性	血栓性静脈炎，静脈瘤
	リンパ性	リンパ管炎，リンパ節郭清術後，放射線照射後
	炎症性	熱傷，蜂窩織炎，リウマチ
	外傷性	打撲，捻挫，骨折
	血管神経性	クインケ浮腫(血管神経性浮腫)

周囲や顔面にも浮腫が出現することが多い。

　高齢者や長期の臥床（がしょう）をしいられている患者の場合には，下肢をあまり動かさないために，局所の静脈還流が低下してむくみがおこる。さらに，重力の影響を受けて，殿部や大腿部にまで浮腫が目だつことがある。

E　チアノーゼ cyanosis

　チアノーゼは，局所の低酸素状態によって皮膚や粘膜が暗青・暗紫色を示す状態である。とくに，昼光のもとで，耳・口唇・爪床（そうしょう）によくみられる。

　血液の中で酸素は，赤血球中のヘモグロビンと結合して運ばれる。酸素と結合しているヘモグロビンを**酸素化ヘモグロビン(オキシヘモグロビン)**，結合していないヘモグロビンを**脱酸素化ヘモグロビン(デオキシヘモグロビン)**といい，前者が多いと皮膚はピンク色に，後者が多いと紫色になる。

　脱酸素化ヘモグロビン濃度は，以下の式であらわされる。

脱酸素化ヘモグロビン濃度＝ヘモグロビン濃度×(100－酸素飽和度)／100

　脱酸素化ヘモグロビン濃度が 5 g/dL 以上になるとチアノーゼをみとめる。この式からわかるように，酸素飽和度が低いばかりでなく，ヘモグロビン濃度が高いほどチアノーゼはあらわれやすい。そのため，先天性心疾患のような多血症患者ではチアノーゼをみとめやすく，逆に貧血患者ではみとめにくくなる。

　チアノーゼには**中心性チアノーゼ**と**末梢性チアノーゼ**がある。

1　中心性チアノーゼ

● **先天性心疾患**　先天性に右心系と左心系の短絡（シャント）があって，静脈血が動脈血に混入し，動脈血酸素飽和度が著しく低下するとチアノーゼが生じる。そのため，右心から左心へのシャントを有するファロー四徴症・ファロー三徴症・エプスタイン奇形・大血管転位症などでは，生後初期からチアノーゼがみとめられる。

　一方，心室中隔欠損症・動脈管開存症・心房中隔欠損症などは，もともと左心（動脈血）から右心（静脈血）へのシャントであるためチアノーゼはみとめられない。ただし，それらの疾患でも肺高血圧を伴って右心系の圧が高まると，右心から左心への逆シャントが生じチアノーゼが発生する。これは**アイゼンメンジャー症候群** Eisenmenger syndrome といわれる（○ 220 ページ）。

● **肺疾患**　肺疾患があり，肺毛細血管と肺胞間におけるガス交換が不十分であると，動脈血酸素飽和度が低下してチアノーゼが生じる。これは肺気腫・気管支喘息・肺炎・呼吸筋麻痺などでみられる。

● **ばち指**　チアノーゼが長期に持続すると，**ばち指**をみとめるようになる（○図 3-3）。

2　末梢性チアノーゼ

　末梢性チアノーゼは，末梢血管床の血流が停滞しておこる。またそのとき，動脈血酸素飽和度は正常である。チアノーゼは手・耳・鼻・口唇・足などの露出部位にみられ，寒冷への曝露（ばくろ），神経の緊張，心拍出量の低下，血管の閉塞などによっておこる。

　心不全のチアノーゼは，末梢静脈の局所における血液停滞に伴い，血液からの酸素摂取が増加することや，静脈圧上昇により毛細血管が拡張し，静脈血がうっ滞をきたすことでおこる。そのため，チアノーゼは手・足・鼻などで目だつ。これらのチアノーゼは，中心性チアノーゼと異なり，あたためたり，マッサージをしたりすると消失する。

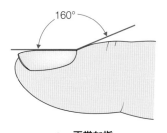
a.　正常な指

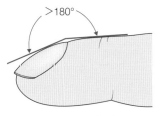
b.　ばち指

○図 3-3　ばち指

F めまい・失神 syncope

● **失神** **失神**とは，一過性の意識消失をきたし体位の維持ができなくなるものと定義され，てんかんや心因性の意識消失とは区別される。また，多くは1分以内に完全に意識が回復し，意識低下が遷延する意識障害とも区別される。脳血流が一過性に途絶する，または著しく低下することが原因であり，心原性失神・反射性失神・起立性低血圧による失神に分類される。

● **めまい** めまいには，「グルグル」まわる**回転性めまい** vertigo や，「グラグラ・フワフワ」といった**浮動性めまい** dizziness，「クラッ」と一瞬気が遠くなるような**前失神性めまい** faintness がある。これらのうち，循環器疾患でおもにみられるのは前失神性めまいである。めまいの原因はさまざまであるが，それぞれのおこる状況や随伴症状に特徴がある（●表3-4）。

　めまい・失神は，生命をおびやかすような重篤な疾患によるものの可能性があるため，適切な対処が必要となる。

1 心原性失神

● **器質的心肺疾患に伴う失神** 器質的異常のために極端に心拍出量が低下すると，脳虚血を生じ，めまい・失神の原因となる。

　①**左心系の機械的障害** 大動脈弁狭窄症や閉塞性肥大型心筋症，左房粘液腫。

　②**肺血流の障害** 肺塞栓や肺動脈狭窄，ファロー四徴症，肺高血圧症。

　③**一過性ポンプ不全** 急性心筋梗塞や狭心症（とくに冠攣縮性狭心症）。

　④**その他** 心タンポナーデなど。

● **不整脈による失神** 洞不全症候群や房室ブロックは一過性心停止をきたし，その間，脳血流は途絶する。そして，一般に4秒以上の心停止でめまい，10秒以上の心停止で失神がおこる。また，心室頻拍や上室頻拍で極端に心拍数が速くなると，心臓は「空打ち」状態となって心拍出量が低下するため，めまい・失神を生じることがある。このように不整脈が原因で生じるめま

●表3-4　めまいの特徴とおもな原因

めまいの分類	特徴	原因
回転性めまい	頭を動かすと悪化する。	良性頭位性めまい症
	耳鳴や難聴を伴う。	メニエール病・突発性難聴
回転性または浮動性めまい	しびれ・発語障害・運動麻痺・感覚異常を伴う。	脳血管障害・脳腫瘍
前失神性めまい	座位・臥位から立位になると出現する。	起立性低血圧
	動悸・呼吸困難を伴う。	アダムス-ストークス症候群・心不全など

い・失神を**アダムス-ストークス症候群** Adams-Stokes syndrome という。

2　反射性失神（神経調節性失神）

● **血管迷走神経性失神**　迷走神経の過緊張のために，著しい徐脈や血圧低下がおこり，一過性に脳血流が低下しておこる失神である。長時間の立位，痛み，恐怖，不眠，寒暖差などが誘因となる。前ぶれとして，生あくび，吐きけ，生あたたかい気分，冷汗などがある。

　この失神の典型例は，長時間立位の朝礼での学童の失神や採血時の失神であるが，非典型例も多く，原因不明の失神の過半数を占めるといわれている。

● **頸動脈洞症候群**　外頸動脈と内頸動脈が分岐するあたりに頸動脈洞はあり，動脈圧を監視する圧受容器である。ここが刺激されると迷走神経過緊張から脳血流低下をきたし失神にいたることがある。動脈硬化の強い高齢者でみられ，着がえ時の首の回旋やネクタイを締めることなどが誘因となる。

● **状況失神**　排尿・排便・咳・嚥下・嘔吐など，特定の動作・状況で誘発される失神である。飲酒後の排尿や，強いいきみや腹痛を伴う排便など，迷走神経が亢進しやすい状況で発生する。

3　起立性低血圧

　いわゆる「立ちくらみ」である。起立の際，血液は重力のため下半身に移動するが，同時に末梢の血管運動反射がはたらき，心臓へ血液を戻す。この反射が弱いと，心臓への静脈血還流が少なくなるため，心拍出量が低下し，脳血流が低下してめまいや失神を引きおこす。

　これらは，糖尿病やシャイ-ドレーガー症候群(● 181 ページ)などの自律神経調節障害や，慢性低血圧，血管拡張薬内服例に多い。

G　四肢の疼痛

　四肢の疼痛(とうつう)をきたす疾患は，筋肉・神経・骨・血管・皮膚疾患と多彩である(●図3-4)。これらのうち，循環器に関連する血管性の疼痛には以降の項目で示すものなどがある。

1　間欠性跛行 intermittent claudication

　下肢動脈に高度の狭窄や閉塞があると，その支配領域の血流が低下し，筋肉で発生した乳酸などの代謝産物が蓄積するため，痛覚受容器が刺激されて疼痛が生じる。患者はある距離まで歩くと痛みが出現して立ちどまる。しばらくすると，再び痛みがなくなって歩行することができるようになる。これが**間欠性跛行**(はこう)である。

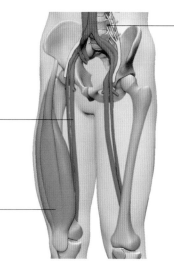

下肢循環障害に由来する疼痛
- 動脈性
  - 閉塞性動脈硬化症
  - 急性動脈閉塞
  - バージャー病
  - 大動脈解離
- 静脈性
  - 血栓性静脈炎
  - 静脈瘤
  - リンパ管炎

脊髄・脊髄神経・末梢神経に由来する疼痛
- 椎間板ヘルニア
- 脊柱管狭窄症
- 足根管症候群
- 神経内神経鞘腫
- 帯状疱疹

筋肉・骨に由来する疼痛
- 打撲・外傷
- 有痛性筋収縮(こむら返り)
- 骨折・骨髄炎

全身疾患の一症状としておこる疼痛
- インフルエンザなどの発熱性疾患
- 膠原病

など

○ **図3-4　四肢の疼痛をきたす疾患**

● **痛みの特徴・部位**　間欠性跛行の痛みは鈍痛でだるさを伴い，部位は動脈の狭窄・閉塞部位によるが，腓腹部(ふくらはぎ)・大腿・殿部が多い。狭窄が進行すると疼痛出現までの歩行距離が短くなる。重症例では安静時にも疼痛がおこり，最後には四肢末端が潰瘍(かいよう)・壊死となる(○ 354ページ，表6-22)。

● **原因**　間欠性跛行の原因の大部分は閉塞性動脈硬化症(○ 231ページ)であり，高齢者に多い。現在は少なくなったが，バージャー病(○ 230ページ)でも間欠性跛行はみられ，青年から壮年の男性に発症することが多く，喫煙で増悪する。

2 四肢動脈血栓塞栓症

　四肢動脈の急性閉塞は，その支配領域の突然の強い疼痛を発症させ，また同時に，動脈拍動消失・皮膚蒼白・知覚鈍麻(どんま)・運動麻痺を伴う。その後，再疎通や側副血行路がなければ，時間の経過とともに皮膚の水疱形成・壊死，筋肉壊死にいたる。これらの原因は，心房細動に伴う心内血栓塞栓症が多い。

3 レイノー現象 Raynaud phenomenon

　レイノー現象とは，寒冷の刺激などによって四肢末端皮膚の血管が収縮し，手指の色が蒼白になることをいう。このとき，指のしびれ，疼痛，感覚麻痺を自覚する。また，回復するときには，発赤・充血・灼熱感(しゃくねっかん)を伴う。レイノー現象は，若い女性にみられる原因不明のものや，全身性強皮症・全身性エリテマトーデス(SLE)などの膠原病(こうげん)患者にみられるものがある。

4 静脈疾患による痛み

　表在性血栓性静脈炎では，局所に痛みを伴った腫脹があり，触診で痛みを伴った静脈がみとめられる。一方，**深部静脈血栓症**（深部血栓性静脈炎）deep vein thrombosis（**DVT**，● 234 ページ）では，一側の下肢全体が腫脹する。これらの症状は長期臥床している患者によくみられる。

　また，静脈瘤による慢性静脈不全では，とくに立位時に，下肢に浮腫・重圧感ないし痛みを訴えることがある。

H ショック shock

　ショックとは，全身の主要臓器で血液循環が不十分になり，臓器の正常な機能が維持できなくなる状態をいう。

● **発生機序**　臓器の血液循環は**灌流圧**（組織への血流のもととなる圧）に依存し，灌流圧は基本的に血圧に依存する。また，血圧は心拍出量と末梢血管抵抗により決定されており，通常，心拍出量が低下すれば末梢血管抵抗が上昇し，末梢血管抵抗が低下すれば心拍出量が増加し，血圧を維持しようとする。しかし，その代償が破綻すると，灌流圧が低下し，各臓器に酸素を十分に供給できなくなり，嫌気性代謝が亢進して乳酸などが蓄積し，アシドーシスとなる（●図 3-5）。

　アシドーシスになると，細動脈は著しく拡張するが細静脈は強く拡張しないため，毛細血管内の血液のうっ滞，血管外濾出がおこって循環血液量が減少する。その結果，細動脈と細静脈の間の動静脈短絡が増加して組織への酸素供給がさらに低下する。また，血球が凝集して微小血栓が形成され，循環不全を促進する。また，肺の細小血管内の血液凝固，心不全に伴う肺水腫などにより，ショック肺とよばれる呼吸不全に陥る。ショックでは早期に適切な処置をしなければ，多臓器不全から死にいたる。

● **ショックの 5 徴候**　典型的な患者では，①顔色は**蒼白**で，多かれ少なかれチアノーゼがみられる，②意識のレベルは低いが，昏睡に陥ってはいない（**虚脱**），③手足は冷たく**冷汗**をみとめる，④脈拍は触れにくく（**脈拍微弱**），頻脈である，⑤呼吸は促迫している（**呼吸不全**），さらに収縮期血圧は 60 mmHg 以下となる，尿量は著しく減少するか無尿になる，などの症状がみられる。

● **分類**　ショックは原因によって，①**心原性ショック**，②**循環血液量減少性ショック**，③**心外閉塞・拘束性ショック**，④**血液分布異常性ショック**に分類される。

　①，②，③は，末梢血管が収縮して四肢が冷たいことから**コールドショック**，④は末梢血管が拡張して四肢があたたかいことから**ウォームショック**❶とよばれる（●図 3-5）。

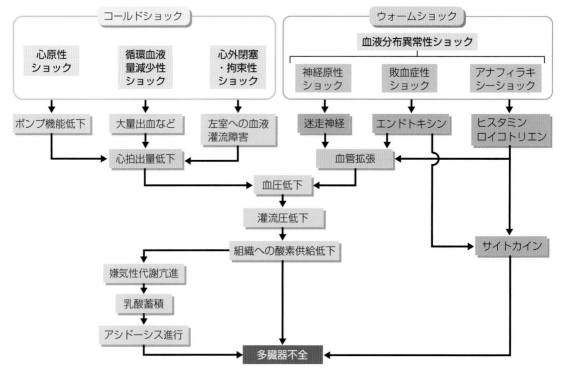

◉**図 3-5　ショックの分類と機序**

1　心原性ショック cardiogenic shock

　心原性ショックのおもな原因は，心筋梗塞や心筋炎による急激な左室の心拍出量の減少である。

　心原性ショックでは，出血などによる循環血液量減少性ショックと異なり，中心静脈圧は一般に正常または上昇している。これは左心不全の結果，拡張終期圧が上昇し，肺静脈圧が上昇するためである。

2　循環血液量減少性ショック hypovolemic shock

　循環血液量減少性ショックは，出血（外傷による出血や消化管出血など）や広範な熱傷による血漿量の減少，脱水などにより，循環血液量の1/3〜1/4が急激に失われるとおこる。

3　心外閉塞・拘束性ショック obstructive shock

　心外閉塞・拘束性ショックは急性心タンポナーデや肺塞栓などによる左室の充満不全が原因となり，心拍出量が減少する。心臓外での血管閉塞や圧迫による病態であり，直接的な心筋障害を原因とする心原性ショックと区別される。

4 血液分布異常性ショック

1 敗血症性ショック septic shock

　敗血症性ショックは細菌感染に基づくショックで，高齢者や慢性アルコール中毒，肝硬変，悪性腫瘍，糖尿病など免疫機能の低下した患者にみられる。

　敗血症性ショックは，細菌から遊離される**エンドトキシン**（内毒素）により，大量のサイトカインが産生され，直接の組織傷害や血栓形成，血管透過性亢進などをもたらすことで生じる。エンドトキシンにより末梢血管は拡張するため，心拍出量は正常あるいは増加し，当初は皮膚の色も良好であたたかい。しかしショックが進行すると，末梢血管の収縮をおこし，コールドショックと同様に著明な末梢組織の循環不全とアシドーシスがおこる。

2 アナフィラキシーショック anaphylactic shock

　アナフィラキシーショックはおもに IgE 抗体によるアレルギー反応によるもので，抗菌薬や異種抗血清，リドカインなどの麻酔薬，ハチ毒，ヨウ素製剤などが原因となる。著明な末梢血管の拡張によって血圧低下がみられる。しばしば激しい気管支の攣縮を伴う。

3 神経原性ショック neurogenic shock

　神経原性ショックは脊髄損傷や麻酔時などにみられる。神経原性ショックでは，交感神経遮断と迷走神経亢進のため，末梢血管の著しい拡張によって血圧が急激に低下する。また，徐脈を呈することが多い。

✏ work 復習と課題

❶ 狭心症と心筋梗塞の胸痛の違いを述べなさい。
❷ 動悸の種類とそれによって推測される疾患を述べなさい。
❸ 呼吸困難にはどのようなものがあるか説明しなさい。
❹ 浮腫の原因をあげなさい。
❺ ショックの種類とそれぞれの特徴を述べなさい。

第 **4** 章

検査と治療

本章の目標 □ 循環器疾患に対する診察と診断の流れを理解する。
□ 循環器疾患の診断に用いられるおもな検査法と，その特色を理解する。
□ 薬物療法・心臓カテーテル治療・ペースメーカ治療について理解する。
□ 心臓血管疾患におけるおもな手術法，手術補助手段，周術期の患者管理の概要を理解する。

A 診察と診断の流れ

疾患をもつ患者を治療するとき，はじめに問診（医療面接❶）・視診・触診・聴診などの診察や検査が行われ，それらの情報をもとに診断がつき，治療計画がたてられる。

1 問診（医療面接）

まず受診の理由を聞く。循環器疾患の主訴となる症状でとくに重要なのは，胸痛，呼吸困難，動悸，失神などである。いくつもの愁訴がある場合，どれが一番大切な愁訴なのかをたずねる。症状の様子や，生じた時期，強さ，持続時間，特定の時間に症状がおこる場合はその時間帯についても聞く。

循環器疾患においては，なにをしているときに症状が生じたのか聞きとることも重要である。たとえば，60歳の男性がほぼ毎日，朝の出勤で駅の階段を昇るときに前胸部に圧迫を感じ，昇りきるとすぐに圧迫感が消失するという場合，労作性狭心症が疑われる。しかし，25歳の女性が，労作と関係なく前胸部がチクチク痛むという場合，狭心症以外の可能性を考慮すべきだろう。

患者がみずから語らなかったことについては，こちらから補足的に質問する必要がある。患者への問いかけにおいては，オープンクエスチョンとすることを心がけることが大切である。

さらに服薬中の薬剤などについても確認する。また，高血圧や糖尿病，脂質異常症などの既往歴や，喫煙・飲酒などの嗜好品の摂取状況，患者の職業および，生活習慣についても聞くように心がける必要がある。

2 視診

視診では，はじめに患者の頸部・胸部を十分に開放させたのち，仰臥位をとらせ，身体各部を観察する。

● **頸部** 頸部の視診では，頸部を伸展させ，頸動脈領域を観察する。大動脈弁閉鎖不全や甲状腺機能亢進症，貧血などで心拍出量が増加した場合は，頸動脈拍動を観察する。健常者では，内頸静脈の拍動が，枕を外した状態で胸鎖乳突筋の付着部位にみられるが，静脈圧が増大する疾患である三尖弁閉鎖不全症などの患者では，半座位や座位であっても下顎部近くに観察される

NOTE
❶医療面接
近年は，病歴や症状の聴取だけでなく，患者に対して疾患や治療・対処について説明を行うことも重要視されるようになった。そのため，双方向的な意味を含む医療面接という言葉が用いられるようになっている。

ことがある。

● **前胸部・腹部**　前胸部の視診では，漏斗胸によるへこみ（陥凹）や，マルファン症候群にみられる脊柱側彎症などがないかを観察する。腹部の視診では，腹部がふくれていて腹水が貯留していないか，腹部大動脈瘤の拍動が皮膚の上からみられないかなどについて観察する。

● **その他**　顔面や手足の浮腫は，心不全の可能性を示唆する。チアノーゼは，口唇や手足の爪の色で観察するほか，指がばち指（● 41 ページ，図 3-3）であるかどうかも観察する。僧帽弁狭窄症では頬が赤く見え，**僧帽弁顔貌**とよばれる（● 207 ページ）。

　また，心疾患を伴う先天性異常には，顔貌に特徴が出ることがある。たとえば，ダウン症候群の患児は，眼裂が細い，目尻がつり上がっている，両眼の間隔が広い，鼻が低いなどの特徴がある。

3 触診

● **胸部**　胸部の触診では，はじめに皮膚の湿潤の有無などを観察する。甲状腺機能亢進症の場合，発汗がみられたり，皮膚が湿潤していたりする。次に，患者を仰臥位にして，第 2 および第 3 指の付着部を中心とした手掌全体で触り，亢進した心音や振動，傍胸骨拍動，心尖拍動などを触知する。

　心雑音は，そのエネルギーが大きいときに，胸骨左縁第 2-3 肋間の雑音最強点に特徴的な振動（**振戦** thrill）として触知できる。

　収縮期の振戦が触知された場合は，その部位によって原因の疾患が異なり，胸骨左縁上部では肺動脈狭窄，胸骨左縁中部では心室中隔欠損，胸骨右縁上部では大動脈弁狭窄の可能性がある。一方，拡張期の振戦が触知された場合は，胸骨左縁中部では大動脈弁閉鎖不全症の可能性がある。また，持続性の振戦が触知された場合は，動脈管開存症やバルサルバ洞動脈瘤破裂の可能性がある。

● **腹部**　腹部の触診では，腹部大動脈瘤がみつかることがあるため，上腹部から中腹部の正中線付近における腹部大動脈の拍動に注意する。また，三尖弁閉鎖不全症の場合，収縮期に一致して心窩部から右季肋部にかけて肝臓の拍動を触知することがある。

● **下肢**　下肢においては，浮腫がみられることがあり，脛骨前部の浮腫については，指で押して圧痕を確認する（● 256 ページ，図 6-1）。

4 聴診

● **聴診器の特徴**　**聴診器**には膜型とベル型がある。膜型は大動脈弁閉鎖不全症に伴う拡張期逆流性雑音などの高調な音が聞こえやすい。ベル型は僧帽弁狭窄症に伴う拡張期ランブル音などの低調な音が聞こえやすい。聴診は患者を左側臥位にした状態から始め，聴取部位によって体位をかえながら行う（●図 4-1）ことが望ましい。

● **心音**　**心音**とは，心臓の収縮・拡張に伴って発生する音であり，Ⅰ〜Ⅳ音がある。

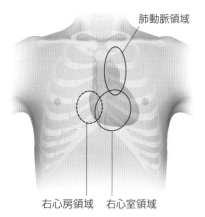
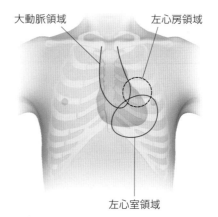

肺動脈領域
大動脈領域
左心房領域
右心房領域　右心室領域
左心室領域

a. 聴診部位

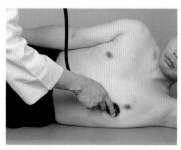
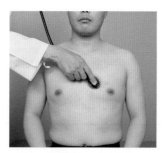

b. 左側臥位：僧帽弁狭窄症の場合
　　拡張期ランブルが増強する。

c. 座位：大動脈弁閉鎖不全症の場合
　　灌水様逆流が増強する。

▶**図4-1　聴診**

- **Ⅰ音**：おもに僧帽弁・三尖弁の閉鎖音である。
- **Ⅱ音**：おもに大動脈弁・肺動脈弁の閉鎖音である。
- **Ⅲ音**：若年齢層では，健常者にもⅡ音のあとにⅠ音・Ⅱ音より低音で聴取される。中年以降に聴取されれば心不全などによる異常音である。
- **Ⅳ音**：通常は聴取されない心音である。Ⅳ音が聞こえる場合は，心筋の肥大や虚血，うっ血性心不全の可能性がある。

　心音の聴取は，Ⅰ音・Ⅱ音の分裂，心不全で生じる**奔馬調律** gallop rhythm（**ギャロップリズム**），心雑音の分類（収縮期性・拡張期性・連続性など）により異常を推測するものである（▶図4-2）。心雑音の大きさをあらわすには，**レバイン** Levine **分類**がよく用いられる（▶表4-1）。

● **呼吸音**　心不全や肺水腫などがある場合，呼吸音に異常がみとめられる（▶258ページ）。

● **血管音**　血管にある程度の狭窄が存在する場合，太い血管の上に聴診器をあてると，それを**血管雑音**（収縮期雑音）として聴取することができる。

　たとえば，上腹部から中腹部の正中線付近において血管雑音が聴取された場合，腹部大動脈ないし腎動脈の狭窄の可能性がある。また，頸部の聴診で頸動脈に血管雑音が存在する場合は，頸動脈狭窄の可能性を疑う。

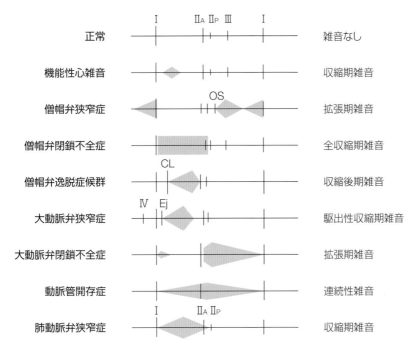

○図4-2　心音・心雑音のパターン

Ⅰ〜Ⅳは心音のⅠ音〜Ⅳ音を意味する。また，OSは僧帽弁開放音，CLはクリック，Ej
は駆出性クリックの意味である。

○表4-1　レバイン分類

強度	聞こえ方
1度	聴診器でかろうじて聞こえる。
2度	聴診器でふつうに聞こえる。
3度	聴診器で大きく聞こえる。
4度	聴診器で大きく聞こえ，聴診器を一部離しても聞こえる。
5度	聴診器で聞こえる最も大きい雑音で，聴診器を離すと聞こえない。
6度	聴診器を胸壁から離しても聞こえる。

B　検査

1　心電図

1　標準12誘導心電図

　心電図 electrocardiogram（**ECG**）は体表面に電極をつけ，刺激伝導系の電流
の時間的伝搬を**心電計**によって記録する検査である。

● **目的**　循環器疾患は心電図に異常を示すものが多い。とくに，虚血性心

疾患・不整脈・心室肥大・電解質異常では，心電図の情報が診断に重要である。また，心電計は比較的安価であり，ほとんどの医療施設に設置されていることから，循環器領域において必須かつ頻繁に行われる検査となっている。

◆ 電極の装着と誘導

● **電極の装着部位**　心電図を記録する際は，まず患者をベッドの上に仰臥位にさせ，電極を四肢および胸部につける。通常，電極につないでいる線は色分けしてあり，手首と足首(左手〔黄〕・右手〔赤〕・右足〔黒〕・左足〔緑〕)および，胸部の決められた部位に電極をつける(●図4-3)。

電極をつけたあと，特定の電極を組み合わせて電位の変化を測定する。これを**誘導**といい，心臓を3次元に通る電気的興奮を，どの方向から観察するかということに相当する。

● **標準12誘導**　基本となる12種類の誘導で記録する心電図を**標準12誘導心電図**という。これには，心臓電気活動を前額面のさまざまな方向からみる**双極誘導・単極肢誘導**と，水平断面のさまざまな方向からみる**胸部誘導**がある(●図4-4)。

　①双極誘導　**標準肢誘導**ともいい，四肢の2電極間の電位差をみる。**第Ⅰ誘導**(右手・左手)，**第Ⅱ誘導**(左足・右手)，**第Ⅲ誘導**(左手・左足)がある(●図4-3-a)。

　②単極肢誘導　四肢につけた単一の電極の電位をみる誘導である。**aV$_R$**(右手)，**aV$_L$**(左手)，**aV$_F$**(左足)がある(●図4-3-a)。

　③胸部誘導　胸部の第4〜5肋間につけた電極の電位をみる誘導である。V$_1$〜V$_6$の種類があり，それぞれ以下の位置に電極をつける(●図4-3-b)。

- **V$_1$**：第4肋間胸骨右縁
- **V$_2$**：第4肋間胸骨左縁

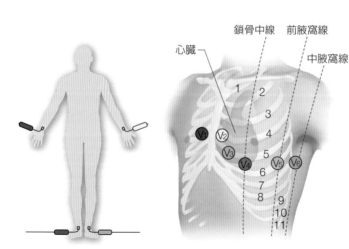

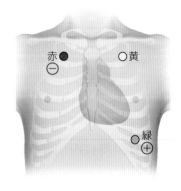

a. 四肢の電極　　　　b. 胸部電極　　　　c. 胸部電極(心電図モニタ誘導)
　　　　　　　　　　　　　　　　　　　　　　　赤以外は目的によりどの位置が
　　　　　　　　　　　　　　　　　　　　　　　最もよいか決める。

●**図4-3　心電図検査における電極の装着部**

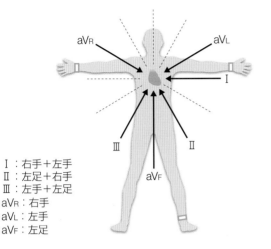

Ⅰ：右手＋左手
Ⅱ：左足＋右手
Ⅲ：左手＋左足
aV_R：右手
aV_L：左手
aV_F：左足

a. 双極誘導・単極肢誘導
心臓の電気活動を前額面の各方向からみることに相当する。

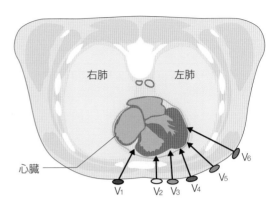

b. 胸部誘導
心臓の電気活動を水平断面の各方向からみることに相当する。

◉**図 4-4　心臓の電気的興奮と標準 12 誘導**

- **V₃**：V_2 と V_4 の中間点
- **V₄**：第 5 肋間で左鎖骨中線上の点
- **V₅**：V_4 と同じ高さで左前腋窩線上
- **V₆**：V_4 と同じ高さで左中腋窩線上

● **正常心電図**　上述した各誘導で心電図をとったものを◉図 4-5 に示す。

● **追加することのある胸部誘導**　標準 12 誘導では右心室側，後壁側の病変をとらえることができない。そのため，急性下壁心筋梗塞が疑われるときには，右室梗塞合併の有無を診断するために，以下の誘導を追加することがある。

- **V₃R**：V_3 を右側に移したもの
- **V₄R**：V_4 を右側に移したもの
- **V₇**：V_4 と同じ高さで後腋窩線上

● **心電図モニタ誘導**　心電図モニタ誘導(**モニタ心電図**)とは，胸部に 3 個の電極を装着して，3 点誘導で測定する方法である。多くの場合は，第Ⅱ誘導に近い誘導が用いられる(◉図 4-3-c)。

　心電図モニタ誘導は，標準 12 誘導とは異なり，少ない電極数であるために，患者が動いていても長時間連続して心電図波形を観察できる特徴がある。そのため，リアルタイムかつ自動的に患者の不整脈を検知でき，適切なアラーム設定をすれば患者に生じた異常をすみやかに警告してくれる。ただし，標準 12 誘導のように，確実な心筋梗塞の部位診断(◉ 142 ページ，表 5-5)ができるわけではない点には注意が必要である。

　また，アラームの設定によっては，フォールスアラーム❶をおこしてしまい，かえって混乱を引きおこす場合もある。したがって，アラーム設定の際は臨床工学技士などに相談することが望ましい。

☐ NOTE
❶フォールスアラーム
　本来は異常がないのに警報が鳴ることである。

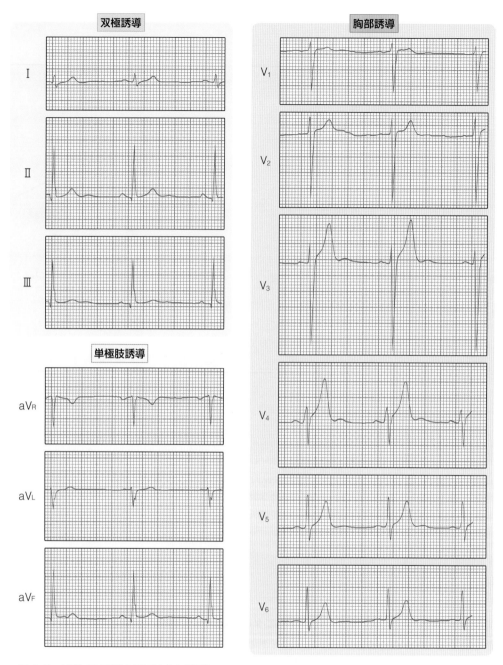

▶図4-5 正常12誘導心電図（成人男子）

◆ 心電図の波形

● **心電図波形の基本的性質** 第Ⅱ誘導による正常心電図は，▶図4-6のような波形である。心電図の横軸は時間であり，1mmの1目盛りが0.04秒，25mmが1秒を示す。

心電図波形の各部には，それぞれP・QRS・Tなどと名づけられた波がある。各波の意味は後述するが，以下のような基本的性質がある。

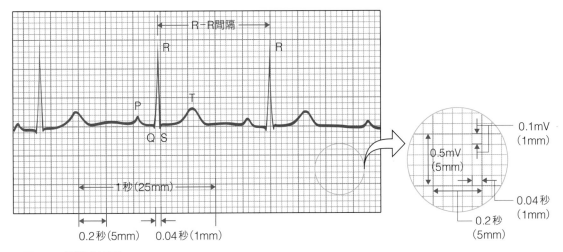

◎図 4-6　正常心電図
図の心電図は第Ⅱ誘導である。正常心電図は P 波，QRS 波，ST 部分および T 波よりなる。PQ 時間は 0.20 秒以内であり，P 波は，QRS 波に先行する。QRS 波の幅は 0.10 秒以内である。ST 部分は基線上にあり，T 波は通常上向きである。また，QRS 波の頂点から次の QRS 波の頂点まで，つまり心室の興奮から次の興奮までの時間間隔のことを R-R 間隔という。

- 筋収縮（電気的には脱分極）を示す鋭い波（P 波・QRS 波）と，筋弛緩（電気的には再分極）を示す幅広い波（T 波など）がある。
- 心筋の電気的興奮が電極のある方向に向かうとき，心電図では波が上向きに描写され，電極から遠ざかるときは下向きに描写される。
- 収縮する心筋の量が多いほど，波が高くなる。
- 心筋の収縮に時間がかかると波が幅広くなる。

● **心電図波形の種類と特徴**　以下のような波形がある。

　① **P 波**　P 波は心房（洞房結節と心房筋）の脱分極をあらわす。一般にその幅は 0.10 秒以内で，その高さは 2.5 mm 以下である。正常な状態の場合，双極誘導では上向きとなり，aVR では下向きとなる。

　② **PQ 間隔**　PQ 時間ともいい，房室の伝導時間をあらわす。一般にその幅は 0.12～0.20 秒である。また，PQ 間隔は房室ブロックでは延長し，ウォルフ-パーキンソン-ホワイト Wolff-Parkinson-White（WPW）症候群では反対に短縮する。

　③ **QRS 波**　QRS 波は心室中隔および心室の脱分極をあらわす。一般にその幅は 0.1 秒以内で，その高さは 26 mm 未満である。また，QRS 波は，心室内伝導障害（右脚・左脚ブロック）や WPW 症候群では幅が増大する。さらに，心室肥大では心室筋の起電力が大きくなるため，QRS 波の高さも増す。

　④ **ST 部分**　単に ST ともよばれ，心室の脱分極から再分極開始までをあらわす。隣り合う 2 つの P 波の始まりを結んだ線（**基線**）との変異をみる。ST 部分の低下や上昇は心筋虚血や心肥大などで特徴的であり，診断に役だつ。

　⑤ **T 波**　T 波は心室の再分極をあらわす。通常，aVR では陰性（下向き）

であり，第Ⅰ誘導や第Ⅱ誘導，$V_2 \sim V_6$ 誘導では陽性（上向き）である。また，T 波は高カリウム血症では増高し，心筋虚血や心室肥大，心室内伝導障害では陰性化する。とくに，心筋虚血時の特徴的な波形は**冠性 T 波**とよばれる。

　⑥**QT 間隔**　QT 間隔とは，QRS 波の起始部から T 波の終わりまでの時間であり，電気的な心室収縮時間をあらわす。心拍数によって変動するため，心拍数で補正される。QT 間隔は，低カリウム血症や低カルシウム血症，QT 延長症候群などで延長する。なお，QT 延長があると，突然死の可能性がある。

　⑦**U 波**　T 波に続いて出現することのある小さな上向きの波で，成因がはっきりしていない波形である。心筋虚血のときに陰性化することがある。

◆ 心電図読影の流れ

● **リズム・心拍数**　心電図を読影する場合，まずリズムが**正常洞調律**（◯181 ページ）かどうか，心拍数がどのくらいであるかをみる。

● **電気軸**　**電気軸**とは，心臓の収縮でおこる電気的興奮の平均をベクトルとしてとらえ，正面からみたときの角度としてあらわしたものである。電気的変化のほとんどは心室に由来するため，**QRS 電気軸**とよばれることも多い。

　QRS 電気軸の正常範囲は，−30 度〜110 度である。軸が正常かどうかを簡単に判断する方法として，第Ⅰ誘導・aV_F・第Ⅱ誘導をみる方法があり，これらが正（R 波＞S 波）であれば，電気軸は正常である。一方，第Ⅰ誘導が正で，第Ⅱ誘導が負なら，左軸偏位である。

● **心電図波形の確認**　心電図各部の特徴は先述のとおりであるが，とくに以下の点に注意する。

• P 波の間隔，PQ 間隔および，QRS 波の間隔
• P 波と QRS 波の高さ
• ST-T（ST 部分および T 波）の変化
• QT 間隔や U 波の有無

2 ホルター心電図 Holter ECG

　ホルター心電図[1]とは，IC チップなどを記憶媒体とする携帯型の心電計を用い，24 時間連続して心電図の記録を行う方法である（◯図 4-7）。

● **目的**　通常の標準 12 誘導心電図の記録時間はわずか数分にすぎない。そのため，ときどき不整脈を自覚する患者や，毎日の早朝など，特定の時間に狭心症状を発症する患者の場合，医療機関の受診時に通常の心電図を記録しても，異常を発見できないことが多い。ホルター心電図は，このような患者を対象としており，とくに不整脈発作の発見に非常に有効である。また，簡便かつ患者への負担が少ないため，外来で行われる基本的な検査の１つとなっている。

● **心電計の装着**　外来でホルター心電計を患者に装着し，リード線をテー

NOTE
[1]単に「ホルター」とよばれることも多い。なお，ホルターとはこの方法を発明したアメリカ人の名前である。

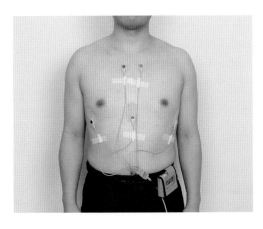

◉図4-7 ホルター心電図検査

プで固定する。装着後，患者は帰宅して，翌日にホルター心電計を医療機関に返却する。

　通常の仕事や軽いスポーツなどは可能で，ふだんどおりの生活を行ってよい。防水仕様の機種であれば入浴も可能である。

● **ホルター心電図の解析**　ホルター心電計に記録された24時間の心電図は，解析器にかけられて解析される。その結果，総計のQRS波数や心拍数，平均心拍数，最大・最小心拍数，期外収縮などの不整脈の発生数といった基礎的データが得られる。

　また，患者が症状の発生時にボタンを押せる機器を使用した場合，ボタン押下のタイミングとそのときの心電図を解析時に照合できるため，患者の症状に一致した心電図変化の有無を知ることができる。

● **診断が困難な疾患**　心筋虚血の診断に関しては注意が必要である。ホル

---

plus	**植込み型ループ式心電計**

　近年，長期間心電図を記録するために，植込み型ループ式心電計 Implantable loop recorder（ILR）とよばれる前胸部の皮下に植え込むタイプの機器が使用されている（◉図）。外来で植込むことができ，最長で4.5年間の心電図をモニタリングすることができる。長期間モニタリングできるため，いつおこるかわからない失神の原因の特定や，脳梗塞の発症の原因が心房細動によるものか診断するのに非常に有効である。

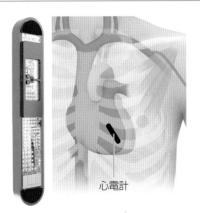

心電計

◉図　植込み型ループ式心電計
　　（LINQ II™）
（写真提供：日本メドトロニック株式会社）

ター心電図には，通常の胸部誘導とは異なる NASA(V_1 に相当)や CM5(V_5・第Ⅱ誘導に相当)とよばれる誘導が用いられるが，これらの誘導は体位変換の影響を受けやすいという特徴がある。そのため，ST の低下がみられても，それが真に心筋の虚血を反映しているのか，アーチファクト❶であるのかが明確ではなく，ホルター心電図だけでは確定診断が困難なことが多い。

NOTE
❶アーチファクト
　ノイズの混入などにより生じた本来存在しないもの（ここでは波形）をさす。

3　負荷心電図

　負荷心電図(運動負荷心電図)とは，おもに運動による負荷をかけて心拍数を増加させ，その状態で心電図をとる検査のことをいう。診断目的の検査のほかに，心臓リハビリテーションのときにも行われる（● 362 ページ）。

●**目的**　虚血性心疾患には，安静時は心筋への血液供給が十分であるが，なんらかの原因により心拍数が増加して酸素需要が増すと，血液供給が不十分(心筋虚血)になるものがある。負荷心電図は，このような潜在的な心筋虚血を明らかにするために行われる。

●**注意点**　負荷心電図は，心臓カテーテル法（● 69 ページ）よりも侵襲度が低く安価であるため，おもにスクリーニング検査として行われる。ただし，負荷心電図は，平均感度および特異度があまり鋭敏ではなく，中年女性の場合は特異度がさらに低くなる。そのため，検査で異常が出ても，必ずしも虚血性心疾患の確定診断にはいたらないことに注意が必要である（● 62 ページ，plus）。

　また，負荷心電図は心臓カテーテル検査などに比べると侵襲度は少ないが，およそ 5,000 人の試験患者に対して 1 人の割合で心筋梗塞を発症したり，突然死を生じたりする危険性がある。そのため，検査前に患者に危険性について十分に説明し，インフォームドコンセントを得なければならない。

●**試験の種類**　運動の方法によって，3 種類ある。

　①マスター2階段試験　**マスター法**ともよばれる。はじめに安静時の心電図を記録し，2 段の階段を一定回数❷，1 分 30 秒で昇降させる。階段昇降の直後・2 分後・6 分後・10 分後の心電図をベッド上で仰臥位にさせて記録し，安静時の心電図と比較する（●図 4-8-a）。

NOTE
❷昇降回数は体重・年齢によって定める。

　若年者では，通常法は運動負荷量が著しく少ないため，2 倍回数の階段昇降を 3 分間で行う**マスター二重負荷試験**(**ダブルマスター法**)を行う。

　マスター法は簡便であるが，運動負荷終了後に患者を仰臥位にさせてから心電図を記録するため，運動中の心電図がモニタリングできない。そのため，運動中の ST 変化を見逃す可能性があるという欠点がある。

　②トレッドミル試験　トレッドミルとよばれる速度や傾斜角度を調節できるベルトコンベアーの上で被験者を走らせ，心拍数を上げながら心電図を記録する方法である（●図 4-8-b）。トレッドミル試験は，運動負荷中の心電図変化をモニタリングできるという利点をもつ。

　通常，3 分ごとにトレッドミルの速度と傾斜角度を上げていき，心拍数が予測された最大値の 85％(目標心拍数)に達する，あるいは症状が出るまで，しだいに運動強度を増していく方法(**ブルース法**)を用いる。なお，目標心拍

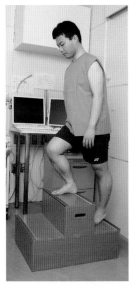 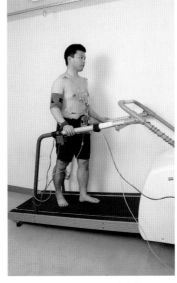 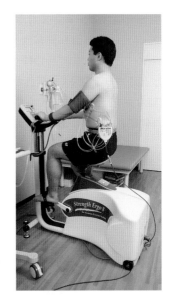

a. マスター2階段試験　　　　b. トレッドミル試験　　　　c. 自転車エルゴメータ試験

▶図4-8　負荷心電図の検査法

数は，年齢にしたがって低くなる。

　3 自転車エルゴメータ試験　　エルゴメータとよばれる固定式自転車のペダルを漕ぐことによって運動負荷をかける方法である（●図4-8-c）。車輪の抵抗（ペダルを漕ぐ重さ）をかえて負荷を調整することができ，運動負荷中の心電図変化をモニタリングすることも可能である。

● 診断基準　　マスター法では，運動負荷前と比較して2mm以上のSTの

---

plus	その他の運動負荷試験

　負荷心電図のほかにも，以下のような運動負荷をかける検査があり，運動能力の限界（運動耐容能）の測定を通じて，心肺の機能評価に用いられる。

・心肺運動負荷試験

　CPET あるいは CPX と略される。エルゴメータを用いて，症状が検査実施の限界あるいは最高レベルに達するまで運動負荷を増やしていき，心電図ならびに O_2 消費，CO_2 生成を測定する検査である。安静時および運動実施時の呼吸ガス交換についての分析をすることができる。また，無酸素運動と有酸素運動の境界の運動強度である**嫌気性代謝閾値** anaerobic metabolism threshold（**AT**，● 366 ページ）も算出される。

・6 分間歩行試験

　慢性心不全患者の運動耐容能の評価法として最初に提唱された運動負荷試験であり，患者が自分のペースで6分間に歩ける最大距離を測定・評価することによって，心電計などの機器を使わずに運動耐容能を調べる簡便な検査である。

　この検査で得られた歩行距離は，NYHA 分類と高い相関を示すことが報告されている。

下降がある場合を陽性とする。また，T波の陰転化，負荷をかけた直後の心室期外収縮の著しい増加も異常所見である。トレッドミル試験では，QRS-ST接合部（J点）から0.08秒の時点における1mmまたは，それ以上の水平型ないし下降型のST低下を陽性とする。

● **診断が困難な疾患** 左室肥大や左脚ブロック，WPW症候群をもつ患者では，運動負荷によるST変化の判断が困難であるため，負荷心電図の意義は少ない。

---

plus	**検査の感度・特異度と有病率の推定**

検査の精度を示すために，**感度・特異度**という言葉がよく用いられる。感度とは，ある検査について，実際に疾患をもつ人のうち，陽性の結果が正しく出る人の割合を示す。一方，特異度とは，実際に疾患をもたない人のうち，陰性の結果が正しく出る人の割合を示す。すなわち，感度が高い検査では，結果が陽性であっても偽陽性の可能性があるが，陰性であればほぼ間違いなく疾患がないことを意味する。逆に，特異度が高い検査では，結果が陽性であれば実際に疾患をもっている可能性が高いが，陰性の場合は偽陰性の可能性がある。

そのほか，検査の有用性の指標として，感度〔%〕÷（100−特異度〔%〕）から求められる**尤度比**も用いられる。

感度と特異度は相反する関係にあるため，両方が100%である完全な検査は残念ながら存在しない。そのため，実際は有病率などの検査前確率と，行った検査の尤度比の両方を総合して，検査後の疾患の確率を考える必要がある。また，このような思考プロセスを簡単に行うための計算図表（ノモグラム）もある（●図）。

たとえば，冠状動脈疾患の診断によく用いられるトレッドミル試験は，感度は平均66%，特異度は平均84%，尤度比は4.1とされている。この検査の結果が陽性の場合，検査前確率が10%であれば検査後確率は約30%にしかならない（青線）。しかし，検査前確率が80%であれば検査後確率は約95%にもなる（緑線）。

これらのことからいえることは，検査前確率が低い場合には，どれだけ正確に検査を行って陽性の結果が得られても，検査後確率は確定診断にいたるほどには高くならないということである。したがって，診察などによって検査前確率を十分確認したうえで，必要な検査を行うことが大切である。

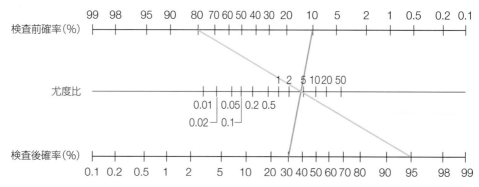

◎図 計算図表（ノモグラム）の読みとり例
検査前確率（上側の目盛り）と陽性尤度比（中央の目盛り）から検査後確率（下側の目盛り）を予測する。
検査前確率と尤度比を結ぶ直線を描き，検査後確率を読みとる。

2 胸部 X 線検査

　胸部 X 線検査(レントゲン検査)は，胸部を X 線で照射し，その透過像の形態や状態をみる検査である。胸部 X 線検査は，心電図と並んで最も基本的な検査の1つであり，ほとんどの医療施設で実施可能である。

●**目的**　心陰影から心臓の大きさや形を判断する。心疾患により血行動態が変化すると，心陰影の形態にも疾患によって特徴的な変化があらわれる。また，心臓と関係が深い肺の状態も観察することができる。

●**撮影体位**　基本となる立位での撮影には，以下の体位がある(◐図 4-9)。

　①正面像 postero-anterior view(**PA 像**)　後ろから前方向へ撮影する。

　②側面像 lateral view　蛍光板に対して真横に立ち，右側から撮影する(**RL 像**)。または，左側から撮影する(**LR 像**)。

　③その他　重症などで，立位での撮影が困難なときには，可動式の X 線撮影装置を用いて仰臥位で撮影することもある。この場合は，前から後ろ方向へ撮影する前後像 antero-posterior view(**AP 像**)となる。

◆ 胸部 X 線検査からわかること

●**心胸比** cardio-thoracic ratio(**CTR**)　胸部 X 線検査は心陰影から心臓の大きさや形を判断し，心肥大や心拡大の存在や心不全，肺のうっ血状態を観察することができる。

　評価には，心臓の最大横径と胸郭内側の最大横径の比である**心胸比**(**CTR**)が用いられ，一般に 50%以上を異常としている(◐図 4-10)。

●**正面像**　PA 像では，胸郭の異常，心臓・大血管陰影，肺陰影，横隔膜の高さ，胸水貯留の有無などをみる。動脈硬化が進行していると，大動脈の石灰化や，大動脈の径の拡大，大動脈瘤を疑う所見などがみつかる場合がある。

　心臓・大血管陰影では，右側に2つのふくらみがあり，上から順に**右第1弓**，**右第2弓**とよぶ。左側には4つのふくらみがあり，上から順に**左第1弓**，**左第2弓**，**左第3弓**，**左第4弓**とよぶ(◐図 4-11)。

　①右第1弓　上大静脈の陰影である。

フィルム
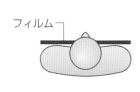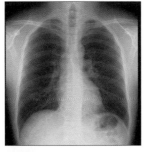

a. 正面像(背腹位)

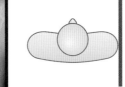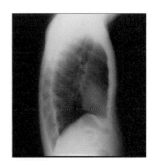

b. 側面像(LR 像)

◐**図 4-9　胸部 X 線検査の撮影体位**

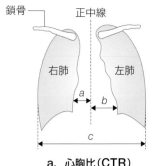

a. 心胸比（CTR）

心胸比は $(a+b) \div c \times 100$（%）
で求める。

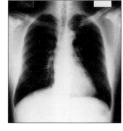

b. 正常心（CTR44%）

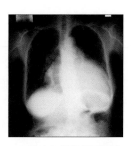

c. 肥大心（CTR74%）

◐ 図4-10　心胸比と胸部X線像

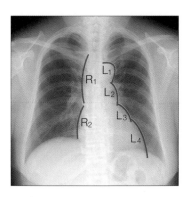

R_1：右第1弓
R_2：右第2弓
L_1：左第1弓
L_2：左第2弓*
L_3：左第3弓*
L_4：左第4弓

＊正常では不明瞭なため，この図では強調して描いて
いる。

◐ 図4-11　心・大血管陰影における各部位の呼称

②**右第2弓**　正常では右心房によるものである。右心不全など右房が拡大する疾患では突出がみとめられる。左房拡大が著明な僧帽弁疾患では右房の内側に左房辺縁が観察されることがあり，これを**二重陰影** double contour という。

③**左第1弓**　大動脈弓の陰影で，高齢者や動脈硬化，高血圧で突出する。

④**左第2弓**　正常では肺動脈幹，または左肺動脈による影である。肺高血圧症など肺動脈が拡張する疾患では拡大する。逆にファロー四徴症などの肺血流が低下する疾患では，左第2弓の消失や平坦化がみとめられる。

⑤**左第3弓**　左心耳による影である。正常では，ほとんど弓として目だたないが，左房の拡大で拡大する。

⑥**左第4弓**　正常では左室によってなりたっている。左室拡大が存在する病態では突出がみとめられる。大動脈弁閉鎖不全症や僧帽弁閉鎖不全症などで突出がみとめられることが多い。

● **側面像**　通常はRL像で評価し，肺や胸部大動脈や脊柱などを観察する❶。右房拡大は胸骨後腔の狭小化や右室流出路の拡大によって評価できる。左室拡大は左室後縁と下大静脈の交点が横隔膜下にくることで確認ができる。左房拡大は左気管支幹の右上方への圧迫や明らかな後方突出で確認できる。

NOTE
❶ RL像で撮像すると，心臓の影が小さくなり，肺野を観察しやすい。

3　心エコー法

　超音波は，生体組織を通過または反射し，さらに組織の密度によって異なる反射波を生じる性質をもつ。このような超音波の性質を利用して患者の心臓を検査する方法を，**心エコー法** echocardiography あるいは**超音波心エコー法** ultrasonic echocardiography（**UCG**）という。

●**目的**　心エコー法は，心臓全体や各部の形態観察・評価だけでなく，動態を調べることができるほか，左室容積や左室駆出率（LVEF）の計測による心機能の評価にも用いられる（◯ 68 ページ，plus）。

　心エコー法は低侵襲的な検査であり，患者に対する負担も少ないことから，臨床での有用性が高い。

1　経胸壁心エコー法

　経胸壁心エコー法は，最も基本的な検査である。患者を左側臥位にし，第3・4肋間の胸骨左縁から**探触子**（プローブ）を患者の胸壁にあてて検査を行う。用途に応じていくつかの検査法（モード）がある。

●**断層法（B モード法）**　**断層法**は，超音波ビームを探触子より広角に発射し，心臓の2次元断面を描出する方法である。成人では中心周波数 2.5〜3.5 MHz，小児では 5.0〜7.5 MHz がおもに使用される。

　①**胸骨左縁長軸像**　最も基本的な像である。大動脈・左心房・左心室の位置と壁運動および，僧帽弁の観察を行う（◯図 4-12）。

　②**胸骨左縁短軸像**　僧帽弁・乳頭筋・心尖部・大動脈弁のレベルと，左心室の壁運動を観察する。

　③**その他**　心尖部長軸像と心尖部四腔像は，左右の心腔を同時に描出できるため，中隔・側壁の動きおよび，僧帽弁・三尖弁を観察できる。

●**M モード法**　**M モード法**は，一方向のビームによって得られる反射波を一定時間走査し，描出する方法である。断層法で描出される断層像上で，M モード法に用いるビームの方向を設定し，横軸を時間軸とした画像を描出する（◯図 4-13）。

　M モード法は，対象物の動きや時間経過に伴う状態変化の観察に適している。ただし患者によっては，超音波ビームを左室壁に対して垂直に入射することが困難なため，正確に測定できない場合がある。

●**ドプラ心エコー法**　ドプラ（ドップラー）効果とは，音源が近づくときは音が高く，遠ざかるときは音が低く聞こえる現象である。**ドプラ心エコー法**はこの現象を応用して，血液内の赤血球が動く方向と速度（**血流信号**）を測定する方法である。

　①**パルスドプラ法**　断層像上で血流信号を採取する部位を設定し，間欠的に，ごく短い超音波（パルス）の送受信を行う方法である。任意の位置の血流信号を測定できるが，速い血流の動きは測定できない。

　②**連続波ドプラ法**　超音波の送信と受信を，それぞれ専用の探触子を用

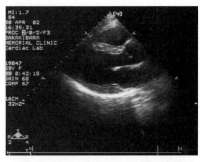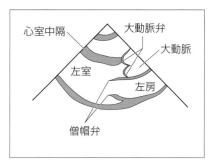

a. 正常

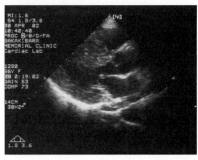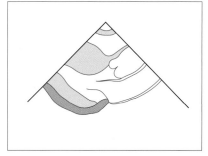

b. 肥大型心筋症

左室壁が肥厚し, 心室中隔が後壁より非対称性に肥厚している。そのため, 左室内腔が
狭小化している。

○図4-12 断層法（胸骨左縁左室長軸断面）

いて連続的に行う方法で, 速い血流信号の測定もできる。ただし, 測定でき
るのは, 設定した方向のビームの全情報から計算された平均速度であり, パ
ルスドプラ法のような位置の特定はできない。

連続波ドプラ法では, 弁のある方向を測定した場合に, 血流速度から**簡易
ベルヌーイ式❶**によって, 弁前後での圧の差（圧較差またはΔP）を推定でき
る。これは, 三尖弁逆流の速度から右室圧および肺動脈収縮期圧を推定する
ことに応用されている。

③カラードプラ パルスドプラ法を利用して血流信号を測定し, 断層
像上に血流の流速・方向などの情報をカラーで重ねて表示する方法である。
一般に探触子に近づいてくる血流は赤色, 遠ざかる血流は青色で表示される
ため, 弁の逆流がある場合に一目でわかる（○図4-14）。

2 応用的な心エコー法

必要に応じて, 経胸壁心エコー法に加え, 詳細に心腔内を観察できる**経食
道心エコー法** transesophageal echocardiography（**TEE**）や, 虚血性心疾患の診断
に役だつ**負荷心エコー法**, **コントラスト心エコー法**なども行われる。

● **経食道心エコー法（TEE）** TEE は, 先端に超音波探触子がついた内視鏡
を食道に挿入して心エコー検査を行う方法である。左心房全体の観察が可能
なため, 心房内血栓の有無や僧帽弁の逆流が正確にわかる。また, 胸部大動

☐ NOTE

❶簡易ベルヌーイ式
　流体のエネルギー保存則
をあらわしたベルヌーイ式
を, 血流の条件に合わせて
以下のように簡略化したも
のである。
　最大血流速度をV_{max}
（m/秒）としたとき, ΔP
（mmHg）$= 4 \times (V_{max})^2$

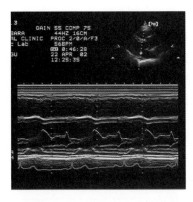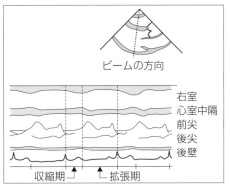

a. 正常

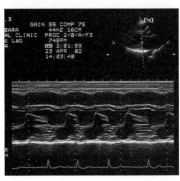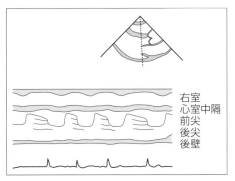

b. 僧帽弁狭窄症

僧帽弁レベルで前尖の輝度が高く，前・後尖の平行運動と拡張期後退速度の低下をみとめる。

● 図 4-13　M モード法(胸骨左縁左室長軸断面)

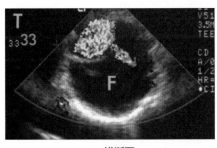

a. 横断面　　　　　　　　　　　　b. 縦断面

● 図 4-14　カラードプラ法(TEE，解離性大動脈瘤)
左図は下行大動脈の横断面であり，モザイク様の真腔から偽腔(F)方向へジェット様の血流がみられる。これがエントリー(真腔から偽腔への入口)である。右図は縦断面である。右側が頭側，左側が足側である。同様に真腔から偽腔(F)に向かって複数(2 か所)のエントリーがみられる。

脈解離も細かく観察できるため，心臓外科手術の術中に行われることも多い。近年は，重症大動脈弁狭窄症や重症僧帽弁閉鎖不全症に対するカテーテル治療の際に，治療をガイドする役割も果たすようになってきている。

　TEE は，通常の内視鏡検査と同様に，のどの麻酔をしたあと患者を左側臥位にして専用の内視鏡を挿入する。また検査後も，のどの麻酔がとれるま

で(1時間程度)は飲食禁止となる。

● **負荷心エコー法**　虚血性心疾患の存在を診断するために，運動負荷や薬物負荷によって人為的に負荷をかけて行う検査である。運動負荷をかける場合は仰臥位でエルゴメータ(◉61ページ)を漕ぎ，その最中の心室壁運動を診断する。運動ができない場合は，前腕からドブタミン塩酸塩の点滴静脈内注射を行って負荷をかける❶。

● **コントラスト心エコー法**　造影剤を投与して心エコー法を行い，心腔の造影ならびに左室心内膜面の同定，ドプラ信号の増強，心筋灌 流 の観察(心筋染影)を行う方法である。とくに，左室心内膜面の同定は，壁運動の観察や定量的な左室容量計測を行ううえで重要である。近年は，経静脈性超音波造影剤のガラクトース・パルミチン酸混合物(レボビスト®)が承認されており，末梢から造影剤を静脈内注射することによって，簡単にコントラスト心エコーができるようになった。

NOTE
❶ドブタミン塩酸塩は心臓のβ₁受容体を選択的に刺激して，血圧を上昇させずに心収縮力を高めることができる。

4 脈波検査

　脈波検査とは脈の伝わる速さや，上肢と下肢の血圧の差を測定することで，動脈硬化の進展を調べる検査である。非侵襲的かつ定量的に血管の状態を評価できるため，とくに下肢の血流障害を早期発見するために用いられる(◉図4-15)。また，動脈の伸展性の低下が心疾患の発症や予後を規定する因子であるとわかってきており，近年注目されている検査の1つである。

● **目的**　糖尿病・高血圧・脂質異常症をもつ患者における，閉塞性動脈硬化症(ASO)あるいは末梢動脈疾患(PAD，◉231ページ)の診断に有用である。

　PADは虚血性心疾患や脳血管疾患との合併が多くみられ，脈波検査によるPADの早期発見は虚血性心疾患の危険性の低下につながるとされている。

● **測定項目と評価**　以下のような測定項目がある。

　1 脈波伝播速度 pulse wave velocity(PWV)　脈波伝播速度は，心臓から動脈を伝わる脈波の速度を測定する。一般に，波は伝わる媒体がかたいときに速く，やわらかいときに遅くなり，PWVは血管壁のかたさと厚さに影響さ

---

plus　**心エコー法による左室駆出率(LVEF)の測定**

　LVEFは，心臓カテーテル検査で正確な値が測定される(◉71ページ)。しかし，低侵襲な心エコー法(Mモード法・断層法)でもある程度の精度で測定できる。

　Mモード法では，左室をラグビーボールのような回転楕円体に近似し，胸骨長軸像あるいは短軸像で測定した長軸と短軸の値から左室容積を求める。この方法は，心室瘤などで左室形態が回転楕円体から大きく外れる症例には適応できない。また，心室壁運動が局所的収縮異常を伴う症例にも不適である。

　断層法では，心尖部二腔像あるいは四腔像を20個程度のうすい円盤(ディスク)に分割して近似し，それぞれの体積を足すことによって，左室容積を求める。この方法は，修正シンプソン法(ディスク法)とよばれる。

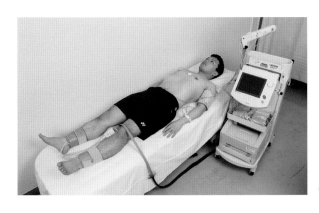

▶図 4-15　**脈波検査**

れるため，測定した PWV から，動脈のかたさを推測できる。

②**足関節上腕血圧比** ankle brachial index（**ABI**）　足関節上腕血圧比は，PWV 測定と同時に測定される。通常，足関節の血圧は上腕の血圧よりも高く，その比である ABI の基準値は 1.00〜1.29 である。ABI が基準値よりも低い場合は，下肢の動脈が狭窄している可能性があり，0.6 以下ではなんらかの治療が必要となる。一方，非常に高い場合は，動脈硬化が進んでいることが疑われる。

③**加速度脈波**　ヘモグロビンにより特異的に吸収される波長の光を，末梢（おもに指先）にあてて血液容積を測定し，その変化を記録して循環動態を評価する検査を，光電式容積脈波記録法 photoplethysmography（PTG）という。

加速度脈波とは，きわめて微少で読みとりが困難な PTG の変曲点を，数学的な解析（二階微分）によってより明確にしたものである。現在では，末梢循環の指標として独立した検査となっており，血管年齢の診断に用いられる。

④**心臓足首血管指数** cardio ankle vascular index（**CAVI**）　心臓足首血管指数は，心臓および大動脈から足首にいたるまでの動脈のかたさを反映する指標であり，動脈硬化が進行するほど高値をとる。8.0 未満を正常とし，8.0〜9.0 を境界域，9.0 以上であれば動脈硬化を疑う。CAVI は，血圧に影響される PWV などの検査値に比べて，血管固有のかたさをあらわす点ですぐれている。

5　心臓カテーテル法

1　心臓カテーテル法の基礎

●**目的**　**心臓カテーテル法**は，カテーテルという直径 1.5〜3.0 mm 程度の細い管を心臓や大血管に挿入して行う検査であり，さまざまな目的がある。

- カテーテルの走行から，心臓内または大血管にある形態の異常を診断する（例：動脈管開存症・心房中隔欠損症）。
- 各部位の血液の酸素飽和度から，短絡（シャント）の有無・部位・大きさを調べる（例：心房中隔欠損症・心室中隔欠損症）。
- 心内圧と各部位での圧波形をみることによって，弁膜症の有無や，心不全

の重症度を調べるなど，機能の異常を診断する。
• 心血管内に注入した造影剤の流れをみて，疾患を診断する。

● **注意点**　心臓カテーテル法は侵襲的な検査であり，ときに致死的な合併症がおこる危険性があるため，十分にインフォームドコンセントを得たのちに実施されるべきである。また，術者も同様に，危険性を上まわる利益が患者にもたらされると判断したときに限って検査を実施すべきである。

● **合併症**　心臓カテーテル法に伴う合併症には，①大出血，②心血管の穿孔・破裂，③多臓器に及ぶ血栓塞栓症，④重症(致死的)不整脈，⑤使用薬剤に対するアレルギー反応(アナフィラキシーショック)，⑥急性腎障害などがある。

◆ 右心カテーテル法 right heart catheterization（RHC）

● **挿入経路**　右心カテーテル法(RHC)は，穿刺部から大静脈を経由して右心系へとカテーテルを進める検査である。カテーテルは，まず肘静脈・鎖骨下静脈・頸静脈・大腿静脈などの比較的太い静脈内に挿入され，大静脈→右心房→右心室→肺動脈主幹部→末梢肺動脈へと進められる。

● **用途**　RHCは，スワン-ガンツカテーテル(◎77ページ，図4-22-a)を用いた心拍出量の測定や，血行動態のモニタリング，酸素飽和度の測定によるシャント性疾患の診断に用いられる。また，不整脈患者では，心臓の電気生理学的検査(◎76ページ)にも応用されている。

◆ 左心カテーテル法 left heart catheterization（LHC）

● **挿入経路**　左心カテーテル法(LHC)は，穿刺部から大動脈内を逆行して左心系へとカテーテルを進める検査である。従来は大腿動脈❶や上腕動脈からの挿入が主流であったが，近年は橈骨動脈からカテーテルを挿入する橈骨動脈アプローチ法❷が主流となっている。

● **種類・用途**　LHCは，大動脈・左心室の圧測定および，以下の3種の造影検査からなる。

　⬜1 **冠状動脈造影法** coronary angiography（CAG）　冠状動脈に造影剤を注入する検査法である。冠状動脈の狭窄および閉塞の有無を診断できるばかりでなく，薬物療法やカテーテル治療，冠状動脈バイパス術など治療方針の決定にも重要な情報が得られる(◎137，145ページ)。

　⬜2 **左室造影法** left ventriculography（LVG）　左室内に造影剤を注入して左室の壁運動を観察し，左心機能を評価する検査法である。心筋梗塞の部位診断にも役だつ。また，左心室から左心房への造影剤の逆流を評価することによって，僧帽弁閉鎖不全症の診断と重症度評価を行うことができる(◎図4-16-a)。

　⬜3 **大動脈造影法** aortography（AoG）　大動脈内に造影剤を注入し，造影剤が左心室に向かって逆流する場合，大動脈弁閉鎖不全症と診断できる。さらにその逆流の程度と左心室の様態から重症度の診断も可能である(◎図4-16-b)。また，胸部大動脈・腹部大動脈に造影剤を注入し，分枝(頸動脈・鎖骨

NOTE
❶大腿動脈の穿刺では，圧迫止血のための長時間の臥床が必要である。そのため，深部静脈血栓症発症の危険性があり，さらに腰痛のある患者では長時間の安静が苦痛となることが多かった。

❷**橈骨動脈アプローチ法**
　カテーテルの材質改良と細径化により，橈骨動脈からのアプローチが可能となった。穿刺部合併症がより少ないアプローチ方法であることから，第一選択とすることが多くなっている。

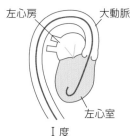
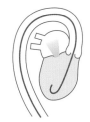
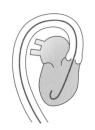
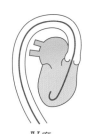

左心房　大動脈

左心室

Ⅰ度
逆流ジェットが左房にわずかにみえ，すぐに消える。

Ⅱ度
逆流ジェットがあり，左房がより明らかに造影されるが，すぐに消える。

Ⅲ度
ジェットはなく，左房が左室と同じ程度に造影され，左房拡大がみられる。

Ⅳ度
左房は左室・大動脈よりはっきり造影され，左房も左室も拡大がみられる。

a. 僧帽弁閉鎖不全症の判定基準

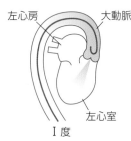
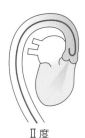
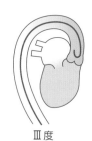
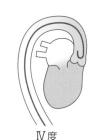

左心房　大動脈

左心室

Ⅰ度
逆流ジェットのみみられる。

Ⅱ度
逆流ジェットがみえ，左室全体がわずかに造影される。

Ⅲ度
左室全体がはっきり造影される。

Ⅳ度
左室のほうが大動脈より濃く造影される。

b. 大動脈弁閉鎖不全症の判定基準

▶**図4-16　逆流量の判定（セラーズ Sellers 分類）**

下動脈・腎動脈・腸骨動脈など）の異常がないか評価できる。

● **左室駆出率の測定**　LVG の結果から，**左室駆出率（左室駆出分画）**left ventricular ejection fraction（**LVEF**）が求められる（▶図4-17）。LVEF とは，拡張末期に最大になった左室が，1回の収縮で拍出（駆出）できる血液量の割合（百分率）であり，収縮機能の指標として用いられる。左室の拡張末期容積および収縮末期容積は，左室をラグビーボール状の回転楕円体と仮定し，LVG での測定値・縮尺から拡張末期および収縮末期の長軸・短軸を決め，回転楕円体の体積を求めることによって求められる。それらを用いて LVEF は次式であらわされる。

$$LVEF(\%) = \frac{拡張末期容積(mL) - 収縮末期容積(mL)}{拡張末期容積(mL)} \times 100$$

$$= 1回心拍出量(mL) \div 拡張末期容積(mL) \times 100$$

上記式により求められる LVEF の基準値は以下のとおりである。
- LVEF：50〜70%
- 左室拡張末期容積：60〜110 mL/m²（体表面積）
- 左室収縮末期容積：25〜40 mL/m²（体表面積）
- 1回心拍出量：50〜70 mL/m²（体表面積）

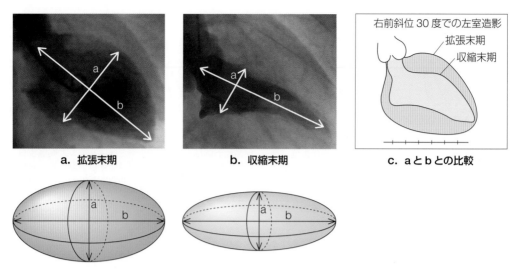

a. 拡張末期　　　　　b. 収縮末期　　　　　c. aとbとの比較

d. 回転楕円体への近似

○図 4-17　左室駆出率（LVEF）の算出
左室造影所見を拡張末期と収縮末期でそれぞれ描き，これらの形態をラグビーボール状の回転楕円体に近似したうえで左室の拡張末期容積と収縮末期容積を算出し，心収縮力の指標とする。

2　臨床で実施される心臓カテーテル法

◆ 冠状動脈造影法 coronary angiography（CAG）

　冠状動脈造影法（**CAG**）は，冠状動脈にカテーテルを挿入して造影を行う検査である。

　近年，CT や MRI の進歩によって，冠状動脈の形態を CAG に比べて低侵襲的に評価できるようになってきているが，今日においても，CAG は冠状動脈のどの部分に狭窄病変があるかを診断する最も確実な検査として位置づけられている。

● **冠状動脈の AHA 分類**　冠状動脈は，上行大動脈の起始部にあるバルサルバ洞から派生し，心臓全体を冠状におおっている（○ 20 ページ，図 2-5）。これらの冠状動脈の分枝は，アメリカ心臓協会 American Heart Association（AHA）によって 1~15 の番号を割りふられ，世界標準となっている（○図 4-18）。

● **立体的な冠状動脈の平面像への投影**　CAG は，3 次元に走行する冠状動脈を，ある方向からの X 線照射によって 2 次元に投影し，平面像としてみる検査である（○図 4-19-a）。単一方向からの撮影だけでは，病変部を正確に描出できなかったり，見落としたりする危険性が高いため，左冠状動脈（LCA）は 5~6 方向から，右冠状動脈（RCA）は 4 方向から撮影することが多い。

　なお，一度に 1 方向から撮影するシングルプレーン式撮影装置で繰り返し X 線照射をすると，造影剤の投与量と放射線被曝量が多くなるため，最近

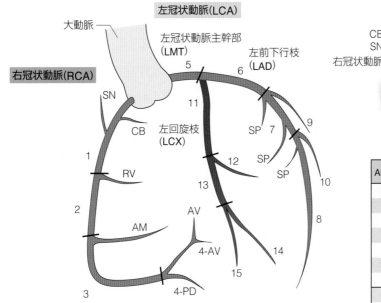
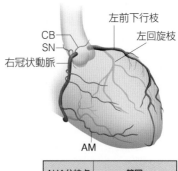

AHA分岐点	範囲
1	RCA起始部～RV
2	RV～AM
3	AM～4-AV, 4-PD
4	4-AV, 4-PD
6	LAD起始部～第1SP
7	第1SP～D2
8	D2以降
11	LCX起始部～OM
13	OM～PL, PD

名称	略称	英名	AHA区画
右冠状動脈	RCA	right coronary artery	1～4
円錐枝動脈	CB	conus branch	
洞結節動脈	SN	sinus node artery	
右室枝	RV	right ventricular branch	
鋭縁枝	AM	acute marginal branch	
房室結節動脈	AV	A-V node artery	
4区画房室枝	4-AV	4-atrioventricular branch	
4区画後下行枝	4-PD	4-posterior descending branch	

名称	略称	英名	AHA区画
左冠状動脈	LCA	left coronary artery	
左冠状動脈主幹部	LMT	left main trunk	5
左前下行枝	LAD	left anterior descending branch	6～8
第1対角枝	D1	first diagonal branch	9
第2対角枝	D2	second diagonal branch	10
中隔穿通枝	SP	septal perforator branch	
左回旋枝	LCX	left circumflex	11,13
鈍縁枝	OM	obtuse marginal branch	12
後側壁枝	PL	posterolateral branch	14
後下行枝	PD	posterior descending branch	15

▸**図 4-18　冠状動脈の AHA 分類**
冠状動脈の主要分枝の名称とその略称，アメリカ心臓協会（AHA）分類の番号とその範囲を示す。

は一度に 2 方向から撮影するバイプレーン式撮影装置が多く使用される。

◆ 血管内エコー法 intravascular ultrasound（IVUS）

　血管内エコー法（IVUS）とは，先端に直径 1 mm 以下の極小の探触子を装着したカテーテルを血管内（おもに冠状動脈）に挿入し，血管内の各部で超音波信号を送受信することによって，血管壁の断層像を描出し，その性状を評価する検査である。

●所見　冠状動脈内の IVUS では，正常な血管内皮や，動脈硬化巣（**アテローム性プラーク**〔粥腫〕，▸ 128 ページ）のうち，やわらかいものは黒く表示され，かたく石灰化をきたしたもの（石灰化プラーク）は白く表示される（▸図 4-19-b）。

●役割　現在，冠状動脈の検査において，IVUS は CAG とともに必須の検査として確立されている。つまり，CAG は冠状動脈の内腔の大きさは知ることができるが血管壁の性状は把握しにくいという限界があるため，IVUS

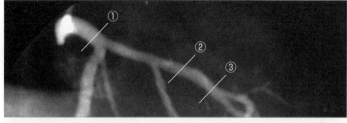

a. CAG 所見
①左主幹部には狭窄病変を指摘しえない。
②左前下行枝に狭窄病変を指摘しえない。
③ごく軽度の狭窄病変のある可能性がある。

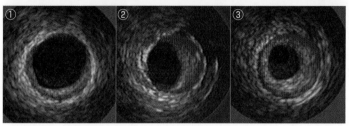

b. IVUS 所見
プラークを赤色で示す。
①広範囲に軽度のプラークをみとめる。
②偏心性のプラークをみとめる。
③ほぼ全周性に高度のプラークをみとめる。

▶**図 4-19　CAG 所見と IVUS 所見の対比**

で冠状動脈の血管壁の性状についての情報を補完しているのである。

たとえば，CAG では同じようにみえる血管でも，IVUS を用いて観察すると，血管の内径や冠状動脈壁の性状がまったく異なることがわかり，驚かされることもまれではない（▶図 4-19-b）。

経皮的冠状動脈インターベンション（▶86 ページ）を行う際，IVUS によって有効な血管拡張が得られたかどうかの把握や，血管内皮損傷の程度を観察できる。そのため，至適なバルーンの大きさの決定や，ステント留置を追加すべきかどうかの判断を下す際，IVUS は非常に有用な検査法となっている。

● **IVUS の進化**　冠状動脈のアテローム性プラークの不安定性（易破綻性）は，プラークの破綻から心筋梗塞にいたる急激な変化を予測するうえできわめて重要である。

近年急速に進歩した VH®-IVUS（virtual histology-IVUS）などの検査法では，プラークの不安定性（易破綻性）を把握することが可能であるといわれている。VH®-IVUS を用いると，動脈硬化性のプラークをさらに 4 種類の構成要素（壊死中心・線維組織・線維脂肪組織・高度石灰化）に分類でき，それによってプラークの脆弱性を評価することも可能になっている。

◆ 光干渉断層法 optical coherence tomography（OCT）

近年，超音波のかわりに近赤外線を用いて血管内を調べる，**光干渉断層法**（**OCT**）という画像診断技術も用いられる。

● **特徴**　OCT は，IVUS と比較して約 10 倍の高い解像度を有する点が特徴である。すなわち，IVUS の空間分解能❶が 100〜200 µm であるのに対し，OCT では 10〜15 µm である。そのため，IVUS では不十分であった石灰化病変や血栓などの評価が，OCT を用いることで容易になった（▶図 4-20）。

● **OCT を用いたプラークの評価**　OCT では線維性プラーク・石灰化プラーク・脂質性プラークを鑑別することができる（▶図 4-20-b〜d）。

□NOTE
❶空間分解能
　画像上で分離・識別できる 2 点間の最小距離をいう。微細な構造を識別する能力の高さをあらわす。

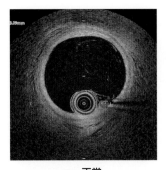

a. 正常

冠状動脈壁の3層構造（内膜・中膜・外膜）を明瞭に描出できる。

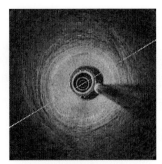

b. 線維性プラーク

境界不明瞭で内部が均一な高輝度領域がみられる。

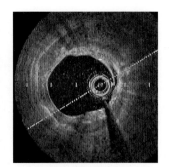

c. 石灰化プラーク

周囲の線維性組織とは異なり，輝度の低い領域として描出される。

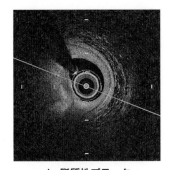

d. 脂質性プラーク

脂質に富み，境界不明瞭で内部不均一な低輝度領域がみられる。

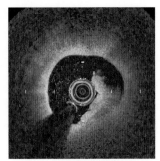

e. 冠状動脈内血栓

血栓は冠状動脈内腔に突出するかたまりとして描出される。

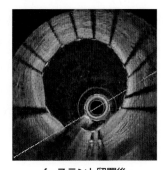

f. ステント留置後

ステントが適正な位置に，十分な圧着をもって拡張されている。

◐図4-20　光干渉断層法

　また，急性冠症候群の発症には，冠状動脈プラークの不安定化が関与している（◐138ページ）。OCTはその高い空間分解能によって，急性冠症候群の原因となる不安定なプラークを早期に発見できる可能性があることも知られている。

◆ 冠血流予備量比 fractional flow reserve（FFR）の測定

　冠血流予備量比（FFR）は，冠状動脈狭窄の重症度を機能的に評価する指標である。視覚的に重症度を評価することがむずかしい症例などではとくに有用な指標となる。また，カテーテル検査室で，冠状動脈造影に引きつづいて施行できることからも有用性が高い。

●**算出方法**　冠状動脈内に先端に圧センサーをもつプレッシャーワイヤーを挿入して，狭窄前後の圧を測定することで算出できる（◐図4-21）。冠状動脈血流や冠状動脈内圧は，冠状動脈の末梢血管の状態の影響を受けやすいため，薬剤で末梢血管を最大限に拡張したうえで測定を行う❶。

　冠状動脈狭窄に虚血が存在するFFRのカットオフ値は，FFR≦0.75❷とされる。

NOTE
❶近年，安静時の圧を比較することで重症度評価を行う指標も存在する。
❷過去のデータから，FFR≦0.8を証明した病変は，血行再建の適応とする考え方もある。

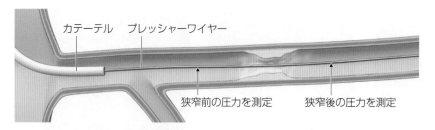

⊙図 4-21 冠血流予備量比の測定
冠状動脈にプレッシャーワイヤーを挿入し，狭窄前後の圧力を測定し，狭窄後の圧力がどのくらい低下するかをみて重症度を評価する。

◆ 心臓の電気生理学的検査 electrophysiologic study（EPS）

　心臓の**電気生理学的検査（EPS）**とは，心腔内に電極カテーテルを挿入し，心腔内のさまざまな部位からの電位記録と電気刺激（ペーシング）を組み合わせることにより，不整脈の種類や機序を診断する検査法である[❶]。

●**適応**　洞機能不全症候群や房室ブロックなどの徐脈性不整脈によってめまいや失神があるとき，標準12誘導心電図やホルター心電図では症状発生時の心電図をとらえられず，ペースメーカ植込みの適応が決定できないことがある。

　このような場合，EPSによって自己調律あるいは心房ペーシング時の刺激伝導系の機能を調べ，異常がみとめられる場合は，ペースメーカの植込みの適応が決定できる。

●**カテーテルアブレーションへの適応**　近年，頻脈性不整脈に対して行われるようになったカテーテルアブレーション治療に先だち，不整脈の発生起源を正しく診断するために，4〜5本の電極カテーテルを用いて検査することもある（⊙205ページ）。

◆ 心内膜心筋生検 endomyocardial biopsy

　心内膜心筋生検（心筋バイオプシー）とは，カテーテルの先端に開閉する歯のついた専用のカテーテルを用いて，心筋の小切片を採取して調べる検査である。

●**適応**　先天性・後天性の心筋組織の変化を病理・組織学的に検査するために行われる。原因不明と思われていた病気が生検によって診断がつくことも多い。とくに，不整脈原性右室心筋症 arrhythmogenic right ventricular cardiomyopathy（ARVC）や，心サルコイドーシス・心アミロイドーシス・心筋炎に代表される心筋変性疾患の確定診断や病勢の把握，治療効果の判定に威力を発揮する。

　最近では，心臓移植後の拒絶反応を観察するために頻回に行われるようになっており，異常の早期発見に役だっている。

⬚NOTE
❶ EPS のうち，とくに心臓内部で心電図をとり，ヒス束の活動を詳細に調べる検査をヒス束心電図（心内心電図）という。

6 血行動態モニタリング

　心臓の機能を監視するために，動脈・静脈や心臓内の圧・流量，血中の酸素飽和度などを連続的に測定する検査を**血行動態モニタリング**という。

1 肺動脈圧・肺動脈楔入圧・心拍出量のモニタリング

● **スワン-ガンツカテーテルの挿入**　スワン-ガンツカテーテル(●図4-22-a)を，右心カテーテル法の手順で，肺動脈分枝まで挿入する[❶]。このとき，静脈の血流にのせてカテーテルを肺動脈末梢にまで挿入するために，カテーテルの先端にあるバルーンをふくらませた状態でカテーテルが進められる。カテーテルの位置によって**圧波形**が変化するため，X線透視をしなくてもカテーテルの先端の位置がわかる(●図4-22-c)。

● **肺動脈圧の測定**　肺動脈分枝でバルーンを収縮させると，**収縮期圧**と**拡**

―NOTE

❶近年は，心不全のコントロールのために継続的な血行動態モニタリングが必要な重症例においてのみ，スワン-ガンツカテーテルの長期留置が行われる。

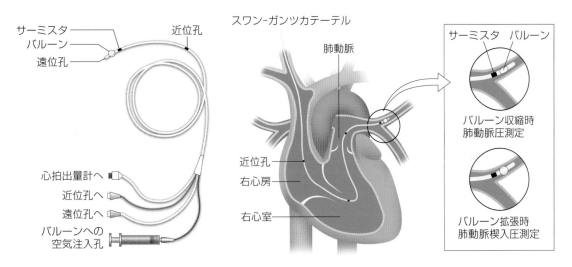

a. スワン-ガンツカテーテル　　　　b. 肺動脈圧と肺動脈楔入圧測定法

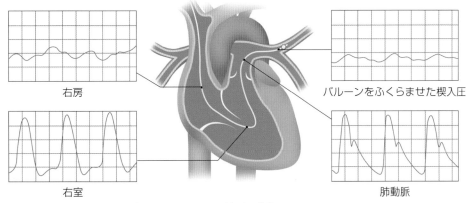

c. 圧波形の変化

● **図4-22　スワン-ガンツカテーテルによる測定**

張期圧が記録される（❍図 4-22-b）。収縮期圧の基準値は 15〜30 mmHg，拡張期圧の基準値は 5〜13 mmHg である。

● **肺動脈楔入圧の測定**　肺動脈分枝でバルーンを拡張させ，右室からの血流を遮断すると，カテーテル先端部では肺静脈側の圧が記録される（❍図 4-22-b）。僧帽弁狭窄がある場合やカテーテルの位置が不適切な場合，バルーン楔入が不可能な場合を除き，**肺動脈楔入圧** pulmonary arterial wedge pressure（**PAWP**）❶ は **左室拡張終期圧** left ventricular end-diastolic pressure（**LVEDP**）に相当する。PAWP の基準値は 1〜15 mmHg である。

● **心拍出量の測定**　心拍出量（**CO**，❍ 23 ページ）は，心不全の評価や薬効の正確な判定に重要である。近年，CO はスワン-ガンツカテーテルを用いた**熱希釈法**によって測定される。熱希釈法では，スワン-ガンツカテーテルの心拍出量測定用端子を，専用のコンピュータに接続し，カテーテルを特定の位置に挿入していく。次に 5〜10 mL 程度の氷冷した生理食塩水を急速に近位孔より噴出させ，カテーテル先端にあるサーミスタで温度変化をとらえて算出する（❍図 4-23）。

CO の基準値は，成人では 3.6〜5.8 L/ 分といわれている。また，体格の違いを考慮し，CO を体表面積で割った**心係数** cardiac index（**CI**）もよく使われている。CI の基準値は成人では 3.0 ± 0.5 L/ 分 /m^2 といわれている。

☐ NOTE
❶ PAWP の同義語に肺毛細血管楔入圧 pulmonary capillary wedge pressure（PCWP）がある。

2 中心静脈圧のモニタリング

中心静脈圧 central venous pressure（**CVP**）とは，上大静脈または下大静脈の平均圧である。CVP の基準値は 3〜10 cmH$_2$O といわれているが，15 cmH$_2$O 程度までは基準範囲内とする場合が多い。CVP は右室拡張終期圧または前負荷を反映している。そのため，心不全がある場合には CVP の上昇には注意が必要である。

◆ 中心静脈カテーテルによる中心静脈圧の測定

CVP の正確な測定には，スワン-ガンツカテーテルによる方法が望ましいが，より簡便であるため**中心静脈（CV）カテーテル**によって測定されることが多い。

● **CV カテーテルの挿入**　肘静脈を含む上腕静脈，内頸静脈あるいは鎖骨下静脈，大腿静脈を穿刺し，シリコンなどのやわらかい材質でできたカテーテルを，上大静脈または下大静脈に挿入する。

● **穿刺部位**　代表的な穿刺部位には，内頸静脈，鎖骨下静脈がある。手術室・ICU で挿入する場合には，アクセスのよさと穿刺時の重篤な合併症が少ないことから，内頸静脈穿刺が選択される。それ以外で状態が安定している場合には，鎖骨下静脈が選択されることもあるが，気胸，動脈穿刺などの重大な合併症に注意が必要である。

● **測定方法**　カテーテルの留置後，カテーテルの端に三方活栓をつなぐ。その一方に，CVP 測定用のチューブをつなぎ，活栓を操作して 90 度に立て，生理食塩水を満たす。CVP 測定用のチューブの 0（ゼロ）点からつけた目盛

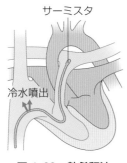

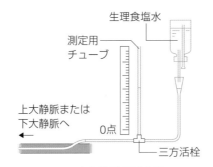

◉**図 4-23　熱希釈法**　　◉**図 4-24　中心静脈圧測定法**

りを見て，下がりきった地点の数字を読む(◉図 4-24)。

　その際，患者の心臓の位置が 0 点となるため，0 点の設定が大切である。通常は，仰臥位で，第 4 肋骨が胸骨に付着する胸骨の表面から，胸の厚さの 1/3 に相当するぶんだけ下げた点を 0 点とする。

●**注意点**　中心静脈カテーテルの挿入は，侵襲性のある医療行為であり，未熟な手技による挿入で医療事故も生じている。そのため，インフォームドコンセントを得たあと，十分な経験をもつ医師によって適切に挿入されることが求められる。近年は，透視装置が使用可能な状況での穿刺，カテーテルの挿入が推奨されている。

3　観血的動脈圧モニタリング

　観血的動脈圧モニタリングとは，末梢動脈にサーフロー留置針あるいは細いシースを挿入して圧トランスデューサに接続し，観血的かつ連続的に動脈圧を測定する検査である。

●**特徴**　観血的動脈圧モニタリングで測定された血圧は，非観血的な血圧計による測定よりもしばしば高くなる。穿刺部位は橈骨動脈が最も多いが，測定点が末梢になるにつれて，初期の立ち上がり，および最高収縮期血圧と脈圧は上昇するが，拡張期血圧と平均血圧は低下する。

●**注意点**　観血的動脈圧モニタリングを行っていると，血液ガス分析を行いやすくなる。一方，穿刺部位が汚染しやすいため，血行動態が著しく変動する急性期に限って行うべきである。また，穿刺部位の末梢側(おもに手)が虚血に陥るおそれもあるため注意が必要である。

4　動脈血酸素分圧のモニタリング

●**肺循環と動脈血の産生**　循環器系の役割の 1 つは，肺循環で必要な酸素を取り込み，また同時に組織が生じる二酸化炭素を排出することである。通常，血中に含まれる気体(ガス)の量は分圧としてあらわされ，とくに酸素についての情報は重要である。

◆　動脈血ガス分析

　動脈血酸素分圧(Pao_2)は動脈血中の酸素の量をあらわし，動脈血ガス分析

によって測定される。

● **測定方法**　動脈血ガス分析では，橈骨動脈などの穿刺によって動脈血を採取し，専用の機器にかけて，酸素や二酸化炭素の分圧を測定する。また，Pao_2 は肺機能・心機能・赤血球酸素運搬能により決定される。

● **左室不全と動脈血酸素分圧**　動脈血ガス分析での Pao_2 測定が重要な例として左室不全がある。左室不全では心拍出量が低下して，拍出しきれない血液が肺にうっ滞し，肺静脈圧の上昇や水分増加，肺浮腫を引きおこす（◎158ページ）。

これらは肺胞での換気とガス交換を低下させるため，酸素化の不十分な血液が肺静脈への移行し，肺静脈の酸素分圧（Po_2）が低下する。肺動脈での Po_2 の低下は，多少の呼吸性アルカローシスと Pao_2 の低下を引きおこす。

◆ パルスオキシメータによる動脈血酸素飽和度の測定

動脈血酸素飽和度（Sao₂）とは，動脈血中で酸素化したヘモグロビンの割合を示す指標であり，Pao_2 と近似した値をとる（◎275ページ，図6-6）。

パルスオキシメータによって経皮的に測定した Sao_2 値を，**経皮的動脈血酸素飽和度（Spo₂）**といい，通常，爪の毛細血管を利用する。穿刺による動脈血ガス分析による Pao_2 測定には患者の苦痛を伴う欠点があるため，頻回に Sao_2 を確認する必要がある場合には，パルスオキシメータによる測定で代用されることがある（◎272ページ，図6-4）。

7　心臓核医学検査

心臓核医学検査とは，血流・代謝に親和性のある物質に放射性同位元素 radioisotope（RI）を標識し，その薬剤を静脈内注射して体内分布や動態から心臓の機能を調べる検査である。CT や心臓カテーテル法などとは異なり，心臓の形態だけでなく心筋内の生理学的・生化学的情報も得ることができる。

1　心筋血流シンチグラフィ

● **心筋血流シンチグラフィ**　心臓核医学検査のなかで，最も普及している検査が**心筋血流シンチグラフィ**である。心筋血流シンチグラフィでは，塩化タリウム（$^{201}TlCl$）とテクネチウム製剤（^{99m}Tc-セスタミビ sestamibi もしくは ^{99m}Tc-テトロスホミン tetrofosmin）が用いられる。近年ではエネルギピークが高く，被曝の少ないテクネチウム製剤がおもに用いられている。テクネチウムは血流に比例して心筋細胞内に取り込まれるため，心筋梗塞や狭心症の診断などに用いられる（◎図4-25）。

● **負荷心筋シンチグラフィ**　運動負荷または薬物（アデノシン）負荷が用いられる。負荷時にテクネチウム製剤を静脈内注射し，負荷時の単光子放出型コンピュータ断層撮影 single photon emission CT（SPECT）画像[1]を撮像後，2〜4時間後に初回撮像時の 2〜3 倍のテクネチウム製剤を投与し安静像を撮像する。負荷像と安静像を比較し，虚血の診断を行う（◎図4-26）。

NOTE
[1] SPECT は，投与した放射性薬剤の分布についてCT のような断層像を得る検査である。

SPECT	Bull's eye	QGS
放射性薬剤を投与し，心筋細胞に取り込ませたあとに専用の装置で撮像することによって，CT のような断層像を得る。さらに，薬物の取り込み方（集積）をみることで，心筋の機能に関する情報も得ることができる。	放短軸像を軸方向につぶして 2 次元に表示し，心筋全体を 1 枚の画像にしたもの。	SPECT の情報から左室の 3 次元構造を再構築し，壁運動と心筋の状態がわかる。

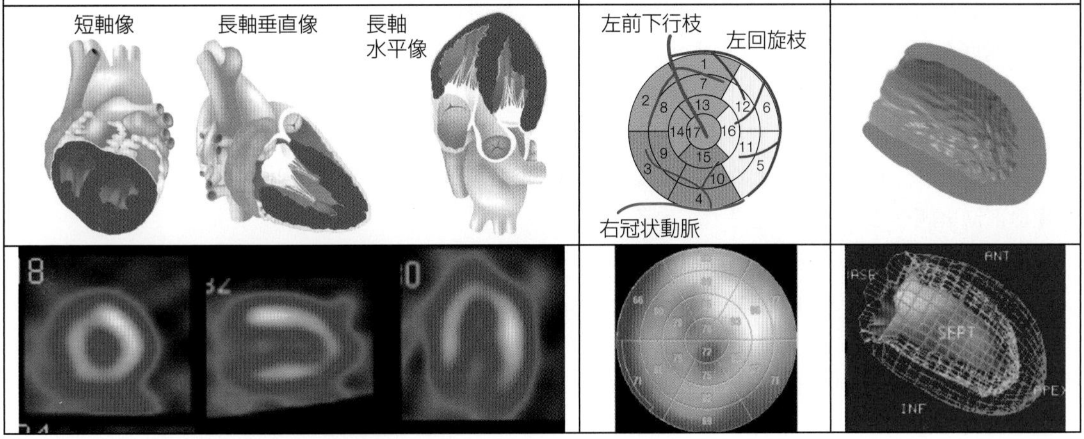

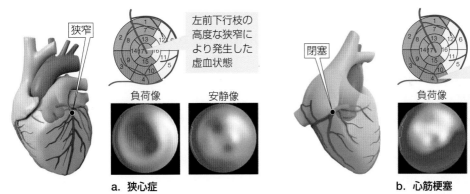

◎図 4-25　心筋血流シンチグラフィ
（写真提供：東京女子医科大学　百瀬満）

a. 狭心症

左前下行枝に 90% の狭窄があるが，心筋は壊死していない。負荷時には集積低下を生じるが（左像の濃い青色が虚血部位），安静時には戻っている（右像）。

b. 心筋梗塞

右冠状動脈が完全に閉塞して心筋梗塞を生じた症例である。負荷時も安静時も下壁の集積が低下したままである（左右の像ともに同じである）。

◎図 4-26　負荷心筋シンチグラフィによる虚血の診断

心電図同期下で撮像することにより，心臓の壁運動や左室容量，左室駆出率を同時に描出可能である。

負荷心筋シンチグラフィは，非侵襲的に心筋虚血診断を行うことにより治療方針決定，予後評価，リスク層別化に役だち，臨床的に有用性の高い検査法である。

2　その他の心筋シンチグラフィ

心臓核医学検査では，投与する薬剤によって，心筋の血流以外にも，さまざまな心臓の機能画像を得ることができる。

● ^{99m}Tc-PYP　心筋梗塞の急性期に，テクネチウム99m-ピロリン酸（^{99m}Tc-PYP）を投与するピロリン酸シンチグラフィを用いることにより，心筋梗塞の部位診断が可能である。

● ¹²³I-BMIPP　15-(4-ヨードフェニル)-3(R, S)-メチルペンタデカン酸（¹²³I-BMIPP）は，心筋の脂肪酸の取り込みを調べる放射性薬剤である。一般に，高度な虚血発作や，繰り返す狭心痛があると，²⁰¹TlClの取り込みに比べて，¹²³I-BMIPPの取り込みが低下する。これを利用して，負荷検査を行わなくても心筋虚血を確認することが可能である。

　この検査法は，負荷が禁忌となっている不安定狭心症や急性心筋梗塞の心筋虚血部位を調べるために利用されている。

● ¹²³I-MIBG　心臓の交感神経に集積する¹²³I-メタヨードベンジルグアニジン（¹²³I-MIBG）を用いる検査は，心不全の重症度の評価法として確立されている。

● ¹⁸F-FDG　陽電子放射断層撮影 positron emission tomography（PET）検査が可能な施設では，フッ素18-フルオロデオキシグルコース（¹⁸F-FDG）という糖代謝を反映する薬剤を投与して撮像し，虚血性心疾患や心臓サルコイドーシスの評価に用いられる。心筋の生存性や，心サルコイドーシスの病変診断，効果判定に有用である。

8　コンピュータ断層撮影 computed tomography（CT）

　コンピュータ断層撮影（CT）は，近年，格段に進歩している。最近は多列（64〜320列）の検出器で高い分解能をもつ**マルチスライスCT** multi slice computed tomography（**MSCT**）が普及しており，**心臓CT・冠状動脈CT**などに利用されている（◉図4-27）。

　CTの分解能および画像処理技術の向上に伴い，CTで得られた複数の断層像から，心臓の3次元画像（VR画像）を構築できるようになった。また，3次元画像から，CT断面以外にも任意の方向の断面を再構成できるようになっており，これを**多断面再構成法** multiplanar reconstruction（**MPR**）という。

● **心臓CTの特徴**　心臓CTは，心臓カテーテル法による造影検査ほど詳細な診断には向かないが，心臓カテーテル法に比べて低侵襲的であり，特定の疾患に対しては心臓カテーテル法以上に有用な場合もある。

　単純CTでは，収縮性心膜炎の場合などに，心外膜の石灰化や肥厚の程度などがはっきり描出できる。造影CTは，心エコー法で見落としがちな左心耳近くの左心房内血栓がはっきりと診断できる。また，解離性大動脈瘤の真腔・偽腔やエントリーを確認できるため，診断に欠かせない検査となっている。

● **冠状動脈CT**　冠状動脈CTでは，経静脈的に造影剤を注入することで冠状動脈の狭窄度評価や，壁性状（プラーク評価）の評価が可能である。一般に入院が必要な冠状動脈造影（CAG）に比べて低侵襲的かつ外来で短時間に施行できて患者への負担が少ないため，虚血性心疾患のスクリーニングに用い

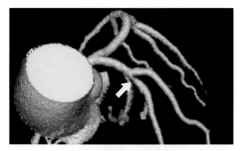

a. 冠状動脈CT（VR画像）

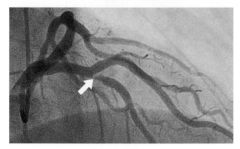

b. 冠状動脈造影

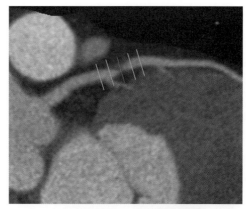

c. MPR画像（カーブドMPR画像）

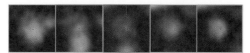

d. MPR画像（直行断面画像）

○図4-27　冠状動脈CTと冠状動脈造影の対比

51歳男性。高血圧・脂質異常症・喫煙・肥満・軽度の慢性腎臓病などの複数の冠危険因子をもち，労作時の息切れを主訴に紹介受診となった症例の画像である。
(a)冠状動脈CTを行ったところ，左前下行枝（AHA分類#7）に90％の高度狭窄病変（矢印）をみとめた。
(b)後日の入院時に冠状動脈造影を行ったところ，(a)と同様の高度狭窄病変（矢印）をみとめた。
(c)3次元に走行する冠状動脈を平面上に広げた画像である。狭窄部がより鮮明にわかる。
(d)(c)の狭窄部の直行断面画像である。

られている（○図4-27）。また，同時に心臓弁や心筋，大動脈も評価できるため，冠状動脈疾患以外の心疾患の診断にも役だつ。

　ただし，冠状動脈の石灰化が強い場合などでは，狭窄度の判定が困難であるため，このような場合は，CAGによって判定するしかない。

　心拍数が速いと撮像が困難のため，検査前に内服や注射でβ遮断薬を投与することもある。また，造影剤を用いるため，腎機能がわるい患者や造影剤にアレルギー反応をおこす患者では検査できないことがある。

9　磁気共鳴画像法 magnetic resonance imaging（MRI）

　磁気共鳴画像法（MRI）は心臓や心臓周辺の領域，とくに縦隔や大血管の評価に有用であり，動脈瘤，動脈解離，動脈狭窄の検査などに用いられる。

　近年では心電図同期をすることで，①心臓や弁の機能，形態学的評価，②心筋の浮腫，線維化など組織学的な評価，③冠状動脈評価も可能となり，虚血性心疾患や心筋疾患の心形態および心機能評価や心筋生存性などの評価にも用いられている。

● 磁気共鳴血管造影 MR angiography（MRA）　最近では，MRIを用いて血管造影を行うことが多く，磁気共鳴血管造影（MRA）とよばれる（○図4-28）。

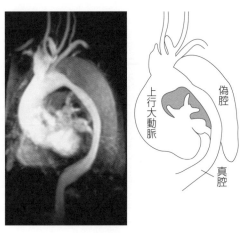

a. 早期相
早期相では真腔が鮮明に造影されている。

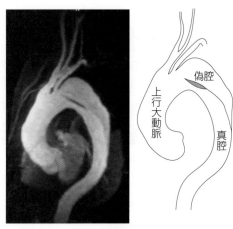

b. 遅延相
遅延相では偽腔がより明確に造影されている。

◉**図 4-28 解離性大動脈瘤の MRA**

　MRA は，比較的太い冠状動脈枝の血流をみることができ，CT が不得意とする石灰化を伴った冠状動脈も評価できる。

　心室内の血流の速度もはかることが可能である。さらに，常磁性造影剤を投与したのちに連続 MRI を行うと，心臓核医学検査よりも解像度の高い心筋血流パターン像が得られる。

　ただし，すべての項目を検査するために 1 時間前後を要するため，患者に長時間の安静をしいることとなる。

C 治療

1 内科的治療

1 薬物療法の基本

　循環器疾患では，高血圧症・心不全・虚血性心疾患・不整脈・脂質異常症などが薬物療法の対象になる。

◆ 薬物療法の注意点

　薬剤は効能がある一方で，副作用(有害反応)を生じることがある。したがって薬剤投与の開始にあたっては，患者の年齢・性別を考慮し，投与する薬剤の作用，作用時間，半減期や作用持続時間などを確認しておかなければならない。また，代謝・排泄に関係する肝臓・腎臓の機能についても，異常の有無を検査しておく必要がある。循環器疾患患者は糖尿病や高血圧，腎機能障害などを合併することも多く，これらが薬物動態に与える影響も少なく

ないため，投薬にあたってはより注意が必要となることが多い。

● **薬物動態の基礎**　薬剤を経口・皮下・直腸内・舌下で投与したり，局所に直接塗布したりする場合，投与した量よりも実際に循環に入る有効成分の量(**生物学的利用率**)は少なくなる。たとえば経口薬は，消化管で溶解・吸収されたあと，門脈へと輸送され，肝臓での代謝や胆汁への排泄を経て循環に入る。

　一方，静脈内注射は，急速に静脈内に薬剤が入るために，一過性に薬物血中濃度が高くなり，薬剤の効果が急速に出やすい半面，副作用を引きおこしやすい。したがって，例外的な急速に投与したほうがよい薬剤を除いて，薬剤の静脈内投与では，点滴で一定量を徐々に投与されることが多い。

● **高齢者に対する薬剤使用**　複数の疾患をもつ高齢者に複数の薬剤を用いると，通常成人と比べて薬物相互作用が生じやすいため，注意が必要である。さらに，加齢は薬物動態に関係する肝臓・腎臓などに影響を及ぼしやすいため，通常成人よりも投与量を少なくする必要がある場合もある。高齢者では，とくに腎疾患がなくても腎臓での薬物の排泄能(腎クリアランス)が 35～50%低下している場合があり，薬剤による副作用が出やすい。

　また，高齢者では薬剤に対する感受性の変化がみられることがある。たとえば，β遮断薬の感受性は低下する。

　今後，高齢者におけるポリファーマシー❶，後述する服薬アドヒアランスに関する問題には，積極的に取り組む必要がある。

● **食事の注意**　投与する薬剤によっては，食品に含まれる成分が増強作用や減弱作用をもたらす場合がある。有名なものとして以下があり，患者に対しては，食事についての十分な説明が必要である。

　1 グレープフルーツジュース　降圧薬として用いられるカルシウム拮抗薬や免疫抑制薬の服用者がグレープフルーツジュースを飲むと，薬剤の代謝が遅れて血中濃度が上昇し，効果が強く出すぎるといわれている。

　2 納豆・クロレラ　ビタミン K 拮抗薬であるワルファリンカリウムの服用者は，薬剤の効果が弱まるため，ビタミン K を多く含む納豆やクロレラ

◻NOTE

❶**ポリファーマシー**

　害ある多剤服用を意味する。必要とする以上の薬や不要な薬が処方されていることによって，有害事象のリスク増加や，誤った方法での服薬などの問題につながる状態をさす。

---

column　**遺伝的に決定される薬物動態と個人差**

　薬剤は，肝臓において代謝される場合が多い。肝臓に多く存在し，薬剤の代謝に関係する CYP3A4 とよばれる酵素は，代謝活性に数十倍の個人差がある。また，CYP2C9 は，アンギオテンシン II 受容体拮抗薬 angiotensin II receptor blocker(ARB)であるロサルタンカリウムを活性化させる酵素であり，この酵素のはたらきが弱い人では薬剤の効果がほとんどない。

　また，遺伝子の変異を調べることによって，投与量を予測することもできる。たとえば，抗凝固薬のワルファリンカリウムは，大量に投与しないと効果が出ない患者と，逆に少量で効果の出る患者がいる。これは，CYP2C9 および VKORC1 の変異によるものであるため，これらの変異を調べることによってどちらのタイプか予測することができる。

を摂取してはいけない。

● **服薬アドヒアランス**　処方された薬剤が，指示どおりに服薬されているかどうかは，治療効果に大きな影響をもたらす。循環器疾患のリスク因子となる糖尿病や高血圧，脂質異常症などを適切にコントロールするための投薬であっても，患者自身は自覚症状を感じない疾患であるために，服薬をやめてしまうなどということがある。結果として，循環器疾患の予防効果が不十分となる。

　服薬のアドヒアランス向上には，患者が薬剤の必要性を理解し，積極的に治療に取り組むことが重要であるため，看護師の役割は重要である。

2 経皮的冠状動脈インターベンション percutaneous coronary intervention（PCI）

　経皮的冠状動脈インターベンション（PCI）とは，経皮的にカテーテルを冠状動脈の狭窄部位まで進めて，血管の内側から狭窄を治療する治療法の総称である。

　本法は，グリュンツィヒ Grüentzig, A. R.（1939～1985）が，1977 年にバルーンによる**経皮的冠状動脈形成術** percutaneous transluminal coronary angioplasty（**PTCA**）[1]を成功させたことから始まった（◯図 4-29）。それ以降，薬物治療や冠状動脈バイパス術（CABG，◯ 101 ページ）と並ぶ冠状動脈疾患に対する重要な治療手段となっている。

　PTCA には，成功しても同じ部位で再度狭窄や閉塞が出現する再狭窄という問題があった。しかし，その後の医用工学の進歩により，以下に示すニューデバイスとよばれる器具が登場し，再狭窄率は大幅に低減された。

◆ ステント

　ステントとは，血管を内側から拡張する金属製のコイルである。カテーテルでバルーンにのせて冠状動脈の狭窄部位に運ばれ，バルーンをふくらます[1]ことによって狭窄部位を拡張し，その場に留置される（◯図 4-30）。

▌ 薬剤溶出性ステント drug eluting stent（**DES**）
　ステントの使用により，PTCA に比べて再狭窄率は半減したが，依然と

◻ NOTE

[1]現在では経皮的古典的バルーン血管形成術 percutaneous old balloon angioplasty（POBA）ともよばれる。

▶ MOVIE

[1]バルーンの操作

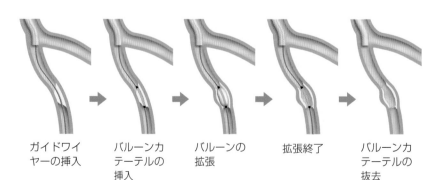

| ガイドワイヤーの挿入 | バルーンカテーテルの挿入 | バルーンの拡張 | 拡張終了 | バルーンカテーテルの抜去 |

◯**図 4-29　PTCA の原理**

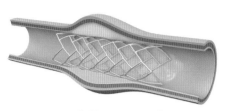

a. 留置されたステント

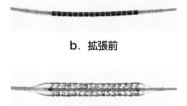

b. 拡張前

c. 拡張後

○**図4-30　ステント**
狭窄部にバルーンと抱き合わせたステントを挿入し，バルーンを広げることでステントとともに狭窄部を広げ，ステントを留置する。

MOVIE

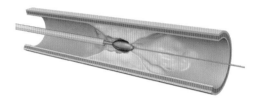

○**図4-31　ロータブレータ**
ダイヤモンド粒が埋め込まれた卵型のドリルが回転して，かたい病変部のみを削る方法である。

して満足できるものではなかった。そのため，初期の金属製ステント bare metal stent（BMS）から改良が進められ，現在では**薬剤溶出性ステント（DES）**とよばれるステントを用いた PCI が主流となっている。

●**特徴**　DES とは，免疫抑制薬のシロリムスや細胞増殖抑制薬のパクリタキセルなどが塗られたステントである。薬剤がステント留置部位で局所的に作用することによって，血管の新生内膜の増殖を抑制し，再狭窄の発生を抑制する（**内膜新生抑制作用**）。

　DES の登場によって，再狭窄率は 10% 前後にまで劇的に低減した。その結果，PCI の長期治療成績も CABG と同等になっている。

●**注意点**　DES には，内膜新生抑制作用により留置後長期にわたって血栓症（ステント血栓症）を引きおこし，最悪の場合は冠状動脈の急性閉塞をきたすリスクがあるため，術後 2 種類の抗血小板薬を継続することが推奨されている。

　患者に出血傾向があったり，PCI 施行後に観血的治療が予定されている場合には，DES を用いた PCI は極力避けるべきである。ただし，DES の材質の改善がはかられた結果，現在では DES 留置後の抗血小板薬投与期間は短縮されつつある。

◆ **ロータブレータ**

　ロータブレータは，カテーテルの先端に人工ダイヤモンドを散りばめた金属のバーがついた形状をしている。先端部が高速回転する[1]ことにより，血管壁などのやわらかいものは粉砕されずに，アテローム性プラークなどの比較的かたいもののみが粉砕・切除される（○図4-31）。

NOTE
[1] 1 分間に 20 万回ほどの高速回転を行う。

◆ 薬剤コーティングバルーン drug coated balloon（DCB）

　ステントの開発により，PTCA が行われることはほとんどなくなった。しかしながら，ステントによる治療の欠点として，ステント内部に再狭窄がおきたときに再治療がむずかしいこと，細い血管の治療ではステントの留置がむずかしいこと，金属アレルギーを合併する症例ではステントの使用がむずかしいことがあげられた。そこで，これらの治療に有効な**薬剤コーティングバルーン**が開発された。

　薬剤コーティングバルーンは，バルーン表面に再狭窄を予防する効果のある薬剤が塗られている。バルーンを病変部位で拡張することにより，その薬剤が病変部位に塗布され，再狭窄を予防することができる。

　ステント再狭窄症例に広く使用されるとともに，ステント留置が困難な細い血管への治療や，金属アレルギーを合併する症例で使用される。

◆ 経皮的冠状動脈インターベンション（PCI）の適応

● **安定冠状動脈疾患**　安定冠状動脈疾患（● 130 ページ）に対する PCI の目的は，虚血の解除と生存率の改善である。広範囲の心筋虚血を伴う冠状動脈病変では，PCI あるいは CABG による血行再建により，症状の改善および長期的な予後の改善が期待できる。PCI が CABG に比べて優位な点は，開胸手術が不要なことである。そのため，高齢者や多くの合併症を有する症例にも比較的低侵襲に施行可能である。

　一方，多枝病変や左主幹部病変の場合などは，安全性と長期成績の点から CABG のほうがまさっている場合がある。そのため，心臓血管外科専門医のいる施設では，個々の症例における治療戦略に関し，内科医と外科医の間で協議して決められることが多い。

---

plus	**冠状動脈末梢部分での微小塞栓対策**

　冠状動脈プラークが脆弱になると，そこに血栓が形成され，プラークの不安定化が加速されるという悪循環が生じる。カテーテル治療を行う際，豊富にできた血栓が病変部位から末梢に流出することによって，末梢塞栓や血流低下を引きおこすことがあり，それを防止するさまざまな対策が講じられている。
①**血栓吸引療法**：病変部にまで到達させた血栓吸引デバイスにより，ステント拡張前に脆弱なプラークや血栓をできる限り除去する方法である。
②**末梢保護療法**：カテーテル治療を行う際，前もってバルーンやフィルター膜を末梢側に留置して，流出する血栓やプラークを捕捉する方法である。
③**エキシマレーザー治療**：エキシマレーザーとよばれる，深達度が浅く，熱発生も少ない安全性の高いレーザーをカテーテルから冠状動脈病変に照射することで，血栓や動脈硬化組織を蒸散させる治療法である。蒸散させることで狭窄病変はガス，水分子および赤血球と同程度の微小片に分解されるため，末梢塞栓の原因とならないことが期待される。

● **急性冠症候群**　急性冠症候群は急激に致死的な病態に移行する可能性の
ある疾患であり，その標準治療は PCI あるいは CABG による血行再建であ
る。より短時間で確実な血行再建が可能な PCI は，急性冠症候群の冠血行
再建に適した方法であり，また患者の生存率を高める方法である（◯ 147
ページ，図 5-16）。

　熟練したスタッフを擁する施設においては，血栓溶解療法（◯ 149 ページ）
を先行することなく PCI を行う**プライマリー PCI**（**ダイレクト PCI**）が頻用
され，ACS の治療成績の改善に結びついている。

3 ペースメーカ治療

◆ ペースメーカとは

　洞結節からプルキンエ線維にいたる刺激伝導系は，心臓の規則的な調律と
効率のよいポンプ機能の維持を担っている（◯ 21 ページ）。この刺激伝導系の
代役として心筋を電気刺激し，ポンプ機能を維持させる機械が**ペースメーカ**
である（◯図 4-32）。

　具体的には，心房または心室（あるいは両方）にリード電極を留置し，刺激
を発生する本体（ジェネレータ）と接続して心筋を規則的に電気刺激（**ペーシ
ング**）する（◯図 4-33）。たとえば，洞不全症候群（◯ 183 ページ）で徐脈になっ
た場合，右心房にリード電極を留置し，洞結節の代役をさせるわけである。

　ペースメーカ治療は，**一時的ペーシング**と**恒久的ペーシング**に分けられる。
一時的ペーシングは，急性下壁心筋梗塞や開心術後などに生じる一過性の徐
脈性不整脈に用いられる。ペースメーカを体外に置き，必要がなくなれば
リードを抜去する（◯図 4-33-a）。一方，恒久的ペーシングでは，本体とリー
ドを体内に植込む（◯図 4-33-b）。

　現在の体内式ペースメーカは縦横 4〜5 cm，厚さ 6〜8 mm の大きさで，
重さは約 20 g である。リチウム電池が用いられ，一般的な電池寿命は 7〜
10 年である。その機能は，単なる心拍維持からより心臓の生理的調律に近
づくよう高度なプログラムまで行えるようになっている。内部にはアンテナ
があり，磁力を利用して体外のプログラマーと交信して，設定の変更を行っ
たり，不整脈の有無や心拍数変化などの記録を見たりすることができる。

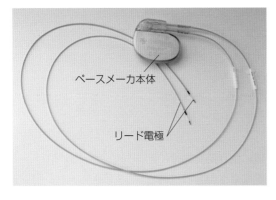

ペースメーカ本体

リード電極

◯**図 4-32　ペースメーカ**

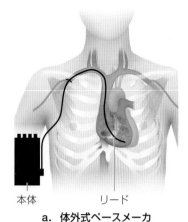
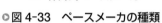
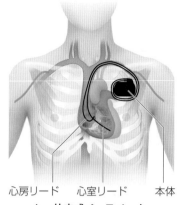
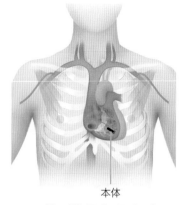

a.　体外式ペースメーカ　　**b.　体内式ペースメーカ**　　**c.　リードレスペースメーカ**

◉**図4-33　ペースメーカの種類**

● **体内式ペースメーカの植込み**　通常，右利きの症例では左前胸部に本体を植込む。まず，局所麻酔下で鎖骨の下を5cm程度切開し，皮下組織を剝離して大胸筋膜上に本体をおさめるポケットを作成する。次に，橈側皮静脈を切開，または鎖骨下静脈を穿刺してリード電極を心腔まで挿入する。挿入後，目的とする部位（一般には，心房は右心耳，心室は右室心尖部）の心内膜にリードを密着させる。ペーシングがうまくいくことを確認したあと，リードと本体を接続し，本体をポケットにおさめ，皮下組織を縫合する。

　手術時間は1～2時間程度である。術中の合併症として，静脈穿刺に伴う気胸・血胸や，無理なリード操作に伴う静脈損傷，右房・右室の穿孔がある。術後の合併症として，血腫や感染症，肺塞栓，リード移動などがある。

● **ペーシングモード**　最も単純なペーシングの方法は，自己の心拍数に関係なくつねに一定の刺激が発生する固定型である。しかし固定型では，自己心拍がペーシングレートを上まわった場合，両者が混在・競合し，心拍数が不規則になるばかりか，自己のQRS波（自己QRS）のあとに心室ペーシングが行われると心室細動を誘発する危険もある。そこで現在のペースメーカは，心房あるいは心室を刺激する**ペーシング**機能と自己の興奮波を検出する感知（**センシング**）機能の2つをもち，徐脈になったときだけペーシングが行われるしくみになっている。

　必要最低限の心拍を維持するには，心室にリードを留置し，自己QRSが決められた時間を過ぎても出現しない場合に，すぐにペーシング刺激が加えられるようにする。この設定を**VVI**モードという。最初の「V」は，ペーシングする場所が心室 ventricle であることを意味し，2番目の「V」はセンシングする場所も心室であることを示している。3番目の「I」は抑制 inhibition を意味し，自己のQRSを感知したらペーシングを抑制することを意味している。このように，ペーシングの方法（**モード**）は3つの文字（**コード**）であらわされることが一般的である（◉表4-2）。

　実際のペースメーカ治療においては，できるだけ心臓の生理的な調律に近づくように機種やモードが選択される。選択のポイントは以下のものである。

○表4-2　ペーシングコード

第1文字	刺激部位	第2文字	感知部位	第3文字	応答様式
A	心房	A	心房	I	抑制
V	心室	V	心室	T	同期
D	心房・心室の両方	D	心房・心室の両方	D	抑制および同期
		O	なし	O	なし

（1）心房→心室の順に拍動させる。

（2）活動に合わせて心拍数が変化するようにする。

（3）右心室をペーシングすると収縮の仕方がぎくしゃくするため，不必要な
　　心室ペーシングは避ける。

　（1）のためには，心房にもリードを留置し，房室伝導障害のある例では
DDD モード，房室伝導障害のない洞不全例では AAI モードを選ぶ。（2）の
ためには，心拍応答（**レートレスポンス**）機能をつける。心拍応答機能は，本
体内のセンサーが体動や呼吸などを感知し，運動時に心拍数が増加する機能
である。これは，運動しても心拍数の上昇がない洞不全の例に適応される。
この機能はペーシングモードコードの4つ目の「R」として表記され，
DDDR，AAIR などとあらわされる。

● **植込みの適応**　対象となるおもな疾患は，洞不全症候群や房室ブロック，
徐脈性心房細動である。ただし，脈が遅いからといってすべてペースメーカ
の必要があるわけではない。植込みの目的は，突然死や失神の予防と徐脈症
状の改善であり，リスクがなく症状もない徐脈には，植込みの適応はない。

　異常な徐脈の目安は，40/分以下の心室拍数および，覚醒時の3秒以上続
く心室停止である。しかし，適応決定において最も重要なのは，症状と徐脈
の因果関係であり，徐脈による失神やめまい，運動耐容能の低下や心不全症
状があれば，ペースメーカの適応となる。

◆ 植込み後の管理

　ペースメーカは植込めば終わりの治療ではなく，必ず定期的に外来で経過
観察する必要がある。その頻度は，退院後初回は1～2か月後とし，その後
は6か月前後に1回が一般的である。外来では，①自覚症状，身体所見（植
込み理由となった症状・病態が改善されているか，横隔膜刺激❶などのトラ
ブルはないか），②心電図（○図4-34），胸部 X 線検査（機能不全はないか，
リード移動はないか），③プログラマーによるテレメトリー（電池寿命，リー
ド抵抗，ペーシング・センシング閾値，不整脈の発生状況）などを確認し，
必要があれば設定を変更する。

● **遠隔モニタリング**　ペースメーカの作動状況は，自宅に設置した中継機
器から電話回線を介して自動的に専用サーバーに送られ，医療者はその情報
をインターネット経由で閲覧できるようになった。これを**遠隔モニタリング**
といい，不整脈発生や機器異常の早期発見に役だっている。

NOTE

❶横隔膜刺激

　心筋を刺激するための電
気が横隔膜を刺激し，吃逆
（しゃっくり）を引きおこ
すことがある。

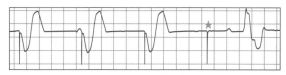

a. ペーシング不全

1〜3拍はペーシングスパイクに反応してQRS波が出現しているが，4拍目（★）はスパイクのみでQRS波が脱落している。ペースメーカの出力が弱かったり，リードトラブルで心筋に十分な刺激が伝わらない場合に生じる。

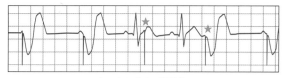

b. センシング不全

通常，自己QRSが出現した場合，ペースメーカは競合しないようペーシングを抑制（休み）するが，ここでは，自己QRSが出現したにもかかわらず，これを感知（センシング）できずにペーシングスパイクが出現している（★の部分）。

◖ **図4-34　植込み後の心電図**

● **電磁波障害**　ペースメーカは，心内の微弱な電気信号をモニタしているため，からだの近くで大きな電気的ノイズが発生するとこれを自己心の電気興奮と誤認識する可能性がある。また，体外との交信は磁力を介して行っているため，強い磁場の影響を受けると設定が変更される可能性がある。これらを**電磁波障害**といい，植込み後は電磁波障害を回避するため適切な指導を行う必要がある（◖表4-3）。

　ただし，生活電気製品の多くはペースメーカに影響せず，また適切に使用すれば問題がない場合がほとんどのため，不安をあおることのない説明が重要である。

● **MRI対応ペースメーカ**　従来，強い磁場を発するMRI検査はペースメーカ植込み患者には禁忌であった。しかし現在発売されているペースメーカのほとんどは，厳密で非常に煩雑な条件つきではあるがMRI検査が可能となっている。

● **リードレスペースメーカ**　最近，手術の必要がない超小型のカプセル型ペースメーカが開発された。カテーテルを用いて本体を直接右室内に留置するためにリードがないことから，リードレスペースメーカとよばれる（◖90ページ，図4-33-c）。ただし，心室のみしかペーシングできないため，適応は徐脈性心房細動と一部の洞不全症候群に限られる。

◆ 進化する植込みデバイス

　ペースメーカは徐脈を防ぐための治療機器であるが，最近ではペースメーカの技術をもとに，頻脈や心不全を治療する植込みデバイスが登場している。**植込み型除細動器（ICD）**は，電気ショックや抗頻拍ペーシングにより致死的不整脈を治療する（◖206ページ）。また，**両室ペースメーカ**は左心室もペーシングすることにより心不全患者の心機能を改善させる（◖170ページ）。

○表4-3　各種電気製品・電気的環境のペースメーカへの影響

分類	製品・注意点
一般に問題ない	冷蔵庫・電子レンジ・洗濯機など：アースを接続して使用すれば問題ない。 電気毛布・電気カーペット：使用は問題ない。 電気自動車の普通充電器：使用する場合は植込み部分を密着させない。 高電圧送電線付近：地上の歩行や屋内では問題ない。 無線LAN装置：影響はない。
12 cm以上離す	交通機関の出改札などのワイヤレスカードシステム：読みとり装置からの距離をとる。
15 cm以上離す	携帯電話：2013年に，22 cmから変更された。
22 cm以上離す	自動車のスマートキー：購入時に車内のアンテナ配置を確認し，アンテナから距離をとる。 在庫管理・精算・盗難防止のための商品電子タグシステム（RFID）：ハンディ型の場合，読みとり装置までの距離をとる。
50 cm以上離す	IH調理器・IH炊飯器：50 cm以上離す。
要注意	ゲート型RFID・図書館などの電子監視ゲート：中央付近を立ちどまらずに通過する。近辺に長居をする場合は1 m以上離れる。 体外式電気的除細動器：除細動器のパドルを結ぶ線と，ペースメーカ本体と電極を結ぶ線が直交するようにする。 体外砕石装置：衝撃波の焦点がペースメーカ本体から5 cm以内に入らないようにする。 電気メス：対極板・メス刃ともに15 cm以上離す。電気メス使用中は，非同期モードまたは自己心拍が確保できる設定にし，心電図を監視する。 X線CT：ペースメーカ本体をX線照射野からはずす。やむをえず本体をX線が通る場合，照射時間を5秒以内にする。 γ線治療：ペースメーカ本体に照射しない。本体周辺をシールドし，散乱線による影響を防ぐ。重粒子線治療は避ける。
使用は避ける・禁忌	空港の金属探知器：ペースメーカ手帳を係官に提示し，探知器を使用しない方法で検査を受ける。 電気自動車の急速充電器：使用しない。可能な限り近づかない。 全自動麻雀卓：使用しない。 体脂肪計・筋肉増強用の電気機器：使用しない。 MRI：原則的に禁忌であるが，条件つきでMRIに対応したペースメーカもある。 低周波治療器・高周波治療器・通電鍼治療器・電位治療器：使用は禁忌である。 マイクロ波ジアテルミー：使用は禁忌である。

2　外科的治療

1　心臓手術の周術期管理

　心臓外科は近年急速に進歩してきた（○表4-4）。当初は，心臓を長時間開いて心内を修復することはできなかったが，人工心肺による体外循環，低体温法，心筋保護液による心停止，この組み合わせによる心臓手術の補助手段の発達によって，開心術が安全に行えるようになった。

　また人工の補填材料，たとえば人工弁・人工膜（パッチ）・人工血管などの発達も，心臓手術の発展の大きな要因となっている。さらに，手術成績の向上は，測定用のME機器（医療機器）や人工呼吸器，治療薬や治療用機器の発達と，集中治療医学の発展に負うところが大きい。

　わが国での心臓大血管手術は年々増加傾向をみとめ，最近は年間約7万件

の手術が行われている。

しかしここ数年，薬剤溶出性ステント(DES)の普及によって冠状動脈狭窄に対するカテーテル治療(PCI)の成績が向上したことに伴い，冠状動脈バイパス術(CABG)が減少している(◉図4-35)。

一方で，急速な高齢化のために，弁膜症手術と大血管手術は増加し，手術総数は増加傾向である。また，先天性心疾患に対する手術は，出生率の低下にもかかわらず，新生児・乳児期正診率の向上と，術後遠隔期の再手術(成人先天性心疾患)の増加によりほぼ横ばいである。

◆ 心臓・血管疾患と手術法

心臓・血管手術の方法は，人工心肺を用いないで行うことのできる手術(非直視下手術)と，人工心肺を使用して心臓を開いて行う**直視下手術(開心術** open heart surgery)がある。

前者は，先天性心疾患の手術や血管外科手術に多くみられ，その代表とし

◉表4-4 心臓外科の進歩の背景因子

進歩の種類	背景因子
診断法の進歩	検査技術の進歩(心エコー検査・心臓カテーテル検査・CT・MRI)
手術補助手段の確立	人工心肺(体外循環)，低体温法，心筋保護法
人工臓器の研究・開発	人工弁，人工血管，人工膜(パッチ)，人工心臓，人工肺，ペースメーカ，人工血管，ステントグラフト，各種医用高分子技術
手術手技の進歩	新術式の開発や術式の改良・工夫など
補助循環法の進歩	大動脈内バルーンパンピング法，経皮的心肺補助装置，補助心臓，人工心臓
周術期の患者管理の進歩	さまざまな治療用機器，モニタ機器，治療薬などの進歩

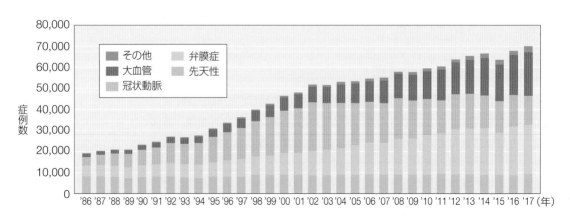

◉図4-35 わが国の心臓大血管手術数の推移と内訳
PCIの成績向上に伴い，冠状動脈の手術(CABG)の件数が減少している。また，急速な高齢化により，弁膜症手術・大血管手術は増加している。
(日本胸部外科学会集計)

て，動脈管開存症の結紮・切断術，チアノーゼ心疾患に対するブラロック-タウシッヒ短絡作成手術，大動脈縮窄症に対する血行再建術，肺高血圧症に対する肺動脈絞扼術，腹部動脈や末梢血管の再建術などがあげられる。

　一方，先天性心疾患の根治手術の多くと，成人での心臓手術のほとんどが，従来，人工心肺を用いて行われてきた。しかし最近では，世界的な低侵襲手術の流れがあり，心臓外科領域においても，人工心肺を用いないで行う冠状動脈バイパス術 off-pump coronary artery bypass（**OPCAB**）が普及してきた。また皮膚小切開や内視鏡下に行う**低侵襲心臓手術** minimally invasive cardiac surgery（**MICS**）❶も積極的に行われるようになってきた（● 109 ページ）。

　とくに OPCAB は，その低侵襲性と経済効果の期待から増加傾向は顕著で，わが国では，CABG の症例数のおよそ 60％に行われている。

◆ **人工心肺による体外循環**

　開心術を行うためには，心臓の心房・心室または大動脈壁を切開し，血液を排除する必要がある。そのためには，心臓への流入血を一時遮断しなければならず，その際，心臓から大動脈へ拍出される血液はなくなってしまう。常温下では，心血流遮断を 4 分ぐらい行うと，虚血によって脳は回復できないほどの障害を受ける。したがって，この時間帯には身体各部の虚血障害を防ぐ手段が必要である。

　現在では，人工心肺装置によって心肺の機能を代行させる**体外循環法**と，熱交換器で血液を冷却して送血する循環冷却法による**低体温法**の併用が広く行われている。

● **人工心肺装置**　さまざまな人工心肺装置があるが，人工肺には気泡型・膜型・フィルム型などがあり，手術の目的・時間などによって使い分けられてきた。現在は，膜型肺が主として使われている。人工心臓にはローラーポンプ・遠心ポンプなどがあり，さらに無拍動型と拍動型があるが，無拍動型のローラーポンプが最も多く用いられている（●図 4-36-a）。

● **体外循環**　体外循環には，**常温体外循環**と**低体温下体外循環**がある。低体温法には，熱交換器を用いての循環冷却法と，体表面を冷却する表面冷却法などがあるが，現在は，ほとんどが循環冷却法による低体温法を併用している。回路には，●図 4-36-b のような経路を用いるのが一般的である。

　体外循環を行う前に血液凝固を阻止するためにヘパリンを注射し，体外循環終了時にプロタミン硫酸塩を用いて凝固機能を正常に戻す。

　体外循環の送血流量は心拍出量に相当するものであるが，低体温法を併用している場合は，正常の心拍出量以下で灌流することがふつうであり，およそ 1.8〜2.6 L/m²/分ぐらいの灌流量を用いる。体外循環の安全時間には限度があり，一般には 3 - 4 時間以内に終了したほうが影響は少ない。

　心臓内操作を容易にするため，多くの開心手術においては**心停止法**を用いる。塩化カリウムを主体とした冷却した**心筋保護液**を冠状動脈に注入し，人工的に心停止を行う方法がしばしば用いられる。一般的には 30 分ごとに心筋保護液を冠状動脈内に注入するが，心停止時間はおよそ 2 時間以内が安全

NOTE
❶低侵襲の心臓手術という意味であるが，OPCAB とは異なり，人工心肺を使用する開心術であるため，実際のところ小切開手術の意味合いが強い。

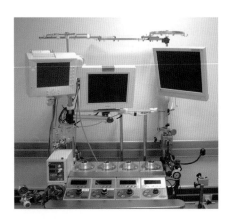

a. 人工心肺装置

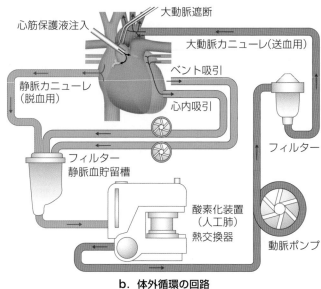

b. 体外循環の回路

◎図4-36　人工心肺装置と体外循環の回路

とされている。

● **体外循環の合併症**　体外循環の合併症としては，一般的に低酸素症・浮腫・出血傾向が各臓器にあらわれる。また，空気・脂肪・組織片による塞栓も重大な合併症となる。長時間にわたると血液そのものの破壊も進行し，凝固機能に障害をきたすため，出血傾向や溶血の影響も見逃せない。

● **低体温法**　体外循環の熱交換器を用いて冷却する方法が一般的で，**循環冷却法**といい，一方，心臓だけを氷水などで冷却する方法を**局所冷却法**という。

　温度によってもさまざまな段階があり，30℃前後に冷やすことを軽度低体温法といい，20℃以下に冷やすことを超低体温法などという。温度が低いほど遮断時間を延長できるが，超低体温法だけでは2時間以内の血流遮断が限度である。

◆ 心臓・胸部大血管手術後の患者管理

　心臓手術後の患者の管理は，集中治療室(ICU)で行われる。呼吸系・循環系・腎機能の許容範囲が狭いため，管理を正確に行い，合併症の発生予防と発見に力を入れ，発生したら早期に治療を開始する必要がある。

　心臓手術後は，あらゆる循環障害に対処することはもちろんであるが，気道狭窄や閉塞，無気肺・肺うっ血・肺浮腫・肺炎など呼吸器の合併症もきたしやすいため注意が必要である。無気肺のうち，微細塞栓によるびまん性の無気肺による呼吸障害は，灌流肺 perfusion lung といわれる。胸膜腔については，血胸・気胸なども見逃せない。

　腎機能は，腎臓そのものの障害も重要であるが，循環系の障害のよい指標

ともなる。そのほか，脳浮腫や脳塞栓(空気・脂肪・血栓・組織・その他による)などの脳・神経系の合併症もある。

患者は肉体的な苦痛だけでなく，精神的な苦痛も強く感じているため，心理面のケアも重要である。

◆ 呼吸・循環・腎機能のモニタ

● **注意すべき検査データ**　呼吸・循環・腎機能をコントロールするためには，次のような検査データに注意し，その1つひとつの意味を理解しておく必要がある。

□1 **呼吸のモニタ**　客観的なものとしては，血液ガス分析，すなわち動脈血酸素分圧(Pao_2)，動脈血二酸化炭素分圧($Paco_2$)，動脈血酸素飽和度(Sao_2)，混合静脈血酸素飽和度(Svo_2)などが，呼吸療法の指標として重要である。また，胸部X線検査は，胸部の合併症の発見と治療効果の指標となる。

□2 **循環系のモニタ**　さまざまなものがあるが，とくに重要なものとして，心電図・血圧・中心静脈圧(CVP)・肺動脈楔入圧(PAWP)・左房圧(LAP)・肺動脈圧(PAP)・心拍出量(CO)・循環血液量・ヘマトクリット値(Ht)・総タンパク質量(TP)，ナトリウムイオン(Na^+)，カリウムイオン(K^+)，塩化物イオン(Cl^-)，時間排泄尿量，動脈血のpH・Pao_2・$Paco_2$・塩基過剰 base excess(BE)がある。

□3 **腎機能のモニタ**　時間排泄尿量・尿比重・血中尿素窒素(BUN)・クレアチニンなどがある。これは循環系のモニタに含めてもよい。

● **バイタルサインの観察**　治療には上述した検査データの分析が不可欠であるが，患者の急激な変化に間に合わないこともある。管理上最も大切なことは，バイタルサインの観察であり，それと同時にチアノーゼの有無，顔色・顔貌を観察する。

①鼻翼呼吸・下顎呼吸・チアノーゼがない，②呼吸が正常で血圧・脈拍に異常がない，③排尿が十分で水分の経口摂取もできる，④意識がはっきりしていて手足があたたかい，という状態であれば，多くの場合に経過は良好である。

◆ 呼吸・循環・腎機能の管理

▌呼吸管理

呼吸管理としては，呼吸障害の原因の発見と除去(治療)ならびに呼吸療法があげられる。呼吸障害の原因の発見と除去，さらに治療効果の判定には，胸部X線検査が非常に有用である。また，肺動脈圧や左房圧は，心機能と呼吸障害の関係の究明および治療の指標として重要である。

● **呼吸療法**　呼吸療法は，呼吸障害を示す原因が除去されるまで，血液に十分な酸素を与える手段である。酸素療法の目標値としてPao_2を100〜150 mmHg，$Paco_2$を35〜45 mmHgに保つよう努力する。

呼吸療法は，それぞれの適応を考え，9種類の組み合わせで行われている

（◯図4-37）。しかし，酸素療法において，フェイスマスク・鼻腔カテーテルと酸素テント・保育器は，肺内に達する酸素の量にはあまり差異がなく，近年，酸素テントは使用されなくなってきている。

　人工呼吸器では，換気回数・1回換気量・気道内圧・酸素濃度その他を調節して，Pa_{O_2}, Pa_{CO_2} の目標値を保つよう努力する。心肺機能が改善されてきたら，調節呼吸を自発呼吸に導き，また酸素濃度を下げていって人工呼吸器を外し，気管チューブ抜管の方向へもっていく。この過程をウィーニングweaning という。

▐ 循環管理

　頻脈・徐脈・すべての不整脈および ST-T の変化，異常 Q 波のあるものは，心電図による連続モニタが必要である。心室期外収縮に対する治療と，房室ブロックおよび頻脈のモニタと治療が行われることが多い。

● **中心静脈圧による循環管理**　血圧低下に関しては，循環血液量不足か心不全かを，すみやかに鑑別する必要がある。それには次のような方法がとられる。

（1）血圧低下時に CVP が 5 cmH_2O 以下の場合には，循環血液量不足と考えてよい。したがって，患者が最も必要とする組成の補液を行い，血液量の増加をはかる。この選択については後述する。

（2）CVP が 6〜14 cmH_2O とほぼ正常範囲に近い場合には，血液量不足か心不全かを区別するためにゆっくりと輸液して，CVP と血圧の変動を観察し，判定する。すなわち，輸液によって CVP がゆっくり上昇し，血圧も上昇するようであれば，循環血液量不足と判定してよい。しかし，CVP が急上昇し，これに反して血圧が上昇しないものは心不全と判定してよい。この場合，輸血・輸液はかえって心臓の負担を増すだけであるため最小限にとどめて，カテコールアミンの投与など心不全の治療を行う。

（3）CVP が 15 cmH_2O 以上で，かつ低血圧の場合は心不全である。しかし，右室の大切開，肺動脈の再建，手術を受けた場合には，術後の CVP は高いことがふつうなため，手術後，CVP を 20 cmH_2O 以上に保たなければならないこともある。

● **血圧低下時の補液**　上述のような場合，補液にどのような組成がよいかを選択するさまざまな方法がある。その1つは，ヘマトクリット（Ht）と総タンパク質量（TP）の値の高低から輸液・血液製剤の選択を行う方法である（◯表4-5）。

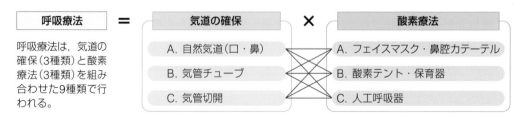

◯**図4-37　呼吸管理の組み合わせ**

◦表4-5　輸液・血液製剤の選択法

Ht	TP	選択される輸液・血液製剤
↑	↑	輸液
↑	↓	加熱血漿タンパク製剤，アルブミン，新鮮凍結血漿
↓	↑	赤血球濃厚液
↓	↓	全血，赤血球濃厚液と新鮮凍結血漿

● **左房圧と1回心仕事量による循環管理**　CVP による循環管理は，いわば右心系のデータによる循環管理であり，さらに知りたいのは左心系の機能である。

スワン-ガンツカテーテル（◦ 77 ページ，図 4-22-a）の出現により，このカテーテル1本で，CVP・右室圧・肺動脈圧のような右心系のデータはもとより，肺動脈楔入圧（≒平均左房圧）・心拍出量などの左心系のデータが容易に得られるようになった。こうして，スターリングの心臓法則（◦ 24 ページ）を発展させた，平均左房圧と心臓の1回心仕事量との関係であらわす**心室機能曲線**によって，より正確な左心系の循環管理が可能となった。

心室機能曲線は縦軸に**1回心仕事量** stroke work（**SW**）をとり，横軸に**左室拡張終期圧**（**LVEDP**）をとる（◦図 4-38）。なお，LVEDP は**平均左房圧** mean LAP（**MLAP**）および**肺動脈楔入圧**（**PAWP**）とほぼ等しい。図では，曲線 A が B・C より心機能がよいことを示す。つまり LVEDP の上昇（前負荷の増加）に伴う SW の上昇が急峻なほど，よい左室機能（ポンプ機能）といえる。

縦軸の1回心仕事量は次の式で計算できる。

$$1回心仕事量（SW）＝\{（平均体血圧－左室拡張終期圧）×0.1×13.6$$
$$×1回拍出量 \text{ stroke volume}（SV）\}÷100 \text{ gm.m.}$$

（左室拡張終期圧≒平均左房圧≒肺動脈楔入圧）
（1回拍出量＝心拍出量／心拍数）

上記の式に用いる数字は，血圧測定とスワン-ガンツカテーテルによって，すべて得ることができる。

次に，◦図 4-39 をモデルとして説明する。このモデルでは，PAWP と SW の交点を左上方へもっていくことが心機能を改善させることになる。

まず，PAWP と SW の交点を作図して❶となった。仕事量も左室拡張終期圧も低いため，少し輸液をしてみたところ，交点は上方または左方へ移らず，右方の❷へ移動した。❶→❷の線が横に寝ていることはポンプ機能不全を意味しており，ドパミン塩酸塩を点滴して❸を得た。このときの心機能をみるために，また少量の輸液をしたところ，❸→❹の傾きとなった。これは❶→❷よりも急峻で，心機能が改善されたことを示す。次にドパミン塩酸塩を中止してアドレナリンの点滴にかえ，同時に末梢血管拡張のためニトロプルシドナトリウム水和物 sodium nitroprusside（SNP）を点滴したところ，❺の

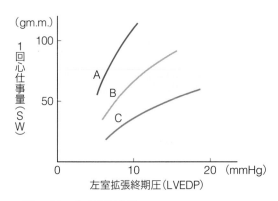

●図 4-38　心室機能曲線
LVEDP は，平均左房圧（MLAP）および肺動脈楔入圧
（PAWP）にほぼ等しい（LVEDP ≒ MLAP ≒ PAWP）。

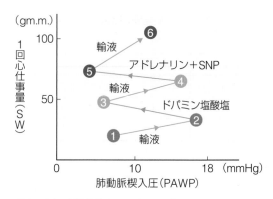

●図 4-39　循環系のコントロール
心機能を改善するには，PAWP と SW の交点を左上方
に移動させるように治療を行う。

位置となった。これに輸液テストをしたところ❺→❻の傾斜を得た。この傾斜は●図 4-38 の A の曲線に似ており，心機能の改善を示している。

　このような方法で循環系のコントロールを行うが，SW などの絶対値を出さなくとも傾向がわかればよいため，縦軸を心拍出量（CO）または心係数（CI：心拍出量÷体表面積）として臨床に使用することができる（フォレスター分類，● 165 ページ）。

　心不全・低心拍出量症候群に対して，薬物療法が効果のない場合は，大動脈内バルーンパンピング（● 117 ページ）が行われることがある。低心拍出量症候群がとくに重症の場合には，経皮的心肺補助装置（● 117 ページ）や補助人工心臓（● 119 ページ）が用いられることがある。不整脈に対しては抗不整脈薬のほか，電気的除細動（● 204 ページ），一時的ペーシングも用いられる。

▊ 腎機能の管理

　尿の時間排泄量としては，およそ 0.5 mL/kg/時間以上をつねに確保するように心がけ，0.2〜0.3 mL/kg/時間となった場合は危険である。つねに尿比重・Ht・水分バランスを確認し，十分に水分が投与されているにもかかわらず，尿量が低下する場合には，利尿薬（フロセミド・アセタゾラミドなど）を用いて利尿をはかる。それでも尿量の少ない場合は BUN・クレアチニンに注意し，BUN が 80〜100 mg/dL 以上，クレアチニンが 6〜7 mg/dL をこえた場合は，腹膜灌流や血液透析を考えなければならない。

▊ 留置チューブ類の管理

　心臓・血管手術後は複数のチューブやカテーテルが患者の身体に留置される（●表 4-6）。重症度によってその数・種類は異なるが，異物を体内に留置するため，メンテナンスと定期的な交換がたいへん重要である。チューブやカテーテルの位置確認や挿入部の清潔保持，出血の有無，チューブ内の狭窄・閉塞の防止，チューブによる組織損傷・破損・感染などを，つねにチェックしなければならない。

○ **表 4-6　留置チューブ類の種類と挿入部位**

挿入部位	種類
鼻孔	経鼻胃チューブ・経鼻気管内チューブ
口腔	気管内チューブ
胸壁	胸腔ドレーン・心嚢内ドレーン
尿道	膀胱留置カテーテル
静脈	点滴ライン（末梢静脈） 中心静脈カテーテル（鎖骨下静脈・内頸静脈・肘静脈・大腿静脈） 人工ペースメーカリード（鎖骨下静脈・内頸静脈・大腿静脈）
動脈	観血的動脈圧測定用カテーテル（橈骨動脈・大腿動脈）
肛門	直腸温計サーミスタ

2　冠状動脈バイパス術 coronary artery bypass grafting (CABG)

　冠状動脈疾患では，多枝病変や左主幹部を含む重症例に対しては内科的治療に限界があり，**冠状動脈バイパス術（CABG）**が選択される。バイパス術とは，血管の閉塞した箇所を迂回する経路を作成する手術である。

● **使用するグラフト**　CABG では，当初よく使われていた**静脈グラフト**❶にかわり，近年は長期開存性にすぐれる**動脈グラフト**の使用頻度が増加している（○図 4-40）。

　動脈グラフトの長期開存性がよい理由は，①有茎で用いることができるため，吻合操作が冠状動脈側だけですむこと，②血管内径が冠状動脈内径にほぼ等しく，吻合箇所の血流が生理的で血栓形成が少ないこと，③静脈グラフトのような術後耐圧変化による内膜肥厚・狭窄が少ないこと，などである。

　また，近年は症例の高齢化や重症化が進んでいることから，より低侵襲の術式が積極的に試みられるようになった。

● **手術適応**　臨床症状とともに，病変末梢にバイパス可能な血管が存在し，血流の再開が有効である場合に手術適応とされる。いずれの場合も，薬物療法に比べて予後の改善効果が明らかであり，また経皮的冠状動脈インターベンション（PCI）との比較においても，安全・確実な効果と予後が期待できることが前提である。

　CABG の冠状動脈造影法（CAG）上の適応条件は，①標的冠状動脈に 75%以上の狭窄をみとめ，②末梢の血流が良好で吻合可能な血管径（≧1.5 mm）をもち，③灌流領域が広く，その領域の心筋が生きていること（**バイアビリティ** viability の存在）である。

◆ 通常の冠状動脈バイパス術（CABG）

　体外循環の心停止下で，有意狭窄末梢の冠状動脈にバイパスグラフトを吻合する方法である。長期開存性がよい有茎動脈グラフトを左前下行枝（LAD）など遠隔成績❷のカギを握る冠状動脈に使用し，その他の部位は遊離

□ NOTE

❶**グラフト** graft
　移植に用いられる移植片のことである。

□ NOTE

❷**遠隔成績**
　術後数か月〜数年での生命予後や身体の状況のことである。

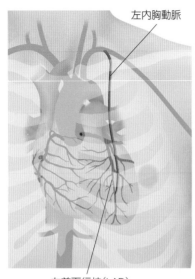

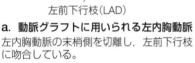

a. 動脈グラフトに用いられる左内胸動脈
左内胸動脈の末梢側を切離し，左前下行枝に吻合している。

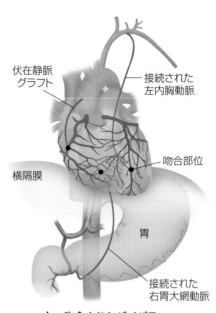

b. 吻合されたバイパス
バイパスは冠状動脈の狭窄部位より末梢側に吻合される。

▶**図4-40　冠状動脈バイパス術**

▶**表4-7　冠状動脈バイパス術に用いられるグラフト材**

分類	グラフト材	長期開存性
有茎動脈グラフト	左内胸動脈(LITA) 右内胸動脈(RITA) 右胃大網動脈(RGEA)	最もよい
遊離動脈グラフト	橈骨動脈(RA) 尺骨動脈(UA) 下腹壁動脈(IEA)	比較的よい
静脈グラフト	大伏在静脈(SV) その他の四肢静脈	わるい
その他	人工血管 動静脈ホモグラフト 動静脈ヘテログラフト	最もわるい (開発段階)

動脈グラフトや静脈グラフトを用いて吻合するのが基本である(▶表4-7)。
　一方，静脈グラフトは長期開存性はよくないが採取しやすく，吻合手技も容易で，術直後から十分なグラフト血流量が得られることから，緊急例や高齢者などではいまだ重要なグラフト材といえる。

◆ 体外循環非使用冠状動脈バイパス術(OPCAB)

　近年，PCIの普及によって，外科的治療例はますます重症化してきている。これらの重症例は，冠状動脈病変の重症化のみならず，上行大動脈の石灰化，脳血管障害，悪性腫瘍，腎機能障害など，ほかの臓器に重大な合併症をかか

えていたり，高齢者であったりすることが少なくない。

　このような症例に対し，体外循環を使用せずに心拍動下でCABGを行う**体外循環非使用冠状動脈バイパス術** off-pump coronary artery bypass grafting（**OPCAB**）が行われる頻度が年々増加し，他臓器の術後合併症，とくに脳梗塞や腎不全が回避され，良好な成績が得られるようになってきた。OPCABは通常，胸骨正中切開アプローチであり，冠状動脈のどの部位でも吻合可能である。

　ちなみに，わが国におけるOPCABの頻度は単独冠状動脈バイパス術の約60％を占め，欧米の約15％に比べかなり高頻度である。

● **利点・手術適応**　OPCABの利点を▶表4-8にまとめた。また，通常のCABGに比べてOPCABが絶対的に有利と考えられる絶対的適応症例を▶表4-9に示す。

● **欠点**　OPCABの欠点には，左回旋枝に対する血行再建が視野展開の点から比較的むずかしいことや，心拍動下で吻合を行うために吻合の質の低下が懸念されることなどがある。しかし，体外循環のマイナス面を回避できる意義は大きく，術後合併症の発症率の低下，輸血率の低下，ICU滞在日数・在院日数の短縮も得られる。したがって，今後さらに症例数は増加すると思われる。

● **使用される器具**　OPCABを安全・確実に行うための重要な器具（デバイス）としては，以下のものがある。

・心拍動による冠状動脈吻合部の動きを押さえるスタビライザー（▶図4-41）

・よい術野を確保するためのデバイスであるハートポジショナー

・冠状動脈吻合中に末梢冠血流を保持するための工夫（内シャントや冠灌流システム）など

● **MIDCAB**　心拍動下に行う術式の1つで，左小開胸での左内胸動脈-左前下行枝バイパス術を**低侵襲冠状動脈バイパス術** minimally invasive direct coronary artery bypass（**MIDCAB**）という。前述のような体外循環のハイリスク症例で，左前下行枝1本のバイパスで，QOLならびに生命予後の改善が期待できる症例に対してはよい方法である。さらに，PCIを組み合わせた治療（ハイブリッド治療）としても有用と思われる。

▶表4-8　**OPCABの利点**

1. 人工心肺のマイナス面を回避できる。
2. 手術時間が短い。
3. 輸血量が少ない。
4. ICU滞在期間が短い。
5. 合併症，とくに脳合併症の頻度が少ない。
6. 入院期間が短い。
7. 医療経費が少なくてすみ，経済的。

吻合の質と中・長期成績の向上が今後の課題である。

▶表4-9　**OPCABの絶対的適応症例**

1. 頭頸部動脈病変
2. 大動脈石灰化
3. 担がん患者
4. 重症肺機能障害者
5. 出血性素因者
6. その他，体外循環の使用が困難と思われる重症例

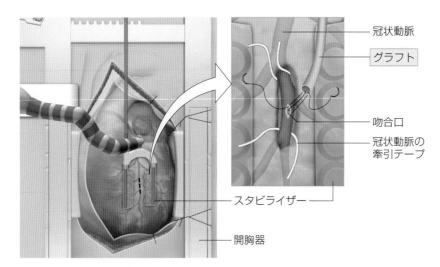

冠状動脈

グラフト

吻合口

冠状動脈の
牽引テープ

スタビライザー

開胸器

▶**図 4-41　スタビライザー**
スタビライザーはタコの吸盤様デバイスで心表面に陰圧吸着して，その部位の心臓の動き
を抑制する。

3　弁膜症に対する手術

　弁膜症に対する手術には，荒廃した弁膜の全部または一部を切除して人工
弁を移植する**弁置換術**と，自己弁を温存・修復する**弁形成術**がある。弁膜症
の手術はほとんどの場合，胸骨正中切開，人工心肺使用・心停止下で行われ
る。

● **弁置換術**　弁置換術は，大動脈弁膜症のほぼ全例に必要とされ，僧帽弁
膜症のおよそ3割強に行われている。ただし，三尖弁膜症は左心系弁膜症に
よる二次的変化として生じていることが多く，三尖弁輪縫縮術などの弁形成
術で修復可能な場合が多い。

　人工弁には，人工材料だけを用いた**機械弁** mechanical valve と，生体・生
物材料を用いた**生体弁** bioprosthetic valve がある（●図 4-42）。機械弁ではディ
スク弁（二葉開放型）が主流であり，生体弁は同種弁 homograft valve（ヒトの大
動脈弁・肺動脈弁）と異種弁 heterograft valve（ウシ心膜弁など）に分けられる。

　これらの人工弁には，①弁機能，②血栓塞栓症，③耐久性，④感染という
共通する問題点がある。一方で，機械弁あるいは生体弁独自の特徴と問題点
もあり，状況に応じて選択される（●表 4-10）。患者の高齢化と生体弁の耐久
性改善に伴い，人工弁の選択も生体弁が主流となり，現在では，生体弁が機
械弁の約 1.7 倍使用されている。

● **弁形成術**　人工弁置換後の抗凝固療法の不自由さやそれに伴う出血や血
栓形成などの合併症，人工弁劣化による再手術などを考えると，弁形成術の
ほうが，患者にとって望ましいと考えられる。事実，近年では，弁形成術が
僧帽弁手術の約 65%を占めており，第一選択術式となっている（● 108 ペー
ジ）。

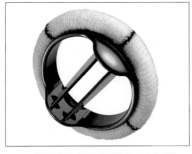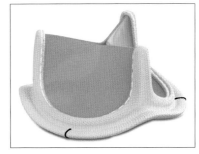

a. 機械弁（二葉開放型ディスク弁）	b. 生体弁（ウシ心膜弁）

▶**図4-42　人工弁**
（写真提供　a：アボットメディカルジャパン合同会社，b：エドワーズライフサイエンス株式会社）

▶**表4-10　人工弁の選択の基準**

種類	対象	特徴	問題点
生体弁	高齢者，妊娠の可能性のある女性，生体弁希望者，抗凝固療法が困難な症例，三尖弁置換，肺動脈弁置換	弁機能・抗血栓性にすぐれる	耐久性にやや問題あり
機械弁	上記以外	耐久性にすぐれる	抗凝固療法が一生必要

◆ 大動脈弁置換術

● **手術適応**　中等度以上の大動脈弁狭窄症と大動脈弁閉鎖不全症および両者の合併が適応となる。

● **術式**　大動脈遮断後，大動脈基部を切開し，心筋保護液を左右の冠状動脈口から直接注入する。局所冷却も併用し，十分な心筋保護を得たのち，大動脈弁を切除する（▶図4-43）。この際，弁のかたい部分や石灰片を十分に除去しないと，もれを生じることがあるため，注意を要する。

　弁を取りおえたら，人工弁サイザーを用いて，適切な人工弁サイズを決定する。ついで，12針前後の人工弁縫着用の糸を弁輪にマットレス状にかける。その針糸を人工弁の弁座に均等に配分されるように通したのち，人工弁を弁輪に沈め，1本ずつていねいに縛り，人工弁を弁輪に固定する。この際，人工弁が冠状動脈口をふさがないよう，左右冠状動脈口位の弁輪の糸を先に縛るのが安全である。

　弁置換が終わったら，弁の開放・閉鎖に障害のないことを確認したのち，大動脈切開創を閉鎖する。心内腔と大動脈内の空気を十分除去したのち，大動脈遮断を解除する。

◆ 経カテーテル大動脈弁留置術 transcatheter aortic valve implantation（TAVI）

● **手術適応**　重症大動脈弁狭窄症で手術死亡のリスクが高いため，手術適

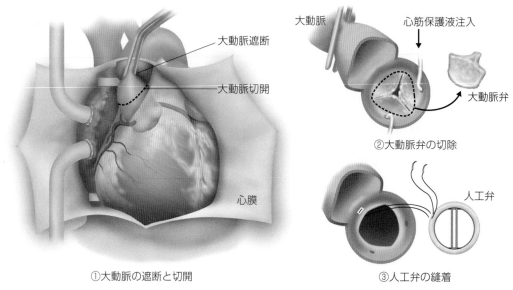

大動脈遮断

大動脈切開

心膜

①大動脈の遮断と切開

大動脈

心筋保護液注入

大動脈弁

②大動脈弁の切除

人工弁

③人工弁の縫着

▶**図4-43　大動脈弁置換術**

応がないと診断された患者の場合，**経カテーテル大動脈弁留置術（TAVI）**が適応となる。人工心肺を使用せず，心臓をとめる必要もないことから，高齢者や低心機能患者などの症例に対しても行われる。

　術前に循環器内科医・心臓血管外科医・麻酔科医・看護師・臨床工学士などからなるハートチームでカンファレンスを行い，適応を決定することが重要である。

●**術式**　ステントに内包されたウシ心膜弁を経カテーテル的に大腿動脈もしくは左室心尖部から大動脈弁に拡張・留置する。手術は可動式X線透視装置と外科手術台を備えたハイブリッド手術室で行われる。術前のCTと術中経食道心エコー検査により，人工弁サイズを決定する。最初に石灰化した狭窄大動脈弁をバルーン拡張し，その後にカテーテル弁をシース（径の大きな太い管）より大動脈弁位に留置する。

　経大腿動脈アプローチ（▶図4-44-a）は経心尖部アプローチ（▶図4-44-b）よりも多く行われているが，かたく太いシースを血管内に挿入する必要から，動脈硬化や蛇行・石灰化の強い大動脈症例では，脳梗塞などの血栓症のリスクがあるとされている。大動脈弁輪に高度石灰化を伴う症例では，人工弁留置後のステントと弁輪のすきまからの弁周囲逆流がみられることがあり，今後のステント弁のさらなる改良が待たれるところである。

◆ **僧帽弁置換術**

●**手術適応**　僧帽弁狭窄症では，セラーズ分類（▶71ページ，図4-16）でⅢ度以上の逆流を伴ったものや，弁病変が高度のもの，石灰化の著しいものに対して行う。僧帽弁閉鎖不全症では，Ⅲ度以上の逆流があり，弁病変も高度で弁形成のむずかしいと思われる症例に行われる。

●**術式**　大動脈遮断・心筋保護確立ののち，各種到達法（右側左房切開・経

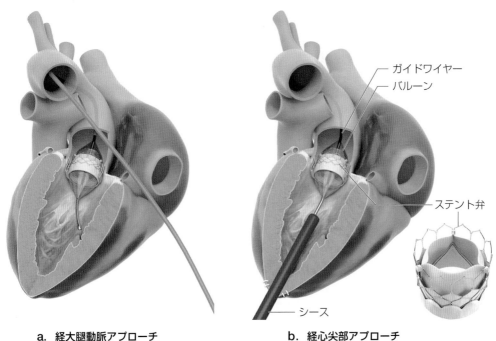

　a. 経大腿動脈アプローチ　　　　　　　b. 経心尖部アプローチ

◎図 4-44　経カテーテル大動脈弁留置術（TAVI）

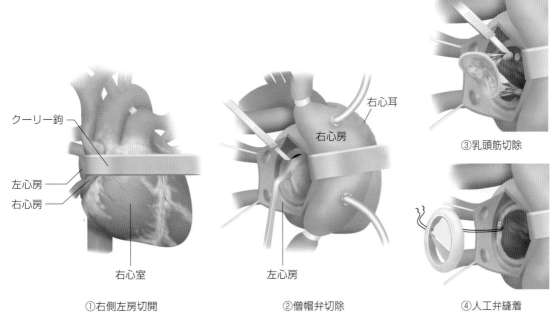

①右側左房切開　　　　　　②僧帽弁切除　　　　　　④人工弁縫着

◎図 4-45　僧帽弁置換術

右房経心房中隔切開・上左房切開法など）で左房にいたり，クーリー鉤で左房壁を展開し，僧帽弁の視野を得る（◎図 4-45）。なお，直接左房壁を切開する右側左房切開法が標準的な到達法である。

　僧帽弁は，弁輪から 2〜3 mm の弁組織を残すようにして切除する。つい

で，前後の乳頭筋を腱索とともに切除する。なお，左室後壁破裂の予防と，術後の心機能の温存を期待して，後尖は切除せずに弁輪の一部として使う後尖温存術式もしばしば行われる。弁切除後，人工弁サイザーを用いてサイズを決め，該当する人工弁をおおむね大動脈弁置換と同様の手技で僧帽弁輪に縫着する。マットレス状にかける針糸の数は，大動脈弁置換よりは多く，通常1周に14〜16針を要する。

　僧帽弁到達時の切開創を閉鎖する直前に，左房・左室内の空気を十分に抜いてから大動脈の遮断を解除する。この操作は，残存空気による空気塞栓を予防する目的で行うものである。なお，心内腔に存在する空気を確認するために，経食道心エコー法による所見は，たいへん有用である（● 66ページ）。

◆ 僧帽弁形成術

● **手術適応**　リウマチ性の僧帽弁狭窄症や血液透析患者にみられる高度に石灰化した僧帽弁症例では，人工弁置換の適応になることが多い。しかし，近年，高齢化に伴って，僧帽弁組織変性・弁尖逸脱・腱索断裂による僧帽弁閉鎖不全症が増加しており，これらに対して弁形成術を行うことが増えてきた。手術技術の進歩により，僧帽弁膜症の約65%に弁形成術が行われている。

● **術式**　到達法は弁置換手術と同様である。僧帽弁手術については，近年，右小開胸アプローチによる低侵襲手術も行われるようになっている。代表的な僧帽弁逸脱症例に対する標準的な術式を提示する（●図4-46）。

　後尖の腱索断裂・逸脱を切除して，周囲の後尖を弁輪に沿って切開し，弁輪を縫縮して拡大した弁輪を縮小する。残存した後尖を縫合して，弁輪に縫着して形成する。最後に，僧帽弁輪径を計測して，術後遠隔期の弁輪拡大を防止するため，正常サイズの**人工弁輪**を縫着して形成を終了する。以後は，弁置換手術と同様に，大動脈の遮断を解除し，自己心拍再開後に経食道心エコーにて，僧帽弁逆流の程度を評価する。

　逆流の程度により再形成もしくは弁置換術に移行することもありうる。また，腱索断裂による僧帽弁閉鎖不全に対しては，人工腱索による形成も行われる。感染性心内膜炎による弁尖破壊を伴う症例には，感染部切除と欠損部に自己心膜などを補塡して形成することも行われている。

◆ 三尖弁形成術・置換術

● **手術適応**　三尖弁膜症の多くは弁形成術で修復可能であるが，弁破壊や器質的変化が著しい場合は三尖弁置換術が行われる。とくに感染性心内膜炎や成人エプスタイン奇形 Ebstein anomaly による高度の三尖弁閉鎖不全では，弁置換になることが多い。

● **術式**　形成の場合は僧帽弁と同様に人工弁輪を縫着する。弁置換の場合に選択する人工弁としては，右心系は低圧であるため開閉に要するエネルギーが小さく，抗血栓性にすぐれた生体弁が使用されることが多い。

　右心房前壁を斜切開して三尖弁の視野を得て，三尖弁を弁輪部より約4〜

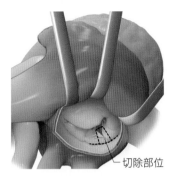
①弁への到達

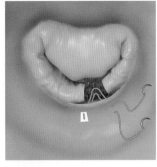
②腱索断裂の切除，周囲の切開，
弁輪の縫縮

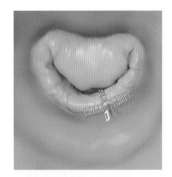
③弁輪の縫縮，後尖の縫合

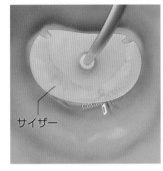
④僧帽弁輪径の計測

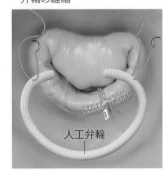
⑤人工弁輪の縫着

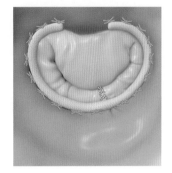
⑥術後

◘**図 4-46　僧帽弁形成術**

5 mm 残して切除する。ついで人工弁のサイズを決定し，ほかの弁置換術と
同様の手技で人工弁置換を行う。三尖弁輪の近くに房室結節やヒス束が存在
するため，弁置換時にこれを直接損傷したり過度の圧迫がかかったりしない
ように注意しなければならない。

◆ 低侵襲心臓手術 minimally invasive cardiac surgery（**MICS**）

　近年，内視鏡補助下に小切開（右開胸）による弁膜症手術が行われるように
なり，保険適用となっている（◘図 4-47）。大腿動静脈に送・脱血管を挿入し
て人工心肺を確立，右内頸静脈より上大静脈に脱血管を挿入し，上行大動脈

| plus | **人工弁置換術後の抗血栓療法** |

　人工弁は生体にとって異物であり，血流の中にあるため，つねに血栓形成の危険
を有する。とくに機械弁による弁置換術の場合，すべての例において，24 時間後
からヘパリンを投与し（2 mg/kg/日），経口摂取が可能になったらワルファリンカ
リウムの内服に切りかえる。ワルファリンカリウムの投与量は，トロンボテスト値
（TT）やプロトロンビン時間国際標準比（PT-INR）を目安にして決められる。
　なお，生体弁や弁形成術であっても，心房細動や，術中に左房内血栓をみとめた
場合などは，人工弁置換術と同様に抗血栓療法を行う。

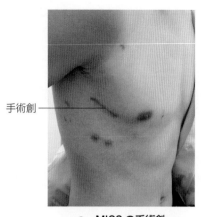

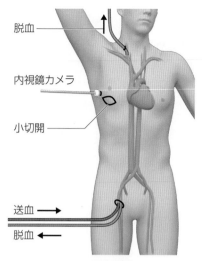

a．MICSの手術創
右胸の肋間を5〜10 cm切開する。

b．手術中の様子

◉**図4-47　MICSの手術創と手術中の様子**

を遮断して，大動脈基部より心筋保護液を注入して，心停止を得る。心膜を切開し，右房・左房を切開して，内視鏡補助下に僧帽弁形成・弁置換や三尖弁形成・弁置換を行う。

　胸骨切開を行わないため，術後の回復が早く，侵襲の少ない手術である。合併症の発生率も低く，美容上の利点もある。しかしながら高度な手術技術が必要であり，限られた施設で行われているのが，現状である。

4　大血管再建術

◆ 大動脈瘤に対する再建術

● **手術適応**　紡錘状真性瘤では，瘤の径が胸部大動脈5.5〜6.0 cm，腹部大動脈5.0〜5.5 cm以上で手術適応がある。それ以下の大きさでは，降圧療法下に経過観察とする。径の観察は，心エコー法やCTを用いて定期的に行う。また胸部8 cm，腹部6 cm以上では，破裂の危険が高いため積極的に手術適応とする。なお仮性瘤（外傷性を含む）は積極的に手術適応とし，真性瘤でも偏在性に瘤が突出する嚢状動脈瘤は，大きさにかかわらず手術適応とする。
● **術式**　瘤の位置によって術式は異なる。

　□1□**上行大動脈瘤**　原則的に人工血管置換を行うが，細菌性動脈瘤などの嚢状瘤の場合は，瘤入口部のパッチ閉鎖術を行うこともある（◉図4-48）。

　□2□**弓部大動脈瘤**　大動脈弓部の部分置換か全置換を行うが，嚢状動脈瘤ではパッチ再建を行うこともある。全置換での弓部分枝の再建は，分枝の根本を大動脈壁と一緒に島状に切り抜き，それを人工血管と直接吻合する方法と，小口径の人工血管を用いて各分枝を個別に再建する方法とがある（◉図4-49）。

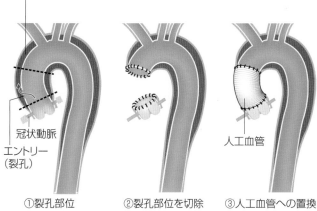

動脈瘤（解離腔）

冠状動脈

エントリー
（裂孔）

人工血管

①裂孔部位　　②裂孔部位を切除　　③人工血管への置換

▷図4-48　解離性大動脈瘤に対する上行大動脈置換術

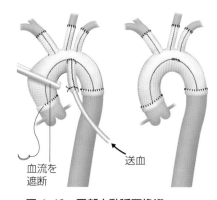

血流を
遮断

送血

▷図4-49　弓部大動脈置換術
弓部大動脈を人工血管に置換した（左）のち，
送血ラインを切除する（右）。

---

plus	**遠隔操作ロボット（da Vinci®）による弁形成手術**

　肋間の小切開で行う低侵襲心臓手術（MICS）は，患者の負担が少なくなる一方で，術野が小さいためにより高度な技術を求められる。そこで，ロボット支援による心臓手術が行われるようになってきた。

　ロボット支援下心臓手術の手順は，人工心肺の確立から大動脈遮断・心停止までは MICS とほぼ同じである。心停止以降の心臓に対する操作がロボットアームを用いて行われる（▷図a）。

　心停止後，ロボットアームを術野に設置したあと，術者はコンソールとよばれる指令装置に移動して遠隔操作でロボットアームを操作する（▷図b）。コンソールの画面上では手術野が3次元画像で拡大モニタされており，細かな作業を行いやすくなっている。またロボットアームは手振れがおきないので，安全で確実な操作が可能である。

　ロボットの導入費用などから現在は実施施設が限られるものの，僧帽弁形成術，三尖弁形成術の2つの術式には保険が適用されている。今後ロボット支援による心臓手術が広がっていくことが期待される。

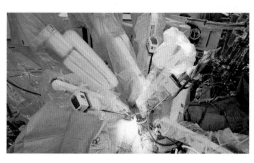

▷図a　術野で作業するロボットアーム

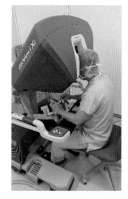

▷図b　コンソールで
操作する術者

瘤への到達法は，下行大動脈上部までなら，胸骨正中切開のみで可能なことが多い。この場合の末梢側吻合時は，**末梢側開放（非遮断）下吻合法** open distal anastomosis が，通常用いられる。

　③**下行大動脈瘤**　左開胸で人工血管置換を行うが，全下行置換を必要とする症例には，2 肋間開胸が必要である。瘤が下行上部に限局している場合には，弓部瘤に準じて正中切開でアプローチが可能である。正中切開の利点は，弓部で大動脈を遮断しないため，壁在血栓や粥状硬化病変の遊離による塞栓症の心配がなく，左開胸の負担もないことである。しかし欠点として，心停止，脳の分離体外循環❶ないし逆行性脳灌流法（◯ 116 ページ）が必要なことがある。

　④**胸腹部大動脈瘤**　腹部分枝再建の必要のない症例では，人工血管置換を行うが，腹部分枝を含んだ瘤では，原則的に人工血管置換・分枝直接再建が行われる。血行再建の必要な腹部の分枝としては腹腔動脈・上腸間膜動脈・左右腎動脈があげられる。人工血管置換の場合は，脊髄麻痺（対麻痺）予防のため，段階的遮断法と積極的な肋間動脈再建を行う。また術中に，**体性感覚誘発電位** somatosensory evoked potential（**SEP**）ないし**運動筋誘発電位** motor evoked potential（**MEP**）をモニタし，術中の低血圧や下半身血流不足にも注意をはらう。

　瘤への到達は，**らせん状切開法** spiral incision で開胸し，腹部は後腹膜アプローチとする。

　⑤**腹部大動脈瘤**　腹部大動脈瘤は総腸骨動脈にも病変が及んでいることが多く，**Y 字型人工血管置換**が原則であるが，直型人工血管置換を行うこともある。瘤が腎動脈以下の場合は，単純遮断で，人工血管置換術を行うが，瘤が腎動脈にかかる場合は，腎動脈の再建が必要である。下腸間膜動脈と内腸骨動脈も可能であれば再建すべきである。

　到達法には，開腹法と後腹膜アプローチ法がある。開腹法は標準的に行われており，瘤への到達が容易で，破裂緊急症例や右総腸骨動脈が瘤状に大きい症例では有用である。後腹膜アプローチ法は，利点として，開腹に伴う合併症がなく，開腹術既往例にも癒着剝離の必要がない。欠点としては，右腸骨動脈の操作がむずかしく，別の切開を加える必要があることである。

◆ 大動脈瘤に対するステントグラフト内挿術

　大動脈瘤は，放置すると破裂にいたる予後不良な疾患であり，従来その治療は，人工血管を用いた置換手術とされてきた。近年，経皮的または経カテーテル的に行える低侵襲術式の**ステントグラフト内挿術** endovascular stent grafting が急速に普及し，非破裂性の胸部大動脈瘤手術のうち 30％弱がステントグラフト内挿術で治療されている。

● **手術適応**　おもな適応は腹部大動脈瘤や外傷性大動脈瘤，胸部下行大動脈瘤などであり，病態や病変の解剖学的所見に基づいて決定される。ごく最近では，大動脈弓部動脈瘤やド＝ベーキーⅢ型（◯ 115 ページ，図 4-52-a）の大動脈解離に対しても行われることがある。

NOTE
❶**脳の分離体外循環**
　弓部大動脈の 3 分枝より別のポンプを用いて脳灌流を行う方法である。

● **術式**　手術はハイブリッド手術室で行われ，円筒状・網目状に組み合わされた形状記憶合金ステントと人工血管を組み合わせたステントグラフトを使用する。これを細く折りたたんでカテーテル内に挿入しておき，大腿動脈や腸骨動脈よりシースを介して挿入し，動脈瘤や血管の亀裂・損傷の場所で遊離し，人工血管を大動脈の内側に密着・固定させる（◉図4-50）。

　問題点としては，動脈硬化や大動脈蛇行などで留置困難な場合があること，グラフトと動脈壁の間隙に存在する血流（**エンドリーク**）の残存などがあげられる。また，長期遠隔成績が不明であることから，適応に関してはいまだ議論のあるところである。

◆ 上行大動脈瘤を伴った大動脈弁輪拡張症に対する再建術

　大動脈弁輪拡張症（◉210ページ）は，上行大動脈の基部を中心とした拡大を示し，通常，上行大動脈瘤，弁輪拡大，大動脈弁閉鎖不全（AIまたは大動脈弁逆流症〔AR〕）の病態を示す。

　マルファン症候群によくみられ，組織所見では嚢胞性中膜壊死を示すことが多い。ときに非特異性大動脈炎においても併発することがある。

● **手術適応**　上行大動脈径，弁輪径と大動脈弁閉鎖不全の程度によって手術適応は決定されるが，上行大動脈径が6cm以上に拡大していれば，大動脈弁閉鎖不全の程度にかかわらず手術を考慮すべきである。本疾患では，しばしば大動脈解離や僧帽弁閉鎖不全を合併していることがあるため，これらの合併症の有無に注意する必要がある。

● **術式**　ベントール Bentall **手術**およびその変法が原則的に行われる（◉図4-51）。

　最近は，瘤の中枢・末梢ともに上行大動脈を離断し，両冠状動脈口もボタン状にくり抜いて**人工弁つき人工血管** valved conduit に吻合する変法（**カレルパッチ** Carrel patch **法**）が行われることが多い。

　冠状動脈入口部の位置が低いときや，炎症・再手術で癒着が高度の場合に

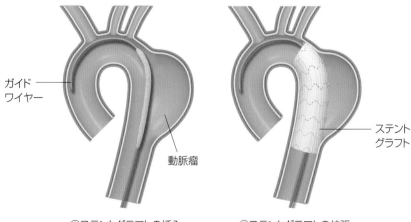

ガイド
ワイヤー

動脈瘤

ステント
グラフト

①ステントグラフトの挿入　　②ステントグラフトの拡張

◉**図 4-50　ステントグラフト内挿術**

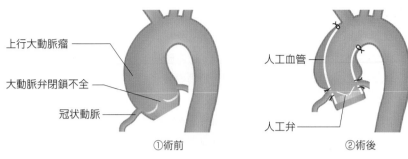

①術前 ②術後

◉図4-51 ベントール手術
人工弁つき人工血管を用い，大動脈弁と大動脈基部を同時に置換する術式をベントール手術とよぶ。左右冠状動脈の再建を必要とし，さまざまな変法が存在する。

は，小口径の人工血管で冠状動脈を再建する**キャブロール** Cabrol **法**や**インターポジション** interposition **法**（**ピーラー** Piehler **法**）を行うこともある。また最近では自己大動脈弁を温存した術式（**デビッド** David **手術**，**ヤクー** Yacoub **手術**）も，症例を選んで行われている。

◆ 急性大動脈解離に対する再建術

● **手術適応**　急性大動脈解離に対する手術適応は，**ド=ベーキー** DeBakey **分類**，**スタンフォード** Stanford **分類**別に検討される（◉図4-52）。Ⅰ〜Ⅲ型に分類されるド=ベーキー分類よりも，最近では，解離の進展度合いに基づいたスタンフォード分類が，予後および治療方針の決定に有用であることから広く用いられている。すなわち，解離が上行大動脈に進展しているものをA型，進展していないものをB型と分類している。

スタンフォードA型（ド=ベーキーⅠ・Ⅱ型）のうち，高度大動脈弁閉鎖不全，心タンポナーデ，破裂，分枝の虚血症状（弓部分枝や腎動脈など）合併例では，緊急手術を行う。A型では，つねに破裂，心タンポナーデ，大動脈弁閉鎖不全の進行，冠状動脈入口部閉塞による心筋梗塞の危険があるため，原則的に早期手術が望ましい。

スタンフォードB型（ド=ベーキーⅢ型）では，基本的に保存的治療を行うが，破裂，拡大傾向，分枝の虚血症状（腸間・腎動脈・下肢）をみとめる例では，緊急手術が必要である。解離の裂孔（エントリー entry）が左鎖骨下動脈の分枝部より2cm以上末梢側にあれば，最近ではステントグラフト内挿術という選択肢も出てきた（◉112ページ）。

● **術式**　手術の目的はエントリーを閉鎖して解離腔への血液流入を防ぎ，解離腔の血栓化・縮小化を期待することである。解離腔の処置は，大動脈を完全に離断して，エントリーを含めて大動脈壁を切除したのち，中枢端・末梢端の真腔壁と偽腔壁を内外2層に帯状フェルトをあてて縫い合わせ，それを人工血管と吻合する方法が一般的である。

真腔壁と偽腔壁を縫い合わせる前に，組織接着のり（GRF glue など）で両者をあらかじめ接着する方法が，止血の点で有利ということで，最近ではよ

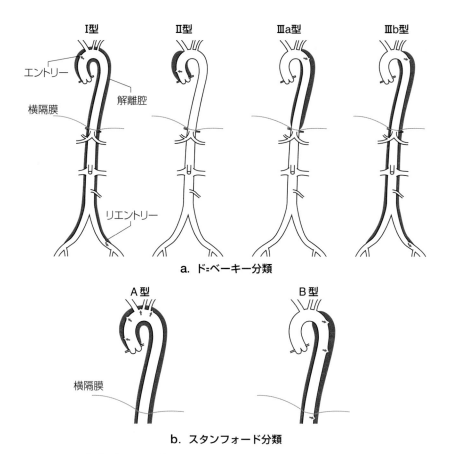

a. ド゠ベーキー分類

b. スタンフォード分類

○図 4-52　大動脈解離の分類

く用いられている。ド゠ベーキー分類ごとの術式は以下のとおりである。

1 **ド゠ベーキーⅠ型**　上行大動脈の人工血管置換が原則であるが，マルファン症候群や比較的若年者では，一期的❶に上行弓部全置換を行うこともある。大動脈弁閉鎖不全を伴う症例では，大動脈弁釣り上げ術を行うが，大動脈弁輪拡張症合併例などではベントール手術を行う。

2 **ド゠ベーキーⅡ型**　解離が上行大動脈に限局しているもので，頻度は比較的低い。人工血管を用いて上行大動脈置換を行うが，大動脈弁閉鎖不全合併例ではⅠ型と同じ術式を行う。根治性が得られる手術である。

3 **弓部型**　エントリーが弓部にある大動脈解離であり，限局型は通常の弓部大動脈瘤と同じ術式で根治性がある。広範型は上行弓部全置換を行う。

4 **ド゠ベーキーⅢ型**　解離が胸腔内にとどまるⅢa 型は，病変部を切除して人工血管置換を行い，根治性が得られる。広範型のⅢb は，エントリーを中心とした下行大動脈の人工血管置換を行う。いずれの場合も下行大動脈下半の人工血管置換の場合は，脊髄麻痺予防のために肋間動脈の再建を行うべきである。

◆ **大血管再建術時の補助手段**

　大動脈瘤の手術に際しては，大動脈遮断時の全身血流あるいは臓器血流を

⌷NOTE
❶疾患に対する根治術を一時に行うことを一期的手術とよぶ。

維持するための補助手段が必要である。補助手段は，疾患および術式により使い分けられるが，胸部大動脈瘤ではほとんどの症例で必要である。

　□1□ **完全体外循環**　上行大動脈を含む瘤の手術では全例に用いられる。送血は大腿動脈から逆行性に行うことが多いが，I型解離では真腔が圧迫されて上半身の血流が得られないことがあるため，この場合，腋窩動脈や鎖骨下動脈から順行性に送血をする。胸部下行動脈瘤群で超低体温循環停止法を用いるときにも行われる。

　□2□ **分離体外循環**　弓部瘤群や，上行瘤で弓部分枝に病変がかかるもの，下行起始部瘤で正中切開アプローチの症例に用いる。送血は大腿動脈，右の腋窩ないし鎖骨下動脈，左総頸動脈から行い，両浅側頭動脈で圧モニタし，脳灌流量は 300〜500 mL/分で圧を 40〜60 mmHg に保つ。

　□3□ **部分体外循環**　下行大動脈瘤，胸腹部大動脈瘤，ド゠ベーキーⅢ型解離に用いられる。脱血は大腿静脈や肺動脈から行い，大腿動脈から送血する。

　□4□ **一時的体外バイパス**　下行瘤群に第一選択として用いられる。人工血管を使用する場合（腋窩または鎖骨下動脈から大腿動脈へ人工血管で一時的なバイパスを作成）と，遠心ポンプを使用する場合（左房または下行大動脈の中枢側から脱血し，大腿動脈から送血する）があるが，後者のほうが簡便で，流量も確実なため，最近では遠心ポンプが多用されている。

　□5□ **脳血流の維持法**　超低体温循環停止の際や弓部分枝再建時，あるいは末梢側開放（非遮断）の吻合法を行う際の脳血流維持法としては，順行性送血の**選択的脳灌流法**と，静脈系から逆行性に送血する**逆行性脳灌流法**がある。順行性の場合は塞栓症の危険性が多少あり，また逆行性の場合は血流分布異常の危惧があるため，低体温法の補助手段と考えるべきであろう。

5 ▌血栓除去術

　四肢動脈の急性閉塞に対して行われる緊急処置である。四肢急性動脈閉塞の病因としては，塞栓症 embolism と血栓症 thrombosis があるが，塞栓症のほうが多い。

　塞栓の 90% 以上は心臓に由来する血栓であり，心房細動や心筋梗塞でよくみられる。そのほかにも，アテローム性プラークの破片，脂肪，腫瘍，感染による疣腫 vegetation[1]も栓子となることがある。

　一方，血栓症はもともと血管壁に動脈硬化や動脈瘤などの病変があり，そこに二次的に血栓が生じ，動脈が閉塞する。その他，動脈カテーテルの刺入部や，後述する大動脈内バルーンパンピング挿入部にも生じることがある。

● **手術適応**　四肢動脈が急激に閉塞し，四肢虚血を生じた場合に行われる。四肢の疼痛や脈拍の消失，蒼白，知覚障害，脱力感，運動麻痺が特徴的な症状で，阻血が進むと壊死にまで進行するため，早期治療が必要である。

　発症後 6 時間以内がゴールデンタイムといわれており，この時間内に手術を行うと成績がよい。

● **術式**　診断がつきしだい，二次的な血栓形成を予防するために，ヘパリンを投与する。フォガティ Fogarty バルーンカテーテルで塞栓（血栓）除去術

□ NOTE
●疣腫
　感染性心内膜炎によって，弁膜やその支持組織に形成されることのある細菌の塊である。

を行う。局所麻酔ででき，手術侵襲は少ない。下肢は総大腿動脈，上肢は肘部上腕動脈より行う。血栓症はバルーンカテーテルによる血栓除去術だけでは不十分で，通常はバイパス術あるいは血栓内膜摘除術が必要である。

　広範な筋壊死が進行した状態の下肢に血行再建すると，壊死筋よりミオグロビンやカリウムなどが流出し，腎不全・高カリウム血症・代謝性アシドーシス（代謝性腎筋症候群 myonephropathic metabolic syndrome〔MNMS〕）をきたす。MNMS の死亡率は高いため，発症が危惧されるときは，下肢切断が優先される場合もある。

3 補助循環装置

　各種の治療法に反応しない高度心不全例では，全身循環を良好に維持し，不全心の回復をはかるため，機械的循環補助が必要となる。現在，臨床応用されているおもな補助循環法としては，圧力補助手段としての大動脈内バルーンパンピング（IABP）と，流量補助手段としての経皮的心肺補助（PCPS）および補助人工心臓（VAD）がある。

1 大動脈内バルーンパンピング intra aortic balloon pumping（IABP）

● **適応**　大動脈内バルーンパンピング（IABP）は，心筋の機能障害に対し用いられる機械的な補助循環装置である。IABP では，大腿動脈よりバルーンつきカテーテルを左鎖骨下動脈直下の胸部下行大動脈に挿入し，心電図と同期させ心拡張期にバルーンをふくらませ，収縮期にしぼませる❶（◯図 4-53）。

　バルーンの容量は 30〜40 mL で，バルーンをふくらませるのにヘリウムガスが用いられる。

　この方法により，収縮期には末梢血管抵抗が低下して後負荷が減少し，拡張期血圧は上昇して冠血流量および脳血流量が増加し，大動脈への血液駆出が容易となる。冠循環の改善と，心筋酸素消費量ならびに心仕事量の減少により，心機能の回復がはかられる。この方法は外科的治療へのつなぎとして，あるいは心機能改善までの一時的治療として用いられている。

▶MOVIE
❶左室とバルーンの動き

2 経皮的心肺補助 percutaneous cardiopulmonary support（PCPS）

● **適応**　経皮的心肺補助（PCPS）は，短期的な循環補助（流量補助）を目的とする**静脈−動脈バイパス** veno-arterial bypass（**VAB**）の一形態であり，IABP 補助の限界をこえる重症心不全やポンプ失調に適応される。

　また，PCPS は IABP とともに，心臓カテーテル室などで 10 分以内に患者に装着可能で，しかも移動可能な装置である。そのため，救急蘇生，緊急時の循環補助や PCI 時の循環補助などにも用いられる。

● **術式**　PCPS では，経皮的に大腿静脈より下大静脈→右房→上大静脈にまで挿入された外径 7〜8 mm の脱血管（カニューレ）より静脈血を吸い出し，

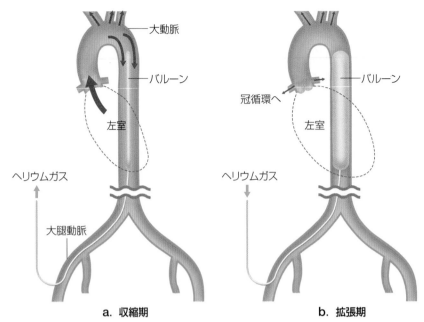

a. 収縮期　　　　　　　　　　　b. 拡張期

◉図 4-53　大動脈内バルーンパンピング

MOVIE

---

plus

経皮的補助循環用ポンプカテーテル（IMPELLA®〔インペラ〕）

　経皮的に心臓内に留置可能なカテーテル式軸流ポンプである IMPELLA®（インペラ）が，2017 年より保険適用になった。心原性ショックや薬物治療抵抗性の急性左心不全に対して用いられる。

　インペラはカテーテルの中に超小型のモーターを内蔵している。大腿動脈からインペラを左心室まで挿入し，左心室内に吸入口，大動脈内に吐出口がくるように設置する。左心室内の吸入口からモーターによって血液を吸い込み，大動脈内の吐出口から上行大動脈に送り出すことで，体循環を補助する（◉図）。

　インペラにより左室圧容量負荷が減少し，左室は仕事がらくになるので心筋酸素消費量軽減効果がある。重篤なショック症例や，低酸素血症ならびに右心不全を合併している場合には，PCPS と併用されることもある。

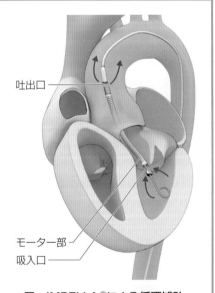

◉図　IMPELLA®による循環補助

左室内に位置するポンプが吸入口から血液を吸い上げ，大動脈内に位置する吐出口から送り出すことで，左室の負荷を軽減する。

人工肺を通過させることで酸素化する。酸素化された血液は，経皮的に大腿動脈より外腸骨動脈に挿入された外径 4 mm 程度の送血管からポンプにより強制的に送り込まれる。これらの工程によって，PCPS は心臓と肺のかわりをする。

3 補助人工心臓 ventricular assist device（VAD）

人工心臓とは，低下した心臓のポンプ機能を補助する機械的血液ポンプシステムである。大きく分けて自己心臓を摘出して装着する**完全置換型人工心臓** total artificial heart（**TAH**）と，自己心臓近傍に血液ポンプを装着する**補助人工心臓**（**VAD**）がある。

● **VAD の種類**　VAD には，体外型と植込み型の 2 種類がある。

① **体外型**　空気駆動式で拍動流を発生させ，以前は緊急症例に使用され

---

plus｜心臓移植

心臓移植の適応は，重症の慢性的心不全を示す心臓病で，余命が約 1 年以内ときわめて不良な場合とされている。現在，全世界で，年間 2,000〜3,000 例の心臓移植が行われているが，心臓移植適応症例の過半数は，予後の不良な拡張型心筋症（● 214 ページ）である。

わが国における心臓移植は，心臓提供者（ドナー）不足から，かつては年間 5〜10 例前後と少なかったが，「臓器の移植に関する法律」（臓器移植法）が 2009 年に改正，2010 年 7 月に施行されたことによってドナーが増加し，年間 30〜60 例施行されるようになっ

ている（●図）。

しかしながら，心臓移植希望者の日本臓器移植ネットワークへの登録者数は，毎年 150 人以上あり，平均の心臓移植待機期間は 1,800 日前後となっているなど，ドナー不足は依然として続いているのが現状である。

わが国の心臓移植の成績は，免疫抑制薬の進歩により，5 年生存率 93.3%，10 年生存率 88.6%であり，国際移植学会による海外の成績（10 年生存率 60%）に比してきわめて良好である。また，心臓移植を受けた患者の約 6 割以上が社会復帰をしている。

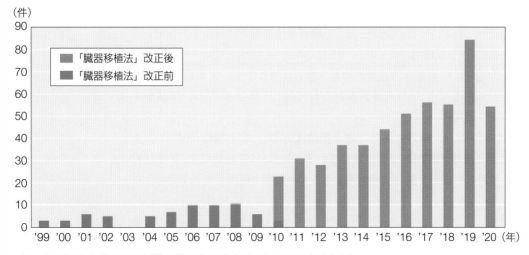

●図　わが国の心臓移植症例数の推移（1991 年 1 月〜2020 年 12 月）

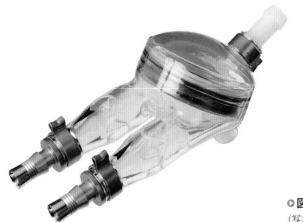

▶**図4-54　EXCOR®**
（写真提供：Berlin Heart GmbH）

ていたが，現在はほとんど使用されていない。植込み型が使用できない小児
に対しては，現在も使用されている（▶図4-54）。人工心臓本体が体外にある
ため，太い送脱血ライン留置部の感染や血栓症により長期使用には限界があ
り，大きな駆動装置が必要で在宅管理も困難である。代表的な製品は
EXCOR®である。

　②**植込み型**　待機的もしくは体外型の植込み後に安定した症例に使用さ
れ，多くは定常流である（▶図4-55）。わが国でも最長3年以上もの長期装着
例が報告されている。駆動装置もコンパクトであり，細い駆動ラインのみが
皮膚を貫通しているため，感染のリスクは低く，在宅管理も可能である。体
表的な製品として，国産のエヴァハート EVA HEART®，外国製のジャー
ビック Jarvik® 2000型，ハートメイト Heart mate 3®型などがあり，使用
されている。

●**適応**　もともと人工心臓は，主として心臓移植待機患者に対する補助循
環システムとして，研究・開発が行われてきた。つまり，ドナーがあらわれ
るまでに患者の循環動態が悪化し，腎臓や肝臓などの臓器機能に不可逆的な
障害をきたすことのないように橋渡し（ブリッジ）をする役割である。

　そのため，わが国では，原則として心臓移植待機患者に対してのみ用いら
れている（**ブリッジ使用**）。

　しかし近年，心臓移植の適応外である患者に対しても，生命維持とQOL
向上を目的として，VADの植込みが行われるようになっている（**デスティ
ネイション使用**）。

●**術式**　VADは，病態に応じて**左心補助**（**LVAD**），**右心補助**（**RVAD**），あ
るいは**両心補助**（**BiVAD**）として施行される。VADは，心機能を100％代行
できる循環補助能力を有し，冠循環を含む全身循環や肺循環を正常化できる
能力をもっている。

　臨床的には，左室ポンプ失調が問題になることが多いため，VADのなか
では，LVADの頻度が最も多い。

　VADの装着は，通常，開胸下体外循環施行のもとで行われ，LVADでは，
脱血管を左室心尖に装着し，送血管は上行大動脈に装着する（▶図4-55-b）。

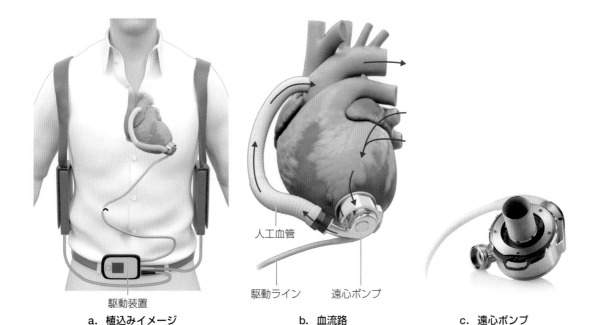

人工血管

駆動ライン　　遠心ポンプ

駆動装置

a. 植込みイメージ　　　　　　**b. 血流路**　　　　**c. 遠心ポンプ**

▶**図 4-55　植込み型補助人工心臓**
小型の遠心ポンプにより左心室心尖部より脱血して，人工血管を介して上行大動脈に送血する。
（写真提供：アボットメディカル合同会社）

RVAD は脱血側が右心房，送血側が肺動脈に装着される。

　送血用ポンプは胸壁近傍の体外に設置され，これが制御駆動装置につなげられる。

　長期使用における合併症予防の観点から，最近では LVAD の脱血管は左室心尖に装着されることが多く，また送血用ポンプは体内植込み型が主流となっている。

🖋 **work**　復習と課題

❶ 初診の患者に対して，どのように問診するか述べなさい。

❷ 聴診器はどのように使い，なにを観察するのか説明しなさい。

❸ 胸部 X 線検査で中央陰影の各弓は，なにに相当するか説明しなさい。

❹ 正常な誘導心電図波形を示し，第Ⅱ誘導の波形上に名称を記しなさい。

❺ 次の文章を読み問いに答えなさい。

　　心臓カテーテル法について次のうち正しい組み合わせはどれか。

　（1）CAG を行う場合，患者の左鼠径部を穿刺して行う場合が多い。

　（2）CAG の場合，必ず造影剤を注入する。

　（3）肘部や手首から穿刺してカテーテルを挿入する場合もある。

　（4）CAG ではカテーテルを逆行性に挿入する。

　（5）CAG を行う場合，必ず右心カテーテルを行う。

　a.（1），（2），（3）　b.（1），（2），（5）　c.（1），（4），（5）
　d.（2），（3），（4）　e.（3），（4），（5）

❻ 人工心肺を用いる手術で低体温法を併用する理由を述べなさい。

❼ 周術期における呼吸管理のモニタとしておもなものをあげなさい。

❽ 周術期における循環管理のモニタとしておもなものをあげなさい。

❾ 周術期における腎機能管理のモニタとしておもなものをあげなさい。

❿ 冠状動脈バイパス術に使用するグラフト材料をあげなさい。

⓫ 機械弁と生体弁の違いと，それぞれの特徴について説明しなさい。

⓬ 大動脈瘤の手術にはどのようなものがあるか説明しなさい。

⓭ 補助循環装置の目的と種類について述べなさい。

第 5 章

疾患の理解

A 本章で学ぶ循環器疾患

　循環器系は，全身に血液を送る心臓，心臓から送り出される血液を運ぶ動脈，心臓に戻る血液を運ぶ静脈からなる[❶]。

　心臓には，ポンプの機能を果たす心筋，心筋を栄養する冠状動脈，4つの部屋と血管をそれぞれ区切る弁，ポンプのリズムを決める電気的な経路である刺激伝導系という4つの構造がある。また，心臓は心膜という膜で包まれ，周囲の臓器との摩擦が少なくなるよう，また位置の逸脱がおこらないようになっている。

□NOTE
❶本書では，リンパ系疾患についても取り上げる。

◆ 心臓の構造の障害によりおこる疾患

　心臓を構成する構造に障害がおこると，心臓は正常なはたらきができなくなる（◐図5-1）。

●**冠状動脈の狭窄，閉塞**　心臓は全身に血液を送り出すが，心臓自身にも血液が必要である。冠状動脈は心筋に栄養を供給するために心臓の表面にある動脈である。この冠状動脈が狭窄あるいは閉塞すると心筋への血液供給が不十分となり，結果として心筋のはたらきがわるくなり，ポンプ機能の低下にいたる。このように心臓への血液供給が減少・途絶する疾患を**虚血性心疾患**という。

　血液供給の途絶が一過性で，心筋壊死を残さないものを**狭心症**という。一方で，血液供給が長時間にわたって途絶えると，心筋が壊死することもある。これを**心筋梗塞**といい，冠状動脈の内腔が突然完全閉塞して発症する**急性心筋梗塞**は，発症後急速に心筋が壊死して，経過によっては致命的となる可能

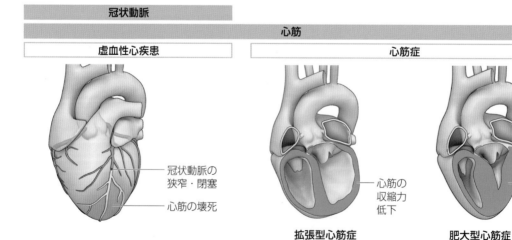

冠状動脈		
心筋		
虚血性心疾患	心筋症	

冠状動脈の
狭窄・閉塞

心筋の壊死

心筋の
収縮力
低下

心筋の
肥大

拡張型心筋症　　　　　　　　　　　　肥大型心筋症

冠状動脈の狭窄・閉塞により，心筋への血液供給が不十分になる。心筋障害が可逆的なものを狭心症，不可逆的なものを心筋梗塞という。

心拡大が進む心筋症を拡張型心筋症，心筋壁が肥大する心筋症を肥大型心筋症という。いずれも最終的には左室のポンプ機能が障害される。

◐**図5-1　心臓の構造とその障害により引きおこされる疾患**

性もある。

● **心筋の障害**　虚血性心疾患や，心筋に異常がおこる**心筋症**などによって，心筋のポンプ機能が低下すると，全身への血液供給量が少なくなる。また，拍出しきれない血液が心臓にたまってしまう。拍出しきれない血液が心臓にたまることで，軽い労作でも息切れや呼吸困難のような症状が引きおこされている状態を，**心不全**という●。

● **弁の障害**　心臓には4つの弁があり，心臓内の血流を滞りなく一方向性に循環させるのに重要な役割を果たしている。弁がうまく閉じなければ，血液は逆流し，弁の開放が不十分であれば，血液はスムーズに流れることができない。弁膜の変形によって，弁の作用が障害され，血流に異常が生じたものを**弁膜症**という。

　どの弁が障害されているかによってあらわれる症状は異なるが，血液を流すために心臓に負担がかかるため，進行すると心不全を引きおこす。また，変形した弁膜には細菌が付着しやすくなり，**感染性心内膜炎**をおこすこともある。

● **刺激伝導系の異常**　心筋がリズムよく収縮と弛緩を繰り返すことで，血液が全身へと送られる。刺激伝導系に異常がおこると，心拍が異常に早くなったり，脈がとんだりする。あるいは心停止をおこし，死にいたることもある。このようにリズムの乱れた心拍動を**不整脈**という。

● **心膜の異常**　心膜は二重の袋状の構造で心臓を包み込んでおり，心臓への過剰な血液の流入を防ぐはたらきがある。心膜の炎症性病変を**心膜炎**という。心膜炎がおこると心膜の伸展性が失われ，心膜腔に貯留した体液や血液によって心臓が圧迫されることにより，ポンプ機能が低下することがある。

　また，心膜腔に液体が貯留し，心室への充満を阻害する量に達すると，**心**

NOTE
●心筋症は無症状で発見されるものも少なくない。一方で，心不全で入院した患者の原因疾患として，心筋症が発見されることもある。

弁	刺激伝導系	心膜
弁膜症・感染性心内膜炎	不整脈	心膜炎・心タンポナーデ

弁

大動脈弁狭窄

僧帽弁閉鎖不全

刺激伝導系

電気興奮の旋回
（リエントリー）

洞結節の
自動能の
異常

異常な電気
興奮の発生

伝達の遅延や途絶
（ブロック）

心膜

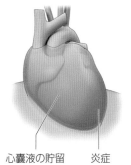

心囊液の貯留　　炎症

弁が十分に開かず血液の流れが阻害されるものを狭窄症，弁の閉鎖不全により血液が逆流するものを閉鎖不全症という。図のように僧帽弁に閉鎖不全がおこると僧帽弁閉鎖不全症，大動脈弁に狭窄がおこると大動脈弁狭窄症とよばれる。

異常な電気興奮の発生や刺激伝達系の伝導の障害などによって，不整脈が生じる。

突然発症する急性心膜炎と，慢性心膜炎がある。心膜腔への液体の貯留が心室への充満を阻害する量に達すると心タンポナーデとなる。

タンポナーデになる。

● **心臓の構造の異常**　胎生期に心臓の内部や周辺に発生・形成異常をきたす疾患を**先天性心疾患**という。胎児期には問題がなくても，出生し，肺呼吸を始めることで循環経路がかわり，症状がおこる疾患もある。

　近年は，新生児期，小児期に手術治療を受けた患者が成人したあとに，心不全や治療が必要な不整脈を呈する状況に遭遇することも少なくなく，**成人先天性心疾患**とよばれる。

◆ 血管の異常によりおこる疾患

　動脈は心臓から全身へ，静脈は全身から心臓へ血液を運ぶ管である。これらの管が狭窄や閉塞をおこすと，血液を適切に運ぶことができなくなる。どこに狭窄や閉塞がおこるかによって，さまざまな疾患をきたす。また，動脈は動脈壁の変性によって異常に拡張し，**動脈瘤**を形成することがある。

◆ 肺の異常によりおこる疾患

　心臓は肺と密接なつながりがある。全身から戻ってきた血液は右心室から肺へ送られる。肺の機能的・構造的異常によって，右心室から肺へと血液を送り出すことに負荷がかかるようになると，より血液を送り出せるようにと右心室に拡張や肥大が生じる。このような病態を**肺性心**という。

◆ 循環器疾患の危険因子と動脈硬化

　循環器疾患の危険因子として，高血圧，脂質異常症，糖尿病などがあげられる（◎図5-2）。これらの危険因子の共通点は自覚症状がないまま進行し，やがて**動脈硬化**を引きおこすことにある[1]。

● **高血圧**　血流が血管壁に与える圧力を血圧といい，動脈壁への圧力が高まった状態を**高血圧**という。血圧が高くなると，血管壁に負担がかかり動脈硬化が進行する。また，逆に動脈硬化により血管の柔軟性が失われることで，高血圧をさらに助長することにもつながる。

　高血圧の原因には遺伝的因子・環境因子のほかに，血圧を調整するはたらきをもつ腎臓や内分泌器官の異常があげられる。

● **脂質異常症**　脂質異常症とは，血液中の脂質が増えすぎた状態のことである。とくに脂の一種であるLDLコレステロールが増えすぎた状態が続くと，LDLコレステロールが動脈の内膜に沈着して血管壁の中に入り込む。これがふくらむことで（これを動脈硬化巣〔プラーク〕という），結果として血管内腔を狭くすることにつながり，不安定プラークの進展に関与していることが知られている。

● **糖尿病**　血糖コントロール不良の糖尿病は，非常に強い動脈硬化のあらわれである血管壁の石灰化につながることが知られている。

　このような危険因子により，動脈硬化は自覚症状がないまま進んでいく。冠状動脈に動脈硬化がおこり，冠状動脈に狭窄をきたすと，胸痛がおこり狭心症として顕在化する（◎図5-2）。また，冠状動脈のプラークが破綻して血

□NOTE
[1] 動脈には血流の高い圧力がかかるため，30歳ごろには多くの人で軽い動脈硬化がみられるといわれている。

栓ができ，突然心筋梗塞を発症して動脈硬化に気がつくこともある。

◆ 心疾患の最終形としての心不全

　動脈硬化からさまざまな循環器疾患が引きおこされるが，多くの循環器疾患の最終形は心不全という状態となり，結果として死にいたる（●図5-2）。

●**動脈硬化から循環器疾患の発症まで**　冠状動脈の狭窄や閉塞によっておこる虚血性心疾患は，心筋のポンプ機能を障害するため，心不全につながる。また，動脈硬化の1つの表現型として心臓の弁に石灰化が生じることがある。なかでも，大動脈弁に石灰化をきたして開きがわるくなると，狭くなった弁を通して心臓が血液を送り出さなければいけなくなり，心臓の仕事量が増えることで心筋に負担がかかり，心不全にいたることがある。

　このように，循環器疾患は動脈硬化から心不全にいたる1つの流れとしてとらえることもできる。

●**心不全から死にいたるまで**　心不全には，急激に心不全にいたる**急性心不全**と，心臓のポンプ機能の低下に対して，交感神経やレニン-アンギオテンシン-アルドステロン（RAA）系の活性化によって血圧を維持しようとしておこる**慢性心不全**がある。

　急性心不全は，心拍出量の低下が著しいと，血圧が維持できず，致命的な状態に陥ることもある。慢性心不全は代償機構によりある程度安定した状態であるが，しだいに急性増悪としての急性心不全を繰り返すようになる。末期には，安静時にも症状があらわれるようになって，やがて死にいたる。

　今後の超高齢社会において，心不全患者が高齢化し，予後不良により入退院を繰り返す患者が増加すると予測されている。そのため，心不全患者の在宅での管理や緩和ケアにも注目が集まっている。

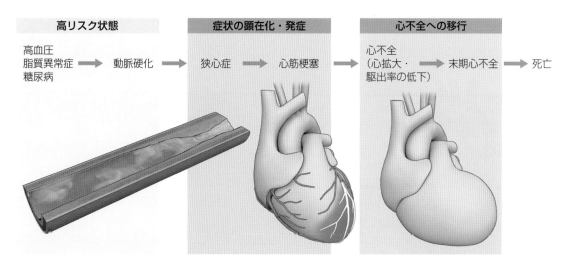

●図5-2　心血管疾患の連続性の一例
高血圧・脂質異常症・糖尿病といった危険因子により動脈硬化が引きおこされる。動脈硬化により，狭心症や心筋梗塞をはじめ，さまざまな循環器疾患があらわれる。多くの循環器疾患は，心臓のポンプ機能を障害し，心不全へと移行する。心不全に移行すると，急性増悪を繰り返し，やがて死にいたる。

B 虚血性心疾患

　虚血性心疾患とは，冠状動脈がなんらかの原因により狭窄あるいは閉塞し，心筋への冠血流が減少あるいは途絶することによって，胸痛をはじめとする症状が発生する疾患群である。近年は，病態の本質が冠状動脈壁に出現した動脈硬化巣（**アテローム性プラーク❶**）であると明らかになったことから，**冠状動脈疾患** coronary artery disease（**CAD**）ともよばれるようになっている。

1 分類

　虚血性心疾患は，冠血流の障害による心筋障害が可逆的か非可逆的かによって，**狭心症**と**心筋梗塞**に分類される。また病態の安定性から，**安定冠状動脈疾患** stable CAD❷と**急性冠症候群** acute coronary syndrome（**ACS**）にも分類される（▶図 5-3）。

▌心筋障害の可逆性による分類

　① **狭心症** angina pectoris（**AP**）　心筋障害が一過性で，心筋壊死を残さない疾患である。誘因，発生機序，胸部症状の有無❸，臨床経過によって分類され，治療方針や予後が異なる（▶表 5-1）。

　② **心筋梗塞** myocardial infarction（**MI**）　長時間持続した血流障害のために，心筋障害が進行性に出現して一部は非可逆的な心筋壊死を生じ，ときに致死的となる病態である。発症からの時間経過，心電図上の ST 変化，梗塞の深達度，梗塞発生部位によって分類され，それぞれ治療手段や予後が異なる（▶表 5-2）。

▌病態の安定性による分類

　① **安定冠状動脈疾患** stable CAD　発作のおこり方や血行動態が，安定した状態にある虚血性心疾患である。発作の出現する閾値（労作の強度）が一定

□**NOTE**
❶アテローム性プラーク
　動脈内皮への脂質の沈着やマクロファージの集積によりおこる肥厚性病変のこと。粥腫，アテロームあるいはプラークとよばれることもある。

□**NOTE**
❷慢性冠症候群 chronic coronary syndrome（CCS）という用語が使用されることもある。
❸胸部症状のない狭心症
　一過性の心筋虚血を繰り返しているにもかかわらず，糖尿病患者や高齢者では胸部症状が少ない，あるいは無症候性のことがある。疼痛の閾値があがっていることなどが原因と考えられ，このような病態を無症候性心筋虚血 silent myocardial ischemia（SMI）とよぶ。

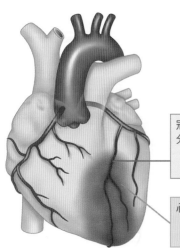

冠状動脈の病変の安定性による分類
- 安定冠状動脈疾患
- 急性冠症候群

心筋障害の可逆性による分類
- 狭心症
- 心筋梗塞

▶**図 5-3　虚血性心疾患の分類と視点**

●表5-1　狭心症の分類

分類の視点	名称	特徴
発作の誘因による分類	労作性狭心症	労作時に発作がおこる。
	安静時狭心症	安静時に発作がおこる。多くの場合，冠攣縮性狭心症と同義。
発生機序による分類	器質的狭心症	器質的な冠状動脈狭窄をみとめる。
	冠攣縮性狭心症	冠状動脈の痙攣(攣縮)が原因である。
典型的な胸部症状の有無による分類	顕性狭心症	発作時には必ず胸部症状を伴う。
	無症候性心筋虚血	高齢者，神経障害を合併した糖尿病患者などに多い。
臨床経過による分類	安定狭心症	発作の出現する閾値や頻度が一定である。
	不安定狭心症	発作の出現する閾値が急速に低下している，あるいは発作の出現頻度が増えている。

●表5-2　心筋梗塞の分類

分類の視点	名称	特徴
発症からの時間経過による分類	急性心筋梗塞	発症後 72 時間以内。
	亜急性心筋梗塞	発症後 72 時間〜30 日。
	陳旧性心筋梗塞	発症後 30 日以降。
心電図上の ST 変化による分類	ST 上昇型心筋梗塞	心電図上 ST の上昇がある。
	非 ST 上昇型心筋梗塞	心電図上 ST の上昇がない。
梗塞の深達度による分類	貫壁性梗塞	異常 Q 波をみとめる。
	非貫壁性梗塞	異常 Q 波をみとめない。
梗塞発生部位による分類	前壁(前壁中隔)梗塞	梗塞部位によって，心電図上の変化がみられる誘導が異なる。
	下壁梗塞	
	側壁梗塞	
	後壁梗塞	
	右室梗塞	

な**安定狭心症**と，発症後長期間が経過して状態の安定した**陳旧性心筋梗塞**
old myocardial infarction(**OMI**)がここに属する。

　②**急性冠症候群** acute coronary syndrome(ACS)　発作の発生頻度や閾値
が急激に変化する**不安定狭心症**は，ときに血行動態が急速に悪化して**急性心
筋梗塞**さらには**心臓突然死**に移行する。これらはアテローム性プラークの破
綻と血栓形成に関連した一連の現象としてとらえられており，**急性冠症候群**
と総称される。

2 安定冠状動脈疾患

a 労作性狭心症

　動脈硬化によって冠状動脈の内腔に狭窄が存在すると，運動などで心筋の酸素消費量が増した際，狭窄より末梢側の心筋で血液（酸素）の需要と供給のバランスがくずれて虚血となり，胸痛などの症状（**狭心発作**）を生じる（◯図5-4）。このようにしておこる狭心症を**労作性狭心症**といい，冠状動脈の内腔が75％以上狭くなると発症するといわれている。

1 症状・所見

　労作性狭心症では，安静時には症状がなく，労作時に限って胸痛などの症状があらわれる。労作によって胸痛が出現しても，ほとんどの場合，胸痛のきっかけとなった労作を中止したり休息をとったりすれば，増加した心筋の酸素消費量がもとに戻り，心筋の虚血が寛解して痛みもなくなる。

▋ 重症度分類

　労作性狭心症の重症度分類では，1972年に提唱された，**カナダ心臓血管学会** Canadian Cardiovascular Society（**CCS**）**分類**が有名である（◯表5-3）。

　この分類では，駅の階段で朝だけに狭心症がおこる場合は2度，歩道橋の階段を昇るときにおこる場合は3度程度と考えてよい。

▋ 狭心症による胸痛

　狭心症の疑いがある場合は，問診によって胸痛の特徴を聞き出す。

　□1 **経過**　痛みが徐々に始まり，数分間で最高に達し，徐々に消失する。

　□2 **部位**　胸部に不快感，あるいは絞扼感，圧迫感などがあることが多い。とくに，胸部のうち胸骨部（裏面）に痛みがあることが多い。

　□3 **放散痛**　しばしば，左上腕から前腕尺骨側に向けて広がるような痛み（放散痛）がみとめられる。放散痛は，両側の上肢に同時にみとめられる場合もある（◯319ページ，図6-8）。

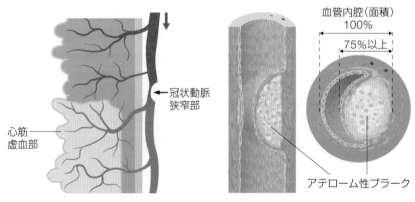

◯図5-4　労作性狭心症の病態と血管断面
冠状動脈に生じたアテローム性プラークにより血管内腔が狭窄し，心筋虚血となる。

◎表5-3　カナダ心臓血管学会(CCS)分類

重症度	特徴
1度	歩いたり，階段を昇ったりするような通常の労作では狭心症はおこらない。仕事やレクリエーションでの激しい長時間にわたる運動により，狭心症が出現する。
2度	日常の生活ではわずかな制限がある。①急いで歩いたり，②急いで階段を昇ったり，③坂道を昇ったり，④食後，寒い日，風の日，感情的にイライラしたとき，起床後数時間の間に歩いたり，階段を昇ると狭心症がおこる。3ブロック[1]以上歩いたり，1階から3階までふつうの速さで昇ると，狭心症がおこる。
3度	日常生活の著明な制限がある。1〜2ブロック[1]歩いただけで狭心症が生じ，1階から2階まで昇るだけで，狭心症が生じる。
4度	どのような肉体的活動でも狭心症がおこる。安静時に胸痛があることもある。

1)アメリカやカナダの市内の1ブロックは，約70〜100mである。

　放散痛や関連痛は，頸部・下顎部・咽頭部に向けておこることがあるが，下顎より上方や，心窩部より下方におこることはまれである。また，狭心痛の部位や放散の方向は，心筋の障害部位とは無関係である。

狭心症ではない胸痛

　狭心症ではない胸部症状には以下があり，問診によって鑑別が可能である。
(1)5秒以下，あるいは20〜30分以上持続する症状
(2)1回深呼吸することでおきたり増悪したりする不快感
(3)数秒間横になることによって改善する不快感
(4)体幹や腕を1回動かすことによっておこる不快感
(5)水や食物を飲み込むことにより数秒以内に改善する不快感
(6)胸壁の圧痛を伴う痛み

　そのほか，「鋭い」「刺すような」「焼けるような」と表現される痛みが数秒間隔で出没する場合や，胸痛が30分以上〜数日間持続する場合も，狭心症である可能性は低い。

ニトログリセリンに対する反応

　労作性狭心症では，通常，**ニトログリセリン1錠**(0.3mg)を舌下投与すると，数分以内に症状が寛解する(◎35ページ)。投与直後に症状が消失したり，消失まで10分以上かかったりする場合，狭心症であるとは考えにくい。

2 検査

　狭心症が疑われる場合には，以下の検査を行って診断を確定する。

標準12誘導心電図

　外来を訪れる労作性狭心症患者は，外来受診時には胸痛がなく，そのときに記録した心電図も正常所見であることが多い(◎図5-5-b)。
　発作中の心電図が記録できれば診断に非常に有用である。発作中の心電図所見としては，ST低下，T波の陰転化などがある(◎図5-5-a，5-6)。

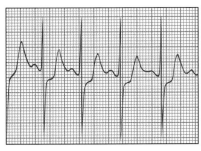

|a. 発作時|b. 安静時（非発作時）|

▶ **図 5-5　労作性狭心症の心電図**
62 歳の男性が歩行時に胸痛を訴えたときの心電図である。(a)は発作時の心電図で，心拍数の増加とともに，著明な ST 部分の低下がみられる。(b)は安静時（非発作時）の心電図で，ST 部分は基線上に戻っている。

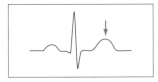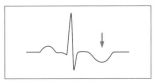

|a. 通常の T 波|b. T 波の陰転化|

▶ **図 5-6　T 波の陰転化**
陰転化とは，通常とは逆向きの T 波があらわれることをさす。陰転化した T 波のうち，お椀型で左右対称のものを冠性 T 波とよぶ。

▌ 運動負荷心電図

　無症候性の場合や，病歴から狭心症かどうかを判断しにくい場合，ACS は否定できるがその他の虚血性心疾患を除外しなければならない場合などでは，まず運動負荷心電図が行われる。近年は，ブルース法によるトレッドミル試験を行うことが一般的である（▶ 60 ページ）。

　1 負荷試験中に狭心発作が出現する場合　ST-T の変化がみられれば，診断は確定的である。水平型あるいは下降型の ST 低下が 2 mm（0.2 mV）以上みとめられれば，虚血性心疾患の検出率は 90%と高い（▶ 図 5-7）。

　2 負荷試験中に狭心発作が出現しない場合　水平型あるいは下降型の ST 低下が 1 mm（0.1 mV）以上みとめられても，虚血性心疾患の検出率は 70%とやや低い。ただし，2 mm 以上の ST 低下があれば，検出率は 90%に増える。

　3 診断困難な場合，禁忌　完全左脚ブロックがある場合，運動負荷心電図では ST-T の変化があらわれにくいため，診断が困難になる。また，明らかな狭心発作が頻発していたり，安静時に強い発作が生じていたりする場合は ACS の可能性があり，病状の悪化や心筋梗塞を誘発する危険性が高いため，負荷検査は禁忌である[1]。

▌ 心臓核医学検査

　心筋血流シンチグラフィなどの核医学検査により，心筋の性状の判定や心

▢ NOTE
[1] ACS を疑う患者に運動負荷をかけることは，強い虚血を誘発し，致死的なイベントをきたすリスクを伴うため，禁忌である。

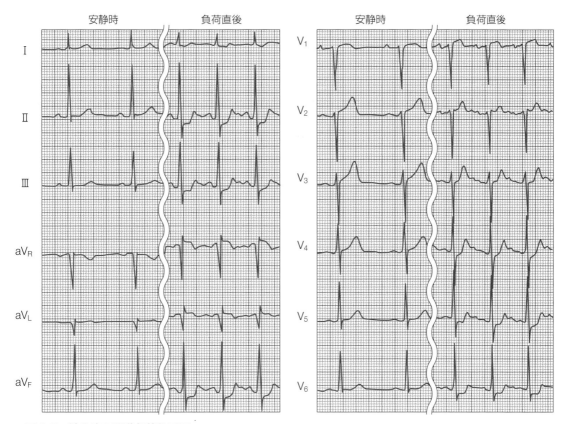

◯図 5-7　狭心症の運動負荷心電図
運動負荷直後には，胸痛とともに ST 低下（Ⅱ，Ⅲ，aVF，V4-6）をみとめる。

筋虚血の診断，心機能の測定が行われる（◯ 80 ページ）。

▌ホルター心電図

　日常生活中の狭心発作時に ST 低下が出現していれば，狭心症の有力な証拠になる。ただし，ST 低下は体位変化によって生じる場合もあるため，ただちに狭心症と診断することはできない（◯ 58 ページ）。

▌心エコー法

　狭心症の場合にも，心筋梗塞の安静時にみられる局所的な左室壁運動異常をみとめることがある（◯ 65 ページ）。

　また，運動や薬剤（ドブタミン塩酸塩）による負荷試験中あるいは直後に，狭心発作の出現に先行して，壁運動異常がみられることがある。

▌心臓カテーテル法

　狭心症の診断と予後判定は，種々の非侵襲的検査の組み合わせで十分なことが多い。しかし，虚血性心疾患の確定診断を行い，病変の解剖学的重症度や心機能を評価して，治療方針を決定するためには，心臓カテーテル法が有用である（◯ 69 ページ）。

　①冠状動脈造影（CAG）　冠状動脈の病変の数（1〜3 枝），左冠状動脈主幹部（LMT）病変，側副血行路の存在などの情報が得られる。これらは，経皮的冠状動脈インターベンション（PCI）あるいは冠状動脈バイパス術（CABG）

の適応の決定に利用される。

　② 左室造影(LVG)　壁運動異常の局在と程度，左室駆出率(LVEF)などの情報が得られる。これらは左心機能の評価・判定に利用される(◉図5-8)。

冠状動脈 CT

　近年，高分解能を有するマルチスライス CT(MSCT)が普及してきたため，主要な冠状動脈であれば CAG に比べて低侵襲的に狭窄度を評価できるようになった。血管内のアテローム性プラークを描出できる場合もある(◉82ページ)。

　ただし，高度の石灰化を有する病変部の観察は困難であり，造影剤投与によるリスクや放射線被曝という欠点がある。

磁気共鳴血管造影(MRA)

　近年，虚血性心疾患の診断に MRI も利用されるようになった。MRI は，冠状動脈の形態に加えて，心筋の性状や心機能まで評価することが可能であり，放射線被曝がなく，多くの場合は造影剤も不要である。しかし，現時点では検査に長時間を要することが欠点である(◉83ページ)。

3　治療

◆ 冠危険因子の是正

　冠危険因子とは，冠状動脈の動脈硬化の原因となりうる因子であり，高血圧・脂質異常症・喫煙・糖尿病・肥満などがある。これらは虚血性心疾患の発生の予測に役だつほか，是正することで，狭心症の予防，治療および再発防止が期待できる(◉151ページ)。

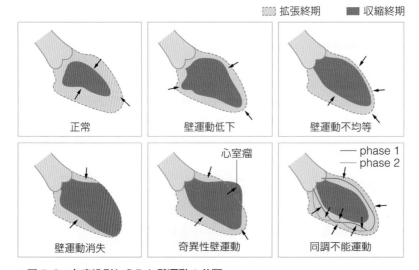

拡張終期　　収縮終期

正常　　　壁運動低下　　　壁運動不均等

壁運動消失　　　心室瘤　奇異性壁運動　　　phase 1　phase 2　同調不能運動

◉**図5-8　左室造影からみた壁運動の分類**
左室造影によってわかる左室壁の運動異常は6段階に分類される。
(Austen, W.G., et al. : A reporting system on patients evaluated for coronary artery disease. *Circulation*, 51(4 supplimental) : 5-40, 1975 による，一部改変)

◆ 薬物療法

▌硝酸薬

　硝酸薬は血管平滑筋の弛緩作用をもち，静脈を拡張して静脈還流を減らす。その結果，心臓の前負荷および左室壁張力が軽減して心筋酸素消費量が減少する。また，動脈も拡張し，虚血状態にある心筋への酸素供給を増加させる。

　①舌下錠・スプレー製剤　狭心発作時には，**ニトログリセリン**の舌下投与が第一選択である。通常は，1錠(0.3 mg)で3分以内に症状が消失する。スプレー製剤も利用できる。副作用として，頭痛や血圧低下がみられることがある。**硝酸イソソルビド**も利用されており，効果発現はニトログリセリンよりも若干遅いが，作用時間はより長いという特徴をもつ。

　②長時間作用型硝酸薬　効果が6時間程度持続する内服薬と，薬物が経皮的に吸収されて長時間の作用持続が期待できる皮膚貼付薬がある。発作の予防のために用いられる。狭心発作の急速な改善には舌下錠ほど有効ではない。

　漫然と長期間使用していると，薬物耐性が生じて効果が減弱するため，1日あたり数時間程度の休薬時間を設けることが望ましい。

▌β遮断薬

　β遮断薬は，β受容体を阻害することで，交感神経を介した心拍数の増加や心収縮力の増大を防ぎ，労作時や精神的興奮時の心筋酸素需要を減らす。

　β遮断薬にはさまざまな作用があるが，注意すべき副作用として，徐脈や気管支喘息の誘発，耐糖能障害の増悪がある。糖尿病患者では，低血糖症状を出現しにくくする危険性があり，その発見が遅れる場合がある。

　内因性交感神経刺激作用 intrinsic sympathomimetic activity(ISA)をもつ薬剤は，安静時で交感神経活性が低い場合にはわずかなβ刺激作用を示し，活動時など交感神経活性が増大した場合にはβ遮断作用を示す。そのため，安静時に徐脈・伝導障害・収縮性低下などの副作用が生じにくいと考えられる。

▌カルシウム拮抗薬

　血管平滑筋の収縮に必要なカルシウムと拮抗的に作用し，冠状動脈を拡張させて酸素供給量を増加させるほか，動脈拡張によって後負荷を軽減させる。高血圧治療薬や冠攣縮性狭心症の予防薬としても有用である。

　カルシウム拮抗薬は，その構造と作用機序から，ジヒドロピリジン系薬・ジルチアゼム塩酸塩・ベラパミル塩酸塩に大きく分類される。ジヒドロピリジン系薬は，強力な血管拡張作用・降圧作用を有することが特徴である。ジルチアゼム塩酸塩は，心拍数抑制作用と心筋収縮抑制作用をもち，労作性狭心症と冠攣縮性狭心症の双方に有効である。ベラパミル塩酸塩は心筋抑制作用や徐脈作用が強いため，狭心症治療薬として単独で用いられることは少ない。

▌抗血小板薬

　①アスピリン　血小板の活性化にはたらくシクロオキシゲナーゼを不可逆的に阻害し，血小板凝集を妨げる。低用量アスピリン(81〜100 mg/日)は，

冠状動脈イベント❶の発生率を下げ，患者の生命予後を改善する。ただし，喘息などのアレルギー反応を示す患者がいるため，投与時には注意する。

❷クロピドグレル硫酸塩・プラスグレル塩酸塩　アスピリンとは異なる機序で血小板の活性化を抑える。薬剤溶出性ステント（DES）を留置したあと，一定期間（多くは1年程度）アスピリンとともに投与することが推奨されている。抗血小板薬は止血機能を低下させるため，出血性合併症の出現に注意が必要である（▶87ページ）。

◆ 経皮的冠状動脈インターベンション（PCI）

● **適応**　狭心症に対し薬物療法を行っていても運動負荷試験で虚血が証明される場合，PCIの適応となる。また，PCIは薬物療法よりも有効に症状を軽減する。

　PCIは，狭窄度が75%以上の高度狭窄，あるいは虚血が証明された冠状動脈病変でバルーン到達が可能なもの，かつある程度の灌流域を有する血管がよい適応となる。通常は2枝病変例までが適応であるが，近年は，治療技術・器具の進歩により，多枝病変例や完全閉塞性病変なども適応と考えられるようになっている（▶88ページ）。

● **禁忌**　左冠状動脈主幹部（LMT）病変はリスクが高いため，一般的に禁忌である。

◆ 冠状動脈バイパス術（CABG）

● **適応**　CAGにより，複数の冠状動脈に高度の狭窄病変がみとめられ，かつPCI治療が実施困難な場合には，CABGが行われる。治療技術・器具の進歩により，左室駆出率（LVEF）が30%以下の左心機能低下例にも比較的安全に手術が施行できるようになった（▶101ページ）。

ｂ 冠攣縮性狭心症

　冠状動脈に器質性狭窄をみとめないが，冠状動脈に**攣縮** spasm（**スパスム**）が生じて，血流の途絶が生じ，狭心発作を生じることがある（▶図5-9）。冠攣縮は薬物によって誘発し，観察できる（▶図5-10）。このような狭心症は**冠攣縮性狭心症**とよばれる❷。

　冠攣縮性狭心症は，欧米人には少なく，日本人に多い。また，この狭心症

NOTE

❶不安定狭心症・急性心筋梗塞・心不全・心臓突然死の発症は，冠状動脈イベント（冠状動脈事故）とよばれる。

NOTE

❷プリンツメタル Prinzmetal, M.（1908〜1987）が異型狭心症として報告したものが最初である。

---

plus	**器質的冠状動脈狭窄を伴わない心筋虚血，心筋梗塞**

　冠攣縮性狭心症のように，狭心症状を有し虚血をみとめるにもかかわらず，冠状動脈造影あるいは冠状動脈CTで器質的狭窄がみとめられないことがある。このような病態を非閉塞性冠状動脈疾患 ischemia of non-obstructive coronary artery disease（INOCA）とよぶ。これらの病態は冠攣縮以外に微小血管障害が関与していると考えられている。

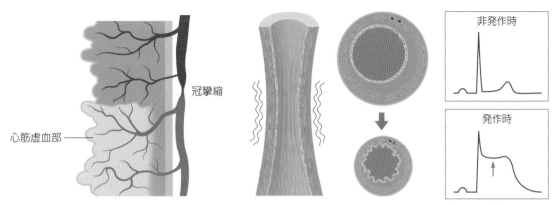

�)**図 5-9　冠攣縮性狭心症の病態と心電図**
冠攣縮性狭心症は，冠状動脈に一過性の収縮(攣縮)が生じ，狭心発作をきたす。発作時の心電図では ST の上昇(↑)が
みられる。

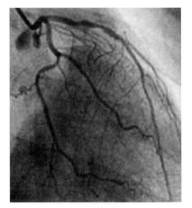

a. 負荷前
冠攣縮誘発前に，コントロール造影を行う。画像上，狭窄をみとめない。

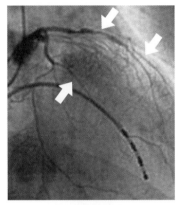

b. 薬物負荷中
冠攣縮を誘発する薬物を冠状動脈に投与して造影すると，攣縮(矢印)をみとめる。

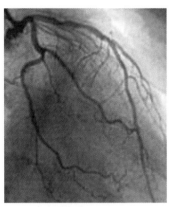

c. 血管拡張薬投与後
冠攣縮誘発後，血管拡張薬を投与して，冠状動脈を最大に拡張させた状態で造影する。

◉**図 5-10　薬物の冠状動脈内投与による冠攣縮誘発試験**

から心筋梗塞に移行することは少ないと考えられているが，致死的な不整脈
を誘発することがあり臨床的には慎重に経過をみる必要性がある。

1　症状・所見・検査

●**症状**　冠攣縮性狭心症は，ほとんどの場合，狭心発作が深夜から早朝に
かけて出現するという特徴をもつ。

●**心電図**　発作時の心電図でしばしば一過性の ST 上昇を呈する(◉図 5-9)。
　心電図上，ST 上昇をきたすため，一見，心筋梗塞の所見と間違えやすい
が，発作が消失すると ST は基線に戻る。

●**CAG**　非発作時に CAG を行っても画像上，狭窄をみとめないか，あっ
たとしても軽度の狭窄である。CAG では有意な狭窄を示さないが，診断の
ための誘発試験としてアセチルコリンまたはエルゴメトリンマレイン酸塩を

冠状動脈内に投与すると，冠状動脈の攣縮による高度狭窄または閉塞をみとめる（● 137 ページ，図 5-10）。

2 治療

● **薬物療法**　ニフェジピンやベニジピン塩酸塩などのジヒドロピリジン系薬やジルチアゼム塩酸塩などのカルシウム拮抗薬の内服によって，発作の予防は可能な場合が多い。また，硝酸薬・ニコランジルといった冠拡張薬が使用されることもある。多くの場合，生命予後は良好である。

3 急性冠症候群

● **概念**　現在，不安定狭心症・急性心筋梗塞・心臓突然死からなる**急性冠症候群（ACS）**は，同一の病態を基盤として急性の心筋虚血を呈する疾患群であると考えられており，以下の発生機序が提唱されている（●図 5-11）。

（1）中等度〜高度の冠状動脈狭窄部にあるアテローム性プラークの破綻，あるいはびらん（糜爛）の発生
（2）急激な血栓の形成
（3）血栓による冠状動脈狭窄の急速な進行あるいは急性閉塞

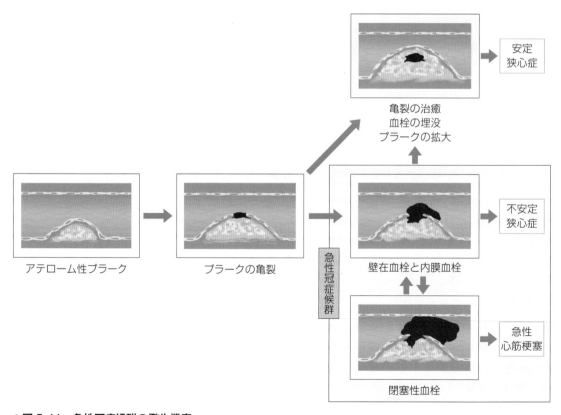

● **図 5-11　急性冠症候群の発生機序**
アテローム性プラークの破綻と血栓形成が主因である不安定狭心症や急性心筋梗塞は，一連のものとして急性冠症候群（ACS）とよばれる。

　アテローム性プラークは，プラークを形成する脂質塊と血管内腔との境界に存在する線維性被膜に，マクロファージなどの炎症細胞が浸潤して 65 μm 以下にまで菲薄化（ひはく），脆弱化（ぜいじゃく）した結果，破綻すると考えられている。

a 不安定狭心症 unstable angina pectoris（UAP）

　不安定狭心症（**UAP**）は，新規の労作性狭心症・安静時狭心症，発症条件・症状が増悪している狭心症からなる。発症した場合はすみやかに冠血行再建を行わなければ，心筋梗塞に進展する可能性が高い。分類には，重症度や臨床像，治療の状況を加味した**ブラウンワルド** Braunwald **分類**が用いられる（◉表 5-4）。

1 症状

　不安定狭心症の狭心発作は，以下の 1 つあるいは複数の特徴をもつ。
（1）安静時に症状がおこって通常 10 分以上持続する。
（2）症状が重篤である。
（3）新規発症である（安静時狭心症型の場合は 1 か月以内，重症労作性狭心症型の場合は 2 か月以内）。
（4）症状が徐々に増悪する。強度の強い労作時にだけおこっていた発作が，軽い労作でもおこるようになった場合や，安静時に突然発作がおきた場合は不安定狭心症が疑われる。

2 検査

●**禁忌・注意**　不安定狭心症は心筋梗塞に移行する可能性が高いため，負荷検査は禁忌である。各種検査を行う場合にも安静を保った状態で施行する

◉表 5-4　ブラウンワルド分類

評価項目	クラス	特徴
重症度	Ⅰ：新規，重症，または増悪型狭心症	・最近 2 か月以内に発症した重症の初発労作狭心症。 ・1 日に 3 回以上発作が頻発するか，わずかな労作によっても発作がおこる増悪型労作狭心症。 ・安静時狭心症はみとめない。
	Ⅱ：安静時狭心症（亜急性）	・最近 1 か月以内に発症した安静時狭心症で，48 時間以内に発作をみとめない。
	Ⅲ：安静時狭心症（急性）	・48 時間以内に安静時発作をみとめる。
臨床状況	A：二次性不安定狭心症	・貧血，発熱，低血圧，頻脈などの心外因子により出現するもの。
	B：一次性不安定狭心症	・クラス A に示すような心外因子のないもの。
	C：梗塞後不安定狭心症	・心筋梗塞発症後 2 週間以内の不安定狭心症。
治療状況	1	・未治療もしくは最小限の狭心症治療中。
	2	・一般的な安定狭心症の治療中（通常量の β 遮断薬，長時間持続硝酸薬，カルシウム拮抗薬）。
	3	・ニトログリセリン静脈注射を含む最大限の抗狭心症薬による治療中。

それぞれの評価項目を組み合わせて，「クラスⅠ-B2」などと評価する。

ことが望ましい。

● **心電図**　胸痛の発生時(安静時あるいは労作時)の心電図を確認する。

● **心臓マーカー**　来院時および6時間後に，クレアチンキナーゼMB分画 creatine kinase MB(CK-MB)，心筋トロポニンT cardiac troponin T(cTnT)などの心臓マーカーを確認し，心筋障害の程度を評価する。

● **その他**　心電図が正常で，心臓マーカーも陰性の場合，心エコー法や核医学検査，MRIなどを用いて心筋障害の有無・程度を評価する。

3 治療

不安定狭心症に対しては，心筋梗塞への移行を阻止することを目的に治療を行う。そのため，冠循環の評価とそれに基づいた冠血行再建が優先される。

▌不安定狭心症の初期対応

不安定狭心症と診断された場合，冠状動脈疾患集中治療室(CCU)に入院となり，ベッド上安静で心電図モニタを行う。胸痛や心筋壊死を示す心臓マーカーの上昇が12～24時間なければ，歩行は許可となる。

▌薬物療法

①硝酸薬　胸痛発作が頻回に生じるようであれば，ニトログリセリンを5～10μg/分，点滴静脈内注射で投与する。その後，12～24時間発作が生じなければ，経口投与または経皮的投与に変更してもよい。

②β遮断薬　β遮断薬は点滴静脈内注射または経口で投与する。

③抗血小板薬　アスピリンを81～100 mg/日で投与する。初期用量として325 mg/日を投与することもある。

④ヘパリン　抗凝固薬であるヘパリンの点滴静脈内注射が有効であることが知られている。ただし，副作用の出血傾向には注意が必要である。

▌PCI・CABG

CAGにより，高度の冠状動脈狭窄がみとめられ，心筋虚血の原因と考えられる場合にはPCIやCABGが有効である。

ⓑ 急性心筋梗塞 acute myocardial infarction(AMI)

冠状動脈でアテローム性プラークの破綻により血栓を生じ，冠状動脈の内腔が完全に閉塞すると，閉塞部より末梢側の血流が途絶して，急速に心筋が壊死する。このような状態が**急性心筋梗塞(AMI)**である(○ 138ページ，図5-11)。

1 分類

▌発症からの時間経過による分類

心筋梗塞は，発症直後～数時間以内の超急性期の死亡率が最も高い。発症後12時間以内(ゴールデンタイム)に，有効な冠血行再建ができるか否かが予後を左右する。なお，治療が成功して合併症もなく経過した**陳旧性心筋梗塞(OMI)**は安定冠状動脈疾患に分類され，再梗塞がなければ予後は良好である。

ST 変化による分類

　急性心筋梗塞は，心電図上の ST 部分の特徴的な変化の有無によって分類される。この分類は，心筋障害の部位や程度と密接な関連がある。

　1 ST 上昇型心筋梗塞　心表面を走る冠状動脈主分枝が完全閉塞した場合，心室壁の心内膜から心外膜まで塊状の壊死が生ずる。これを**貫壁性梗塞**という（●図 5-12-a）。貫壁性梗塞は心電図に典型的な ST 上昇と異常 Q 波をみとめることが多く，**ST 上昇型心筋梗塞** ST elevation myocardial infarction（**STEMI**）または，**Q 波心筋梗塞** Q wave myocardial infarction（**QMI**）とよばれる。

　2 非 ST 上昇型心筋梗塞　冠状動脈の高度狭窄や完全閉塞が複数箇所にあり，側副血行路がネットワーク状に発達した場合，梗塞部位は心内膜付近に限局され，比較的小さな壊死が散在する（●図 5-12-b）。これを**心内膜下梗塞（非貫壁性梗塞）**という。心内膜下梗塞は心電図に典型的な ST 上昇をみとめない場合が多く，**非 ST 上昇型心筋梗塞** non-ST elevation myocardial infarction（**NSTEMI**），**非 Q 波心筋梗塞** non-Q wave myocardial infarction（**NQMI**）とよばれる。

　NSTEMI は，梗塞部位自体は小さいものの完全な血行再建がむずかしく，小さい梗塞部位でも心筋梗塞の再発を繰り返すために，予後は不良である。

心臓壊死の部位による分類

　閉塞の生じた冠状動脈の灌流域によって，**左室の前壁梗塞・前壁中隔梗塞・下壁梗塞・側壁梗塞・後壁梗塞・右室梗塞**に分類される。心筋壊死の部位および広がりによって，病型や重症度が異なる。また，心電図から心筋梗塞の原因となった冠状動脈（責任病変）がある程度まで推測可能である（●表5-5）。

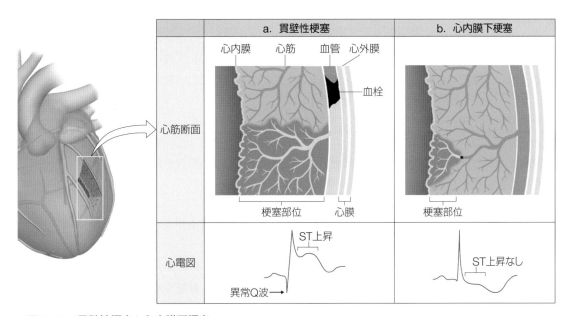

●図 5-12　貫壁性梗塞と心内膜下梗塞
（a）では心筋の全層にわたって梗塞巣がある（灰色の部分）。（b）では梗塞（壊死）部位は，心内膜（心筋の最も内側）付近に限局している。

表5-5　ST上昇型心筋梗塞の心電図による部位診断

梗塞部位	I	II	III	aVR	aVL	aVF	V₁	V₂	V₃	V₄	V₅	V₆	右側胸部誘導 (V₃ᵣ, V₄ᵣ)
前壁							○	○	○	○			
下壁		○	○			○							
側壁	○				○						○	○	
後壁							×	×					
右室	×	(○)	(○)		×	(○)	○		×	×			○

○：ST上昇を示す誘導，×：鏡面像としてST低下を示す誘導，(○)ST上昇が必ずしもみられない誘導

▌責任病変による重症度の違い

　左冠状動脈主幹部(LMT)の閉塞は，主要分枝といわれる左前下行枝(LAD)や左回旋枝(LCX)の閉塞に比べて心筋傷害の範囲が大きく，重篤である。

2　症状

▌発生時期

　急性心筋梗塞の発作は，早朝から午前中に多い傾向にある。**梗塞前狭心症**とよばれる狭心発作を繰り返したあとに心筋梗塞を発症することが多いが，なかには，なんの前ぶれもなく突然発症する場合もある。

　狭心症から急性心筋梗塞へ移行する徴候には，狭心発作の頻度・強さ・持続時間の増悪(不安定狭心症化)があり，これらがある場合，入院が必要となる。

▌胸痛

　①部位　前胸部の胸痛から始まり，胸骨中央部にえぐられるような痛み，重いものをのせられたような重圧感や圧迫感，「棒でかきむしられる」「焼けるような」と表現される痛み(灼熱感)がある。また，これらの激しい胸痛は，下顎・左肩・腕・心窩部に放散することもある。

　②持続時間　30分〜数時間にわたって持続する。

　③その他　急性心筋梗塞による胸痛は，ニトログリセリンを投与しても軽快しないことが多い。高齢者や糖尿病患者では，痛みを感じない場合があるため注意を要する(**無症候性心筋虚血**，▶128ページ，NOTE❸)。

▌精神的症状

　激しい胸痛により，多くの場合，患者は死への絶望感や強い不安を伴う。

▌その他の症状

　しばしば血圧は低下し，顔面蒼白・冷汗がみられ，脈は触れにくく，ショック症状があらわれる。患者が呼吸困難を訴えることもあり，肺野で水泡音(湿性ラ音)が聞かれる。また，発症後数日間は不整脈をみとめ，軽度の発熱がある。

　また，これらの循環動態の不全を示す所見から，ACSおよび急性心筋梗

塞の重症度を判定する**キリップ** Killip **分類**が広く用いられている（◎表5-6）。

3 検査

心電図

　梗塞部の誘導では，経時的変化が記録され，特徴的なパターンを示す。なお，これらのパターンは，心筋傷害の部位によってあらわれる誘導が異なる（◎142ページ，表5-5）。

　①ST上昇型心筋梗塞　発作直後に，T波の増高からST上昇をみとめる。ST-Tの変化は比較的早くおこり，数時間〜数日持続する。貫壁性梗塞が完成すると，その範囲の誘導に異常Q波またはQS❶がみられる（◎図5-13，5-14）。

　②非ST上昇型心筋梗塞　Q波はあらわれず，ST-Tの変化も主として下降・陰転するが，まれにV_1〜V_3でR波の高さが下がり，QSとなる。

　③不整脈　心電図上の変化でもう1つの重要な所見は不整脈であり，さまざまな不整脈がみられる。重症不整脈はただちに治療あるいは予防する。

心臓マーカー

　急性心筋梗塞を発症すると，心筋逸脱酵素のクレアチンキナーゼ creatine kinase（CK）とそのアイソザイム❷であるCK-MB，アスパラギン酸アミノトランスフェラーゼ aspartate aminotransferase（AST）❸，乳酸脱水素酵素 lactate dehydrogenase（LDH），心筋トロポニンT（cTnT）の値が上昇する。

▭ NOTE

❶ QS
　QRS波で，R波がないようにみえる波形パターンのことである。

❷ アイソザイム
　同じ反応を触媒する酵素であるが，わずかに異なる分子構造（サブタイプ）をもつもの。臓器によって細胞に含まれるサブタイプが異なるため，それを調べることで，壊死した臓器・組織を推定することができる。

❸ グルタミン酸オキサロ酢酸トランスアミナーゼ glutamic oxaloacetic transaminase（GOT）ともよばれていたが，現在ではASTを使用することが推奨されている。

◎表5-6　キリップ分類

クラス	症状	急性期死亡率
Ⅰ	心不全の徴候なし	3〜5%
Ⅱ	軽〜中等度の心不全，肺ラ音聴取域＜全肺野の50%	6〜10%
Ⅲ	肺水腫，肺ラ音聴取域≧全肺野の50%	20〜30%
Ⅳ	心原性ショック，血圧＜90 mmHg，尿量減少，冷たく湿った皮膚，チアノーゼ，意識障害	80%以上

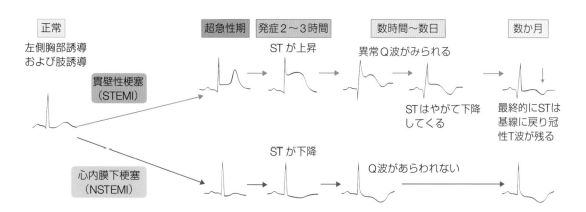

◎図5-13　急性心筋梗塞の経時的心電図変化

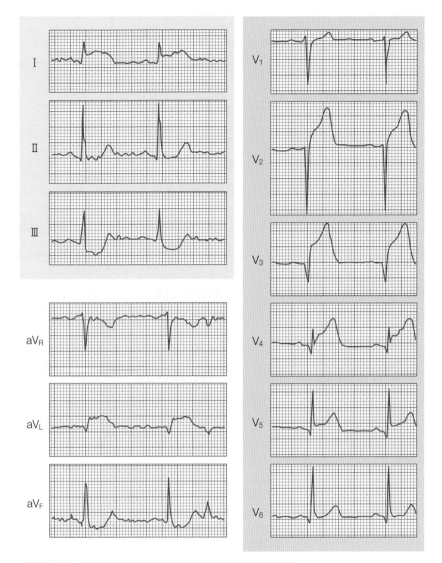

I

○図 5-14　急性心筋梗塞の心電図（ST 上昇型心筋梗塞）
前壁中隔急性心筋梗塞の心電図である。I，aVL，V₁₋₅ で ST 上昇をみとめる。
II，III，aVF の ST 低下が鏡面像である。

　□1 **心臓マーカー上昇の順序**　cTnT，CK-MB，AST，LDH の順に上昇を示す。いずれも感度は高く検査は容易である。

　□2 **迅速簡易検査**　cTnT は，急性心筋梗塞の発症後 3〜5 時間で上昇しはじめ，発症後 7〜10 日にわたって上昇が持続するという特徴から，ACS 鑑別のための迅速簡易検査に利用されている❶。

■心臓核医学検査

　急性期に，放射性薬剤（⁹⁹ᵐTc-PYP や ¹²³I-BMIPP）を用いたシンチグラフィを行うことにより，梗塞部位の診断が可能である。また，¹⁸F-FDG を用いた PET 検査でも心筋傷害を判定できる（● 82 ページ）。

■心エコー法

　梗塞部位では，発症後数時間以内に，左室壁運動の低下を確認でき，収縮

□ NOTE
❶たとえば，胸痛で受診した患者について，心電図変化ははっきりしないが症状は消失せず，帰宅の可否に迷うとき，cTnT の迅速簡易検査キットを用いると 15 分程度で結果が出て，判断のたすけになる。

期増大の消失や，2〜3日で進む菲薄化をみとめる。梗塞の範囲が大きければ，収縮期に外側への膨隆（**心室瘤**）をみとめることがある。発作数日後には，心膜炎による心囊液貯留をみとめることもある。

　また，ドプラ法を用いて僧帽弁閉鎖不全症に伴う左心室から左心房への血液の逆流や，心室中隔の破裂による心室中隔穿孔での左心室から右心室へのシャント血流を描出することができる（○65ページ）。

▌心臓カテーテル法

　①**右心カテーテル法**　重症の心筋梗塞で心不全の出現が予測されるときには，スワン-ガンツカテーテルを留置して，心拍出量・右房圧・右室圧・肺動脈圧・肺動脈楔入圧（左房圧）を測定する。心不全の状態把握には，フォレスター分類がよく用いられる（○166ページ，図5-26-a）。

　②**冠状動脈造影（CAG）**　近年は，禁忌の病態がない限り，ほぼ全例に緊急CAGが行われるようになっている。CAGによって，責任病変やその数（1枝あるいは多枝）がわかるため，治療計画をたてることができる。急性期治療法として，血栓溶解療法やPCIによる再灌流療法が確立されており，引きつづきPCIが行われることが多い。緊急CAGやPCIでは，不整脈や血行動態の悪化などによる急変がおこりやすいため，熟練したスタッフと十分な準備が必要である。

　③**左室造影（LVG）**　非発作時の左室壁運動の異常は心筋の不可逆的傷害を意味し，心筋梗塞の証拠となる。壁運動異常には低収縮・無収縮・収縮期に外側に膨隆する奇異収縮（心室瘤）がある（○134ページ，図5-8）。また，心筋梗塞に合併した僧帽弁閉鎖不全症の診断も行われる（○71ページ，図4-16）。

4 合併症

　急性心筋梗塞は重篤な疾患であり，発症早期の死亡率が30%以上あると考えられている。急性心筋梗塞による死亡の大部分は，不整脈・心不全・ショック・心破裂などの合併症によるものである。とくに，梗塞部位の大きさが左室心筋の40〜50%を占めると，心不全や心原性ショックがおこりやすい。

● **不整脈**　多くの症例で不整脈がみとめられ，半数以上で心室期外収縮の頻発・連発がみられる（○189ページ）。心室期外収縮は，R on T現象や心室頻拍をおこしやすいほか，10〜30%に心室頻拍または心室細動がおこり，さらに心停止を引きおこす危険性がある。心室期外収縮の重症度分類には，ラウン分類が用いられ，グレードⅡ以上が治療の対象になる（○190ページ，表5-19）。

　下壁梗塞では，洞停止・洞房ブロックおよび房室ブロックがしばしばみられる。ペースメーカ治療を必要とすることも多い。前壁梗塞では，頻拍性不整脈が多い。発症から数日間は不整脈が頻発するが，徐々に出現しなくなる。

● **心不全**　うっ血性心不全は，急性心筋梗塞症例の20〜50%にみとめられる。

　心筋の壊死が心筋収縮能の低下を引きおこし，心拍出量の低下，左室拡張

終期圧（LVEDP，●78ページ）の上昇をきたす（●図5-15-右側）。LVEDP が上昇すると，左房から左室への血液流入に障害がおき，肺うっ血，低酸素血症，心筋収縮能の低下をきたす。また，LVEDP の上昇は，冠状動脈の血管抵抗増大と冠血流量の減少をもたらし，心筋の虚血を助長して，さらに心筋収縮能を低下させる。これらによって，急性心筋梗塞は心不全を引きおこし，一段と状態を悪化させる。

　そのほか，下壁梗塞で右室梗塞を合併すると，肝腫大・浮腫（ふしゅ）などの右心不全症状を合併する。

● **心原性ショック**　心筋梗塞が広範囲に及ぶ場合，心拍出量が減少して，血圧は低下する（●図5-15-左側）。血圧低下は，冠状動脈や末梢血管の灌流圧を低下させるだけでなく，反射性循環調節によって末梢血管収縮を引きおこす。末梢血管の灌流圧低下と血管収縮は，末梢組織での代謝障害およびアシドーシスを引きおこし，ついにはショック（心原性ショック，●46ページ）にいたる。

　心原性ショックは急性心筋梗塞の10〜15％でおこり，心室中隔穿孔・急性僧帽弁逆流を伴う場合に多い。死亡率は80％以上と予後不良である。

● **心破裂と乳頭筋不全**　心筋梗塞発症後2週間以内に梗塞部に亀裂を生じて破裂するもので，1枝病変・高齢者・女性や高血圧合併症例に多い。破裂部位は左室自由壁・心室中隔・乳頭筋であり，自由壁破裂は心タンポナーデをおこし，致死的である（●213ページ）。心室中隔穿孔は左→右短絡を生じ，ほとんどの場合，救命には外科的修復を必要とする。

● **僧帽弁閉鎖不全症**　急性もしくは亜急性期に心筋梗塞に伴う乳頭筋断裂や左室収縮障害に伴い，高度の僧帽弁逆流を合併することがある。心不全や心原性ショックをきたす場合，外科的修復術の適応となる。

● **心膜炎**　約20％の急性心筋梗塞症例において，発作直後から1週間以内に心膜炎がみとめられるが，その後数日以内に改善する。心エコー法や心膜摩擦音によって診断される。まれに，心嚢液貯留が持続する例もある（●212ページ）。

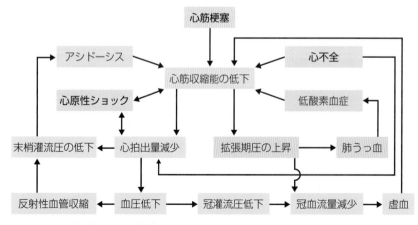

●**図5-15　心筋梗塞の病態生理**

● **心室瘤**　壊死が，心内膜・心筋層にまで及ぶと心室瘤を形成する。その結果，正常な心収縮ができなくなり，心拍出量が著しく低下する（◎ 134 ページ，図5-8）。これは重症心不全の原因となるほか，心室不整脈の原因となることも多い。

● **梗塞後狭心症と再梗塞**　梗塞後狭心症は急性心筋梗塞の 30〜60％に生じ，とくに非 ST 上昇型心筋梗塞に多い。

5 治療

◆ 初期治療と治療方針の判断

　急性心筋梗塞と診断された患者に対しては，救急処置室でまず胸痛のコントロールをはじめとする初期治療を行う。また，冠血行再建術（PCI・CABG）の適応があるかどうかを迅速に判断することが重要である。

▎ **来院から初回バルーン拡張までの時間**

　急性心筋梗塞などの ACS は，発作後 12 時間以内であれば，冠血行再建が大きな効果を示し，心機能障害を最小限にして生命予後を著明に改善する。そのため，来院から初回バルーン拡張までの時間 door-to-balloon time が可能な限り短くなるように検査・治療の流れを工夫することが重要である（◎図5-16）。

▎ **初期治療**

　① **胸痛のコントロール**　ニトログリセリン 1〜2 錠の舌下投与あるいは静脈内注射を試みる。静脈内注射の場合は血圧低下に注意する。薬剤投与後も胸痛が続く場合，モルヒネなどの麻薬性鎮痛薬を少量ずつ静脈内注射する。

　② **安静**　初日の絶対安静から漸次安静を解除し，リハビリテーションに移行していく。

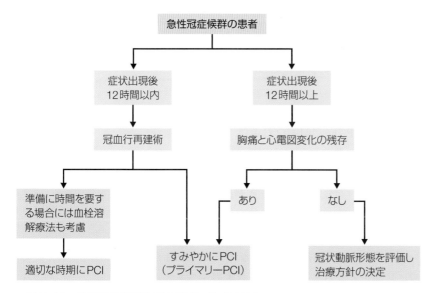

◎**図 5-16　急性冠症候群患者の検査・治療の流れ**

③**アスピリンの投与**　アスピリンは，ACSすべての治療に有効である。救急処置室の段階で100 mgのアスピリンを内服させ，その後も連日内服させる。

④**酸素吸入**　動脈血酸素分圧（Pao₂）が70 mmHg以下になると予後がわるいため，大部分の症例で酸素吸入を行う（2〜4 L/分）。心不全で呼吸困難を訴える場合，非侵襲的陽圧換気法 non-invasive positive pressure ventilation（NPPV）や気管挿管による人工呼吸管理を考慮する。

⑤**アトロピン硫酸塩水和物の投与**　急性心筋梗塞の発症後は，迷走神経の緊張により，吐きけ・嘔吐，冷汗，徐脈，血圧低下を伴うことが少なくない。また，麻薬性鎮痛薬を用いた場合，吐きけ・嘔吐，便秘，血圧低下などをおこすことがある。これらの症状が出現したら，抗コリン作動薬のアトロピン硫酸塩水和物0.5 mgを静脈内注射し，軽快しなければ追加する。副作用として，頻拍に注意が必要である。

⑥**静脈ラインの確保**　緊急処置のために静脈ラインを確保する。肘正中皮静脈・鎖骨下静脈・頸静脈などから中心静脈カテーテルを挿入することも多い。

輸液量は1,000〜1,500 mL/日である。正確な輸液量を持続するために，自動輸液ポンプを用いるほか，脱水やうっ血の程度によって輸液量を調節する。また，血栓によるカテーテルの閉塞を防止するため，少量のヘパリン（1,000単位/L）を加えておく。そのほか，必要な薬剤の投与量を調節できるように，専用の輸液路を確保しておくと状況に応じて対処しやすい。

⑦**心電図モニタリング**　不整脈とST部分の変動を中心に監視し，変化に応じて迅速に対処する。搬送（はんそう）中も監視し，対処できるようにする。

⑧**食事**　発症24時間までは，エネルギーの少ない流動食を口の渇きをうるおす程度にとらせる。2日目からは，消化がよく刺激のない軟食を少量ずつ何回かに分けてとるようにし，徐々に増量して数日で常食とする。

食事は心筋梗塞の治癒を妨げないために，食塩を制限し，便秘の予防を考慮したバランスのよい内容とする。エネルギーはタンパク質を中心に摂取し，1,500 kcal/日以下とする。脂質異常症・肥満・糖尿病などの合併症がある場合は，それぞれの治療食をとらせて退院後の習慣化につなげる。

◆ 再灌流療法

急性心筋梗塞後の再灌流療法にはPCI，CABG，および，血栓溶解療法（線維素溶解療法）がある。

▌PCI

急性心筋梗塞に対する再灌流療法としては，PCIのほうが血栓溶解療法よりも成績がよい。そのため，設備や人員の整った病院では，CAGによる診断のあと，発症12時間以内に血栓溶解療法を行わずにPCIを実施するプライマリーPCIが主流となっている（●図5-17）。一方，プライマリーPCIが実施不可能な施設や，準備に時間を要する場合には血栓溶解療法のあと，PCIを施行することがある（● 147ページ，図5-16）。

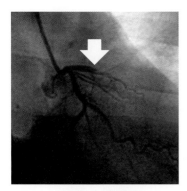
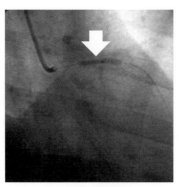
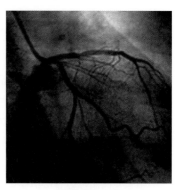

a. 閉塞した冠状動脈　　　　　　b. バルーン拡張・　　　　　　c. 再開通に成功した
　（左前下行枝）　　　　　　　　　ステント留置　　　　　　　　　冠状動脈

○**図 5-17　急性心筋梗塞に対する PCI**

前壁中隔の急性心筋梗塞に対する PCI である。左前下行枝近位部の完全閉塞（a，矢印）に対して，バルーン拡張・ステント留置（b，矢印）を行い，血管の再開通に成功している（c）。

▍CABG

　近年，カテーテル治療の進歩と普及に伴い，急性心筋梗塞症例に対して緊急 CABG を施行する機会は減少している。しかし，左冠状動脈主幹部（LMT）病変や多枝病変などで PCI が困難な症例には，CABG が施行される場合がある。

　また，乳頭筋機能不全や心室中隔穿孔などの合併症がある場合，カテーテル治療は無効であり，外科的な修復術が施行される。この際，確実な冠血行再建が予後の改善に重要であるため，再灌流療法としては CABG が選択される。

▍血栓溶解療法

　血栓溶解療法は，薬剤を血管内に投与して血栓をとかし，再灌流を得る治療法で，発症後 6 時間以内に行うことが推奨されている。血栓溶解薬を静脈内注射する**静脈内血栓溶解療法** intravenous thrombolysis（**IVT**）と，冠状動脈の狭窄部まで進めたカテーテルから血栓溶解薬を投与する**経皮的冠状動脈血栓溶解療法** percutaneous transluminal coronary recanalization（**PTCR**）がある。

　1 血栓溶解薬　ウロキナーゼ urokinase（UK）と組織型プラスミノゲンアクチベーター tissue-type plasminogen activator（t-PA）がある。t-PA は，UK よりも再開通率は高いが，出血性合併症も少なくないため，とくに高齢者に投与する場合は十分な注意が必要である。

　2 禁忌　絶対的禁忌として，①頭蓋内出血の既往や 6 か月以内の脳梗塞，②既知の頭蓋内新生物，動静脈奇形，③活動性出血，④大動脈解離およびその疑いがある。相対的禁忌には，①コントロール不良の重症高血圧（180/110 mmHg 以上），②絶対的禁忌に属さない脳血管障害の既往，③出血性素因や抗凝固療法中などがある。

◆ 心筋保護および合併症の治療

▌虚血心筋保護

　近年，薬剤によって心筋を保護し，心筋梗塞後の梗塞範囲の拡大防止や，心筋障害を可逆的な状態にとどめておく方法が注目され，治療に用いられている。心筋保護には，障害部位の心筋酸素需要を減少させる β 遮断薬や，血管拡張による心負荷軽減を期待した硝酸薬などを投与する。

▌不整脈

不整脈の種類に応じた治療を行う。

　□1 **徐脈性不整脈**　アトロピン硫酸塩水和物の投与や一時的心臓ペーシングを行う。著明な洞徐脈，洞停止，Ⅱ度以上の房室ブロックでは，アトロピン硫酸塩水和物は禁忌である。下壁梗塞に合併する房室ブロックは，1～2週間で回復する場合が多い。

　□2 **頻脈性不整脈**　抗不整脈薬の点滴静脈内注射あるいは，電気的除細動によって，異常な興奮や伝導を抑制する。

▌心不全・ショック

　原則として安静を保ち，スワン-ガンツカテーテル・膀胱留置カテーテルおよび，必要に応じて動脈カテーテルを挿入して体血圧や心内圧，心拍出量，尿量を持続的にモニタリングし，治療効果の判定や治療手段の変更に役だてる。

　□1 **うっ血の除去**　利尿薬(フロセミド)の静脈内注射が第一選択であるが，ジギタリス製剤，血管拡張薬(ニトログリセリン・プラゾシン塩酸塩)，カテコールアミン(ドパミン塩酸塩・ドブタミン塩酸塩)も用いられる。これらの薬剤は，フォレスター分類などの血行動態諸量を参考にしながら適宜使用する(● 165 ページ)。

　□2 **慢性期の治療**　梗塞部位が広範囲に及び慢性期でも心機能が低下している症例には，アンギオテンシン変換酵素阻害薬(ACE 阻害薬)やアンギオテンシンⅡ受容体拮抗薬(ARB)を投与する(● 169 ページ)。

▌心膜炎・心筋梗塞後症候群

　心膜炎や心筋梗塞後症候群[1]には，インドメタシンを 50～75 mg/日，アスピリンを 1～1.5 g/日を投与する。心筋梗塞後症候群の遷延性重症例では，副腎皮質ステロイド薬を投与する。

▌心室瘤・乳頭筋断裂・心室中隔穿孔

　心室瘤が心不全の原因，または重症不整脈の発生源と診断された場合は，心室瘤切除を行う。乳頭筋断裂により僧帽弁閉鎖不全症をきたし，心不全を助長する場合は弁形成術または弁置換術を行う(● 106, 108 ページ)。また，心室中隔穿孔が循環不全の原因となっている場合は穿孔閉鎖手術を行う。

◆ リハビリテーション

　PCI による早期の再灌流療法の普及によって，近年は梗塞の範囲を最小限にとどめられるようになり，重篤な合併症の発生も減少している。その結果，

□NOTE

❶心筋梗塞後症候群

　ドレスラー Dressler 症候群ともいう。心筋梗塞発症の 2～14 週間後にみられ，発熱や胸痛，心膜炎，胸膜炎などを特徴とする。

早期離床・早期退院が時代の趨勢^{すうせい}となっており，リハビリテーション（**心臓リハビリテーション**）も早期に行われるようになっている（◉ 361 ページ）。

● **リハビリテーションの流れ**　リハビリテーションは，とくに合併症がなければ，入院翌日からプログラムにそって開始される（◉ 362 ページ，図 6-16）。

発症後 2〜4 日ほどは CCU での生活であるが，一般病棟へ転棟後は，看護師による生活指導や栄養士による栄養食事指導とともに，短い距離の歩行を中心としたメニューを行う。その後，退院に向けて，歩行距離をのばすほか，エルゴメータ・トレッドミルなどを用いたメニューも行うようにしていく。

リハビリテーションでは，運動の前後に胸痛・血圧低下などのほか，心電図で ST-T 変化や不整脈の増加がないことを確認しなければならない。不整脈がある患者では，転棟後も無線による心電図モニタが必要である。また，入院後期には，退院後の運動処方を決めるために，定量的な運動負荷心電図（トレッドミル試験・自転車エルゴメータ試験）を行う（◉ 60 ページ）。

● **その他**　社会復帰に備えて，精神的なリハビリテーションも重要である。退院後も，3 か月ほど外来通院リハビリテーションを行うことがすすめられる。

◆ 再発予防

● **生活習慣の改善**　再発予防には，冠危険因子を是正するために生活習慣の改善が重要である。とくに，喫煙者には積極的に禁煙指導を行う。肥満のある患者には，標準体重を目標に減量するよう栄養指導・運動処方を行う。また，精神的なストレスからも解放されることが望ましい。

● **服薬アドヒアランスの向上**　生活習慣の改善とともに，服薬のアドヒアランスを高めることも重要である。再発予防には β 遮断薬が処方されるほか，再梗塞や脳卒中，冠状動脈イベントによる長期的な死亡リスクを下げるためにアスピリンが処方される。そのほか，HMG-CoA❶還元酵素阻害薬（スタチン系薬剤）の投与により，脂質異常症を合併した虚血性心疾患患者の長期予後を有意に改善することができる。

4 冠状動脈硬化の危険因子

先述したように，虚血性心疾患の根本的な原因は冠状動脈の動脈硬化である。数多くの疫学研究の結果から，動脈硬化性疾患の発症を促進させる冠危険因子が知られている（◉表 5-7）。

冠危険因子をコントロールすることで，虚血性心疾患の発症予防（一次予防）や再発防止（二次予防）を行い，生命予後を改善できる可能性がある。

また，ホワイトカラーの Λ 型行動者❷では，虚血性心疾患の発症率が高いといわれている。そのため，生活行動様式の改善指導が大切である。

1 脂質異常症

脂質異常症とは，血中のコレステロールやトリグリセリド（トリグリセラ

NOTE

❶ **HMG-CoA**
ヒドロキシメチルグルタリル‐コエンザイム A の略。コレステロール合成系では，HMG-CoA 還元酵素によって還元されてメバロン酸になる。

NOTE

❷ **ホワイトカラーの A 型行動者**
ホワイトカラーとは，事務系の職種につく労働者のことである。A 型行動者とは，時間強迫観念が強く，なんでも自分がやらないと気がすまず，オーバーワークであったり，攻撃的性格の者をさす。

◗表 5-7　冠危険因子

①脂質異常症	⑥性別
②糖尿病	⑦肥満
③高血圧	⑧家族歴
④喫煙	⑨複合する因子を有する病態
⑤年齢	1）メタボリックシンドローム
	2）慢性腎臓病（CKD）

◗表 5-8　脂質異常症の診断基準

LDL コレステロール（LDL-C）	140 mg/dL 以上	高 LDL-C 血症
	120～139 mg/dL	境界域高 LDL-C 血症＊＊
HDL コレステロール（HDL-C）	40 mg/dL 未満	低 HDL-C 血症
トリグリセライド（TG）	150 mg/dL 以上（空腹時採血＊）	高 TG 血症
	175 mg/dL（随時採血＊）	
non-HDL コレステロール（non-HDL-C）	170 mg/dL 以上	高 non-HDL-C 血症
	150～169 mg/dL	境界域 non-HDL-C 血症＊＊

＊ 基本的に 10 時間以上の絶食を「空腹時」とする。ただし水やお茶などカロリーのない水分の摂取は可とする。空腹時であることが確認できない場合を「随時」とする。

＊＊スクリーニングで境界域 LDL-C 血症，境界域高 non-HDL-C 血症を示した場合は，高リスク病態がないか検討し，治療の必要性を考慮する。

・LDL-C は Friedewald 式（TC－HDL-C－TG/5）で計算する（ただし空腹時採血の場合のみ）。または直接法で求める。

・TG が 400 mg/dL 以上や随時採血の場合は non-HDL-C（＝ TC－HDL-C）か LDL-C 直接法を使用する。ただしスクリーニングで non-HDL-C を用いるときは，高 TG 血症を伴わない場合は LDL-C との差が＋30 mg/dL より小さくなる可能性を念頭に置いてリスクを評価する。

・HDL-C は単独では薬物介入の対象とはならない。

（日本動脈硬化学会編：動脈硬化性疾患予防ガイドライン 2022 年版．p.22，日本動脈硬化学会，2022＜https://www.j-athero.org/jp/jas_gl2022/＞＜参照 2022-10-11＞による，一部改変）

イド）などの中性脂肪の量が異常な状態をいう。

　わが国および欧米での疫学研究の結果から，虚血性心疾患の発症リスクは総コレステロール値の上昇とともに増加することが明らかとなっている。とくに，LDL コレステロール値の上昇と虚血性心疾患の発症率・死亡率の間に密接な関連がある。HDL コレステロール値は低いほど虚血性心疾患の発生率が高い。

▌診断基準

　わが国では，日本動脈硬化学会によって，虚血性心疾患予防重視の観点から，脂質異常症の診断基準が提唱されている。診断基準では，LDL コレステロール値，HDL コレステロール値，トリグリセリド値および HDL コレステロール以外のコレステロール（non-HDL コレステロール）を用いた定義づけが行われ，高 LDL コレステロール血症・境界域高 LDL コレステロール血症，低 HDL コレステロール血症，高トリグリセリド血症，高 non-HDL コレステロール血症・境界域高 non-HDL コレステロール血症がある（◗表 5-8）。

▌非薬物療法

　治療により，動脈硬化の進行を遅らせてアテローム性プラークを退縮させ

る可能性があるため，積極的に食事や禁煙，運動などの生活習慣を是正する。

□1 **食事**　脂質(とくに飽和脂肪酸)および糖質(炭水化物)の摂取量を減らし，食物繊維摂取量を増やすことが推奨される。また，体重を維持するために，総エネルギー摂取量を制限するべきである。脂質エネルギー比率を20〜25％，飽和脂肪酸エネルギー比率を7％未満，コレステロール摂取量を200 mg/日未満に抑え，n-3系多価不飽和脂肪酸の摂取量を増やす。食塩摂取量(6 g/日未満)およびアルコール摂取量(25 g/日)を抑えることも大切である。そのほか，工業由来のトランス脂肪酸の摂取も控えるほうがよい。

□2 **運動**　適度な身体運動は，脂質異常症や動脈硬化の進展をある程度防止する。とくに有酸素運動が有用といわれている。

▐ 薬物療法

非薬物療法で十分な改善が得られないときには，薬物療法が検討される。実施基準は心血管リスクしだいであり，虚血性心疾患や冠危険因子により患者を分類したうえで，一次予防と二次予防の目標値が決められている(●表5-9)。

□1 **スタチン系薬剤**　プラバスタチンナトリウム・アトルバスタチンカルシウム水和物などがある。コレステロール合成経路の律速段階であるHMG-CoA還元酵素を阻害して血清コレステロールを低下させる作用をもち脂質異常症治療の第一選択薬である。服用によって，冠状動脈のアテロー

●**表5-9　リスク区分別脂質管理目標値**

治療方針の原則	管理区分	脂質管理目標値(mg/dL)			
		LDL-C	non-HDL-C	TG	HDL-C
一次予防 まず生活習慣の改善を行ったのち薬物療法の適用を考慮する	低リスク	<160	<190	<150 (空腹時)*** <175(随時)	≧40
	中リスク	<140	<170		
	高リスク	<120 <100*	<150 <130*		
二次予防 生活習慣の是正とともに薬物治療を考慮する	冠動脈疾患またはアテローム血栓性脳梗塞(明らかなアテローム****を伴うその他の脳梗塞を含む)の既往	<100 <70**	<130 <100**		

　＊糖尿病において，PAD，細小血管症(網膜症，腎症，神経障害)合併時，または喫煙ありの場合に考慮する。

　＊＊「急性冠症候群」，「家族性高コレステロール血症」，「糖尿病」，「冠動脈疾患とアテローム血栓性脳梗塞(明らかなアテロームを伴うその他の脳梗塞を含む)」の4病態のいずれかを合併する場合に考慮する。

＊＊＊10時間以上の絶食を「空腹時」とする。ただし水やお茶などカロリーのない水分の摂取は可とする。それ以外の条件を「随時」とする。

＊＊＊＊頭蓋内外動脈の50％以上の狭窄，または弓部大動脈粥腫(最大肥厚4 mm以上)

注1)一次予防における管理目標達成の手段は非薬物療法が基本であるが，いずれの管理区分においてもLDL-Cが180 mg/dL以上の場合は薬物治療を考慮する。家族性高コレステロール血症の可能性も念頭に置いておく。

注2)まずLDL-Cの管理目標値を達成し，次にnon-HDL-Cの達成を目ざす。LDL-Cの管理目標を達成してもnon-HDL-Cが高い場合は高TG血症を伴うことが多く，その管理が重要となる。低HDL-Cについては基本的には生活習慣の改善で対処すべきである。

注3)これらの値はあくまでも到達努力目標であり，一次予防(低・中リスク)においてはLDL-C低下率20〜30％も目標値としてなりえる。

注4)高齢者については，『動脈硬化性疾患予防ガイドライン2022年版 第7章』を参照。

(日本動脈硬化学会編：動脈硬化性疾患予防ガイドライン2022年版. p.71, 日本動脈硬化学会, 2022 < https://www.j-athero.org/jp/jas_gl2022/ ><参照 2022-10-11 >による，一部改変)

ム性プラークを退縮できるとの報告もある。

　②**フィブラート系薬剤**　ベザフィブラートなどがある。おもにトリグリセリドを低下させる作用を有し，コレステロールも若干低下させる。脂質代謝の主要臓器である肝臓で，細胞中の核内受容体であるペルオキシソーム増殖活性受容体 α peroxisome proliferator-activated receptor α（PPARα）を活性化し，脂質代謝に関与する遺伝子の転写を調節することによって作用を発揮すると考えられている。

　③**エゼチミブ**　小腸でのコレステロール吸収を効率的に阻害する薬剤である。脂質異常症の第一選択薬であるアトルバスタチンカルシウム水和物と併用する。スタチン系薬剤を投与すると，肝臓でのコレステロール合成が低下し，血中コレステロール値が低下するが，同時に肝細胞表面で血中からLDLコレステロールを肝細胞内に取り込むLDL受容体の発現が増加し，小腸からの吸収が亢進するため，投与量を増やしても意図したほどコレステロール値が低下せず，管理目標に達しないことがしばしばある。そこでエゼチミブを併用すると，LDLコレステロール値をさらに低下させ，心血管疾患の再発予防につながることが証明されている。

　④**PCSK9 阻害薬**　前駆タンパク質変換酵素サブチリシン／ケキシン9 proprotein convertase subtilisin/kexin type 9（**PCSK9**）とは，LDL受容体を分解するタンパク質である。LDL受容体は，LDLコレステロールおよびPCSK9と結合して複合体を形成し，肝細胞内に取り込まれたのち，分解される。LDL受容体数が減少すると，血中LDLコレステロール値は上昇する。PCSK9阻害薬は，PCSK9のはたらきを阻害することでLDL受容体を増加させ，血中LDLコレステロール値を低下させる注射薬である。現在，PCSK9阻害薬の有用性を示すために多くの臨床試験が行われている。

　⑤**その他**　プロブコール，陰イオン交換樹脂（レジン）のコレスチラミン，魚油（オメガ-3脂肪酸エチル），ニコチン酸などが臨床の場で用いられている。

2　糖尿病

● **糖尿病と循環器疾患の関係**　**糖尿病**は動脈硬化を促進させる危険因子であるほか，循環器疾患と関連の深い腎臓領域でも透析導入にいたる代表的な原因疾患である。また，糖尿病患者の主要な死亡原因の1つは虚血性心疾患であり，近年の糖尿病の増加傾向が虚血性心疾患患者の増加と密接に関連しているといわれている。

　そのほか，糖尿病を合併した虚血性心疾患患者は，糖尿病を合併していない患者に比べて，長期予後がきわめて不良であることも知られている。

● **診断基準**　わが国では，①早朝空腹時血糖126 mg/dL以上が確認された場合，②75 gブドウ糖負荷試験で2時間値200 mg/dL以上が確認された場合，③随時血糖値200 mg/dL以上が確認された場合，④ヘモグロビンA1c値（HbA1c）が6.5%以上であった場合，糖尿病と診断する。

● **治療**　糖尿病は食べすぎや運動不足などの生活習慣と密接な関係がある。

生活習慣に対する積極的な介入が必要であり，状況に応じて薬物療法を併用する。

3 高血圧

高血圧は動脈硬化と関係が深く，虚血性心疾患患者の半数以上に高血圧が合併している。したがって，動脈硬化の予防には，血圧のコントロールが必須であり，積極的に高血圧を治療することが必要である（● 176 ページ）。

4 喫煙

喫煙は，タバコに含まれるニコチンが血圧を上昇させ，冠攣縮および冠血流量の減少を引きおこす。これらの作用は，血管内の血栓形成を助長し，心筋虚血を誘発する。また，喫煙により，抗動脈硬化作用をもつ HDL コレステロールが低下し，その結果，動脈硬化が促進するといわれている。そのため，虚血性心疾患をもつ喫煙者には禁煙を強く指導する（● 365 ページ）。

5 年齢と性別

動脈硬化は多くの場合，高齢（50 歳以上）の男性に多くみられる病態であり，心筋梗塞についても同様のことがいえる。

性別については，女性の場合，閉経以降に心筋梗塞を発症することが多い。この理由として，閉経によるエストロゲン欠乏が，冠状動脈硬化の多くの危険因子を増大させるためと考えられている。

6 肥満

肥満は，体格指数 body mass index（BMI）が 25 以上の場合とされており，**皮下脂肪型肥満**と**内臓脂肪型肥満**に分けられる[1]。

肥満がある患者は，高血圧・脂質異常症・糖尿病・痛風などの合併が多い。これらはいずれも冠危険因子であり，さらに動脈硬化を進行させる。

内臓脂肪のはたらき

近年，内臓脂肪が動脈硬化の進展に深く関係することがわかってきている。

脂肪細胞は，多量のトリグリセリドを含んで体内の余剰エネルギーをたくわえる。また，血栓形成を促進する**プラスミノゲン活性化因子インヒビター 1** plasminogen activator inhibitor type-1（**PAI-1**）や，血管の弾力性を保つアディポネクチンなどのアディポサイトカインをつくるはたらきをもつ。

内臓脂肪の蓄積による動脈硬化の進展

1 動脈硬化の進展　内臓脂肪が過剰にたまると，①血栓をつくりやすくする PAI-1 が増加し，②血管の弾力性を保つアディポネクチンが減少する[2]。これらの分泌異常によって，動脈硬化が進展する（●図 5-18）。

2 血糖値の上昇　アディポネクチンは，インスリン感受性を高める作用をもつため，血糖値を下げる方向にはたらいている。内臓脂肪が蓄積するとアディポネクチンの分泌が減少してインスリンの感受性が低下し，血糖値が上昇する方向へはたらく。その結果，冠危険因子である糖尿病の危険性が高

NOTE

[1] 皮下脂肪型肥満は下半身に脂肪がつきやすいことから洋ナシ型肥満，内臓脂肪型肥満は腹部に脂肪がつきやすいことからリンゴ型肥満ともよばれる。

NOTE

[2] アディポネクチンは，脂肪細胞から特異的に分泌されるにもかかわらず，内臓脂肪の蓄積に比例して，減少することが知られている。

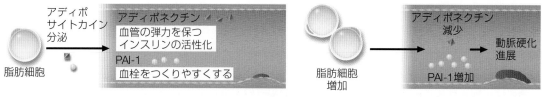

○**図 5-18　動脈硬化に対するアディポサイトカインの影響**
脂肪細胞が分泌するアディポサイトカインのうち，アディポネクチンと PAI-1 が動脈硬化と関連していることがわかっている。アディポネクチンは血管の弾力を保ち，インスリンへの感受性を高めるが，内臓脂肪の増加により分泌量が減る。PAI-1 は血栓をつくりやすくし，内臓脂肪の増加で分泌量が増える。これらの影響により，内臓脂肪の増加が動脈硬化を進展させると考えられている。

まる。

■ **肥満の改善**

　肥満による危険性を避けるには，内臓脂肪を減らすことが必須であり，生活習慣の改善が重要である。具体的には，動物性脂肪を減らして野菜を多くとり，1 日 3 食をまもり，間食や夜食を避ける。さらに，散歩やジョギングなどの有酸素運動を 1 日 1 回 30 分間以上続けることや，自動車に乗らずに歩く，エレベーターやエスカレーターを使わずに階段を使うなどを，毎日の習慣にするように促す。

7　複数の因子を保有する病態

◆ メタボリックシンドローム metabolic syndrome

　内臓脂肪蓄積による肥満，脂質異常症，高血圧，糖尿病は，以前は「**シンドローム X**」「**死の四重奏**」とよばれ，虚血性心疾患のリスクを飛躍的に増加させる病態として，重視されてきた。

● **診断基準**　現在，これら複数の冠危険因子を合わせもった状態は，**メタボリックシンドローム**（**内臓脂肪症候群**）とよばれる。メタボリックシンドロームの概念や診断基準は，世界保健機関（WHO）によって，2001 年にはじめて発表され，わが国では，内科系 8 学会❶の合同委員会によって 2005 年 4 月に診断基準が発表された（○表 5-10）。

● **虚血性心疾患予防へのはたらきかけ**　動脈硬化が引きおこす虚血性心疾患や脳梗塞は，日本人の死因の約 20％を占め，さらに，壮年期以後の働きざかりを急激に襲う疾患である。その一方で，これらは予防できる可能性がある疾患でもある。疾患の予防には，メタボリックシンドロームを構成する各危険因子は生活習慣にかかわる病態であり，1 つひとつは軽症でも，複合することで重大な動脈硬化性疾患を引きおこすことを理解して，生活習慣を改善することが大切である。

◆ 慢性腎臓病 chronic kidney disease（CKD）

● **診断基準**　**慢性腎臓病（CKD）**とは，2002 年にアメリカ腎臓財団によって提唱された概念で，末期腎不全の予備軍であると同時に，循環器疾患の危険

□ NOTE
❶日本動脈硬化学会および，日本肥満学会，日本糖尿病学会，日本高血圧学会，日本循環器学会，日本内科学会，日本腎臓病学会，日本血栓止血学会による。

○**表 5-10　メタボリックシンドロームの診断基準**

腹腔内脂肪蓄積
ウエスト周囲径：≧男性 85 cm 　　　　　　　　≧女性 90 cm （内臓脂肪面積　男女とも≧ 100 cm^2 に相当）

上記に加え以下のうち 2 項目以上
高トリグリセリド(TG)血症≧ 150 mg/dL 　　　かつ／または 低 HDL コレステロール(HDL-C)血症＜ 40 mg/dL(男女とも)
収縮期血圧≧ 130 mmHg 　　　かつ／または 拡張期血圧≧ 85 mmHg
空腹時高血糖≧ 110 mg/dL

1) CT スキャンなどで内臓脂肪量測定を行うことが望ましい。
2) ウエスト径は立位，軽呼気時，臍レベルで測定する。脂肪蓄積が著明で臍が下方に偏位している場合は，肋骨下縁と前上腸骨棘の中点の高さで測定する。
3) メタボリックシンドロームと診断された場合，糖負荷試験がすすめられるが診断には必須ではない。
4) 高 TG 血症，低 HDL-C 血症，高血圧，糖尿病に対する薬物治療を受けている場合は，それぞれの項目に含める。
5) 糖尿病，高コレステロール血症の存在は，メタボリックシンドロームの診断から除外されない。
(メタボリックシンドローム診断基準検討委員会：メタボリックシンドロームの定義と診断基準. 日本内科学会雑誌 94(4)：794-809, 2005 による)

因子ともとらえられている。
　(1) 検尿，画像診断，血液生化学的検査あるいは病理検査で腎障害の存在が明らかである(とくにタンパク尿の存在が重要)。
　(2) 糸球体濾過量(GFR)が 60 mL/分/1.73 m^2 未満である。
　(3) (1)，(2)のいずれか，または両方が 3 か月以上持続する。
　日本腎臓学会では，CKD の危険因子を特定し，警鐘を鳴らしているが，いくつかは虚血性心疾患の危険因子と重複している。
●**心腎連関**　CKD 患者では，末期腎不全のために透析が開始される前に，その経過中に心筋梗塞や心不全，脳卒中によって死亡するリスクが高いといわれている。
　とくに，軽度の腎機能低下や尿タンパク質は，心筋梗塞や脳卒中の大きな危険因子であることが，明らかにされている。これらの疾患は，CKD 患者で高率に発症し，主たる死亡原因にもなっている。
　また，循環器疾患患者の多くは腎機能障害を合併していることが知られている。心筋梗塞をおこした患者の GFR を評価すると，その約 1/3 で CKD ステージ 3 以上の腎機能低下をみとめる。CKD のステージが進むほど，心筋梗塞発症後，早期に再度の冠状動脈イベントをおこす可能性も高くなる。

C　心不全

　心不全とは，なんらかの原因で心臓のポンプ機能が低下し，正常な血液循環を維持できなくなった結果，息切れや浮腫などが出現する症候群である[1]。ひと口に心不全といっても，原因や病態はさまざまである（▶表5-11）。

　以前，わが国では，弁膜症による心不全が多くみられたが，生活習慣の欧米化に伴い，虚血性心疾患による心不全が増加している。また，高齢化に伴い，高血圧を背景とする拡張不全も増加している。

□ NOTE
[1]日本循環器学会・日本心不全学会による「急性・慢性心不全診療ガイドライン（2017年改訂版）」では，「なんらかの心臓機能障害，すなわち，心臓に器質的および/あるいは機能的異常が生じて心ポンプ機能の代償機転が破綻した結果，呼吸困難・倦怠感や浮腫が出現し，それに伴い運動耐容能が低下する臨床症候群」として定義されている。

1　病態とその分類

1　左心不全と右心不全

● **左心不全**　心筋梗塞などで左室の収縮力が低下すると，全身への血液拍出が少なくなる（▶図5-19-a）。また同時に，拍出しきれない血液が左房に停滞する。左房の手前には肺があるため，血液の停滞は肺に広がり肺うっ血をきたす。

　肺うっ血は，血液の酸素化を妨げ，呼吸困難や息切れを生じる。僧帽弁狭窄症では，左室機能は正常だが，左房から左室への流入が妨げられ肺うっ血をきたす。

　このように，左心系のなんらかの障害で，全身への血液供給の低下と肺うっ血をきたす病態を**左心不全**という。血行動態的には，心拍出量が低下し左房圧（肺動脈楔入圧）が上昇する。

● **右心不全**　一方，右室の心筋障害，肺動脈狭窄や三尖弁逆流などにより，右室からの拍出が少なくなると，拍出しきれない血液が，右心系とその手前にある静脈系に停滞する（▶図5-19-b）。これにより浮腫や肝腫大を生じる病態が**右心不全**である。血行動態的には，右房圧および中心静脈圧が上昇する。

● **両心不全**　左心不全が続くと，肺うっ血に伴う肺高血圧が右室への負荷

▶**表5-11　心不全の原因**

（1）冠状動脈疾患：心筋梗塞，心筋虚血
（2）心筋疾患
・特発性心筋症：拡張型心筋症，肥大型心筋症，拘束型心筋症，など
・二次性心筋症：サルコイドーシス，アミロイドーシス，内分泌疾患，膠原病，アルコール性など
・心筋炎
（3）弁膜症：大動脈弁疾患，僧帽弁疾患，三尖弁疾患
（4）先天性心疾患
（5）心膜疾患：収縮性心膜炎，心タンポナーデ
（6）高血圧
（7）不整脈：高度の頻脈，高度の徐脈
（8）肺疾患
（9）貧血

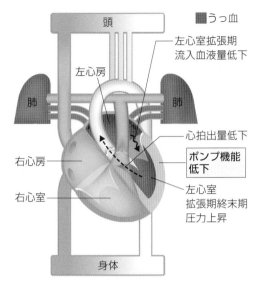

a. 左心不全の病態生理
おもに左室のポンプ機能の低下により，
左房・肺静脈に血液が停滞し，肺うっ血
を引きおこす。

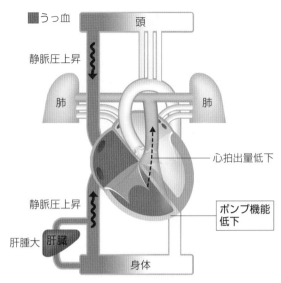

b. 右心不全の病態生理
おもに右室のポンプ機能の低下により，
右房・静脈系に血液が停滞し，浮腫や肝
腫大を引きおこす。

◉**図 5-19　左心不全と右心不全**

となり，右心不全も併発する。このような状態を**両心不全**という。

　左心不全と右心不全どちらが優位かは個々の症例で異なるが，多くの心不全患者は両心不全を呈している。

2 収縮不全と拡張不全

　井戸のポンプには，水を送り出す力とくみ上げる力が必要である。同様に，心室も，血液を駆出する能力と次に送り出す血液を心房から受け入れる能力が必要であり，前者を**収縮能**，後者を**拡張能**とよぶ。

● **収縮不全**　**収縮不全**とは，心筋梗塞や拡張型心筋症のように左室収縮能の低下した状態である（◉図 5-20-a）。

● **拡張不全**　最近，左室収縮能の低下がない拡張能低下を主体とする心不全の存在が注目されている。高血圧の既往のある高齢者に多く，心房細動の合併が多い。拡張能が低下しているために，左房から左室への流入が追いつかず，左房圧が上昇して，左心不全を呈する。拡張不全では，頻脈になると左室拡張期が短くなり，さらに左室への流入が少なくなるため心不全が悪化する（◉図 5-20-b）。

● **左室駆出率による分類**　実際の心不全患者は多かれ少なかれ収縮不全と拡張不全を合併している。また収縮能は心エコーで左室駆出率（EF）として簡単に測定できるが，拡張能の正確で簡便な測定法はない。そこで最近は，EF を目安にした以下の分類が多用される。

• 左室駆出率の低下した心不全 heart failure with reduced ejection fraction（**HFrEF**，ヘフレフとよばれる）：収縮不全が主体で EF40%未満の心不全

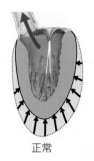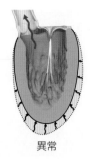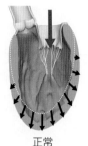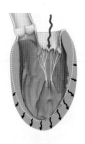

正常	異常	正常	異常
a. 収縮不全		b. 拡張不全	

▶図 5-20　収縮不全と拡張不全

- 左室駆出率の保たれた心不全 heart failure with preserved ejection fraction（**HFpEF**，ヘフペフとよばれる）：拡張不全が主体で EF が 50％以上の心不全
- 左室駆出率が軽度低下した心不全 heart failure with mid-range（midly reduced）ejection fraction（**HFmrEF**）：両者の中間

3 急性心不全と慢性心不全

　心不全が急激におこる状態を**急性心不全**，慢性的に持続している状態を**慢性心不全**という。以前は，両者は心不全の時期だけの違いと理解され，急性期に有効な治療がそのまま慢性期にも行われていた。しかし，現在では，慢性心不全の病態の中心はポンプ機能を代償するための生体の過大反応であり，単に急性心不全の病態が慢性化したものではないことがわかっている。

● **急性心不全**　急性心筋梗塞に伴う左心不全がその代表である。血液循環の急ブレーキに対し，代償機構が間に合わないため，容易に肺うっ血をきたし，呼吸困難に陥る。心拍出量の低下が著しければ，血圧が維持できずショックをおこす。

● **慢性心不全**　ポンプ機能の低下に伴う血圧の低下に対し，生体はさまざまな代償機構をはたらかせて，循環を維持しようとする（▶図5-21）。1つは交感神経の活性化であり，心筋の収縮力を高め，心拍数を上げ，心拍出量を維持しようとする。もう1つは，レニン-アンギオテンシン-アルドステロン（RAA）系の活性化であり，末梢血管の収縮と循環血液量の増加によって，血圧を維持しようとする（▶30ページ）。

　しかし，これらの代償機構は心臓にとってはけっしてよいことではない。弱った心臓への交感神経のはたらきかけは，「やせ馬に鞭打つ」こととなり，心筋細胞の疲弊をまねく。またRAA系の活性化は，心臓にとっては後負荷・前負荷（▶24ページ）を増すほか，アンギオテンシンやアルドステロンは，直接心臓にはたらいて心筋の肥大化や線維化を促進する。

　この状態が続くと，心臓は拡大（リモデリング）するとともに，個々の心筋への負担が増し，結局はポンプ力がさらに低下する。そして，心不全症状が持続するばかりか，徐々に進行し，やがては死にいたる。つまり，神経因

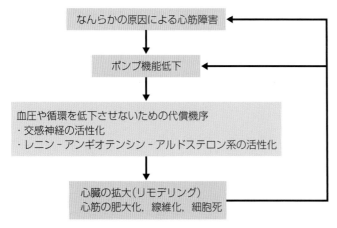

◉図 5-21　慢性心不全進行の病態

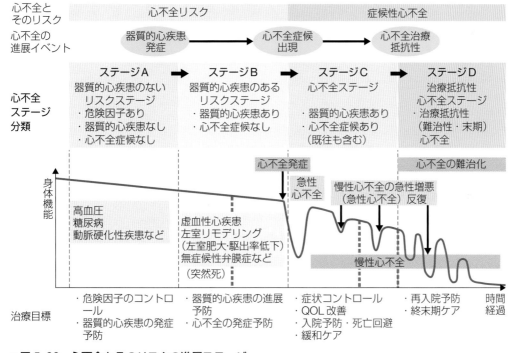

◉図 5-22　心不全とそのリスクの進展ステージ

（厚生労働省：脳卒中，心臓病その他の循環器病に係る診療提供体制の在り方について〔平成 29 年 7 月〕．p.35，2017 による，一部改変）

子・液性因子の過代償による悪循環が慢性心不全の主犯といえる。

4　心不全のステージ分類

　心不全の原因疾患はさまざまであり，その経過も一様ではない。しかし超高齢社会の現代では生活習慣病を背景とする高血圧性心疾患や虚血性心疾患による心不全が増えていることから，これを念頭に，慢性心不全をその進展度により 4 つのステージに分類する（◉図 5-22）。

- ステージ A（器質的心疾患のないリスクステージ）：高血圧，糖尿病，脂質異常症，肥満，喫煙などの心危険因子を有しているが，まだ心臓病も心不全も発症していない。
- ステージ B（器質的心疾患のあるリスクステージ）：虚血性心疾患や心肥大などの心臓病を発症し，ポンプ機能が低下しても，まだ代償機構がはたらいて，心不全は発症していない。
- ステージ C（心不全ステージ）：代償機構が破綻し，心不全症状が出現する。多くは急性心不全のかたちで発症する。心不全の治療が開始され，その後，慢性心不全として何十年と治療は継続される。その間，ポンプ機能は徐々に低下し，心不全の急性増悪と寛解を繰り返すことが多い。そのつど，病態にあった薬物および非薬物治療が選択される。入院を要する心不全増悪の回数が多いほど予後はわるい。
- ステージ D（治療抵抗性心不全ステージ）：いかなる治療でも，重度の心不全症状を改善できず，死に近づく時期である。心臓移植や補助人工心臓もしくは終末期医療を考える。

2 診断

1 心不全の診断

　息切れや浮腫，倦怠感はさまざまな疾患でみられる症候であり，その患者が心不全であるか診断するには，心不全に特徴的な症状，身体所見，検査所見の有無を迅速に調べることが重要である。その際，脳性ナトリウム利尿ペプチド brain natriuretic peptide（BNP）の測定と心エコーがきわめて有用な手段となる（◉図 5-23）。同時に，心不全の原因となる基礎心疾患の診断を行う。

2 心不全の徴候

　心不全の症状と診察所見は，①左心不全による肺うっ血の徴候，②右心不全の徴候，③心拍出量低下の徴候の 3 つに分けると理解しやすい。

◆ 肺うっ血の徴候

● **症状**　軽症では労作時の息切れがある。重症になると安静時の呼吸困難，起座呼吸となる。心不全の重症度分類として，息切れの程度をもとにした**ニューヨーク心臓協会（NYHA）分類**があり，幅広く用いられている（◉ 38 ページ，表 3-2）。

　座位や立位では，重力の影響で下肢や腹部の血液は心臓に戻りにくいが，夜間などに仰臥位をとると，心臓への血液還流が増加する。心不全では，この増加した血液をすべて駆出することができないため，肺うっ血が増強する。**発作性夜間呼吸困難**はこのようにして生じる（◉ 38 ページ）。このとき，患者は，自然と，座位をとることで心臓への血液還流を減少させ呼吸をらくにしようとする。これが**起座呼吸**である（◉ 37 ページ）。

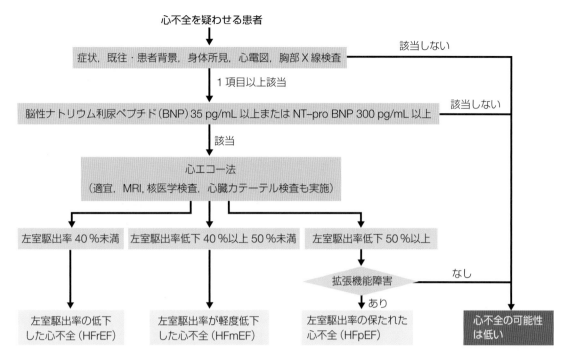

◦図 5-23　心不全の診断手順

　問診では，年齢により運動能力は異なることから，同年代の人と比べて同じ速さで歩けるかどうかを聞くとよい。また，肺うっ血により，咳をみとめることもあり，感冒と思って受診することも多い。重症の急性左心不全では，ピンク色の泡沫状痰をみとめる。

●**身体所見**　肺の聴診では，吸気の末期に両側肺下部で聴取される**湿性ラ音**（水泡音）が特徴である。ラ音は，急性左心不全で明瞭に聴取される。慢性心不全では肺うっ血が強くても聴取されないことが多い。また，重症の急性左心不全では，気管支喘息のような喘鳴を聴取することがあり，**心臓喘息**とよばれる。

　肺うっ血をきたす状態では，左室の拡張期圧が上昇しており，心臓の聴診ではこれを反映してⅢ音を聴取する。馬のかけ足のような**奔馬調律**（ギャロップリズム）となることもある。

◆ 右心不全の徴候

●**症状**　静脈圧の上昇により浮腫が生じる。下腿を中心とする左右対称の浮腫で，夕方に増悪し翌朝に軽減する。顔面や上肢の浮腫は，心不全の末期までは少ない。消化管のうっ血により，食欲不振や腹部膨満感を自覚することもある。

●**身体所見**　脛骨前面を親指でしばらく押すと，くぼみができてしばらく戻らないことで浮腫を確認する（◦256 ページ，図 6-1）。ほかに，頸静脈の怒張（◦255 ページ，NOTE❶），肝腫大がみられる。重症になると腹水が出現する。

◆ 心拍出量低下の徴候

● **症状** 骨格筋への血流不足による易疲労感や下肢のだるさ，末梢循環の低下による手足の冷えを自覚する。心拍出量低下が高度になると，安静時にも身のおきどころのないようなだるさを訴える。

腎血流の低下により，尿量の低下をきたす。ただし，心不全の初期には，夜間多尿をみとめることがある。これは，日中の立位活動時は，静脈還流の減少と骨格筋などに血流を奪われることによって，腎血流が低下し，尿量が減少する一方で，夜間は，安静臥位をとることによって腎血流量が増加し，尿量の増加をもたらすためである。

脳血流は最後まで維持されるが，心拍出量低下が著しいと，意識レベルの低下や錯乱，せん妄などをみとめる。

● **身体所見** 1回拍出量の低下を回数で補おうとするため，頻脈となる。手足は冷たい。心拍出量低下が高度になると，血圧は低下し，冷汗・チアノーゼをみとめる。

3 検査

[1] **胸部X線検査** 心拡大をみとめ，心胸比（CTR）は増大する（●図5-24）。心拡大は慢性心不全で著しい。これに対し，肺うっ血所見は急性心不全で著明であり，急性肺水腫の場合，両側肺門部に左右対称性の蝶形の陰影がみられることがある。胸水の貯留があれば，左右肋骨角が鈍角となったりする。

[2] **心電図** 心不全に特異的な所見はない。ST低下などの心負荷を反映する所見や，心筋梗塞・心房細動などの原疾患を反映した所見をみとめる。

[3] **心エコー法などの画像診断** 心エコー法は，心臓の形態と機能をベッドサイドで簡単に評価できるきわめて有用な検査である。左室駆出率の低下した収縮不全か否か，左房圧上昇や肺高血圧，右房圧の上昇などについて情報が得られる。弁膜症など基礎心疾患の診断にも有用である。心エコー法以外では，核医学検査や心臓カテーテル検査で心機能を評価できる。

[4] **BNP測定** BNPは，おもに心室から分泌されるホルモンであり，その血中濃度は心室の負荷に比例して上昇する。心不全では必ずといってよい

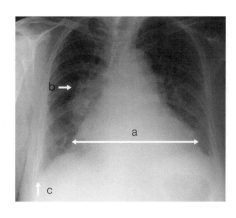

○図5-24 心不全患者の胸部X線写真
心陰影は拡大し（a），肺門部のうっ血像（b）と，少量の胸水（c）をみとめる。

ほど上昇し，心不全の重症化に伴って高値となる。15 分程度で測定できる
キットもあるため，呼吸困難で来院した外来患者の心不全診断に有用である
（▶163 ページ，図 5-23）。慢性心不全患者の治療効果の目安としても有用で
ある。最近は，一般の生化学検査と同時に検査できる NT pro-BNP も用い
られるが，基準値が異なることに注意する。

⑤ **動脈血酸素分圧・動脈血ガス分析**　肺うっ血の程度に比例して動脈血
酸素分圧（Pao₂）は低下する。通常は，パルスオキシメータにて近似値をとる
Spo₂ を測定する。急性左心不全で，アシドーシスの把握が必要な場合は，
動脈穿刺により動脈血を採取しガス分析を行う。

⑥ **スワン-ガンツカテーテルによる血行動態評価**　スワン-ガンツカテー
テルを肺動脈へ挿入することにより，右房圧や肺動脈圧，肺動脈楔入圧，心
拍出量など血行動態を正確に評価できる。しかし，心エコー法などの非侵襲
的な検査の進歩や，大規模試験の結果から，ルーチンに行う検査ではなく
なっている。

3 治療

　心不全を治療するには，原因疾患の診断・治療と，心不全そのものの治療
の両方が不可欠である。たとえば，心筋虚血が原因の心不全患者に，虚血の
管理なしに心不全の治療を行っても改善は見込めない。個々の原因疾患の治
療は他項にゆずり，ここでは心不全そのものの治療を説明する。

1 急性心不全の治療

　急性心不全への初期対応は，患者の救命と血行動態の迅速な安定化である。
患者搬送後 10 分以内に行うべき初期対応を▶図 5-25 に示す。

　まず，意識レベルと血圧をチェックし，心肺蘇生の必要性を確認する。収
縮期血圧 90 mmHg 未満で心原性ショックを呈していれば，昇圧薬・強心薬
を開始し，反応が不十分であれば大動脈内バルーンパンピング（IABP）など
の補助循環を導入する。呼吸困難が強い場合は，ベッドを上げ，半座位を保
つ。酸素投与あるいは非侵襲的陽圧換気（NPPV）を行い，改善がなければ気
管挿管を行う。収縮期血圧から大まかな血行動態を推測する手法が**クリニカ
ルシナリオ（CS）分類**である。これに基づき迅速に初期治療を開始する。

　さらに血行動態を正確に評価するためには，①心拍出量の大幅な低下の有
無，②左房圧上昇による肺うっ血の有無を知る必要がある。これらをみるた
め，以前はスワン-ガンツカテーテルを挿入し，血行動態を 4 群に分類する
フォレスター Forrester **分類**が用いられた（▶図 5-26-a）。しかし，最近では，
カテーテルを挿入せずに，診察所見から血行動態を同様の 4 つのプロファイ
ルに分けて推測する**ノーリア-スチーブンソン** Nohria-Stevenson **分類**（▶図
5-26-b）が用いられる。患者搬送 60 分以内には，この血行動態分類に基づい
た治療を開始するとともに，心電図，心エコーなどにより心不全の原因疾患
を確定し，急性冠症候群が原因であれば，緊急冠動脈造影・冠動脈インター

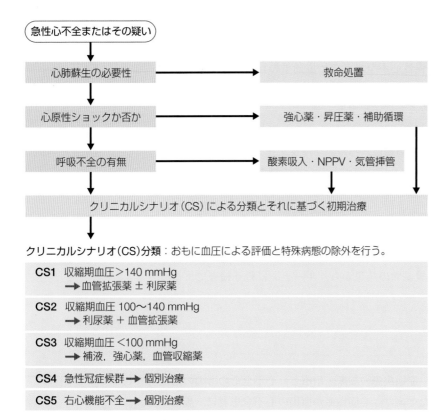

▶図 5-25　急性心不全の初期対応

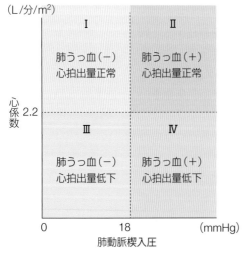

a. フォレスター分類
スワン-ガンツカテーテル挿入により得られる心係数と肺動脈のデータをⅠ～Ⅳ群に分けて評価する。

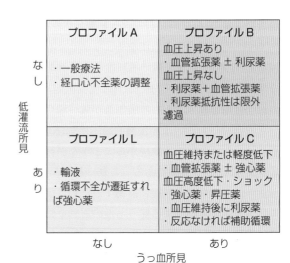

b. ノーリア-スチーブンソン分類と治療方針
診察で得られる低灌流所見(小さい脈圧, 四肢冷感, 傾眠傾向, 低ナトリウム血症, 腎機能悪化)および, うっ血所見(起座呼吸, 頸静脈圧の上昇, 浮腫, 腹水, 肝頸静脈逆流)から血行動態を推測する。

▶図 5-26　急性心不全の病型分類と治療

ベンションを行う。

■ 薬物療法

[1] **鎮静薬**　呼吸抑制の少ないモルヒネ塩酸塩を用いる。

[2] **利尿薬**　肺うっ血がある場合，フロセミドの静脈内注射を行う。即効性が期待できる。低カリウム血症に注意し，電解質の補正を行う。カルペリチドの持続静脈内注射は血管拡張・心保護作用もある。

[3] **血管拡張薬**　肺うっ血があり，かつ血圧が保たれている場合には，ニトログリセリンや硝酸イソソルビドの舌下，スプレーおよび静脈内注射投与が有効である。症状が持続する場合は持続静脈内注射を行うが，高用量では耐性に注意する。かわりにカルペリチドの持続静脈内注射を行う場合もある。心拍出量の低下を伴う場合は，血管拡張作用と強心作用を合わせもつホスホジエステラーゼ phosphodiesterase（PDE）阻害薬が有用である。

[4] **強心薬**　心拍出量の著しい低下がある場合に用いられる。ドパミン塩酸塩，ドブタミン塩酸塩，PDE 阻害薬のなかから選択する。強心作用は，ドパミン塩酸塩＞ドブタミン塩酸塩＞PDE 阻害薬の順で強い。一方，ドブタミン塩酸塩と PDE 阻害薬は血管拡張作用もあり，後者でその作用が強い。

[5] **昇圧薬**　肺うっ血のない血圧低下では補液が中心となる。肺うっ血があり，収縮期血圧が 70〜90 mmHg の場合ドパミン塩酸塩を開始し，70 mmHg 以下ではさらにノルアドレナリンを追加する。

[6] **心拍数調整薬**　頻脈性心房細動や，心房粗動の心拍数低下を目的に，ジゴキシンの静脈内注射や短時間作用型 β_1 遮断薬（ランジオロール塩酸塩）の持続静脈内注射が行われる。

■ 非薬物療法

上記の治療によっても，NYHA 分類Ⅳ度の状態で，収縮期血圧 90 mmHg 未満，心係数 2 L/分/m² 以下，肺動脈楔入圧 20 mmHg 以上が持続する場合は，IABP や経皮的心肺補助（PCPS）など機械的補助循環をすみやかに導入する。

2　慢性心不全の治療

多くの心不全は進行性である。前述の心不全進展分類ステージ C から心不全そのものの治療が開始される（○図5-27）。その治療目標は，予後の改善と QOL の維持，そして急性増悪による入院の予防である。そこで薬物治療とならんで重要となるのは患者の自己管理である。体重・血圧の変化が心不全増悪のきざしであることは多く，怠薬，感冒，暴飲暴食が心不全増悪の誘因となる。適切な運動も大切である。これらをサポートするために，医師・看護師・薬剤師・栄養士がチームとなって管理することの重要性が指摘され，心不全療養指導士制度が創設されている（○ 168 ページ, plus）。

■ 生活指導

塩分の制限が非常に重要である。軽症例では 6〜8 g/日，重症例では 4〜6 g/日を指導する。従来行われてきた水分の制限は他臓器，とくに腎臓の血流量を減らすため，通常は行わない。ただし重症例で低ナトリウム血症をみ

とめる場合は水分制限が必要となる。

　過労やストレスは避けるべきであるが，過度の運動制限は患者の循環調節力を衰えさせるため，状態に合わせた運動療法をすすめる。たとえば，中等度までの慢性心不全であれば，年齢別最大心拍数の70%程度までのウォーキングなどを指導する。

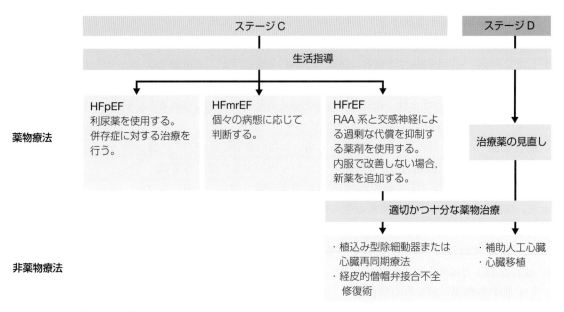

◦図 5-27　慢性心不全治療のアルゴリズム

<table>
<tr><td>plus</td><td>心不全パンデミックへの対策</td></tr>
</table>

　心不全はあらゆる心臓病の終末像であり，入退院を繰り返しながら死にいたる。高齢化とともに虚血性心疾患や高血圧性心疾患，心房細動などの患者が増えれば，心不全患者も増加する。超高齢社会のわが国では，心不全患者数は120万人と推定され，すでにがん患者数の100万人を上まわっており，2030年には130万人に達すると予測されている。このままの医療体制では，心不全患者数に対して医療従事者や病床が不足する心不全パンデミックが訪れると言われている。2019年には「健康寿命の延伸等を図るための脳卒中，心臓病その他の循環器病に係る対策に関する基本法」(脳卒中・循環器病対策基本法)が施行され，なかでも心不全に対する対策が急務とされた。

　心不全増悪による入院を繰り返すほど，心機能と身体機能は低下していく。また入院は医療資源を大きく消費する。心不全パンデミックを回避するには，心不全の重症化，再入院を未然に防ぐことが不可欠である。そのためには内服の継続，減塩を中心とした食事療法，感冒などの心不全の誘因回避など，自己管理とその支援がきわめて重要となる。その役割も担うべく，2011年には慢性心不全看護認定看護師の教育課程が開始された。

　さらに高齢の心不全患者では，他疾患が合併することも多く，認知症，フレイル，サルコペニアなどが併存し，心不全治療の妨げとなることが多い。そこで求められるのが，心不全の知識をもつ多職種医療スタッフによるチーム医療である。2021年には，心不全の発症・重症化予防のための療養指導に従事する医療専門職に必要な基本的知識および技能など資質の向上をはかることを目的として，心不全療養指導士制度が創設された。この資格を取得できる職種は幅広く，看護師・保健師・理学療法士・作業療法士・管理栄養士・薬剤師・臨床工学技士などである。

　心不全が社会問題の1つとなるなかで，医療機関だけでなく地域全体でさまざまな職種が連携し，心不全の発症・重症化予防に取り組んでいくことが求められている。

　心不全増悪の因子として，感染，内服の自己中止，暴飲暴食，心不全を悪化させる薬物の服用などがある。感冒に罹患しないよう注意させ，服薬をまもらせる。非ステロイド系消炎鎮痛薬やⅠ群抗不整脈薬（▶ 203 ページ）の連用は心不全を悪化させる。

　心不全増悪のきざしは，体重増加にあらわれることが多い。毎日体重を記録する習慣をつけさせ，急激な体重増加時には利尿薬を追加するなど指示する。

▎薬物療法

　前述したように，HFrEF 進行の主犯は，RAA 系と交感神経による過剰な代償である。ステージ C の HFrEF に対しては，これらを抑制する薬剤（以下の①〜③）が治療の中心であり，症状と生命予後の両方の改善が期待できる。さらに最近，それらを内服しても心不全が改善しない場合，④〜⑥の新薬の追加がなされる。

　一方，HFpEF に対し，利尿薬や，併存する高血圧や心房細動の治療は症状を改善するが，予後を明らかに改善させる薬物は現在のところ見つかっていない。

　①ACE 阻害薬またはアンギオテンシンⅡ受容体拮抗薬（ARB）　ACE 阻害薬は，RAA 系阻害の基本薬であり，軽症から重症までのすべての HFrEF に用いられ，長期の死亡率を 20〜30％減少させる。空咳などの副作用で使用できない場合は ARB が代用される。

　②β遮断薬　従来は心機能抑制作用があることから，心不全には禁忌とされていた。しかし，交感神経系の亢進が慢性心不全の主因の１つであることが明らかとなった現在では，軽症から重症まで必ず使用すべき基本薬となっている。

　心不全患者にβ遮断薬の常用量をいきなり投与すると，心不全が増悪する。そこで，ごく少量より開始し，心不全の増悪がないことを確認しながら数週〜数か月をかけて徐々に増量する。有効例では心機能が著明に改善する。本薬により，HFrEF 患者の長期の死亡率を 30〜40％減少できる。喘息や徐脈がある例では使用できない。

　③ミネラルコルチコイド受容体拮抗薬　アルドステロンが RAA 系のなかでアンギオテンシンⅡとならんで心不全進展因子になることがわかり，基本薬となっている。副作用として高カリウム血症に注意が必要である。

　④アンギオテンシン受容体・ネプリライシン阻害薬 angiotensin receptor-neprilysin inhibitor（ARNI）　心不全では体内で脳性ナトリウム利尿ペプチドが産生され利尿などを促す。これを分解するネプリライシンを阻害することで脳性ナトリウム利尿ペプチドが増え HFrEF 患者の症状と予後を改善する。ACE 阻害薬または ARB で症状が改善しない場合，ARNI に変更する。

　⑤SGLT2 阻害薬　もともと糖尿病の治療薬で，余分な糖分を尿から排出させるはたらきがある。しかし糖尿病のない心不全患者に対して症状と予後を改善すること，利尿効果以外に心・腎保護作用があることがわかり，積極的に使用されるようになっている。また最近，HFpEF に対する有効性も指

摘されている。

6 イバブラジン塩酸塩　洞結節細胞に存在する過分極活性化環状ヌクレオチド依存性(HCN)4チャネルを遮断して心拍数を低下させる❶。そのため，HCN阻害薬ともよばれる。β遮断薬を最大量投与しても心拍数75/分以上ある洞調律のHFrEF患者に用いると心不全入院を減らすことができる。

7 利尿薬　浮腫や肺うっ血の軽減が期待できる。速効性で作用が強力なフロセミドなどのループ利尿薬が最もよく用いられる。単剤で効果が不十分な場合サイアザイド系利尿薬の追加，低ナトリウム血症をきたしている場合はバソプレシン受容体遮断薬が用いられる。

8 ジギタリス　古くから用いられてきた心不全治療薬である。現在では，心房細動合併例に用いられる。ジギタリス中毒を防ぐため，血中濃度の測定を行う。

9 ジギタリス以外の強心薬　経口強心薬は，収縮不全の症状を改善するが，やせ馬に鞭打つ治療となり，危険な不整脈を誘発するため，長期予後を悪化させる可能性すらある。また，十分な内服治療でもNYHA分類Ⅳ度から改善しないステージDの心不全では，強心薬の持続静脈内注射を行う。

非薬物療法

1 心臓再同期療法　慢性心不全患者には，しばしば左脚ブロックや左室内伝導障害をみとめる。左室の伝導障害があると，左室側壁は中隔に比べ遅れて収縮し，左室全体として協調性のない収縮パターンとなる(●図5-28-a)。

■NOTE
❶ HCN4チャネルは洞結節の自動能形成に寄与する電流の形成を行う。HCN4チャネルが遮断されると，拡張期脱分極相における活動電位の立ち上がりが遅延し，心拍数が低下する。

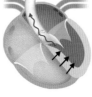
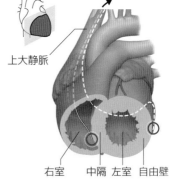

①拡張末期　②収縮前半　③収縮後半

a. 異常
協調性のない収縮パターンのため，心拍出量が低下する。

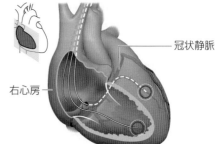

①収縮前半　②収縮後半

b. 両室ペーシング
収縮のずれが是正され，心拍出量が正常になる。

c. ペーシングリードの留置位置

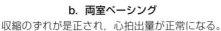
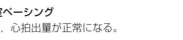
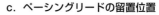

●図5-28　心臓再同期療法

この結果，心拍出量は低下し，心不全の増悪因子となる。

　そこで，右室リード以外に，左室の側壁にもリードを留置し，左室を右室側(中隔側)からと自由壁側からちょうどはさみ込むように同時ペーシングし，収縮のずれを是正する方法が**心臓再同期療法** cardiac resynchronization therapy (**CRT**)である(◯図 5-28-b, c)。

　その適応は QRS 幅 0.12〜0.15 秒以上，左室駆出率 30〜35％以下，NYHA 分類Ⅱ〜Ⅳ度の心不全で，左脚ブロックがあるとより効果が高い。慢性心不全患者では突然死も多いため，現在は植込み型除細動機能も付加した CRTD が主流である。

　②運動療法　運動療法を含む包括的心臓リハビリテーションは，運動耐容能を高めるほか，心不全患者の不安や抑うつを軽減し，QOL を向上させる。ただし，過去 3 日以内の心不全の自覚症状や不安定狭心症のある場合などは，運動療法の禁忌である。

　③経皮的僧帽弁接合不全修復術　重症心不全患者の多くは左室が高度に拡大し僧帽弁が閉じる際すき間ができ(弁接合不全)，逆流が生じる。そして僧帽弁逆流がさらなる左室拡大をまねくという悪循環が発生する。カテーテルを用いて僧帽弁の 2 つの弁尖をクリップでつまんで逆流を減らすことで，症状と予後を改善する。

　④補助循環装置　ステージ D の末期心不全で薬物では血行動態を維持できなくなった場合には，IABP や PCPS を行う。また，植込み型左室補助人工心臓(LVAD)の進歩は目ざましく，以前は心臓移植の適応患者が対象であったが，移植の適応のない重症心不全患者の寿命をのばすことができるようになった。

　⑤心臓移植　60 歳以下で，心臓移植以外に有効な手段がなく，短期予後がきわめて不良と考えられる末期心不全が適応である。

D　血圧異常

　私たちがふだん血圧とよんでいるものは，動脈を流れている血液が血管壁に及ぼす圧力のことであり，通常は血圧計で測定する。なお，カテーテルなどを用いることにより，動脈のみならず，静脈・心腔内・肺動脈などの血圧を測定することも可能であり，疾患の重症度の判断などに有用である場合がある(◯ 77 ページ)。

▌血圧測定法

　血圧測定には，診察室で患者の血圧をはかる**診察室血圧測定**と，**(24 時間)自由行動下血圧測定・家庭血圧測定**からなる**診察室外血圧測定**がある。

　①診察室血圧測定　安静座位で 1〜2 分の間隔をおいて複数回測定し，安定した数値 2 回の平均値を採用する。聴診法で行う場合，コロトコフ音を最初に聴取したときの圧が収縮期血圧で，コロトコフ音を最後に聴取したときの圧が拡張期血圧である。

②　**自由行動下血圧測定** ambulatory blood pressure monitoring（ABPM）　携行型血圧測定器❶を用いて，24時間連続して自由行動下の血圧を15分から30分間隔で測定する。これによって，早朝や夜間の血圧測定も可能となり，早朝高血圧や夜間高血圧の診断に有用である。また，病院などの医療機関でふだんよりも血圧が高くなる**白衣高血圧**❷の診断にも有効である。

③　**家庭血圧測定**　家庭での血圧測定は，患者の治療継続率を改善するとともに，降圧薬による治療の調節にも役だつ。ことに服用前の測定は，薬効の持続時間を知るうえでも有用である。また，朝の高血圧や診察室血圧は正常だが家庭や職場で血圧が高くなる**仮面高血圧**❸の診断にも有用である。

家庭で使用される血圧計には手首式と上腕式があり，上腕式の使用が推奨される❹。

■ 血圧を自己測定する際の注意

血圧は一日を通して一定ではない。運動中や直後，入浴中，仕事中などによって数値は変動するため，下記に注意して測定することが重要である。

（1）からだの力を抜いてリラックスする。

（2）座位をとり，心臓の高さにある上腕の血圧を測定する。

（3）毎回朝晩の同じ時刻に測定する（多くの場合，朝は起床後1時間以内あるいは朝食前，晩は就寝前に測定することが多い）。

（4）一機会に原則2回測定し，その平均をとる。

（5）必ずしも頻回に測定する必要はないが，週に5〜7回測定できるとよい。

（6）測定値に一喜一憂する必要のないことを認識する。

■ 身体診察

肥満の有無をみるため，身長や体重の測定が必要である。初診時の血圧測定は，左右差がないことを確認するため両上肢で行うべきである。間欠性跛行などの下肢の症状がある患者では，大腿動脈，足背動脈の触知および両下肢の血圧測定も必要となる。

甲状腺腫の有無，心雑音の有無，不整脈の有無をみる。腎血管性高血圧の場合，左右差のある腹部血管雑音が聴取されることがある。

そのほか，眼底検査は，高血圧の重症度や持続期間の推定に役だつため大切な検査である。

1 高血圧の基準・分類とその影響

1 高血圧の基準・分類

● **血圧値の分類**　血圧値と循環器疾患発症のリスクには正の相関がみとめられる。高血圧の定義はWHOによる分類が有名である（◯表5-12）。

一方，わが国においては，日本高血圧学会による『高血圧治療ガイドライン2019（JSH2019）』に報告されている（◯表5-13, 5-14）。JSH2019では，わが国の疫学データに基づいた血圧分類，測定法ごとの高血圧基準値，降圧目標，循環器疾患（心血管病）のリスク層別化などがまとめられている。

NOTE

❶**携行型血圧測定器**

測定装置を腰に装着し，腕にカフを巻く。

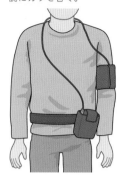

❷**白衣高血圧**

白衣高血圧の患者は非高血圧患者と比較して，将来的に脳心血管病を発症するリスクが高い。そのため，注意深い経過観察を行う必要がある。

❸**仮面高血圧**

非高血圧患者や白衣高血圧患者と比較して，脳心血管病を発症するリスクが有意に高く，持続性高血圧患者と同程度のリスクがある。医療機関では正常血圧であることから，見すごさないように注意が必要である。

❹**上腕式血圧計と手首式血圧計**

両者では数値が異なる場合が多いが，その違いは測定部位による血管の太さやかたさ，心臓からの距離の違いによるものであり，正確性が異なるものではない。ただし，手首式は心臓の高さと手首の位置をうまく合わせることがむずかしく，誤差が生じる可能性が高いため，上腕式が推奨される。

●表 5-12　WHO による血圧値の分類

WHO (1999 年)	収縮期血圧 (mmHg)		拡張期血圧 (mmHg)
至適血圧	＜120	かつ	＜80
正常血圧	120〜129	かつ	80〜84
正常高値血圧	130〜139	または	85〜89
軽症高血圧	140〜159	または	90〜99
中等度高血圧	160〜179	または	100〜109
重症高血圧	≧180	または	≧110

●表 5-13　成人における血圧値の分類

分類	診察室血圧(mmHg)			家庭血圧(mmHg)		
	収縮期血圧		拡張期血圧	収縮期血圧		拡張期血圧
正常血圧	＜120	かつ	＜80	＜115	かつ	＜75
正常高値血圧	120-129	かつ	＜80	115-124	かつ	＜75
高値血圧	130-139	かつ/または	80-89	125-134	かつ/または	75-84
Ⅰ度高血圧	140-159	かつ/または	90-99	135-144	かつ/または	85-89
Ⅱ度高血圧	160-179	かつ/または	100-109	145-159	かつ/または	90-99
Ⅲ度高血圧	≧180	かつ/または	≧110	≧160	かつ/または	≧100
(孤立性)収縮期高血圧	≧140	かつ	＜90	≧135	かつ	＜85

(日本高血圧学会高血圧治療ガイドライン作成委員会編：高血圧治療ガイドライン 2019.　p.18,　日本高血圧学会,　2019 による)

●表 5-14　異なる測定法における高血圧基準

	収縮期血圧(mmHg)		拡張期血圧(mmHg)
診察室血圧	≧140	かつ/または	≧90
家庭血圧	≧135	かつ/または	≧85
自由行動下血圧 24 時間 昼間 夜間	≧130 ≧135 ≧120	かつ/または かつ/または かつ/または	≧80 ≧85 ≧70

(日本高血圧学会高血圧治療ガイドライン作成委員会編：高血圧治療ガイドライン 2019.　p.19,　日本高血圧学会,　2019 による)

血圧値の分類では，診察室血圧 120/80 mmHg より下が**正常血圧**とされ，120〜129/80 mmHg 未満が正常高値血圧，130〜139/80〜89 mmHg が高値血圧に分類されている。140/90 mmHg 以上は高血圧とされ，血圧値によってⅠ〜Ⅲ度，(孤立性)収縮期高血圧に分類されている(●表 5-13)。また，高血圧の基準値は，診察室血圧，家庭血圧，自由行動下血圧(24 時間・昼間・夜間)の測定法ごとにも定められている(●表 5-14)。

● **降圧目標**　JSH2019 では，75 歳以上の高齢者の降圧目標を 140/90 mmHg

未満とし，75歳未満の成人の目標を130/80 mmHg 未満としている（◯表5-15）。糖尿病や慢性腎臓病（CKD）合併症例では130/80 mmHg 未満が目標となっている。また，家庭血圧は，診察室血圧と同等か，それ以上の臨床的価値があると考えられるようになっている。家庭血圧値は診察室血圧値よりも一般に低いとされているため，診察室血圧と家庭血圧で異なった降圧目標を設けている。

● **リスクの層別**　血圧値のほかに，患者の予後を決めるものとして，喫煙，糖尿病，脂質異常症，肥満，CKD，高齢，若年発症の血管病の家族歴，メタボリックシンドロームなどの危険因子がある。

　これらの危険因子の管理が患者の予後にきわめて大切であるとの考え方から，血圧値に基づいた心血管病リスク層別化が提唱されている（◯表5-16）。

● **原因による高血圧の分類**　はっきりとした原因が不明な高血圧症を**本態性高血圧** essential hypertension といい，全体の90%以上を占める。これに対

◯**表5-15　降圧目標**

	診察室血圧(mmHg)	家庭血圧(mmHg)
75歳未満の成人[*1] 脳血管障害患者 　（両側頸動脈狭窄や脳主幹動脈閉塞なし） 冠動脈疾患患者 CKD患者(タンパク尿陽性)[*2] 糖尿病患者 抗血栓薬服用中	<130/80	<125/75
75歳以上の高齢者[*3] 脳血管障害患者 　（両側頸動脈狭窄や脳主幹動脈閉塞あり，または未評価） CKD患者(タンパク尿陰性)[*2]	<140/90	<135/85

[*1] 未治療で診察室血圧130-139/80-89 mmHg の場合は，低・中等リスク患者では生活習慣の修正を開始または強化し，高リスク患者ではおおむね1か月以上の生活習慣修正にて降圧しなければ，降圧薬治療の開始を含めて，最終的に130/80 mmHg 未満を目ざす。すでに降圧薬治療中で130-139/80-89 mmHg の場合は，低・中等リスク患者では生活習慣の修正を強化し，高リスク患者では降圧薬治療の強化を含めて，最終的に130/80 mmHg 未満を目ざす。
[*2] 随時尿で0.15 g/gCr 以上をタンパク尿陽性とする。
[*3] 併存疾患などによって一般に降圧目標が130/80 mmHg 未満とされる場合，75歳以上でも忍容性があれば個別に判断して130/80 mmHg 未満を目ざす。
降圧目標を達成する過程ならびに達成後も過降圧の危険性に注意する。過降圧は，到達血圧のレベルだけでなく，降圧幅や降圧速度，個人の病態によっても異なるので個別に判断する。
（日本高血圧学会高血圧治療ガイドライン作成委員会編：高血圧治療ガイドライン2019. p.53, 日本高血圧学会，2019による）

plus	**夜間高血圧**

　ABPM により，夜間血圧の測定が可能となった。昼間の血圧よりも10〜20%降圧するものを正常型 dipper（ディッパー）とよび，0〜10%の降圧にとどまるものを non-dipper（ノンディッパー）とよぶ。まれであるが夜間に昼間よりも高い血圧を示す群を riser（ライザー）と分類する。non-dipper や riser ではラクナ梗塞や左室肥大など高血圧性臓器障害を高率にみとめる。

○表5-16 診察室血圧に基づいた脳心血管病リスク層別化

リスク層＼血圧分類	高値血圧 130-139/80-89 mmHg	I度高血圧 140-159/90-99 mmHg	II度高血圧 160-179/100-109 mmHg	III度高血圧 ≥180/≥110 mmHg
リスク第一層 予後影響因子がない	低リスク	低リスク	中等リスク	高リスク
リスク第二層 年齢(65歳以上)，男性，脂質異常症，喫煙のいずれかがある	中等リスク	中等リスク	高リスク	高リスク
リスク第三層 脳心血管病既往，非弁膜症性心房細動，糖尿病，タンパク尿のあるCKDのいずれか，または，リスク第二層の危険因子が3つ以上ある	高リスク	高リスク	高リスク	高リスク

JALSスコアと久山スコアより得られる絶対リスクを参考に，予後影響因子の組合せによる脳心血管病リスク層別化を行った。層別化で用いられている予後影響因子は，血圧，年齢(65歳以上)，男性，脂質異常症，喫煙，脳心血管病(脳出血，脳梗塞，心筋梗塞)の既往，非弁膜症性心房細動，糖尿病，タンパク尿のあるCKDである。
(日本高血圧学会高血圧治療ガイドライン作成委員会編：高血圧治療ガイドライン2019. p.50, 日本高血圧学会，2019による)

○表5-17 キース-ワグナー分類

I度	網膜動脈の軽度の狭小化および硬化を示す。
II度	動静脈交差部における静脈の圧迫および動脈壁反射を伴った中等度の動脈硬化を示す。
III度	網膜細動脈の攣縮，綿花様白斑および出血斑をみとめる網膜像を示す。
IV度	III度の網膜像に視神経乳頭浮腫を伴ったもの。

して，血圧上昇の原因となる疾患がある場合を，**二次性高血圧** secondary hypertension という。

2 高血圧の影響

▌高血圧の症候

　高血圧そのものは無症候性であるが，長年続くと動脈硬化をきたし，さまざまな合併症を引きおこす。高血圧の影響を受けやすい臓器には，心臓・脳・腎臓・眼などがあり，これらの臓器での合併症によってめまいや顔面潮紅，頭痛，疲労，鼻出血がおこることがある。

　高血圧が疑われる徴候では以下のものが有名である。

　□1 **心音(IV音)** 　高血圧性心疾患で心不全状態となっている場合，聴診でIV音が聴取されることがある。

　□2 **眼底の動脈の変化** 　高血圧に合併する動脈の変化は，眼底の動脈の観察によって知ることができる。高血圧による網膜変化には細動脈狭窄，出血，滲出性病変，脳症を伴う場合は乳頭浮腫がある。また，高血圧による眼底変化を4群に分類する**キース-ワグナー** Keith-Wagener **分類**がある(○表5-17)。

▋影響

高血圧の予後は，心臓・脳・腎臓などの変化の程度によって異なる。高血圧の比較的初期には，心臓・脳・腎臓などへの影響は少ないが，期間が長くなるほどその影響は大きくなり，やがて心筋梗塞，脳卒中（脳梗塞・脳出血）や腎不全などの発症につながる。したがって，初期から治療を開始する必要がある。

① **心臓への影響**　高血圧があると末梢動脈の血管抵抗が増し，心臓の仕事量が増加する。その結果，心筋線維が肥大し，やがて心不全を発症することがある。胸部X線検査や心電図で左室肥大の所見がみられる。また，冠状動脈の動脈硬化をおこしやすく，狭心症や心筋梗塞を引きおこす。

② **脳への影響**　高血圧は脳動脈でも動脈硬化を引きおこす。動脈硬化により中大脳動脈などの比較的太い動脈の内腔が狭くなると脳の血流障害をきたし，閉塞をおこすと脳梗塞となる。脳内部の比較的細い動脈では，高血圧があると，血管壊死や動脈瘤をつくり，これが破れると脳出血をおこす。

大きな脳梗塞や脳出血をおこした場合，意識消失や片麻痺などがあらわれる。血栓や塞栓ができてもすぐにとけた場合には，短時間，手足が動かなくなったり，しびれたり，言葉がもつれたりするが，すぐに治ることもある。これを**一過性脳虚血発作** transient ischemic attack（**TIA**）という。

③ **腎臓への影響**　高血圧があると腎臓の細動脈が硬化し，腎臓の血液量が減少する。これにより尿の濃縮力が低下し，比重の低い尿が多量に排泄されるようになる。その結果，尿の排泄回数（とくに夜間の尿の排泄回数）が増加する。この状態が続くと，腎臓は萎縮して腎機能もしだいに低下し，やがては腎不全をおこす。

② 本態性高血圧

本態性高血圧は，遺伝的因子のほかに生活習慣などの環境因子が関与しており，生活習慣病の一種と考えられている。原因としては過剰な塩分摂取，肥満，過度の飲酒，精神的ストレス，自律神経系の調節異常，過剰な肉体労働，タンパク質・脂質の不適切な摂取，喫煙などが考えられている。

▋1 診断

一般に，高血圧で最も多いものが，本態性高血圧である。40歳以上であり，簡単な検査の結果，二次性高血圧を疑う所見がなく，家族的に高血圧の遺伝があれば，通常は本態性高血圧と考えてよい。一方，若年性高血圧や急に発症した高血圧の場合には二次性高血圧が考えられる。

▋2 治療

▋生活習慣の改善

① **食塩制限**　食塩の過剰摂取が血圧上昇と関連があることが知られている。食塩摂取量を6 g/日未満とすることが望ましい。わが国の平均食塩摂

取量は依然として多く，2019(令和元)年の「国民健康・栄養調査」では平均
10.1 g/日(男性 10.9 g/日，女性 9.3 g/日)となっている。これは欧米に比べ
てかなり多い。食塩摂取量のコントロールは，生活習慣の改善の第一にあげ
られる。

②**食事パターン**　野菜・果物および魚(魚油)の積極的摂取とコレステ
ロールや飽和脂肪酸の摂取制限が推奨される。

③**適正体重の維持**　肥満は高血圧の重要な危険因子である。毎日の体重
測定は，生活習慣のコントロールにおいて簡便かつ有効である。

④**運動**　運動の降圧効果は確立されており，中等度の有酸素運動で血圧
低下のみならず，体重・体脂肪・腹囲が減少し，インスリン感受性が改善す
る。高血圧などの生活習慣病の予防や治療にはウォーキングがよいとされて
いる。

⑤**節酒**　長期にわたる過度の飲酒は高血圧の原因となる。

⑥**禁煙**　禁煙をすすめるとともに，受動喫煙の防止も重要である。

⑦**その他**　以下の生活習慣についても改善することが望ましい。

(1)寒冷：心血管病による冬季の死亡率増加が知られている。暖房や防寒の
　　不備は避けたい。とくにトイレや浴室には注意が必要である。

(2)情動ストレス：ストレス管理が大切である。

(3)入浴：熱すぎない風呂がよい。

(4)便秘：排便のいきみは血圧を上昇させる。

▌降圧薬選択の基本

JSH2019 では，第一選択薬として，カルシウム拮抗薬・ARB・ACE 阻害
薬・利尿薬の 4 種をあげている。合併症のない I 度高血圧(140〜159/90〜
99 mmHg 以上)の場合は，主要降圧薬のなかから 1 剤を選んで少量から開
始する。II 度高血圧以上(160/100 mmHg 以上)の場合は，通常用量の 1 剤
もしくは少量の 2 剤併用から開始してよいとされている。

▌第一選択薬

①**カルシウム拮抗薬**　ジヒドロピリジン系とベンゾチアゼピン系がある。
おもな薬理作用は，①冠状動脈および末梢血管拡張作用，②心収縮力の抑制，
③刺激伝導系の抑制である。多くの症例で用いられ，ジヒドロピリジン系は
現在ある降圧薬のなかでは降圧効果が最も高い。ジヒドロピリジン系のうち，
アムロジピンベシル酸塩は最も血中半減期が長く，反射性交感神経刺激作用
もあまりみられない。

②**ARB**　わが国では，カルシウム拮抗薬の次によく用いられている。
ARB はアンギオテンシン II タイプ 1 受容体に特異的に結合し，血中のアン
ギオテンシン II の強力な血管収縮，体液貯留，交感神経活性亢進を抑制して
降圧作用を発揮する。また，組織中の RAA 系も抑制するため，腎臓では輸
出細動脈を拡張して糸球体内圧および尿タンパクを減少させ，腎機能の悪化
を抑制する。

③**ACE 阻害薬**　血中および組織中の RAA 系の抑制作用をもつ。ARB と
同様に，血中の RAA 系抑制作用によって降圧作用を示すほか，組織中の

RAA 系抑制作用によって臓器障害の改善や進展予防が期待できる。副作用としての空咳の頻度が比較的高いことが知られている。

④ 利尿薬　日本人は欧米人に比べて食塩摂取量が多いため，ほかの降圧薬に比べて利尿薬の降圧効果はまさるとも劣らないが，実際の臨床では，ARB・ACE 阻害薬，カルシウム拮抗薬を使っても降圧が不十分なときに使われことが多い。利尿薬の副作用として，糖代謝への悪影響や尿酸値の上昇などがあげられるが，少量の利尿薬ではそれほど問題がない。

■ その他の降圧薬

① β遮断薬　心拍出量の低下，レニン産生の抑制，中枢での交感神経抑制などによって降圧作用を示す。交感神経活性の亢進がみとめられる若年者の高血圧や狭心症合併例などに適応がある。気管支喘息などの閉塞性肺疾患や徐脈のある患者に対しては禁忌または慎重投与とされる。

② α遮断薬　交感神経末端の平滑筋側 $α_1$ 受容体を選択的に遮断する。前立腺肥大症に伴う排尿障害にも適応がある。早朝高血圧に対して就眠前に投与されることがある。

③ 合剤　ARB と利尿薬の合剤や ARB とカルシウム拮抗薬の合剤が開発されている。2剤内服する手間が省けること，ポリファーマシー❶を避けられる可能性，服薬アドヒアランスの向上や，2剤投与した場合よりも薬価が低めに設定されているなどの利点が考えられる。

□NOTE
❶ポリファーマシー
　処方された多種類の薬剤を服用することで，かえって身体に問題を生じることをいう。

3　二次性高血圧

1　腎実質性高血圧 renal parenchymal hypertension

腎実質性高血圧は，二次性高血圧のなかで最も頻度が高く，高血圧全体の2〜5％を占める。

腎実質性高血圧の原因となる腎不全をきたす疾患としては，慢性糸球体腎炎・慢性腎盂腎炎・多発性嚢胞腎などがある。CKD は，高血圧の発症の原因となる一方で，高血圧は腎障害を進展させるため，末期腎不全にいたる悪循環が形成される。

---

plus　閉塞性睡眠時無呼吸症候群と高血圧

睡眠時無呼吸症候群とは，睡眠時・睡眠中に無呼吸または低呼吸になる病態をいい，閉塞型・中枢型・混合型などがある。なかでも上気道の閉塞によっておこる閉塞性睡眠時無呼吸症候群 obstructive sleep apnea syndrome（OSAS）は，夜間の血圧上昇の原因となる。OSAS による血圧上昇は，無呼吸・中途覚醒・入眠を繰り返すことに伴って血圧が急激に上昇することや，交感神経がつねに緊張していることなどに

よると考えられている。とくに夜間の低酸素血症を繰り返す患者では血圧上昇の程度が大きい。

未治療の OSAS は，高血圧の原因となるだけではなく，心筋梗塞と脳卒中リスクが高まることが知られている。OSAS に対しては，持続的気道陽圧法 continuous positive airway pressure（CPAP）治療が行われ，これによって血圧も低下することが報告されている。

2　腎血管性高血圧 renovascular hypertension

腎血管性高血圧は，高血圧全体の約1%を占める。

　片側もしくは両側の主腎動脈，副腎動脈，その分枝が狭窄または閉塞することによって，罹患腎臓の傍糸球体細胞からのレニン放出が刺激され，高血圧をきたす。中高年者では，アテローム性動脈硬化症（粥状動脈硬化症）が，若年者では線維筋性異形成がおもな成因となる。両側性腎動脈狭窄がある場合は，進行性の腎不全をおこすことが多く，ARB・ACE阻害薬を投与すると腎機能が悪化することがある。

● **検査**　腎血管性高血圧は通常，無症候性であるため，診断には，形態的診断（CT・MRA・腎動脈造影）と機能的診断（血漿レニン活性など）が大切である。身体的所見で，心窩部や上腹部の左右，ときに背中に放散する収縮期―拡張期雑音を聴取することがある。

● **治療**　狭窄した腎動脈をバルーンカテーテルやステントで拡張する**経皮的腎血管形成術** percutaneous transluminal renal angioplasty（**PTRA**）により，高血圧の改善・治癒が期待できる。

3　内分泌性高血圧 endocrine hypertension

　内分泌性高血圧とは，血圧調節にかかわる内分泌器官の異常によりおこる高血圧である。

◆ 原発性アルドステロン症

　アルドステロンの過剰により高血圧，レニン分泌の抑制，低カリウム血症，代謝性アルカローシスを呈する。高血圧全体の約3〜10%を占める。男女比は1：1.5と女性が多い。診断の手がかりとして，低カリウム血症（血清カリウム3.5 mEq/L以下），治療抵抗性の高血圧の存在，40歳以下での脳血管障害の発症がある。これらの症例では，積極的な精査が必要である。

● **検査**　血漿レニン活性（PRA），血漿アルドステロン濃度（PAC）測定を行う。PAC/PRA比が増加するので，スクリーニングに有用である。

● **治療**　副腎腫瘍の腹腔鏡下副腎摘除術が第一選択である。

◆ クッシング症候群

　コルチゾールの自律性かつ過剰分泌によりクッシング徴候，高血圧，糖尿病などを呈する。男女比は約1：3で女性に多い。診断の手がかりとして，中心性肥満や満月様顔貌，多毛などがある。

● **検査**　血中コルチゾール測定，デキサメタゾン抑制試験・副腎CT・下垂体MRIなどがある。

● **治療**　副腎腫瘍が原因の場合は腹腔鏡下副腎摘除術，下垂体腺腫が原因の場合は下垂体摘出術が選択される。

◆ 褐色細胞腫

　副腎髄質からカテコールアミンが過剰分泌されることにより，高血圧や糖尿病を合併する。診断の手がかりとして，頭痛・動悸・発汗・顔面蒼白などの症状や発作性高血圧がある。

● **検査**　血中カテコールアミンならびに24時間尿中カテコールアミン排泄量の測定を行う。画像診断として，CTやMRIがある。

● **治療**　副腎腫瘍の腹腔鏡下副腎摘除術が適応となるが，摘出困難な場合には化学療法や塞栓療法などが選択される。

◆ その他の内分泌性高血圧

　先端巨大症，バセドウ病などによる高血圧が知られている。

4 血管性高血圧

◆ 高安動脈炎（大動脈炎症候群）

　高安動脈炎は，若い女性に多く，腎血管性高血圧，大動脈狭窄性高血圧，大動脈弁閉鎖不全性高血圧などの各要素がある。本症の約20％に腎血管性高血圧がみられる（◖ 231ページ）。

◆ 大動脈縮窄症

　先天性奇形で，大動脈弓部から下行大動脈への移行部に狭窄があり，上肢では高血圧，下肢では低血圧を示す。治療としては，外科的に狭窄部位を切除・再建するか，経カテーテル的なステントによる拡張が行われる。

4　本態性低血圧

● **低血圧の症状**　血圧が下がりすぎた場合，日常生活では，脳血流の低下による症状が出ることが多い。脳は人体の最も高い位置にあり，重力に逆らって心臓は脳へと血液を送っている。その結果，低血圧の人は起き上がった瞬間にめまい，立ちくらみを感じることがあり，ひどい場合には失神をきたす。

　このような低血圧には，原因がはっきりしない**本態性低血圧** essential hypotension と原因が明確な**二次性低血圧** secondary hypotension がある。

1 起立性低血圧 orthostatic hypotension

　起立性低血圧は，なんらかの原因による循環血液量減少や血管調節の障害（神経原性）によっておきる。臥位から急に立ち上がる，あるいは立ちつづけているだけでも，失神をおこす患者がおり，高齢者の失神の30％は起立性低血圧と考えられている。

　神経原性の起立性低血圧は，糖尿病やアミロイドーシスなどが原因として

多い。まれなものでは、パーキンソン症状を伴うシャイ-ドレーガー症候群 Shy-Drager syndrome（SDS）がある。

●**診断**　身体的診察としては、臥位と立位で血圧と脈拍数を測定する。起立性低血圧では、起立して3分以内に収縮期圧が20 mmHg以上あるいは拡張期血圧が10 mmHg以上持続性に低下する。

失神をきたすような症例では、ティルティング-テーブル（傾斜台）試験を行うことによって、血管迷走神経性失神の診断が可能である。

●**治療**　根本的な治療は困難であるが、起立性低血圧患者は、急に立ち上がったりしないように注意することが必要である。一部の患者では、複数の降圧薬を服用していたり、抗うつ薬を内服していたりすることが原因となっていることもあるため、これらを除去することにより改善する症例もある。弾性ストッキングの着用が有効なこともある。薬物療法としては、ミドドリン塩酸塩の服用などがあるが、まずは患者教育が大切である。

2 食事性低血圧 postprandial hypotension

高齢者では、食後に低血圧となって、めまい・ふらつきを生じることがあり、これを**食事性低血圧**という。食事中〜食後には、腸に血液が集まる。血圧を維持しようとして、自律神経系を介して心拍数が増加し、からだの血管は収縮するが、高齢者ではこの調節がうまくいかないことが原因と考えられている。

●**治療**　食事の回数を増やし、1回あたりの食事量を減らすことによって、食後の内臓への血液貯留を減らし血圧の低下を改善できる。食後に横になって休むことも有効である。

E　不整脈 arrhythmia

不整脈とは**正常洞調律**以外の調律と定義される。不規則な脈とイメージされるが、脈の整・不整にかかわらず、心臓の電気活動の異常すべてが含まれ、**徐脈性不整脈**と**頻脈性不整脈**に大別される（◎表5-18）。

放置してよいものから死に直結するものまであり、正確な診断と対処が求められる。その診断はおもに心電図によりなされることから、心電図の理解が重要である。

1 正常洞調律とは

不整脈を理解するには、まず正常洞調律とはなにかを知ることが大切である。心筋は心臓を流れる微弱な電流に反応し収縮を繰り返す。電流の流れ道を**刺激伝導系**といい、その起点は右心房上部の**洞結節**である（◎図5-29）。

洞結節は規則正しく電気興奮を生成し、電流を心房に伝える。心房筋が反応し興奮すると心電図上P波となる（**洞性P波**）。洞性P波の向きは、第

Ⅰ・第Ⅱ・第Ⅲ・aVF 誘導で上向きである。その後，電流は心房と心室の中継点である**房室結節**を経由し，さらに細い束となって**ヒス束**を通過し心室へ入る。ここで刺激伝導系は**左脚・右脚**に分かれ，電流を心室筋に運ぶ。心室筋が反応し興奮（脱分極）すると心電図上 QRS 波となる。そして興奮からゆっくりもとに戻る過程（再分極）が T 波となる。

　洞結節が 1 分間に 60〜100 回規則正しく電流を発生し，それが上記の経路

◖ 表 5-18　不整脈の種類

徐脈性不整脈	頻脈性不整脈
（1）洞不全症候群 ・洞性徐脈（ルーベンスタイン分類Ⅰ型） ・洞停止・洞房ブロック（ルーベンスタイン分類Ⅱ型） ・徐脈頻脈症候群（ルーベンスタイン分類Ⅲ型） （2）房室ブロック ・Ⅰ度房室ブロック ・Ⅱ度房室ブロック ── ┌ウェンケバッハ型（モビッツⅠ型） 　　　　　　　　　　　 └モビッツⅡ型 ・Ⅲ度房室ブロック （3）心室内伝導障害 ・右脚ブロック ・左脚ブロック ・2 枝ブロック ── ┌右脚ブロック＋左脚前枝ブロック 　　　　　　　　　 └右脚ブロック＋左脚後枝ブロック ・3 枝ブロック ・非特異的心室内伝導障害 （4）徐脈性心房細動	（1）洞性頻脈 （2）期外収縮 ・心房期外収縮 ・心室期外収縮 （3）上室頻拍 ・房室結節リエントリー性頻拍 ・房室回帰性頻拍 ・心房頻拍 （4）心房細動・心房粗動 （5）心室頻拍 （6）心室細動 頻脈をきたす特有の症候群 ・WPW 症候群 ・QT 延長症候群 ・ブルガダ症候群

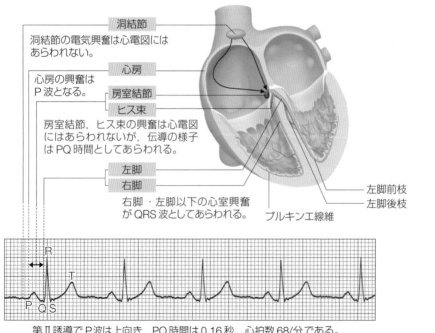

第Ⅱ誘導で P 波は上向き，PQ 時間は 0.16 秒，心拍数 68/分である。

◖ 図 5-29　刺激伝導系と正常洞調律心電図

で正常に伝導している状態が正常洞調律(◯図5-29)である。洞調律の心拍数は，からだの状態によりつねに変化し，労作や精神的興奮により上昇し，安静や睡眠により低下する。

2 徐脈性不整脈

徐脈とは，一般に心拍数60/分以下の遅い脈のことをさす。さらに2秒以上の無収縮や徐脈とならない伝導障害も含めて**徐脈性不整脈**と総称される。徐脈性不整脈の原因は，刺激伝導系のいずれかの部位の障害であり，洞不全症候群，房室ブロック，心室内伝導障害に大別される。

1 洞不全症候群 sick sinus syndrome(SSS)

洞結節あるいは周辺の障害によって生じる徐脈性不整脈をまとめて**洞不全症候群**(SSS)という。発症は50歳以降，とくに高齢者に多い。原因として加齢に伴う洞結節周辺の変性，基礎心疾患に伴う洞結節組織の虚血，線維化などがあげられるが，特定できないことのほうが多い。

わが国では，心電図所見による**ルーベンスタイン** Rubenstein **分類**がよく用いられる(◯図5-30)。

● **治療**　確実に有効な薬物治療はない。失神やめまい，息切れなどの症状を伴う場合は体内式ペースメーカ植込みの適応となる。一方，まったく症状のない場合は治療の必要はなく経過観察でよい。

a. 洞性徐脈(Ⅰ型)

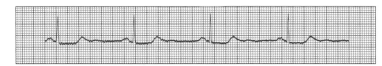

規則正しい洞調律であるが，心拍数は45/分と遅い。

b. 洞停止(Ⅱ型)

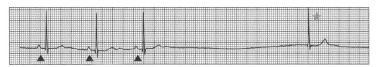

最後のP波(▲)から突然3.2秒以上P波が出現していない。★は補充収縮。

c. 洞房ブロック(Ⅱ型)

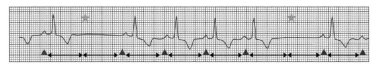

P波どうしの間隔が，★ではちょうど2倍になっている。

d. 徐脈頻脈症候群(Ⅲ型)

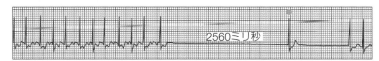

2560ミリ秒

心房細動が終わったあと，2.6秒近く心拍がなく，P波を伴わないQRS波(●)で心拍が再開している。

◯**図 5-30　洞不全症候群のルーベンスタイン分類と心電図**

◆ 洞性徐脈 sinus bradycardia

洞性徐脈は洞結節の自動能低下により心拍数が 60/分未満になる状態である。

● **心電図所見**　通常の洞調律と同じ P 波で，規則正しいが遅い（◉図 5-30-a）。

● **臨床的意義**　健常者でも，睡眠中は心拍数が 60/分以下となる。病的か否かは個々の症例，状況で異なるが，一般に 24 時間の平均心拍数 50/分以下は病的である。また，運動しても心拍数の上昇がみられない場合も病的である。心拍出量が増加しないため，倦怠感や易疲労感，労作時息切れの原因となる。

◆ 洞停止 sinus arrest・洞房ブロック sinoatrial block （SA block）

洞停止は洞結節自動能の停止により，**洞房ブロック**は洞結節から心房筋へ興奮が伝達されないために生じる。

● **心電図所見**　いずれも，洞調律中に突然，2 秒以上 PP 間隔が延長する（◉図 5-30-b）。

洞房ブロックでは，洞結節からの電気興奮生成は規則正しく行われているため，延長した PP 間隔は前後の正常 PP 間隔の整数倍となる（◉図 5-30-c）。

PP 間隔の延長が長い場合，P 波を伴わない QRS 波で心拍が再開することが多く，この心拍を**補充収縮**とよぶ（◉図 5-30-b）。

● **臨床的意義**　日中活動時 3 秒以上，睡眠中 5 秒以上の PP 間隔延長は病的である。その間，補充収縮がなければ，心臓から脳への血流がとぎれるため，失神やめまい，眼前暗黒感を生じる。停止時間が長いほど症状は重篤になる。

◆ 徐脈頻脈症候群 bradycardia-tachycardia syndrome

洞不全症候群は，しばしば発作性心房細動や上室頻拍を合併し，**徐脈頻脈症候群**とよばれる。徐脈頻脈症候群は症候性の洞不全症候群のなかで最も頻度が高く，頻脈停止直後に洞停止をきたすものが大半である（◉図 5-30-d）。

この場合，洞停止時間が長く，かつ補充収縮が出現しにくいため，失神などの重篤な症状をきたしやすい。

2 房室ブロック atrioventricular block（AV block）

房室ブロック（**AV block**）は，刺激伝導系のうち，房室接合部（房室結節から右脚・左脚に分かれるまで）のどこかで伝導が遅くなったり途絶したりする状態である。若年者にみられる無害なものから，房室接合部の線維化や虚血によって生じるものまで，背景はさまざまである。

心サルコイドーシス（◉ 217 ページ）などの心筋症で高頻度にみとめられるほか，房室結節は右冠状動脈から栄養を受けているため，下壁の急性心筋梗

塞では高頻度に一過性の房室ブロックがみとめられる。心電図上, P 波と QRS 波の関係に注目し, Ⅰ～Ⅲ度に分類する。

◆ Ⅰ度房室ブロック first degree AV block

Ⅰ度房室ブロックは, 房室接合部の伝導が途切れてはいないが正常より遅い状態である。

● 心電図所見　正常 PQ 時間は 0.12～0.20 秒であるが, 0.21 秒以上に延長する(◐図 5-31-a)。

● 臨床的意義　症状はなく, 健康診断などで指摘されることが多い。治療の必要はないが, より高度な房室ブロックへの進行がないか, 経過観察は必要である。

◆ Ⅱ度房室ブロック second degree AV block

Ⅱ度房室ブロックは, 心室への伝導が, ときどき途絶する状態であり, ウェンケバッハ型(モビッツⅠ型)とモビッツⅡ型がある。

● 心電図所見　ウェンケバッハ型房室ブロックは, 心電図上 1 拍ごとに PQ 間隔が延長し, ついには QRS の脱落がみられる型である。QRS が脱落した直後は短い PQ 間隔に戻る。すなわち QRS が脱落した前後の PQ 間隔を比べると明らかにあとのほうが短い(◐図 5-31-b)。

a. Ⅰ度房室ブロック

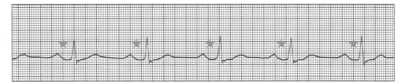

PQ間隔(★)は一定だが, 0.26秒と正常よりも長い。

b. ウェンケバッハ型
　(モビッツⅠ型)
　房室ブロック

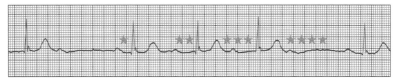

PQ間隔は★→★★→★★★の順に長くなり, ★★★★ではQRS波が脱落している。

c. モビッツⅡ型房室
　ブロック

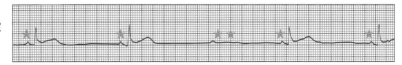

PQ間隔の延長なく, ★★で突然QRS波が脱落している。

d. Ⅲ度(完全)房室
　ブロック

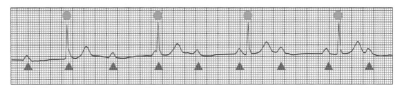

P波(▲)どうしの間隔, QRS(●)どうしの間隔は一定だが, P波とQRS波の関係はバラバラで, P波に関係なくQRS波が出現している。

◐図 5-31　房室ブロックの分類と心電図

　モビッツⅡ型房室ブロックでは，PQ間隔は一定であるが突然QRS波が脱落する。すなわちQRSが脱落した前後のPQ間隔は等しい（●図5-31-c）。
● **臨床的意義**　ウェンケバッハ型房室ブロックのほとんどは，房室結節内での伝導途絶である。さらに高度なブロックに進行することは少なく，多くは無症状で，失神や突然死の危険もない。ほとんどの場合，治療の必要はない。

　モビッツⅡ型はヒス束以下の伝導途絶である。器質的心疾患に合併することが多く，Ⅲ度房室ブロックに進行する可能性が高い。そのため，症状がなくてもペースメーカの適応が考慮される。

◆ Ⅲ度房室ブロック third degree AV block

　Ⅲ度房室ブロックは**完全房室ブロック**ともよばれ，房室接合部で完全に伝導が途絶した状態である。そのままでは心停止になってしまうため，ブロック部位よりも下位の刺激伝導系が自動能を発揮し，心房とは関係なく心室が調律をきざむ。
● **心電図所見**　P波，またはQRS波だけをみると，それぞれ一定の周期で出現しているが，P波とQRS波の関係はバラバラで，P波の数がQRS波の数よりも多い（●図5-31-d）。
● **臨床的意義**　心拍数は50/分以下になることが多く，倦怠感や息切れを生じやすい。また，下位の自動能は不安定なため，QRS波が出現せず，失神やめまい，ときに突然死をきたしうる。そのため，症状があればペースメーカ植込みの絶対的適応であり，症状がなくても多くの場合ペースメーカの適応となる。ただし，中止可能な薬物によるものや急性心筋梗塞に伴う一過性ブロックでは，体内式ペースメーカの適応はない。

3　心室内伝導障害 intraventricular conduction disturbance（IVCD）

　心室内伝導障害（IVCD）は，右脚・左脚に分かれてからあとの刺激伝導系で生じる伝導障害である。

◆ 右脚ブロック right bundle branch block（RBBB）

　右脚ブロックは，右脚の伝導遅延または伝導途絶により，左室に比べて右室が遅れて興奮する状態である。右脚は切れやすい❶ため，健常者でもしばしばみとめられる。また，右室に負荷がかかる状態でもおこる。
● **心電図所見**　最初に左室が興奮し，遅れて右室が興奮するため，右胸部誘導（V_1・V_2）で2回R波が出現する（**rsR' パターン**）。V_5・V_6誘導には幅の広いS波があらわれる（●図5-32-a）。QRS幅が0.12秒未満のものを**不完全右脚ブロック**，0.12秒以上のものを**完全右脚ブロック**という。
● **臨床的意義**　右脚ブロック自体は，症状を伴わず，治療の必要もない。ただし，健康診断などで指摘された場合，心房中隔欠損症や右室に負荷がかかる疾患が隠れていないかを確認する必要がある。また，完全右脚ブロック

NOTE

❶右脚はしばらく分岐しないまま長くのびるため，切れやすい。一方，左脚は2本あるため，疾患以外の完全左脚ブロックはおこりにくい。

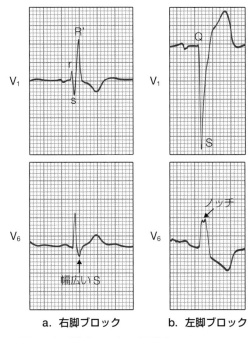

a. 右脚ブロック　　b. 左脚ブロック

◉図 5-32　脚ブロックの心電図

に左軸偏位や右軸偏位を伴っていた場合，左脚前枝や後枝のブロックを合併して，**二枝ブロック**になっている可能性があるため注意が必要である。

◆ 左脚ブロック left bundle branch block（LBBB）

　左脚ブロックは，左脚の伝導途絶により，右室に比べて左室が遅れて興奮する状態である。左脚ブロックの多くは器質的心疾患と関係があり，冠状動脈疾患や心筋症などでみとめられる。

● **心電図所見**　最初に右室が興奮し，遅れて左室が興奮するため，QRS 幅が 0.12 秒以上に広くなり，左胸部誘導（V_5・V_6）で 2 回 R 波が出現する（ノッチのある R 波，M 字型の QRS 波）。V_1 または V_2 誘導では **QS パターン**または **rS パターン**となる（◉図 5-32-b）。

● **臨床的意義**　左脚ブロックに加え，右脚が切れれば完全房室ブロックとなり，失神や突然死の危険が生じる。右脚は切れやすいため注意深い経過観察が必要である。また，左脚ブロックでは，左室の壁が同時に収縮しないためポンプ力が低下する。心不全患者で左脚ブロックがある場合は，**両室ペースメーカ**という特殊なペースメーカを必要とする場合がある（◉ 170 ページ，図 5-28-b）。

◆ 非特異的心室内伝導障害 non-specific IVCD

　心電図で QRS 幅が 0.12 秒より広く，かつ右脚ブロックでも左脚ブロックでもない場合，刺激伝導系の脚より下流で広範囲に伝導障害がおこっている。これを**非特異的心室内伝導障害**という。

3 頻脈性不整脈

　心拍数が 100/分以上の状態を**頻脈**といい，頻脈のきっかけとなる期外収縮や頻脈のもととなる病態も含めて**頻脈性不整脈**と総称する。

1 洞性頻脈 sinus tachycardia

　洞性頻脈とは，洞調律で心拍数が 100/分以上になっている状態である（◉図 5-33）。運動や精神的興奮により洞性頻脈となるのは正常な反応である。一方，安静時に洞性頻脈をみとめる場合，発熱や脱水，貧血，心不全，甲状腺機能亢進などがないかを診察する必要がある。

2 期外収縮 extrasystole

　期外収縮とは，洞調律の心周期よりも早期に生じる興奮波である。健常者にもしばしばみとめられ，高齢者ほど発生頻度が高い。無症状の場合も多いが，「ドキッ」「ドクン」のような一瞬の動悸，のどもとを突き上げる感じなどのほか，咳が症状のこともある。脈が 1 拍抜けるという訴えの多くは期外収縮である。

　発生部位により，心房性と心室性に分けられ，**単発**，**2 連発**，3 連発以上の**頻拍**がある。正常心拍と期外収縮が交互に出現するものを **2 段脈**，正常 2 心拍と期外収縮が交互に出現するものを **3 段脈**という。

◆ 心房期外収縮 atrial premature contraction（APC または PAC）

　心房期外収縮は，洞結節以外の心房筋で，異常な電気興奮が発生するために生じる。房室接合部で異常興奮が発生するものを含めて**上室期外収縮**ともよばれる。

● **心電図所見**　洞性 P 波と異なる形の心房波（**異所性 P 波**）が，洞調律の基本周期よりも早期に出現し，通常は洞調律時と同じ形の QRS 波を伴う（◉図 5-34-a）。

　心房期外収縮があまり早期に出現すると，房室結節の絶対不応期に遭遇して興奮が心室に伝わらず，QRS 波が脱落することがある（◉図 5-34-b）。

　また，右脚または左脚の不応期に遭遇すると右脚ブロックまたは左脚ブロック型の QRS 波形となる。これを**心室内変行伝導**とよび，多くは右脚ブロック型である（◉図 5-34-c）。

● **臨床的意義**　基本的に無害な不整脈であり，治療の必要はない。ただし，心房期外収縮の頻発が心房細動や上室頻拍のきっかけとなることがある。自覚症状が強い場合は，抗不整脈薬を投与する場合がある。

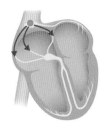

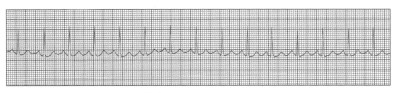

規則正しい洞調律であるが，心拍数は115/分と速い。

◖**図 5-33　洞性頻脈の心電図**

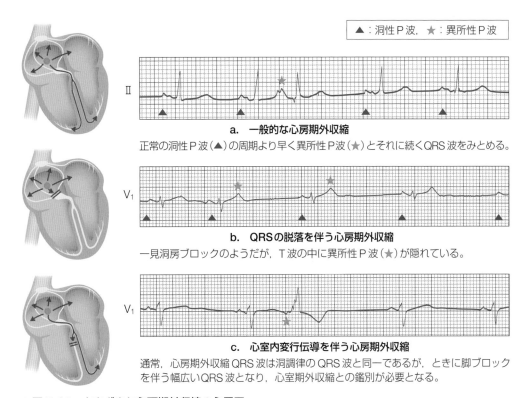

▲：洞性Ｐ波, ★：異所性Ｐ波

a.　一般的な心房期外収縮
正常の洞性Ｐ波（▲）の周期より早く異所性Ｐ波（★）とそれに続くQRS波をみとめる。

b.　QRSの脱落を伴う心房期外収縮
一見洞房ブロックのようだが，Ｔ波の中に異所性Ｐ波（★）が隠れている。

c.　心室内変行伝導を伴う心房期外収縮
通常，心房期外収縮QRS波は洞調律のQRS波と同一であるが，ときに脚ブロックを伴う幅広いQRS波となり，心室期外収縮との鑑別が必要となる。

◖**図 5-34　さまざまな心房期外収縮の心電図**

◆ **心室期外収縮 ventricular premature contraction**
　（VPC または PVC）

　心室期外収縮は，心室筋で異常な電気興奮が発生するために生じる。器質的心疾患に伴うものと，伴わない特発性のものがある。
● **心電図所見**　先行するＰ波を伴わない幅広いQRS波（0.12秒以上）が，基本周期よりも早期に出現する。心室内変行伝導を伴う心房期外収縮との鑑別が問題となるが，心室期外収縮の多くは洞周期に影響しないので，期外収縮が出現してもＰ波は同じ間隔で出現する（**房室解離**）。
　心室期外収縮のQRS波形は，起源により異なる。心室期外収縮のQRS波形が1種類の場合には**単源性**，2種類以上みとめる場合には**多源性**とよぶ。
● **臨床的意義**　器質的心疾患に伴う場合と特発性では臨床的意義はまった

く異なる。急性心筋梗塞でおこる心室期外収縮は心室細動を誘発し，突然死の原因となる。また，心機能が低下した陳旧性心筋梗塞や心筋症でおこる心室期外収縮も心室細動の引きがねとなる。心室期外収縮を心室細動移行の危険度から分類したものが**ラウン** Lown **分類**であり，グレードが高いほど危険である（◖表5-19）。

　一方，特発性心室期外収縮は，健常な成人に多く，予後は良好である。

●**治療**　以前は，抗不整脈薬が多用されたが，器質的心疾患に伴う心室期外収縮に抗不整脈を投与しても，突然死を予防できず，予後を悪化させることがわかってきた。現在では，電解質補正やACE阻害薬，β遮断薬などの心保護薬で期外収縮をおきにくくする治療が中心で，抗不整脈薬は用いられなくなっている。

　特発性心室期外収縮で，症状が非常に強い場合には，β遮断薬や抗不整脈薬を用いることがある。

◖**表5-19　心室期外収縮の重症度分類（ラウン分類）**

グレード	分類	特徴	
Ⅰ	散発型	心室期外収縮が1時間に29個以下	
Ⅱ	頻発型	心室期外収縮が1時間に30個以上	
Ⅲ	多源性		形の異なる心室期外収縮（●）をみとめる。
Ⅳa	2連発		2つの心室期外収縮（●）が連続して出現している。
Ⅳb	3連発以上		3つ以上の心室期外収縮（●）が連続して出現している。
Ⅴ	R on T		手前の正常心拍のT波の頂点に重なるように心室期外収縮（●）が出現している。

3 上室頻拍 supraventricular tachycardia（SVT）

　心房が頻拍の維持に関与しているものを**上室頻拍（SVT）**とよび，①**房室結節リエントリー性頻拍**，②**WPW 症候群**に伴う**房室回帰性頻拍**，③**心房頻拍**に大別される。①と②は臨床症状と対処法がほぼ同じであることから，まとめて**発作性上室頻拍**とよぶことが多い。

◆ 発作性上室頻拍 paroxysmal supraventricular tachycardia（PSVT）

　房室結節リエントリー性頻拍は，房室結節の 2 つの通路を電気興奮が旋回（**リエントリー**）するために生じる（▶図 5-35-a）。

　房室回帰性頻拍は，電気興奮が，房室結節→心室→**副伝導路**とよばれる異常な通路→心房→房室結節と旋回するために生じる（▶図 5-35-b）。副伝導路のほとんどは WPW 症候群のケント束とよばれるものである。いずれも，期外収縮が引きがねとなって電気興奮の旋回が始まり，心拍数は 120〜240/分になる。

　症状は，突然始まる動悸である。胸部不快や胸痛を感じる場合や，心拍数が早いと，めまいや眼前暗黒感を伴う場合もある。頻拍は突然停止するため，患者は「いま，とまった」と頻拍停止を自覚できる。

● **心電図所見**　幅の狭い QRS 波が規則正しく 120/分以上で出現する。洞性頻脈との違いは，一見すると P 波が見あたらない点である。とくに房室結節リエントリー性頻拍では，P 波は QRS 波の中に隠れてまったく見えないか，Ⅱ・Ⅲ・aVF 誘導で S 波のように見えるのみである（▶図 5-36-a）。房室回帰性頻拍では，よく見ると QRS 波の直後に小さな P 波をみとめる（▶図 5-36-b）。

● **治療**　発作性上室頻拍は，持続する動悸で救急外来を受診する頻度が高い。頻拍を停止するためには，房室結節の伝導に急ブレーキをかける必要があり，方法として，迷走神経刺激と薬物投与がある。迷走神経刺激として**バルサルバ手技**（深く息を吸い鼻孔・口を閉じて 10〜15 秒間強くいきませたあと一気に息を吐かせる）をまず行う❶。これで頻拍が停止しない場合は，

□ NOTE
❶以前はバルサルバ手技以外の迷走神経刺激法として眼球圧迫や頸動脈洞マッサージが行われていたが，網膜剥離や脳梗塞といった合併症が報告され，行われなくなっている。

副伝導路

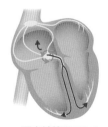 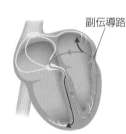 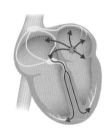

a. 房室結節リエントリー性頻拍
房室結節の中で興奮が旋回する（緑矢印）。

b. 房室回帰性頻拍
房室結節と副伝導路を介して，心房-心室間で興奮が旋回する（緑矢印）。

c. 心房頻拍
心房内で異常興奮が発生する（緑丸印）。

▶**図 5-35　上室頻拍の発生機序**

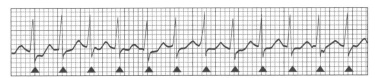

a.　房室結節リエントリー性頻拍

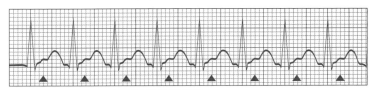

b.　房室回帰性頻拍

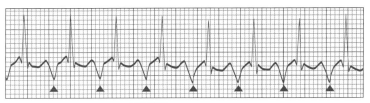

c.　心房頻拍

◉図 5-36　上室頻拍の心電図
P 波（▲）の位置に注目する。（a）では P 波は QRS 波の中に隠れてわからない。
（b）では QRS 波の後ろに P 波をみとめる。（c）では QRS 波の手前に洞性 P と
は形の異なる P 波をみとめる。

ATP の急速静脈内注射あるいはベラパミル塩酸塩の静脈内注射が有効である。

　再発を繰り返す症例の場合，房室回帰性頻拍では**カテーテルアブレーショ**ンによる副伝導路切断がきわめて有効であり，根治が期待できる（◉ 205ページ）。

　房室結節リエントリー性頻拍でもカテーテルアブレーションが第一選択となり，房室結節の通路の 1 つを切断する。アブレーションを望まない場合，ベラパミル塩酸塩や β 遮断薬の内服で予防が可能である。

◆ 心房頻拍 atrial tachycardia

　心房頻拍は，心房内から異常な興奮が発生する頻拍である（◉図 5-35-c）。頻度は発作性上室頻拍より低く，器質的心疾患に合併することが多い。
● **心電図所見**　心拍数 100/分以上で，通常は，QRS 波の前に洞性 P 波と異なる形の P 波をみとめる（◉図 5-36-c）。
● **治療**　持続性あるいは非持続性でも症状が強い場合，Ia 群あるいは Ic 群の抗不整脈薬（◉ 203 ページ）を投与する。薬剤が無効の場合はカテーテルアブレーションを考慮する。

4　心房細動 atrial fibrillation（AF または AFib）

　心房細動（AF❶または AFib）では，心房内で約 300〜600/分の頻度で不規則な電気信号が出現し，心房全体が小きざみにふるえ，心房のまとまった収

▭ NOTE
❶わが国では心房細動を
Af，心房粗動を AF と略
すことが多かったが，最近
では欧米の慣例に従って前
者を AF または AFib，後
者を AFL と記すことが多
くなっている。

縮がなくなる。不規則な電気信号の多くは肺静脈から発生することがわかっている（○図5-37）。心房の興奮は，房室結節でランダムに間引かれて心室に伝わるため，脈拍は完全にばらばらとなる。

　心房細動はその持続時間から，発作性と慢性に大別される。また，発生から7日以内に自然停止するものを**発作性心房細動** paroxysmal AF，7日をこえて持続するが薬剤や電気ショックで停止するものを**持続性心房細動** persistent AF，除細動が不可能なものを**永続性心房細動** permanent AF という。

● **原因**　高血圧や弁膜症（とくに僧帽弁膜症），心不全など心房に負荷がかかる心疾患が原因になる。そのほか，甲状腺機能亢進症，呼吸器疾患なども原因となりうる。

　また，明らかな基礎疾患がない例にも出現し，**孤立性心房細動** lone AF とよばれる。その頻度は加齢とともに増加し，70歳では約5%，80歳以上では約10%に心房細動をみとめる。

● **症状**　発作性心房細動では，強い動悸や胸部不快感を訴えることが多いが，息切れや倦怠感のみ，あるいはまったく症状を自覚しない患者もいる。一般に，心拍数の多い頻脈性心房細動ほど症状が強い。また，心房細動の経過が長いほど，動悸症状は軽くなる傾向にあり，永続性心房細動患者の多くは，動悸を訴えない。発作性心房細動症例で，めまいや失神をみとめる場合，洞不全症候群を合併した徐脈頻脈症候群の可能性がある。

● **心電図所見**　P波は欠如し，基線が不規則な細い波（f波）を示す（○図5-38）。f波は大小さまざまで，通常 V_1 で最も明瞭である。R-R 間隔は1拍ごとに異なる。QRS波は通常，幅が狭いが，脚ブロックや心室内変行伝導を伴うと幅広くなる。

● **臨床的意義**　心房細動が問題となるのは，①強い症状による QOL の低下，②心不全の合併，③血栓塞栓症の合併の3点である（○図5-39）。

　症状は個人差が大きいが，発作性心房細動を繰り返す患者では，不安や恐怖感が強く日常生活に支障をきたす場合も多い。

　心房細動では，心房がほぼ無収縮になるため，心房内で血液がよどみ，血

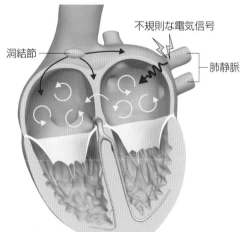

洞結節　不規則な電気信号　肺静脈

○**図5-37　心房細動の発生機序**
肺静脈で発生した不規則な電気的興奮が心房に伝わり，心房細動が発生する。

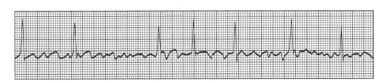

◉図 5-38　心房細動の心電図
P 波は欠如し，基線は不規則な細い波（f 波）を示す。
R-R 間隔は 1 拍ごとに異なる。

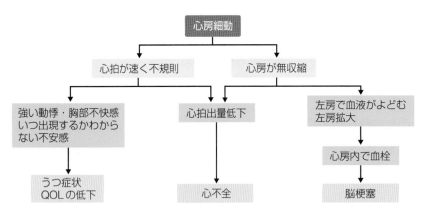

◉図 5-39　心房細動で問題となる症状など

栓が生じやすくなる。そのため，高齢者で心房細動があると脳梗塞のリスク
が数倍になる。また，心房が収縮しないため，心室への血液流入が少なくな
る。そのため心拍出量が 20〜30% 減少し，心不全の原因となる。

◆ 心房細動の治療

　治療には，①原因・誘発因子の治療，②発作時の治療，③再発予防による
洞調律維持（**リズムコントロール**），④心拍数の調節（**レートコントロール**），
⑤血栓塞栓症の予防があり，個々の患者に適した治療を組み合わせて選択す
る。
●**原因・誘発因子の治療**　原因となっている基礎疾患の治療は不可欠であ
る。抗不整脈薬により再発を予防しようとしても，高血圧や心不全，甲状腺
機能亢進症などの原因疾患の治療が十分行われていないと心房細動はコント
ロールできない。
　心房細動予防には，RAA 系の抑制が有用であることがわかっており，高
血圧や心不全があれば，ACE 阻害薬や ARB を積極的に使用する。また，
発作性心房細動は，過労やストレス，不眠，喫煙，飲酒が誘因となることか
ら，生活の注意が重要である。
●**発作時の治療**　発作時は，血行動態および自覚症状により，以下の治療
のなかから選択する。
　1　電気的除細動　最も確実に洞調律に戻す方法は，直流通電による電気
ショックである（◉204 ページ）。血圧が低下してショック状態に近い場合，

心機能が低下して心不全を呈している場合，狭心症がある場合，抗不整脈薬による除細動が無効な場合に行う。緊急性が高ければ，ヘパリン投与後ただちに行うが，心房細動発症後48時間以上経過したものに電気的除細動を行うと脳塞栓症を生じるリスクがある。そのため，緊急性が低い場合は，あらかじめ直接経口抗凝固薬(DOAC)またはワルファリンによる抗凝固療法を十分に行っておく。電気的除細動が成功して，洞調律へ復帰したあとも，抗凝固療法を当分の間継続する。

②**抗不整脈薬静脈内注射による除細動**　自覚症状は強いが緊急性が低い場合，Ia群(プロカインアミド塩酸塩・ジソピラミド)またはIc群(ピルシカイニド塩酸塩水和物・フレカイニド酢酸塩)の抗不整脈薬を静脈内注射する(◉203ページ)。有効な場合は，投与1時間以内に洞調律に回復する。

③**発作時の経口投与**　自覚症状は中等度で，緊急性がない場合は，Ia群・Ic群の抗不整脈薬の経口投与で除細動を試みる。経口薬による除細動には数日を要することもあり，その間の症状軽減のため，ベラパミル塩酸塩やジゴキシンなどの心拍数を抑制する薬を併用する。

●**再発予防**　再発を繰り返す心房細動で，自覚症状が強いか，発症時に血行動態が悪化する場合は，経口抗不整脈薬継続による洞調律維持をはかる。抗不整脈薬は，各患者の心機能や基礎心疾患などを考慮して選択される。

抗不整脈が無効の場合，カテーテルアブレーションがすすめられる(◉205ページ)。左房の肺静脈入口部周辺を円状に焼灼し，心房細動の原因となる肺静脈の異常電気信号が左房に伝わらないようにする(**肺静脈隔離術**)。心房細動に対するアブレーション技術は年々進歩しており，1回のアブレーションによる成功率は，発作性で80%，持続性で60〜70%，不成功例に対する2回目のアブレーションも含めれば発作性90%以上，持続性80%まで向上している。そのため，若年者で再発を繰り返す発作性心房細動症例ではカテーテルアブレーションが第一選択になりつつある。

●**心拍数の調節**　一般に心房細動時は心拍が速くなり，容易に100/分以上をこえる。心房の電気信号は房室結節で間引かれて心室に伝わるため，ベラパミル塩酸塩やβ遮断薬，ジゴキシンなど房室結節の伝導を抑制する薬剤を用いることにより，心房細動時の心拍数をコントロールできる(レートコントロール)。

永続性心房細動ではレートコントロールが治療の中心となる。症状の軽い発作性心房細動や持続性心房細動に対して，積極的に除細動してリズムコントロールをはかるか，レートコントロールのみ行うかは，個々の症例で異なるが，十分な抗血栓治療を施してあれば予後に差はない。

●**抗血栓療法**　心房内での血栓発生を抑え，脳梗塞などの血栓塞栓症を予防するには，DOACやワルファリンカリウムによる抗凝固療法が有用である。一方，アスピリンなどの抗血小板薬の有効性は低い。抗凝固療法の適応となるのは，血栓塞栓症のリスクのある心房細動症例であり，その評価にCHADS₂スコア❶が用いられる(◉図5-40)。機械弁置換後や僧帽弁狭窄症に伴う心房細動を弁膜症性心房細動とよび，抗凝固薬としては，従来からのワ

NOTE
❶ CHADS₂スコア
心不全(CHF)，高血圧(HT)，年齢(age：75歳以上)，糖尿病(DM)を各1点，脳梗塞既往(stoke)を2点とし，合計の点数によって塞栓症のリスクを層別化したもの。

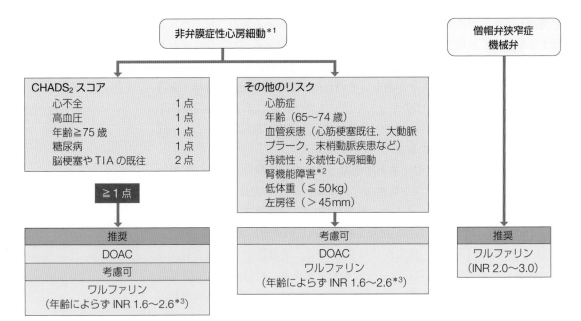

*1：生体弁は非弁膜症性心房細動に含める
2：腎機能に応じた抗凝固療法については，3.2.3 どの DOAC を用いるかの選択および表 36 を参照
*3：非弁膜症性心房細動に対するワルファリンの INR 1.6〜2.6 の管理目標については，なるべく 2 に近づけるように
　　する。脳梗塞既往を有する二次予防の患者や高リスク（CHADS2 スコア 3 点以上）の患者に対するワルファリン療
　　法では，年齢 70 歳未満では INR 2.0〜3.0 を考慮

◐図 5-40　心房細動における抗凝固療法の推奨
＊参照先は原典の『2020 年改訂版不整脈薬物治療ガイドライン』のものである。
（日本循環器学会／日本不整脈心電学会：2020 年改訂版 不整脈薬物治療ガイドライン，p.49，2020. ＜ https://www.j-circ.or.jp/
cms/wp-content/uploads/2020/01/JCS2020_Ono.pdf ＞＜参照 2023-08-04 ＞による）

ルファリンカリウムが選択される。それ以外の心房細動（非弁膜症性心房細
動）に対してはリバーロキサバンなどの DOAC が第一選択となる。

5　心房粗動 atrial flutter（AFL）

　心房粗動（AFL）は，心房が異常に速く興奮した状態であるが，心房細動
と異なり，リズムは規則正しい。一般的には，異常な電気信号が右房内で三
尖弁の周囲を旋回することにより生じ，**通常型心房粗動**とよばれる（◐図
5-41）。通常型は，とくに器質的心疾患のない例でもしばしば生じる。

　通常型以外は**非通常型心房粗動**とよばれ，弁膜症，先天奇形の術後，心筋
炎後などの器質的心疾患に伴うことが多い。心房粗動は心房細動から移行す
ることも多く，その逆もある。心房細動に I 群抗不整脈薬を用いると心房粗
動に移行しやすくなる。

● **心電図所見**　**F 波**とよばれる心房波が 250〜400/分の頻度で規則正しくあ
らわれる。通常型では，第 II・第 III・aVF で陰性の F 波がみとめられ，の
こぎりの歯状となる（**鋸歯状波**，◐図 5-42）。F 波が心室にすべて伝導（1：1
房室伝導）すると著明な頻脈となるが，2：1〜4：1 伝導のことが多い。

● **症状**　心拍動が不規則にならないため，心房細動よりも，動悸症状は軽
いことが多い。ただし，1：1 房室伝導になると著明な頻脈となり，失神発

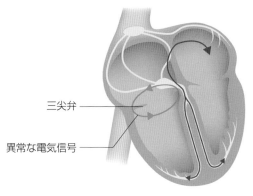

**◖図 5-41　（通常型）心房粗動
　　　　の発生機序**
異常な電気信号が右房内の三尖弁
周囲を旋回して生じる。

三尖弁 ──

異常な電気信号 ──

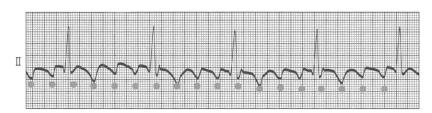

Ⅱ

◖図 5-42　（通常型）心房粗動の心電図
のこぎりの歯状の F 波（●）が規則正しく出現し，4 回に 1 回心室へ伝導している。

作・心不全・狭心症などをおこす。

● **治療**　治療の原則は心房細動と同じである。心房細動と異なる点として，
発作時の治療では，一時的ペーシングを用い，さらに速い速度でペーシング
して，粗動を停止させることができる。通常型心房粗動の再発予防では，カ
テーテルアブレーションにより根治が期待できるため，第一選択となる。

6　心室頻拍 ventricular tachycardia（VT）

　心室頻拍（VT）は，心室を起源とする 3 連発以上の頻拍である。30 秒以上
持続すれば**持続性心室頻拍**，それ以内に自然停止するものを**非持続性心室頻
拍**という。器質的心疾患の有無で臨床的意義が大きく異なる。

　器質的心疾患を伴わない特発性心室頻拍は一般に予後良好である。最も頻
度の高いものは，右室流出路を起源とする心室頻拍で非持続性のことが多く，
運動などの労作で出現しやすい。左室起源のものには，ベラパミル感受性心
室頻拍があり，持続性のことが多い。

　心筋梗塞後や心筋症などの器質的心疾患に伴う心室頻拍は，心室細動に移
行しやすく突然死の危険因子となる。とくに持続性の場合，心室細動に移行
する可能性がきわめて高いため致死的不整脈に含まれる。非持続性でも，左
室機能の低下した患者に合併した場合は突然死の可能性が高い。

● **症状**　動悸が最も多い症状であるが，非持続性心室頻拍では無症状のこ
とも少なくない。持続性で心拍が速いとめまいや失神発作をおこす。また，
心不全や狭心症を誘発することもある。

● **心電図所見**　心室期外収縮が連続しておこっている状態である。QRS 波

形は幅広く，0.12 秒以上を示し，心拍数は 100/分以上である。同じ QRS 波形が続くものを**単形性心室頻拍**，1 回の心室頻拍のなかで QRS 波形が単一でないものを**多形性心室頻拍**とよぶ（◖図 5-43）。

　脚ブロックや心室内変更伝導を伴う上室頻脈との鑑別が必要である。特発性心室頻拍では，左脚ブロック型（V_1 で下向きが主）で下方軸（第Ⅱ・第Ⅲ・aV$_F$ で上向きが主）の QRS 波形，器質的心疾患に合併する心室頻拍は右脚ブロック型（V_1 で上向きが主）であることが多いが，例外も多い。

● **治療**　心室頻拍の治療は，急性期の救急治療と慢性期の予防治療に分けられる。

　救急治療では，まず持続性心室頻拍を停止させる。方法として，電気ショック，抗不整脈薬の静脈内注射，抗頻拍ペーシングがある。血圧低下や血行動態の増悪がある場合は，電気ショックによりなるべく早く頻拍を停止させることが重要である。急性心筋梗塞などで短時間に再発を繰り返す場合，アミオダロン塩酸塩やニフェカラント塩酸塩の静脈内投与を行う。以前はリドカイン塩酸塩が投与されてきたが，予後を改善しないことがわかり，アミオダロン塩酸塩やニフェカラント塩酸塩が使用できない場合に考慮する。

　予防治療は，器質的心疾患の有無により大きく異なる。特発性の場合，非持続性心室頻拍で症状がないか軽いときは，とくに治療の必要はない。症状が強い場合は，Ⅰ群抗不整脈薬か β 遮断薬を投与する。ベラパミル感受性心室頻拍ではベラパミル塩酸塩が有効である。持続性あるいは頻発型の非持続性で薬剤が無効の場合，カテーテルアブレーションが有効であり，根治率が高い。

　器質的心疾患に合併した心室頻拍の治療では，突然死の予防が重要となる。そのため，持続性心室頻拍では植込み型除細動器を第一選択とする。左室機能低下や心不全をみとめる非持続性心室頻拍では，アミオダロン塩酸塩あるいは植込み型除細動器を考慮する。β 遮断薬もこれらの患者の突然死を減少

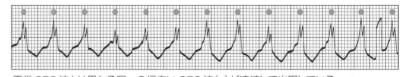

a. 単形性心室頻拍

正常 QRS 波とは異なる同一の幅広い QRS 波（●）が連続して出現している。

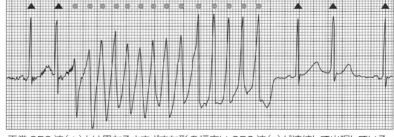

b. 多形性心室頻拍

正常 QRS 波（▲）とは異なるさまざまな形の幅広い QRS 波（●）が連続して出現している。

◖**図 5-43　心室頻拍の心電図**

できる。一方，Ⅰ群抗不整脈薬は突然死を予防できないばかりか予後を悪化させることがあるので用いるべきではない。カテーテルアブレーションの有効性も高いとはいえない。

7　心室細動 ventricular fibrillation（VF）

　心室細動（VF）は死に直結する最も重篤な不整脈である。心室内で多数の不規則な電気信号が発生した状態であり，心臓からの拍出はほぼゼロになる。そのため，脳血流が途絶し，10秒以内にめまいや意識消失がおこり，3～4分持続すると脳の不可逆的変化が生じて死亡する。

　心室細動の多くは，終末期や心筋梗塞，心筋症などの器質的心疾患に合併するものであるが，**ブルガダ症候群**など特発性のものもある。

● **心電図所見**　P波・QRS波・T波の区別のないさまざまな波形が無秩序に連続し，頻度は150～500/分である（◗図5-44）。経過とともに振幅は小さくなる。

● **治療**　発見されたら，すぐに心肺蘇生および電気的除細動による救急処置を行う。除細動の必要性を判断できる**自動体外式除細動器** automated external defibrillator（**AED**）であれば，医師の指示なしに使用できる。

　蘇生が成功した場合，終末期などを除けば再発予防が必要である。急性虚血，薬剤の副作用，極端な電解質異常などの可逆的かつ補正可能な原因によるものでなければ，植込み型除細動器が適応となる。

8　頻脈をきたす特有の症候群

◆　WPW 症候群 Wolff-Parkinson-White syndrome

　房室結節以外に心房と心室を連絡する**副伝導路**が存在し，電気信号が先まわりして心室を早期に興奮させる疾患群を**早期興奮症候群**という。副伝導路には数種類あるが，心房筋と心室筋を直接連絡するケント束が圧倒的に多い。ケント束による心室早期興奮や上室頻脈性不整脈を，報告者3人の頭文字をとって**WPW（ウォルフ-パーキンソン-ホワイト）症候群**とよぶ（◗図5-45）。

　WPW症候群では約30％に頻拍を合併する。多くは，房室回帰性頻拍による発作性上室頻拍である（◗191ページ）。次に，心房細動や心房粗動が多い。房室結節は，心房細動がおこって心房で200～300/分の興奮が発生してもそれを間引いて心室に伝える「ふるい」の役目をする。しかし，ケント束はその役目が弱いため，多くの心房興奮が心室に伝わり，心拍数が200～

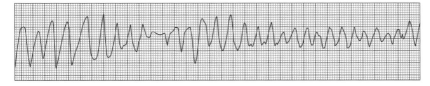

◗**図5-44　心室細動の心電図**
形の異なる波形が連続して無秩序に出現している。

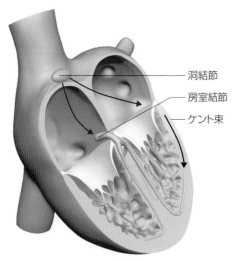
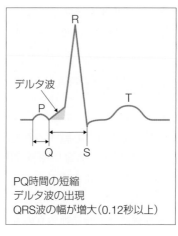

洞結節

房室結節

ケント束

R

デルタ波

P

T

Q　　　S

PQ時間の短縮
デルタ波の出現
QRS波の幅が増大（0.12秒以上）

◉図 5-45　WPW 症候群
心房と心室の間の副伝導路（ケント束）が存在し，心房の興奮が正常の伝導路よりも速くケント束を経て心室の一部を興奮させるため，PQ 時間は短縮し，デルタ（⊿）波をつくる。その後は正常伝導路からの心室の興奮と融合し，幅広い QRS 波となる。

300/分にもなる。そのため心室細動へ移行し，突然死することがある。

●**心電図所見**　洞調律時，ケント束を通った電気信号が早く心室を興奮させるため，PQ 時間が短縮（0.12 秒以内）し，QRS 波の最初に**デルタ波（Δ 波）**とよばれるなだらかな傾斜がみとめられる（◉図 5-45）。

　ケント束があっても，心房から心室へ電気信号が伝導しないと，ふだんの心電図は正常でデルタ波はあらわれない。これを**潜在性 WPW 症候群**とよび，心室から心房の伝導はあるため発作性上室頻拍はおこる。また，ときにデルタ波をみとめるものを**間欠性 WPW 症候群**という。

●**治療**　カテーテルアブレーションによるケント束切断は，根治率のきわめて高い確立された治療法である。発作性上室頻拍が頻回の場合や心房細動合併例ではカテーテルアブレーションがすすめられる。

　薬物療法ではケント束の伝導抑制作用のある I 群抗不整脈薬を用いる。WPW 症候群に合併した心房細動のレートコントロールでは，ベラパミル塩酸塩やジゴキシンは無効なばかりか心室細動を誘発しやすいため禁忌である。

◆ QT 延長症候群 long QT syndrome（LQT）

　QT 延長症候群（LQT）は，QT 間隔の延長とそれに伴う**トルサード-ド-ポアント** torsades de pointes（**TdP**）とよばれる特異な多形性心室頻拍の出現を特徴とする症候群である。

　QT 延長そのものに症状はないが，TdP がおこると失神発作や，ときには突然死を生じる。QT 間隔はもともと女性のほうが長いため，女性の頻度が圧倒的に多い。

　LQT は，先天性と二次性に分類される。先天性はイオンチャネルの遺伝子異常が原因であり，ロマノ-ワード Romano-Ward 症候群と聴覚障害を伴う

ジャーベル・ランゲ-ニールセン Jervell and Lange-Nielsen 症候群がある。前者がほとんどで，現在まで，遺伝子異常の部位が 15 か所みつかっている（LQT1〜15）。先天性 LQT の多くは LQT1・2・3 のいずれかで，臨床的特徴が異なる（●表 5-20）。二次性はさまざまな薬剤がその原因となる（●表 5-21）。

● **心電図所見**　QT 間隔の正常値は男性 0.42 秒，女性 0.44 秒であるが，それ以上に延長する（●図 5-46-a）。TdP は多形性心室頻拍の一種だが，QRS 波の極性と高さが周期的に変化し，基線を中心にねじれたような特異な波形を呈する（●図 5-46-b）。自然停止することが多いが，心室細動に移行し突然死することがある。

● **治療**　先天性 LQT の多くは，TdP 予防に β 遮断薬が有効である。しかしその有効性は遺伝子型により異なり，他の薬剤やペースメーカ植込みが有効な場合もある（●表 5-20）。これらの治療が無効の場合や心停止蘇生例では，

● **表 5-20　先天性 QT 延長症候群の分類と臨床的特徴**

	LQT1	LQT2	LQT3
先天性 LQT に占める割合	40%	40%	10%
TdP 発作の誘因，状況	水泳，マラソンなどの激しい運動	恐怖などの情動ストレス 目覚まし時計などの睡眠中の大きな音 出産・妊娠	安静時や睡眠中
生活指導	運動制限は必須	ある程度の運動制限 目覚まし時計の使用制限	
薬物治療	β 遮断薬が極めて有効。	β 遮断薬が有効。 スピロノラクトンの併用が有効。	β 遮断薬の有効率が低い。 メキシレチン塩酸塩が有効。
ペースメーカ	必ずしも有効でない。	やや有効。	有効なことが多い。

● **表 5-21　二次性 QT 延長症候群の原因**

薬物誘発性	I 群抗不整脈薬
	III 群抗不整脈薬
	向精神薬：クロルプロマジン塩酸塩など，三環系抗うつ薬など
	抗菌薬・抗ウイルス薬など
	H_2 受容体拮抗薬
	脂質異常症治療薬
電解質異常	低カリウム血症，低マグネシウム血症，低カルシウム血症
徐脈性不整脈	房室ブロック，洞不全症候群
その他の心疾患	心筋梗塞，急性心筋炎，重症心不全，心筋症
中枢神経疾患	クモ膜下出血，頭部外傷，脳血栓症，脳外科手術
代謝異常	甲状腺機能低下症，糖尿病，神経性食欲不振症
その他	有機リン中毒など

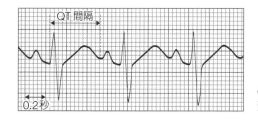

a. 非発作時心電図
QT 間隔が 0.48 秒と
延長している。

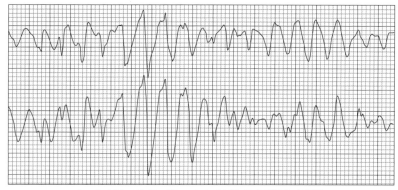

b. トルサード-ド-ポアントとよばれる多形性心室頻拍
幅広い QRS 波が，上下の振幅を変化させながら，うねるように連続している。

◎図5-46　QT 延長症候群の心電図

植込み型除細動器の植込みがすすめられる。二次性 LQT では，原因を回避
する服薬指導・生活指導が重要となる。

◆ ブルガダ症候群 Brugada syndrome

　器質的心疾患がなく，電解質異常などもない一見健常にみえる人に突然，
心室細動が発生することがあり，特発性心室細動とよばれる。その多くが**ブ
ルガダ症候群**と考えられている。

　その名は報告者の名に由来し，青年〜中年男性に好発し，特徴的な心電図
所見を有する。心室細動発作は夜間睡眠中に多いため，蘇生されず，朝に
なって家族が死亡に気づく事例も多い。原因には，心筋イオンチャネルに関
連する遺伝子異常も指摘されている。

● **心電図所見**　ブルガダ型心電図とよばれる所見を V_1〜V_3 にみとめる。そ
の特徴は，一見右脚ブロックにもみえる ST 上昇である（◎図5-47）。右脚ブ
ロックとは異なり，どこまでが QRS 波でどこからが ST かわからないよう
に連続して陰性 T 波に移行している。このブルガダ型心電図は，健常男性
にも 0.1〜0.3％とかなりの頻度でみとめられ，無症候性ブルガダ症候群とよ
ばれる。

● **治療**　心室細動を確実に予防できる薬物はない。心室細動からの蘇生例
は植込み型除細動器の絶対適応である。失神の既往例も，植込み型除細動器
の適応である。無症候性ブルガダ症候群では，突然死の家族歴や夜間苦悶様
呼吸の既往を有する例では植込み型除細動器が慎重に考慮される。一方，そ

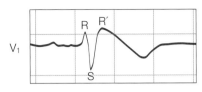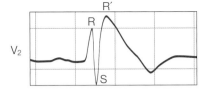

�**◎図5-47　ブルガダ症候群の心電図**
V$_{1-2}$で，RsR′パターン。
R′波の頂点から上に孤を描くように浅い陰性T波に連続的に移行するST上昇。

れ以外では突然死のリスクはきわめて低く，不安をあおらないよう説明することが大切である。

4　不整脈の治療

● **治療の概要**　不整脈があるからといって，すべて治療が必要なわけではない。①症状はあるか，あるとすれば患者はそれでどのくらい困っているのか，②その不整脈は突然死など予後に影響するかの2点で治療の必要性を決める。

　治療では，従来のペースメーカ（● 89ページ）に加え，カテーテルアブレーション，植込み型除細動器など非薬物治療の進歩が著しい。一方，抗不整脈薬については，さまざまな副作用や予後改善効果の限界などが指摘され，その使用は制限されてきている。

1　抗不整脈薬

　頻脈性不整脈の治療薬を抗不整脈薬という。多くは，心筋細胞のイオンチャネルや受容体に作用して，異常な電気興奮の発生を抑制したり，異常な伝導をブロックして，不整脈発生を抑える。

● **ボーン-ウィリアムズ Vaughan-Williams 分類**　抗不整脈薬がどのチャネルに作用するかで4つの群に分ける**ボーン-ウィリアムズ分類**が広く用いられている（●表5-22）。ただし，多くの抗不整脈薬は，複数のイオンチャネル抑制作用をもつ。たとえばアミオダロン塩酸塩は，Ⅲ群に属しているが，Ⅰ〜Ⅳ群のすべての作用をもつ。実際には，個々の薬の特性，治療したい不整脈の電気的な治療ターゲット，心機能，腎機能などの患者の背景を総合的に考えて，薬剤を選択する。

　1 Ⅰ群　ナトリウムチャネルを遮断することによって，おもに心房・心室の異常な伝導を抑制する。ナトリウムチャネル遮断の強さとカリウムチャネル抑制能の有無により，Ⅰa・Ⅰb・Ⅰcに細分類される。心房・心室の頻脈性不整脈に幅広く有効であるが，心機能抑制作用があるため，器質的心疾患患者では注意を要し，心不全患者の長期連用は禁忌である。効果の強さはⅠc＞Ⅰa＞Ⅰbの順であり，心機能抑制もこの順で強い。

　2 Ⅱ群　β$_1$受容体を遮断することによって，洞結節や房室結節の興奮・伝導を抑制する。交感神経緊張が誘因となる不整脈にも有効である。長期使

▸表 5-22　抗不整脈薬の分類（ボーン-ウィリアムズ分類による）

群	薬剤名	作用機序
Ⅰa	キニジン硫酸塩水和物 プロカインアミド塩酸塩 ジソピラミド シベンゾリンコハク酸塩 ピルメノール塩酸塩水和物	ナトリウムチャネル抑制 （活動電位持続時間延長）
Ⅰb	リドカイン塩酸塩 メキシレチン塩酸塩 アプリンジン塩酸塩	ナトリウムチャネル抑制 （活動電位持続時間短縮）
Ⅰc	プロパフェノン塩酸塩 フレカイニド酢酸塩 ピルシカイニド塩酸塩水和物	ナトリウムチャネル抑制 （活動電位持続時間不変）
Ⅱ	プロプラノロール塩酸塩	交感神経 β 受容体遮断作用
Ⅲ	アミオダロン塩酸塩 ソタロール塩酸塩	カリウムチャネル抑制
Ⅳ	ベラパミル塩酸塩 ベプリジル塩酸塩水和物	カルシウム拮抗作用

用すると心保護作用が高いため，器質的心疾患患者の突然死予防に効果がある。

　[3] **Ⅲ群**　カリウムチャネルを遮断し，心筋の活動電位持続時間を延長させることによって心房・心室のリエントリー性の頻脈を強力に抑制する。心機能抑制がないため，心不全患者にも使用できる。QT を延長させるため，QT 延長に伴う TdP に注意が必要である。

　[4] **Ⅳ群**　カルシウム拮抗薬である。カルシウムイオンの細胞内流入を抑制し，洞結節や房室結節の興奮・伝導を抑制する。血圧低下や徐脈に注意する。

● **その他**　ボーン-ウィリアムズ分類以外の抗不整脈薬にはジギタリスやATP がある。

2 直流通電による電気ショック

● **目的**　電気ショック（**電気的除細動**）とは，外部から強い電流を流し，心臓を感電させることにより，不整脈のもととなっている異常な電気興奮・伝導を吹き飛ばす方法である。

● **適応**　発作性上室頻拍，心房細動，心室頻拍，心室細動などで，一刻を争う場合や抗不整脈薬に反応しない場合に行われる。

● **方法**　2 個（プラスとマイナス）のパドルを用い，1 個は胸骨上方に，1 個は左側胸部にあて通電する（▸図 5-48）。皮膚には専用クリームか飽和食塩水を塗り，電気抵抗を少なくする。からだが飛び上がるほどの衝撃を受けるため，患者に意識がある場合は，作用時間の短い静脈麻酔（ジアゼパムなど）を用いる。

　発作性上室頻拍・心房細動・心室頻拍にむやみに電気ショックを行うと，

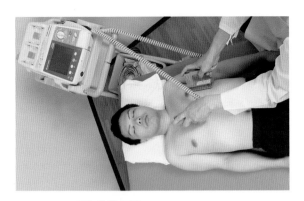

○図 5-48　電気的除細動

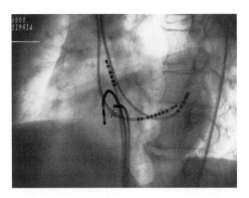

○図 5-49　カテーテルアブレーションの X 線
　　　　　透視図

複数の電極カテーテルで心内心電図を記録しながら，アブレーションカテーテル（★）で不整脈を焼灼する。

ショックのタイミングが T 波の頂点に重なった場合，**R on T 現象**から心室細動を誘発する。そこで除細動器には必ず同期ボタンがついており，心電図の QRS 波に同期させて電気を流すようにする。このような方法を**同期下電気ショック**あるいは**カルディオバージョン** cardioversion という。一方，心室細動では非同期で電気ショックを行う。

3　カテーテルアブレーション

● **目的**　**カテーテルアブレーション**（**カテーテル焼灼術**）とは，不整脈の原因となる心筋の部位を，カテーテルを用いて焼灼し，ピンポイントに凝固・壊死させることで，不整脈を根治する治療法である。

● **方法**　大腿静脈や鎖骨下静脈から数本の電極カテーテルを心腔内に挿入し，心内心電図を記録する（○図 5-49）。必要があれば電気刺激で頻脈を誘発する。頻脈の機序を診断し，至適なアブレーション部位をさがす。これを**心内マッピング**という。

　焼灼方法は高周波通電による加熱であり，これは電子レンジの加熱と同じ原理である。アブレーション用カテーテルの先端は温度センサーを内蔵しており，一般には 50〜60℃ の設定で 30〜60 秒間通電する。1 回の通電で焼灼できるのは直径 6 mm，深さ 4 mm 程度の半球状の領域である。不整脈を根絶するまで，高周波通電を数回から十数回繰り返す。

　焼灼範囲が線状で広い心房細動のアブレーションでは線状焼灼ができる心筋冷凍（クライオ）バルーンアブレーションやレーザーバルーンアブレーションも用いられるようになっている。

　合併症はアブレーション部位によって異なるが，重篤なものとして心筋穿孔による心タンポナーデ，血栓塞栓症，房室ブロック，食道損傷などがある。

● **適応**　WPW 症候群や房室結節リエントリー性頻拍，通常型心房粗動では，すでに確立された治療法であり，第一選択である。特発性心室頻拍でも高い有効率が示され，薬剤無効であれば適応がある。また，心房細動に対す

るアブレーション技術の進歩は目覚ましく，その適応は拡大方向にある。ただし，侵襲的治療であることから，不整脈・基礎心疾患・症状の重症度，患者背景などを総合的に評価して適応を決めなければならない。

4 植込み型除細動器 implantable cardioverter-defibrillator (ICD)

● **目的**　心室細動がおこる可能性が高い患者に，あらかじめ除細動器を体内に植込んでおけば突然死を防げるだろうとの考えから**植込み型除細動器**（**ICD**）は生まれた。実際には心室細動に対する除細動 defibrillation と持続性心室頻拍の停止 cardioversion を行うことから，ICD と称される。ICD は，つねに心拍を監視し，異常に速い心拍が出現した場合に，電気ショックや抗頻拍ペーシングを行う。また，徐脈に対してはペースメーカと同等の機能を発揮する。心不全患者に対しては両心室ペーシング機能を有する CRT-D がある。

● **方法**　ペースメーカと同様，リード電極を心腔内に留置し，本体を左胸部皮下に植込む。心室細動を感知すると，右室のリード電極と本体の間で瞬時に直流通電による除細動が行われる（●図 5-50）。本体は，現在 30 cm³，70 g まで小型化が進んでいる。また，最近では電極リードを心腔内に挿入しない皮下植込み型除細動器（S-ICD）も登場している。

● **管理**　定期的な外来受診や電気機器への対応が必要であるが，ペースメーカと同様，インターネットを介する遠隔モニタリングが可能であり，MRI 対応機種も登場している。問題となるのは心室細動・心室頻脈以外の頻脈に対する不適切作動である。設定を変更したり内服薬を変更し，不適切作動を回避する。

● **適応**　心室細動や持続性心室頻拍を一度おこした患者が最もよい適応である。それらの既往がなくても今後おこす可能性の高い突然死予備群への予

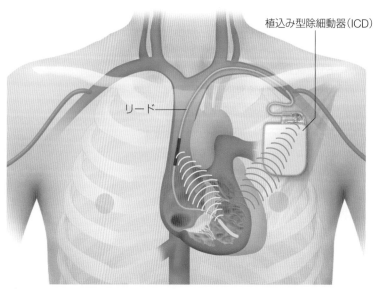

植込み型除細動器（ICD）

リード

●**図 5-50　植込み型除細動器**
心室細動を感知すると，右室のリードと本体の間で直流通電が行われる。

防的植込みも行われる。

F 弁膜症

弁膜症（**心臓弁膜症**）は，心臓疾患のなかでも大きな部分を占める疾患である。心臓には4つの弁があるが，弁膜の変形によって弁の作用が障害され，血流に異常を生じたものを弁膜症という。

弁膜症には**閉鎖不全**と**狭窄症**がある。前者は弁の閉鎖が不完全なために逆流をおこすものをいい，後者は弁交連部が癒合して狭くなり，弁開放時に血液の通過が妨げられるものをいう。

弁膜症の原因には，リウマチ性・梅毒性・細菌性・動脈硬化性・退行変性のほか，先天性などがある。弁膜症のなかでは僧帽弁膜症が最も多く，ついで大動脈弁膜症・三尖弁膜症・肺動脈弁膜症の順である。

1 僧帽弁狭窄症 mitral stenosis（MS）

僧帽弁狭窄症（**MS**）は，リウマチ性弁膜炎・心炎の後遺症として，弁膜の肥厚，交連部の癒着，腱索・乳頭筋の短縮・癒合などによっておこる。頻度は4：1の割合で女性に多い。近年，リウマチ性弁膜症の減少に伴い，純粋な僧帽弁狭窄症は少なくなっている。

● **病態**　左房から左室に流入する血液が障害されるため，左房の血液がうっ滞をおこし，左房圧が上昇する（●図5-51）。したがって，肺静脈圧も上昇し，肺はうっ血を示す。また，肺浮腫をきたし，呼吸困難の原因となる。そしてしだいに肺動脈・右室圧の上昇を示し，右心不全をきたすようになる。

● **症状・診断**　運動時の呼吸困難・動悸・血痰・易疲労性などの症状がある。右心不全になると頸静脈怒張・肝腫脹・腹水などをきたす。また頬が赤くなり，これを**僧帽弁顔貌**[1]という。心雑音は，心尖部で拡張期のランブル性の雑音，前収縮期雑音，僧帽弁開放音 opening snap（OS）が特徴的である。胸部X線検査では右第2弓，左第2・3弓が突出し，肺はうっ血像を示す。

心電図では，僧帽弁性P波・右室肥大・心房細動を示すものが多い。心

NOTE
❶僧帽弁顔貌
　心拍出量の低下と静脈圧の上昇によって，皮膚の毛細血管が拡張し，頬や口唇が赤みをおびる。

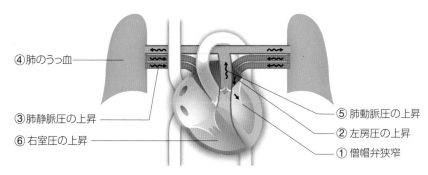

④肺のうっ血

③肺静脈圧の上昇

⑥右室圧の上昇

⑤肺動脈圧の上昇

②左房圧の上昇

①僧帽弁狭窄

● **図5-51　僧帽弁狭窄症の病態生理**

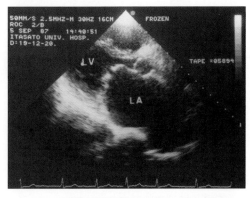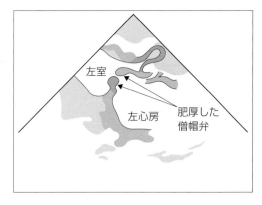

○図5-52 僧帽弁狭窄症の心エコー図（断層法）

エコー法では，断層法で弁の肥厚と可動性低下，弁口面積が測定できる（○図5-52）。弁口面積が $2\,cm^2$ 以上ある軽度狭窄では，ほとんど症状はない。心臓カテーテル法では，左房圧・肺動脈圧・右室圧の上昇をみる。

● 治療　心内膜炎の再発のおそれがある場合は，ペニシリン系抗菌薬の投与が行われる。心不全に対しては，ジギタリスや利尿薬を使用し，安静・運動制限・食塩制限を行う。外科手術は，左房圧が 20 mmHg 以上，弁口面積 $1.5\,cm^2$ 以下，または身体労作により生じる自覚症状が NYHA 分類のⅡ度以上の場合などに適応となる（○ 38ページ，表3-2）。

手術療法には，直視下交連切開術・弁形成術・僧帽弁置換術などがある。最近，純粋な僧帽弁狭窄症に対しては，大腿静脈より挿入したカテーテルを経心房中隔的に僧帽弁口に通し，先端のバルーンをふくらませることにより，弁口の拡大をはかる経皮経静脈的僧帽弁交連切開術 percutaneous transluminal mitral commissurotomy（PTMC）が第一選択となっている。ただし，多くの症例は次項にあげる僧帽弁閉鎖不全を合併しているため，実際は弁形成術ないし，僧帽弁置換術が行われることが多い。

2 僧帽弁閉鎖不全症 mitral insufficiency（MI）

僧帽弁閉鎖不全症（MI）は，弁が完全に閉鎖せず，逆流を生じたものであり，僧帽弁逆流症 mitral regurgitation（MR）ともいう。原因は僧帽弁狭窄症と同様であるが，最近，加齢による退行変性や感染によるものが多い。まれではあるが，心筋梗塞や外傷によるものもある。

● 病態　左室から大動脈へ駆出されるべき血液の一部が左房へ逆流してしまうため，左室は容量負荷によって肥大・拡張をきたす。しかし，僧帽弁狭窄症のように著明な左房圧上昇や肺血管抵抗の上昇，肺高血圧をおこすことは少ない。

● 症状・診断　動悸・息切れで始まり疲労しやすい。左心不全では起座呼吸・発作性夜間呼吸困難などをおこす。右心不全をおこせば，肝腫脹・下腿浮腫・頸静脈怒張などをきたす。心尖部で全収縮期雑音を聴取し，Ⅱ音はⅠ

音より大きい。左室造影法で左房への逆流をみる。左房圧波形は V 波❶の上昇をみる。心エコー法では僧帽弁の後退速度が増大し，弁の振幅が大きくなる。ドプラ心エコー法では，逆流の程度を知ることができる。

● **治療**　僧帽弁狭窄症と同様の内科的治療を行う。外科的治療は，左室造影法を行い，セラーズ分類Ⅲ度以上の重症例が手術適応となる（◯ 71 ページ，図 4-16）。また，NYHA 分類でⅢ度・Ⅳ度が手術適応となる。手術法には僧帽弁弁輪形成術・僧帽弁形成術・僧帽弁置換術などがある。僧帽弁弁輪形成術には弁輪の再拡大を防止する目的で人工弁輪を使用することがある（◯ 109 ページ，図 4-46）。

NOTE

❶ V 波
　V 波は心房への血流充満を示す。左房に血液が逆流するため，V 波は上昇する。

3　大動脈弁狭窄症 aortic stenosis（AS）

　大動脈弁狭窄症（**AS**）は，弁口が狭くなっているために，左室から血液が拍出されるときに抵抗があり，左室圧が上昇する。原因は，ほかの弁膜症と同様であるが，最近では，高齢者における動脈硬化性のものや，石灰化した先天性二尖弁などが比較的よくみられる。発生頻度は，男性のほうが女性よりも 2〜3 倍多いといわれている。

● **病態**　左室圧が上昇し，求心性の左室肥大をきたす。弁狭窄の先の上行大動脈に狭窄後拡張をおこす。さらに進行すると左心不全をきたすほか，心筋酸素需給バランスの破綻から，心筋虚血をきたす。

● **症状・診断**　易疲労性・呼吸困難のほかに，脳循環不足から，めまい・失神などをおこすことがある。また，若年でも狭心症をきたす率が高い。大動脈弁疾患は症状のない時期が長く，一度代償不全になるとコントロール不能となることが多い。

　右第 2 肋間胸骨右縁から頸部にかけて駆出性の収縮期雑音があり，振戦のある場合もある。胸部 X 線検査では左第 4 弓の左下方への突出がみられ，心電図では左室肥大を呈する。心エコー法では M モードで弁の運動がわるく，振幅の減少を示す。弁エコーが増し，拡張期に多層エコーがみられる。断層法で弁の性状，弁口面積，圧較差などが測定できる（◯図 5-53）。心臓カ

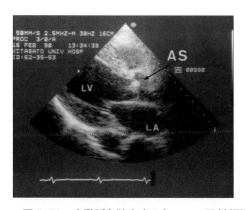
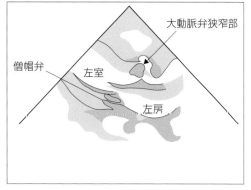

◯**図 5-53　大動脈弁狭窄症の心エコー図（断層法）**

テーテル法では左室圧と大動脈圧の圧較差をみとめ，心血管造影法により狭窄部の形状を知ることができる。

● 治療　心不全をおこせば，ほかの弁膜症と同様の内科的治療を行うが，僧帽弁膜症と異なるのは，狭心痛を合併することが多く，その治療を要することである。心不全をきたせば急速に悪化するため，早めに手術を行うほうがよい。大動脈と左室の収縮期圧差が 50 mmHg 以上，または弁口面積が 1 cm² 以下の場合は手術適応となる。交連切開術・弁形成術・弁置換術などが行われる。

4　大動脈弁閉鎖不全症 aortic insufficiency（AI）

　大動脈弁閉鎖不全症（AI）は，ほかの弁膜症と同様の原因でおこる。**大動脈弁逆流症** aortic regurgitation（**AR**）ともいう。特殊なものとして，感染性心内膜炎による弁の穿孔・破壊や，マルファン症候群（◎ 229 ページ）で大動脈弁輪拡張症 annulo-aortic ectasia（AAE）に合併するものがある。

● 病態　大動脈へ拍出した血液が再び左室へ逆流するため，容量負荷が強く，左室の拡張・肥大をきたす（◎図 5-54）。拡張期血圧が低下し，脈は速脈❶となる。

● 症状・診断　心雑音は，左第 2-3 肋間胸骨縁から心尖部にかけて，逆流性拡張期雑音を聴取する。先天性の場合と異なり，ほとんどの例で駆出性収縮期雑音が同時にある。また，心尖部に拡張期雑音を聴取する。胸部 X 線検査では左第 1・4 弓の拡大をみる。心電図では左室肥大を示す。心エコー法では M モードで弁尖エコー幅の増大のほか，左室流出路の拡大，拡張期に僧帽弁前尖に振動をみる。カラードプラ法で弁の性状および，逆流の程度がわかる。

　確定診断は，大動脈造影法で左室への逆流をみることである（◎ 71 ページ，図 4-16-b）。手術適応例では冠状動脈造影法も行い，起始部の異常や狭窄の有無を確認する。

● 治療　心内膜炎の再燃や左心不全に対しては，ほかの疾患と同様の内科的治療を行う。外科的手術は，セラーズ分類でⅢ度以上のものが適応となり，弁形成術・弁輪形成術・弁置換術が行われる。上行大動脈の著しい拡大を

□ NOTE
❶速脈
　脈拍が急速に大きくなり，ついで急速に小さくなること。

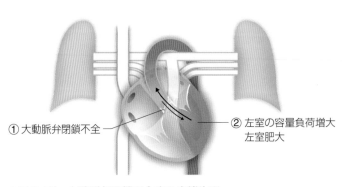

　①大動脈弁閉鎖不全　　　　　②左室の容量負荷増大
　　　　　　　　　　　　　　　　左室肥大

◎図 5-54　大動脈弁閉鎖不全症の病態生理

伴った大動脈弁輪拡張症では，ベントール手術（◐ 114 ページ，図 4-51）が行われる。

5 その他の弁膜症

● **三尖弁閉鎖不全症**　その他の弁膜症には，**三尖弁閉鎖不全症** tricuspid insufficiency（**TI**）があり，**三尖弁逆流症** tricuspid regurgitation（**TR**）ともいう。多くは僧帽弁や大動脈弁の弁膜症の進行に伴って生じた機能的なもので，圧負荷が原因でおこる。弁そのものに病変はないが，弁輪の拡大によって閉鎖不全をおこし，逆流を生じる。

　器質的な閉鎖不全には，リウマチ性心内膜炎によるものがあり，大部分は僧帽弁膜症に合併する。多くの場合，弁輪形成術・弁輪縫縮術で治療できる。

● **連合弁膜症**　僧帽弁・大動脈弁・三尖弁の弁膜症が，2 つ以上合併したものを**連合弁膜症**という。肺動脈弁膜症を合併することはまれである。

6 感染性心内膜炎 infective endocarditis（IE）

　心臓弁膜症や先天性心疾患があると，弁膜や奇形のある部位に細菌が付着しやすくなり，感染をおこすと心内膜炎をきたす。これを**感染性心内膜炎**（**IE**）という。一般に菌血症をおこし，細菌や**感染性疣腫**による塞栓をいろいろな臓器におこす。

　病原菌では，レンサ球菌，とくに緑色レンサ球菌が多く，腸球菌やブドウ球菌などによることもある。これらの細菌の多くは口腔や腸管に常在しており，抜歯・扁桃摘出術・膀胱鏡検査・出産などの機会に偶然に血液中に入り，弁膜などに付着して心内膜炎をおこす。

　弁膜症では僧帽弁閉鎖不全・大動脈弁閉鎖不全に多く，先天性心疾患では心室中隔欠損症・動脈管開存症に多い。

● **症状**　全身症状では，発熱・悪寒・発汗・食欲低下・倦怠感が続き，解熱薬や普通量の抗菌薬は効果がない。肝腫脹や脾腫，眼瞼結膜・爪床の点状出血がみられる。手足の指先に圧痛を伴う小結節（**オスラー結節**）が生じ，ばち指となる。

● **診断**　弁膜症や先天性心疾患で原因不明の発熱が続く場合，貧血・心雑音・肝腫大・脾腫がみられれば，本症の疑いが濃厚である。また，このような場合必ず血液培養が行われ，病原菌が証明されれば確実である。そのほか，白血球増加・貧血・血尿などがみられる。

● **治療**　入院治療が行われる。細菌の種類，薬剤の感受性などによって抗菌薬が選ばれ，一般に大量に使われる。レンサ球菌感染の場合には，大量のベンジルペニシリンカリウムが用いられる。治療は長期にわたることが多く，発熱がなくなっても 1 か月ぐらいは続く。治療の中止後も血液培養は繰り返し行われる。

　抗菌薬の発達により，ほとんどのものが治癒するが，なかには耐性ブドウ

球菌や細菌以外の病原体(真菌など)のように，難治性のものもあり，とくに弁置換術などの手術後に生じたものは予後が不良である。

　合併した弁膜症に対する手術は，感染がおさまった時点で行うのがよいが，以下の場合には感染活動期であっても早期手術が望ましいといわれている。

（1）弁膜症による血行動態の悪化が著しい場合。

（2）弁に大きな疣腫が付着し，たびたび全身に塞栓症をおこしている場合。

（3）感染のコントロールが困難な場合。

　弁膜症や先天性心疾患で感染性心内膜炎をおこす危険性のある場合や，人工弁置換術後の抜歯・出産・手術時などに予防目的で抗菌薬が投与される。

G　心膜炎・心タンポナーデ

　心膜は，臓側心膜と壁側心膜からなり，それぞれの膜は，20～40 mL程度の漿液によって隔てられている。心膜は心臓と周囲の臓器との摩擦を小さくし，心臓の位置の逸脱を防止している。心膜の炎症性病変を**心膜炎**といい，**急性心膜炎・慢性心膜炎**がある。

1　急性心膜炎

● **病態・原因**　**急性心膜炎**は，突然発症する心膜の疾患である。胸痛を伴うことが多い。鋭い痛みで，呼吸や体位によって増悪したりする点が心筋梗塞の胸痛と異なるが，急性心筋梗塞との鑑別がむずかしいことも多い。

　原因としては，ウイルス感染(コクサッキーウイルスA群・B群，エコーウイルスなど)のほか，非ウイルス感染として尿毒症・大動脈解離・放射線照射後などがある。また，自己免疫が関与していると思われる急性心膜炎には，リウマチ熱，膠原病，甲状腺機能低下症，心臓手術後の心膜切開後症候群❶や心筋梗塞後の心膜炎がある。

● **診断**　聴診で心膜摩擦音を聴取し，心電図ではST上昇がみられる。心外膜まで炎症が及び，心筋細胞が壊死すると，心筋逸脱酵素のクレアチンキナーゼ(CK)やトロポニンなどが上昇する。心囊液貯留がおこるため，胸部X線検査では心陰影の拡大がみられ，心エコー法でも観察できるため，診断に非常に有効である。

● **治療**　ウイルス性急性心膜炎の場合には，特異的な治療はなく，安静と抗炎症薬による治療を行う。

▭ NOTE
❶心膜切開後症候群
　心膜切開を伴う心臓手術後10日～2か月の間に発症する。心膜炎を発症し，心囊液が貯留する。発熱と胸痛が主訴である。

2　慢性心膜炎

　心膜の炎症が数か月以上にわたって徐々に出現する，あるいは持続するものを**慢性心膜炎**という。そのうち，心膜の肥厚をきたすものを**収縮性心膜炎**という。

慢性収縮性心膜炎は，急性や再発性のウイルス性心膜炎，結核，心臓手術後，縦隔への放射線照射，結核，透析中の慢性腎不全などに引きつづいておこる。

● **病態**　かたく肥厚した心膜により，心室の充満が障害されることによる。拡張期全体を通じて心室の充満が障害されているわけではなく，拡張早期では障害されていない。

● **診断**　脱力感・疲労感・腹囲増大・浮腫などがあり，重症化すると労作時の呼吸困難が生じる。腹水が貯留していることも多い。1/3 の症例では奇脈❶がみとめられる。頸静脈は怒張し，吸息時に静脈圧が低下しない（**クスマウル** Kussmaul **徴候**）。心電図では QRS 波の低電位差がみられ，T 波の平坦化，心房細動を呈する症例も多い。胸部 X 線検査では，心膜の石灰化がみられることがある（結核性心膜炎に多い）。CT や MRI で心膜の肥厚が証明される場合が多い。

● **治療**　外科的に心膜切開術を行うことが最も確実な治療手段である。

NOTE
❶奇脈
　吸息時に収縮期血圧が正常より 10 mmHg 以上低下する現象である。

3　心タンポナーデ

　心膜腔への液体の貯留が心室への充満を阻害する量に達すると，**心タンポナーデ**になる。原因として代表的なものは，心膜炎，心臓手術後の急速な心嚢液貯留や，冠動脈形成術中・術後の冠状動脈穿孔によるもの，心臓ペースメーカのペーシングリードによる心筋壁穿孔悪性腫瘍，腎不全による心嚢液貯留である。

● **診断**　心タンポナーデの三徴候（**ベック** Beck **の三徴**）は，低血圧・微弱心音・頸静脈怒張である。また，奇脈がみられることがあり，発見の糸口になる。ただし，奇脈は心タンポナーデに特有の現象ではないことには注意を要する。また，診断には心エコー法が有用である。

● **治療**　心タンポナーデが明らかになれば，上昇した心膜腔圧を減圧しなければ生命にかかわることになるため，心エコーガイド下にて心膜穿刺を試みなければならない。穿刺による減圧が困難な場合には，すみやかに外科的なドレナージを検討する。心嚢液を採取したら，原因を特定するために，細胞診や培養を行う。結核の場合もあるため，ポリメラーゼ連鎖反応（PCR）による検査が必要になる場合もある。

H　心筋疾患

1　心筋症

　心筋症とは，先天性・後天性心疾患，高血圧などの背景がない状態で，心筋が障害される病態をさす。心筋症は病因によって①特発性（心筋のみの障

害または原因が不明なもの），②二次性（神経筋疾患・アミロイドーシス・アルコール多飲など全身疾患を背景としたもの）に分類される。特発性心筋症は，さらに，拡張型・肥大型・拘束型に分類される（◐図5-55）。

1 特発性心筋症 idiopathic cardiomyopathy（ICM）

◆ 拡張型心筋症 dilated cardiomyopathy（DCM）

　拡張型心筋症（DCM）では，左室のポンプ機能が障害され，心拡大（**リモデリング**）が進行する（◐図5-55-a）。うっ血性心不全の約1/3は拡張型心筋症によるといわれる。多くは原因不明の特発性であるが，家族性の症例もあり（頻度は20〜30％程度），多くは常染色体顕性（優性）遺伝である。また，急性のウイルス感染後の免疫反応によるものもあるといわれている。多くは，20〜30代で発症する。

●**病態**　うっ血性の左心不全と右心不全の症状が徐々に進行する。数か月〜数年にわたって無症状なことがあるが，やがて心不全症状が発現し，進行すると軽労作での息切れや失神などが生じる。青年期における運動中の突然死の原因の1つと考えられる。中高年以降は症状発現後5年以内に半数が死亡するといわれている。死因は心不全や心室不整脈であり，突然死の危険性がある。

●**診断**　身体所見では，心音でⅢ音やⅣ音が聴取されることが多い。胸部X線検査では，心陰影の拡大がみとめられ，症状が進行すれば肺うっ血像がみられる。心電図では，洞性頻脈，心房細動，心室期外収縮，広範な非特異的ST変化がみとめられることが多い。心エコー法では，左室腔の拡大と左室収縮力の著明な低下がみられる。通常，血中のBNPまたはN末端プロ脳性ナトリウム利尿ペプチドN-terminal pro-brain natriuretic peptide（NT-proBNP）の上昇をみとめる。冠状動脈造影法は虚血性心疾患を除外するために有用である。左室造影法では，左室の全体的な収縮低下がみとめられ，しばしば僧帽弁閉鎖不全の合併がみとめられる。心内膜心筋生検は，二次性

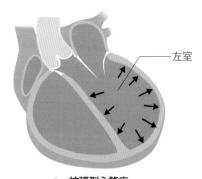
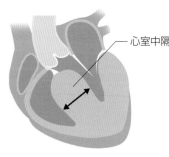
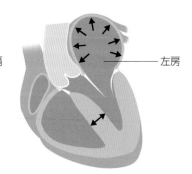

a．拡張型心筋症
左室のポンプ機能が障害され，心拡大（リモデリング）が進行する。

b．肥大型心筋症
非対称性左室肥大が特徴で，しばしば左室中隔壁厚が，左室後壁厚の1.3倍以上を呈する。

c．拘束型心筋症
左室の拡張機能障害が特徴である。心エコー法で左房の拡張がみとめられる。

◐**図5-55　特発性心筋症の3型**

心筋症との鑑別に有用である。

● **治療**　心不全の標準的な治療を行う（▶165ページ）。心機能の低下が著明な症例では，左室内に血栓ができる場合があり，全身性の塞栓症予防のための抗凝固療法の検討が必要になる場合が多い。アルコールが原因の拡張型心筋症が疑われる場合には，飲酒は控えるべきである。薬物治療抵抗性の重症例では，大動脈内バルーンパンピング（IABP）や循環補助用心内留置型ポンプカテーテル（IMPELLA®〔インペラ〕）などの機械的循環補助（▶117ページ），あるいは人工肺とポンプを用いた体外循環回路による治療 extracorporeal membrane oxygenation（ECMO）が必要となる場合がある。また，致命的心室不整脈に対しての植込み型除細動器（ICD）や，心室再同期療法（CRT）が適応となることがある。

　これらの治療が無効になったときには，心臓移植も適応となるが，わが国ではドナー不足が問題となっている（▶121ページ）。

◆ 肥大型心筋症 hypertrophic cardiomyopathy（HCM）

　肥大型心筋症（HCM）の特徴は，高血圧や大動脈弁狭窄症などの明らかな原因がなく生じる左室肥大である（▶図5-55-b）。肥大型心筋症は左室流出路の狭窄の有無により，閉塞性肥大型心筋症 hypertrophic obstructive cardiomyopathy（HOCM）と非閉塞性肥大型心筋症 hypertrophic nonobstructive cardiomyopathy（HNCM）に分類される。しかし，この疾患の病態の本質は心筋肥大であり，流出路の狭窄の有無はその表現型にすぎないという考え方から，近年は総称のHCMが用いられることが多い。

　発症の頻度は500人に1人ほどである。非対称性左室肥大を特徴とし，しばしば左室中隔壁厚が左室後壁厚の1.3倍以上を呈する（**非対称性中隔肥大** asymmetric septal hypertrophy〔**ASH**〕）。僧帽弁の収縮期前方運動（SAM現象）は，しばしば僧帽弁の逆流を伴い，HOCM症例に多くみられる。また，労作時胸痛（狭心痛）をみとめることがある。

● **遺伝子異常**　肥大型心筋症のおよそ半数に常染色体顕性（優性）と思われる家族歴があり，多くの変異が知られている。14番染色体のβミオシン重鎖の遺伝子変異が最も多い。

● **診断**　しばしばⅣ音を聴取する。HOCMでは，収縮期雑音を聴取する。胸部X線検査では，心拡大ははっきりしないことも多い。

　1 心電図　左室肥大をみとめ，しばしば深いQ波❶を呈し陳旧性心筋梗塞と判別しにくい。また，左室肥大の特徴であるST低下を伴い，心尖部肥厚型では巨大陰性T波を伴うことがある。ホルター心電図では，しばしば心房性および心室性の不整脈をみとめる。

　2 心エコー法　診断において非常に有用である。とくにHOCMでは，連続波ドプラ法によって左室流出路の圧較差が30 mmHg以上と測定されることが目安となる（▶66ページ）。

　3 心臓カテーテル法　HCMの診断法の1つとして有用である。①左室内圧測定で左室拡張末期圧上昇がある，②HOCMでは左室流出路の圧較差が

NOTE
❶ Q波
　心室の興奮開始に一致して生じる陰性の波である。肥大型心筋症にみられる深いQ波は，肥厚した心室中隔を反映している。

20 mmHg 以上ある，③期外収縮後に圧較差が増大する**ブロッケンブロー現象**をみとめるなどがおもな所見である。また，HOCM では薬物やペーシングによる心腔内圧較差の低下の有無を確認することができる。

　④ 心内膜心筋生検　肥大心筋細胞や心筋細胞の錯綜配列❶がみられる。

　⑤ MRI　病態の描出に有効である。

● 治療　運動中やその直後に突然死の危険があるため運動競技などは避けるように指導する。β 遮断薬によって，狭心痛や失神の改善が期待できる。非ジヒドロピリジン系のカルシウム拮抗薬（ジルチアゼム塩酸塩・ベラパミル塩酸塩）は運動耐容能を改善する可能性がある。

　病状が進行すると心房細動を呈することも多く，アミオダロン塩酸塩などの抗不整脈薬やワルファリンカリウムなどの抗凝固薬が必要になる場合がある。ジギタリスや硝酸薬は投与すべきでない。突然死の予防として，ICD が植込まれることもある。

● HOCM の治療　薬物療法以外の治療としては下記があげられる。

　① カテーテル治療　冠状動脈のうち，心室中隔を栄養する分枝にカテーテルを挿入し，選択的にエタノールを注入することによって肥大した心筋細胞を焼灼・壊死させて，流出路閉塞を軽減する**経皮的中隔心筋焼灼術** percutaneous transluminal septal myocardial ablation（**PTSMA**）がある。

　② ペースメーカ治療　HOCM の場合，心室中隔の肥厚によって左室流出路の狭窄が強くなり，収縮期には流出路に非常に速い血流が流れることになる。この高速流によって僧帽弁前尖が吸い出され，弁が変形し僧帽弁閉鎖不全をきたす場合がある。このような症例に，ペーシングを行うと圧較差が減少することが知られている。これは，ペーシングにより左室側の収縮の遅れが生じ心室中隔の奇異性運動によって流出路狭窄が改善するためといわれている。

　③ 外科治療　流出路狭窄部位の心筋を外科的に切除する。僧帽弁逆流が重度の場合は人工弁置換術も併用される。

◆ 拘束型心筋症 restrictive cardiomyopathy（RCM）

　拘束型心筋症（**RCM**）はさまざまな原因で生じ，二次性の原因も多い。二次性の原因としては，アミロイドーシス，好酸球増多症などがある。

● 診断　診断は，拡張機能障害の存在による。不十分な心室の充満となり，拡張期終圧が増加するため，運動耐容能が低下する（● 214 ページ，図 5-55-c）。静脈圧の増加により肝腫大や腹水が生じやすい。頸静脈怒張も外側からはっきり確認される。

　心電図では，低電位差，非特異的 ST 変化がみられる。胸部 X 線検査では，収縮性心膜炎の際にみとめられる心膜の石灰化はみられない。心エコー法では，心房の拡張をみとめ，ドプラ法で拡張機能障害をみとめる。心臓カテーテル法では，心拍出量の減少，両心室の拡張末期圧の上昇と拡張期の心室圧に**ディップアンドプラトー** dip and plateau❷とよばれる特徴的な圧波形をみとめることがある。収縮性心膜炎との鑑別には，MRI や CT が役にたつ。

□ NOTE

❶心筋細胞の錯綜配列

　通常であれば規則的に配列される心筋線維が，互いに無秩序な交錯をするなど，不規則な配列になっている状態である。

□ NOTE

❷ディップアンドプラトー

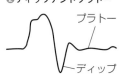

プラトー

ディップ

　拡張期早期の急速な圧低下に続き，急速に圧上昇がおこる。拡張期末期にかけては圧が平坦化する。

2　二次性心筋症

◆ アミロイドーシス amyloidosis

　心臓間質へのアミロイドの沈着により発症する。おもな二次性拘束型心筋症の原因である。原発性アミロイドーシスでは合併症で死亡する症例が多い。
● **診断**　以前は診断が困難であり，死亡時の剖検で判明することが多かった。心エコー法でびまん性の心室壁肥厚をみとめられるほか，MRI も有用である。
● **治療**　メルファランなどによる化学療法が行われるが，予後はかなりわるい。

◆ 好酸球性心内膜疾患 eosinophilic endomyocardial disease

　レフレル Löeffler **心内膜炎**ともいい，好酸球の毒性により心臓が障害される。血栓塞栓症を生じやすく，抗凝固療法が必要である。ステロイド治療が有効なことがある。

◆ 心サルコイドーシス cardiac sarcoidosis

　サルコイドーシスは原因不明の全身性肉芽腫性疾患であり，両側肺門リンパ節・肺・眼・皮膚などが罹患する。また，その心臓病変（**心サルコイドーシス**）の合併率は 20％程度といわれている。
● **病態**　心サルコイドーシスは，近年，房室ブロックや難治性不整脈の原因として注目されている。また，突然死を生じる疾患としても有名である。
　心サルコイドーシスでは，心室中隔・左室後側壁・乳頭筋を含む左室自由壁などに病変が生じ，壁の肥厚化あるいは菲薄化を引きおこす。これらの変化により，左室の収縮力は低下し，心機能障害を生じる。
● **診断**　以下をもとに診断する。
　1 **心電図**　最も多くみられる所見は，心電図の異常である。高率に出現するものとして，高度房室ブロックや右脚ブロック（左軸偏位を伴う）などの心室内伝導障害，ST 変化，異常 Q 波，心室期外収縮，心室頻拍などがある。
　2 **心エコー法**　断層法で，左室壁運動異常，壁肥厚，壁菲薄化（とくに心室中隔基部），あるいは拡張型心筋症様の全体的な心室壁運動低下をみとめる。
　3 **核医学検査**　心室中隔基部に限局した菲薄化は，核医学検査で冠状動脈の支配領域に一致しない灌流欠損がみられた場合，心サルコイドーシスを疑う必要がある。^{201}Tl 心筋シンチグラフィでは高率に灌流欠損をみとめる。2012 年より，FDG-PET も心サルコイドーシスの診断に保険適用となった（● 82 ページ）。
　4 **MRI**　心サルコイドーシスの活動性や瘢痕線維化組織の描出にすぐれる。
　5 **血液検査**　アンギオテンシン変換酵素（ACE）は，心サルコイドーシス

の活動性の評価に用いられる。しかし，ACE 値が正常であるからといって，心サルコイドーシスを否定するものではない。

　⑥ **心内膜心筋生検**　確定診断には，心臓カテーテル法による心内膜心筋生検が行われる。生検で類上皮細胞肉芽腫（**サルコイド結節**）の組織像が得られれば，心サルコイドーシスの診断は確定する。しかし，なかなか病変部位の組織をとらえることが困難であり，検出率は低い。

●**治療**　心サルコイドーシスの治療は，副腎皮質ステロイド薬が有効であるとされている。そのほか，心室性の危険な不整脈が多発している例には，アミオダロン塩酸塩の投与や ICD 植込みが行われている。

2　心筋炎 myocarditis

　心筋炎は，ウイルス・細菌・真菌・寄生虫や放射線・薬品・毒物などによっておこる。急性心筋炎の原因はウイルスであると考えられている。

　心筋炎の原因となるウイルスには多くの種類がある。ヒトでは RNA ウイルスが多い。とくにコクサッキーウイルスは，心筋炎をおこす頻度が高く，その B 型の感染は，上気道感染症状や消化器症状を初発とすることが多い。

●**症状**　通常，心症状は感染 7〜10 日後くらいに出現し，頻脈が多いが，発熱・筋肉痛・頭痛などの全身症状が強いため，見逃すことが多い。心電図では非特異的 ST-T 変化をみることが多いが，一過性 Q 波の出現，一過性の房室ブロック・洞性頻脈・心室期外収縮などの不整脈がみられる。経過を追って繰り返し心電図をとることが重要である。血液検査では，白血球増多，赤沈の亢進，AST，LDH，CK の上昇がしばしばみられる。

　重症例では急激に心収縮能が低下して低心拍出量症候群を呈することがあり，救命困難となる場合もある。

●**診断・治療**　診断はウイルス分離，血清学的検査による。また，心筋生検で病理組織学的診断が可能である。現在，特異的な治療法はなく，心不全症状を呈する症例では心不全治療が行われる。重症例では，ステロイドパルス療法やアザチオプリンによる免疫抑制療法が行われる。低心拍出量症候群となった場合には，急性期に IABP，IMPELLA®，ECMO のなどの機械的補助が必要となる場合がある。

3　心臓の腫瘍

　粘液腫は，心臓の原発性良性腫瘍である。75％は左房に発生する。卵円孔縁近辺の心房中隔より発生し，茎状の構造をもつ腫瘤を形成して心房腔内に突出する。ときに僧帽弁をこえて膨隆し，弁口の狭窄ないし逆流をきたす。右房に発生することもあるが，右室や左室に発生することはまれである。

●**症状**　発熱や体重減少，疲労感，貧血，ばち指，レイノー現象がみられるが，無症状のこともある。血液検査では，赤沈の亢進，白血球増多，血小板減少，赤血球増多，免疫グロブリンの高値などがみられる。

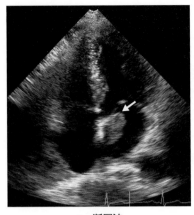 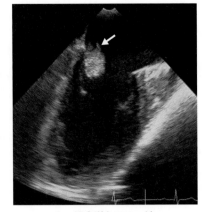

| a. 断層法 | b. 経食道心エコー法 |

●図5-56　左房粘液腫の心エコー図
矢印の場所に腫瘍エコーがみられる。

　左房粘液腫は全身の塞栓現象をおこしたり，僧帽弁口の閉塞により，肺静脈圧上昇・肺うっ血をきたしたりすることがある。症状は体位の変換によって変化するのが特徴である。聴診所見は僧帽弁狭窄に似ており，心エコー法で拡張期に僧帽弁前尖の後方に腫瘍エコーがみられる（●図5-56）。

I 肺性心 pulmonary heart disease

　肺性心とは，肺血管と肺実質の疾患によって右室に拡張と肥大を生じた状態である。慢性肺疾患・肺血管疾患患者が肺性心を生じた場合，予後はわるい。慢性閉塞性肺疾患 chronic obstructive pulmonary disease（COPD）と慢性気管支炎が肺性心の原因として頻度が高いが，その他の疾患でも肺性心は生じる。再発性肺血栓塞栓症や原発性肺高血圧も重要な原因である。

● 診断　肺性心で生じる頸静脈怒張・腹水貯留・肝腫大は，慢性心不全の結果おこる右心不全の症状と似ている。吸息時に三尖弁閉鎖不全による全収縮期雑音が増強する（**カルバロ** Carvallo **徴候**）。

　心電図では，肺性P波❶，右軸偏位，右室肥大を示す。胸部X線検査では，主肺動脈や肺門部血管の拡大がある。CTは，急性の肺血栓塞栓の検出や肺気腫と間質性肺疾患の鑑別に有用である。

　心エコー法では，ドプラ法で肺動脈圧を評価できる。右心カテーテル法は，肺動脈圧の測定と左室拡張末期圧の推定により，左室不全が原因の右心不全を除外することに有用である。

● 治療　肺性心の初期治療は，まず基礎となる肺疾患を治療することである。在宅酸素療法（HOT）などにより酸素化を十分に行うことで，肺動脈圧を低下させることができる。右心不全の治療には，利尿薬を用いる。

NOTE
❶肺性P波
　Ⅱ，Ⅲ，aVF誘導で波高が2.5mm以上と異常に高く尖鋭なP波が見られる。肺疾患の際の右房の肥大・拡張を示す。

J 先天性心疾患

先天性心疾患は，胎生期に心臓内部やその周辺の発生・形成異常をきたした疾患である。適切な治療が行われなければ乳児期に死亡する例が多い。

● **発生原因**　心臓の奇形の発生原因は，発育停止説・感染説・遺伝説などさまざまに考えられているが，完全には究明されていない。しかし，発育停止によっておこると解されるものが多く，動物実験では温度・酸素飽和度・栄養欠陥によって発育が停止し，奇形がおこることが証明されている。

母親が妊娠3か月以内に風疹に罹患したためにおこるものも多い。また，ダウン症候群やマルファン症候群などの染色体異常による先天性疾患には心疾患が合併しているものが多い。

● **分類**　先天性の心大血管疾患の分類法にはいろいろあるが，一例を次にあげる。

1 **短絡のない疾患**　肺動脈弁狭窄症・大動脈弁狭窄症・大動脈縮窄症などがある。

2 **短絡のある疾患**　左心系から右心系への短絡である左→右短絡（左右短絡）と，その逆方向への短絡である右→左短絡（右左短絡）に分けられる。

①**左→右短絡のある疾患**　発生頻度の高いものは動脈管開存症・心房中隔欠損症・心室中隔欠損症である。そのほか，心内膜床欠損症（房室中隔欠損症）・大動脈中隔欠損症・バルサルバ洞動脈瘤破裂・左室右房交通症・冠状動静脈瘻などがある。肺高血圧を伴う左→右短絡疾患で，肺動脈圧が大動脈圧を上まわると右→左短絡を生じ，チアノーゼを呈する。これを**アイゼンメンジャー** Eisenmenger **症候群**という。

②**右→左短絡のある疾患**　チアノーゼ型心疾患ともよばれ，静脈血が体循環に入り込むためチアノーゼを呈する。発生頻度の比較的高いものはファロー四徴症・完全大血管転位症である。そのほか，両大血管右室起始症・総動脈幹症・総肺静脈還流異常症・三尖弁閉鎖症などがおもなものである。

以下，とくによくみられる先天性心疾患について詳しく述べる。

1 動脈管開存症 patent ductus arteriosus（PDA）

動脈管開存症（PDA）は**ボタロー管開存症**ともいわれ，正常では生後まもなく閉鎖する動脈管（ボタロー管）が閉鎖せず，大動脈と肺動脈の間に交通が残ったものである（◉図5-57）。正常では，生後十数時間後に閉鎖がおこり，3か月で約80％，1年で約95％は完全に閉鎖して動脈管索になるといわれている。

● **病態**　肺動脈は右室と大動脈の両方から血液を受けるため，肺血流量が増加する。したがって，肺動脈の拡張をきたし，左室の容量負荷が増し，左室肥大をきたす。拡張期にも大動脈から肺動脈へと血液が流れるため，拡張期血圧が下降して速脈となる。

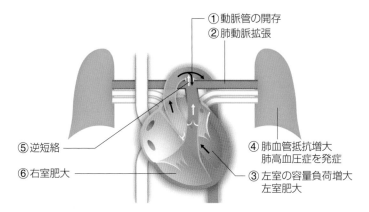

① 動脈管の開存
② 肺動脈拡張
⑤ 逆短絡
⑥ 右室肥大
④ 肺血管抵抗増大
　肺高血圧症を発症
③ 左室の容量負荷増大
　左室肥大

◉**図 5-57　動脈管開存症の病態生理**

　肺血管抵抗が増すと肺高血圧症となり，ついには肺動脈から大動脈への逆短絡を生じ，チアノーゼをきたす。この場合は両室肥大となる。

● **症状・診断**　無症状の場合が多いが，運動時に呼吸困難・動悸・易疲労性などの症状がみられる。左第 2-3 肋間胸骨縁に連続性心雑音があり，母親が同所の連続性の振戦に気づいて発見することがある。胸部 X 線検査では，大動脈弓の突出と肺血管陰影の増強をみとめるほか，左室拡大から軽度の右室拡大を示す。心電図では，正常→左室肥大→両室肥大としだいに重症となる。

● **治療**　新生児呼吸窮迫症候群を示すものには，プロスタグランジン合成阻害薬（インドメタシン）を使用して閉鎖を促進する。閉鎖しない場合，新生児期に切断術または結紮術を行う。動脈管開存症は，感染性心内膜炎を併発したり，将来動脈瘤化したりする可能性もあるので，短絡量の程度にかかわらず手術適応となる。

　手術は一般に左後側方開胸で行われるが，低侵襲術式として胸腔鏡を使用した内視鏡下閉鎖術も行われており，乳児をはじめ，新生児や低体重児にも有用である。また，経カテーテル的に動脈管にコイルを詰めて閉鎖する方法や閉鎖用デバイス（**アンプラッツァー** amplatzer）もあり，広く行われている。

2 **心房中隔欠損症** atrial septal defect（ASD）

　心房中隔欠損症（ASD）は，心房中隔が発生途上で完成しなかったもので，一次孔開存と二次孔開存の 2 種類がある。前者は発生学的には**心内膜床欠損症** endocardial cushion defect（**ECD**）に含まれる（◉図 5-58）。ECD は，最近では**房室中隔欠損症** atrioventricular septal defect（**AVSD**）とよばれることも多い。

● **病態**　後述の心室中隔欠損症よりは少ないが，先天性心疾患の約 16％を占める。その一方で，予後が比較的よく，乳幼児期に見逃されて成長することが多いため，成人では最も多い先天性心疾患となる。血液短絡は左房→右房であるが，一部には右房→左房のこともある。肺血流量が増加し，肺動脈圧は正常，またはしだいに上昇する。肺高血圧症になると右室圧も上昇し，

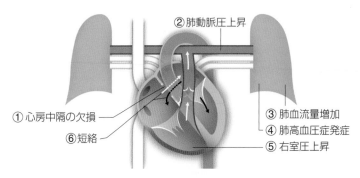

②肺動脈圧上昇

①心房中隔の欠損

⑥短絡

③肺血流量増加
④肺高血圧症発症
⑤右室圧上昇

◉図 5-58　心房中隔欠損症の病態生理

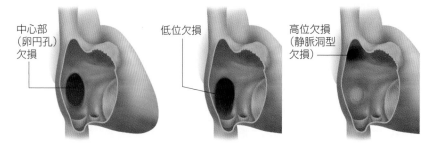

中心部
（卵円孔）
欠損

低位欠損

高位欠損
（静脈洞型
欠損）

◉図 5-59　心房中隔欠損症の欠損部の位置

左→右短絡が減少し，右→左逆短絡が増すことがある（アイゼンメンジャー症候群）。

●**症状・診断**　30歳ぐらいまでは症状のないことが多い。最も多い症状は，繰り返す上気道炎や労作時の呼吸困難・動悸・易疲労性などである。

　聴診では左第2-3肋間に駆出性の収縮期雑音を聞き，肺動脈弁口でのⅡ音は固定分裂し，分裂音は亢進している。この雑音は欠損部から発せられるのではなく，左→右短絡の血液が肺動脈弁を通過するときに発生するものである。胸部X線検査では左第2弓が突出し，肺野は肺血管陰影の増強を呈する。また右室・右房の拡大を示す。心電図は約90%に不完全右脚ブロックをみとめ，進行すれば右室肥大を示す。心エコー法では，Mモードで心室中隔の奇異性運動が特徴的である。カラードプラ法では，欠損部の位置・大きさ，短絡血液をみとめる。

　欠損部には，中心部欠損と低位欠損，高位欠損がある（◉図5-59）。高位欠損は右上肺静脈還流異常を伴うことが多く，静脈洞型欠損ともいう。

●**治療**　心房中隔欠損は，乳幼児期に心不全をきたすことは非常に少ないが，気道感染には注意を要する。

　左→右短絡量の少ない場合は手術の必要はない。肺血流量（Qp）と体血流量（Qs）の比である**肺体血流比**（Qp/Qs）の正常値は1.0であるが，これが1.5以上の場合は，学童期までに閉鎖手術をすることが望ましい。手術の危険性は比較的少ないが，肺高血圧症でアイゼンメンジャー症候群を呈しているものは手術禁忌である。近年，経カテーテル的に閉鎖用デバイスを用いる方法

（アンプラッツァー法）が行われるようになってきた。

3　心室中隔欠損症 ventricular septal defect（VSD）

　心室中隔欠損症（VSD）は，心臓の発生過程で心室中隔の形成が不完全となり，欠損を生じた疾患である（◐図5-60）。先天性心疾患のなかでは最も多く，20〜25％を占めているが，乳児期の死亡や自然閉鎖などによって，成人では心房中隔欠損症（ASD）の次になる。

● **病態**　欠損孔の場所によって4型に分類する**カークリン** Kirklin **分類**がある（◐図5-61）。

- Ⅰ型：肺動脈弁のすぐ下方で，室上稜との間にある高位の欠損である。
- Ⅱ型：室上稜のすぐ下で，膜様部欠損を含むもので，最も高率である。
- Ⅲ型：Ⅱ型よりも後方にあり，心内膜床欠損（ECD）型も含む。
- Ⅳ型：筋性部欠損ともいわれる。

　肺血管抵抗が小さいうちは左→右短絡であるが，肺血管抵抗が上昇するにしたがって左→右短絡が減少して，ついには右→左短絡となり，チアノーゼを呈する（アイゼンメンジャー症候群）。

　欠損孔の大きいものは心不全や気道感染をおこしやすく，乳児期の死亡率は10％をこえるといわれ，それを乗りこえても感染性心内膜炎をきたしやすい。Ⅱ型・Ⅳ型の小欠損では学童期までに自然閉鎖するものが少なくない。

● **症状**　欠損孔の大きさによって症状の発生時期，病態が異なる。大きな

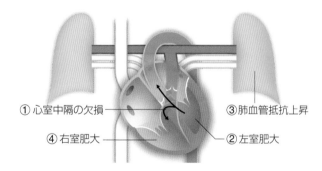

① 心室中隔の欠損
④ 右室肥大
③ 肺血管抵抗上昇
② 左室肥大

◐**図 5-60　心室中隔欠損症の病態生理**

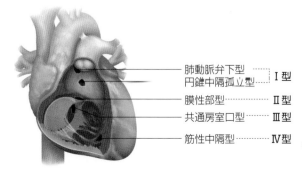

肺動脈弁下型 ┄┄┄┄ Ⅰ型
円錐中隔孤立型 ┄┄┄┄
膜性部型 ┄┄┄┄┄┄ Ⅱ型
共通房室口型 ┄┄┄┄ Ⅲ型
筋性中隔型 ┄┄┄┄┄ Ⅳ型

◐**図 5-61　心室中隔欠損症の部位（カークリン分類）**

欠損の場合は，乳児期より哺乳力低下・体重増加不良・心不全・呼吸不全を呈し，しばしば呼吸器感染をきたす。中等度の欠損孔のものは，乳児期に心不全をおこしても内科的治療でこれをのりきり，成長する。小さい欠損孔のものは症状がまったくなく，心雑音を残すだけで成長する。

● 診断　診断は，次のようなことを参考にして行われる。

　1 心雑音　左第 2 肋間から第 4 肋間胸骨縁に収縮期逆流性雑音があり，左→右短絡の多い場合は収縮期振戦を触れることが多い。

　2 胸部 X 線像　軽症例では正常であるが，短絡量の多いものは肺野が暗く，肺動脈陰影の増強を示す。また左第 2 弓が突出する。心室は左室拡大，重症では両室拡大を示す。

　3 心電図　欠損孔が大きくなるにつれ，左室肥大→両室肥大→右室肥大の順に心電図所見をみとめる。

　4 心エコー法　カラードプラ法により，心室中隔欠損部位，大きさ，短絡が確認できる。左房・左室・肺動脈の拡大，欠損孔短絡をみとめる。

　5 心臓カテーテル法　心室レベルでの左→右短絡（ときに右→左短絡）と，左室造影法で確定的な診断が下せる。

● 治療　アイゼンメンジャー化している症例は手術禁忌であるが，**肺体血管抵抗比**（Rp/Rs）が 0.5 以上であって，左→右短絡優勢の症例は，1 歳未満での手術を要する。高肺血流量による軽度の肺動脈圧上昇の例は，学童期までに手術を行うことが望ましい。I 型は，将来，大動脈弁閉鎖不全をおこす可能性が大きいため，学童期前に左→右短絡が少なくても手術を要する。その他の小欠損は放置してよいが，感染性心内膜炎罹患の可能性があるため注意を要する。

4 ファロー四徴症 tetralogy of Fallot（TOF）

　ファロー四徴症（**TOF**）は，発生頻度は先天性心疾患の 3％前後であるが，生後まもなくからチアノーゼを呈する先天性心疾患のうちでは最も多い。自然予後は，20 歳以上の生存率が 10〜20％といわれる。成人例は非常にまれで，多くの症例は手術を受けている患者である。

● 病態　肺動脈弁狭窄・心室中隔欠損・大動脈騎乗・右室肥大の 4 病変を伴う奇形である（◯図 5-62）。これに心房中隔欠損を伴うと**ファロー五徴症**という。また肺動脈欠損で動脈管から肺動脈が血液を受けるものを**ファロー極型**という。

● 症状　心室のレベルで右→左短絡があり，チアノーゼを示す。ときにばち指をきたす。運動時にしゃがみ込む状態 squatting（蹲踞）●をきたすこともあり，赤血球増加・低酸素血症を示す。年長になると喀血・血痰を伴い，末期にはうっ血性心不全を呈し，脳血栓・脳膿瘍を合併しやすい。

● 診断　診断は，次のようなことを参考にして行われる。

　1 胸部 X 線像　左第 2 弓陥凹と肺血管陰影の減少をみるが，成人では側副血行によって肺野が暗く見えることがある。心陰影は木靴型を示す。約

NOTE
●蹲踞
　しゃがみ込むことで，体血管抵抗を上げ相対的に肺血流量が増えるので，らくになる。

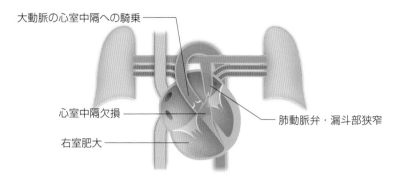

大動脈の心室中隔への騎乗 ───

心室中隔欠損 ───

右室肥大 ───

─── 肺動脈弁・漏斗部狭窄

▶**図5-62　ファロー四徴症の病態**

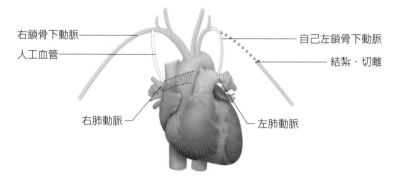

右鎖骨下動脈 ───

人工血管 ───

─── 自己左鎖骨下動脈

─── 結紮・切離

右肺動脈 ───

─── 左肺動脈

▶**図5-63　ブラロック-タウシッヒの短絡手術**

1/4 の症例に右側大動脈弓をみる。

　2 心電図　右軸偏位と右室肥大を示す。

　3 心エコー法　カラードプラ法で心室中隔欠損の位置・短絡をみとめる。大動脈が両室にまたがる（**大動脈騎乗**）。右室流出部・肺動脈の狭小をみとめる。

　4 心臓カテーテル法　肺動脈弁または漏斗部狭窄の証明，心血管造影で右心から注入した造影剤による大動脈早期造影，大動脈の右方偏位，右室漏斗部狭窄などによって確定診断がなされる。

● **治療**　最近は乳児期に根治手術を行うところが多くなっているが，肺動脈の発達を待って1〜4歳くらいに根治手術をする場合が多い。肺動脈発育不全の場合は，**ブラロック-タウシッヒ**などの短絡手術を行い，肺動脈発達後に二次的に根治手術を行うことも多い（▶図5-63）。

5 完全大血管転位症
complete transposition of the great arteries

　完全大血管転位症（complete-TGA）は，大動脈と肺動脈の位置が先天性に転位している疾患で，先天性心疾患の約2%を占める。チアノーゼ型心疾患ではファロー四徴症についで頻度が高い。

● **病態**　大動脈と肺動脈の心室から出る部が転位して，正常とは逆になり，

右室から大動脈，左室から肺動脈が出ている（●図5-64）。このままでは，静脈血は肺を通らずに大動脈に出てしまい，肺静脈血が肺循環だけを流れるため，生存できなくなる。しかし，動脈管開存・心房中隔欠損・心室中隔欠損やその組み合わせにより短絡が生じて交通すると，チアノーゼを呈したまま生存することがある。ただし，10歳以上で生存するものはわずかである。

● **分類・症状**　本症は，次の3つの型に分類されている（●図5-64）。

• **Ⅰ型**：心房に卵円孔開存か，心房中隔欠損と小さい動脈管開存のあるものである。生後1週間以内にチアノーゼ・心不全を呈する。

• **Ⅱ型**：大きな心室中隔欠損か大きな動脈管開存のあるものである。生後3〜4週ころからチアノーゼ・心不全を呈することが多い。

• **Ⅲ型**：心室中隔欠損と肺動脈狭窄のあるものである。大きな心室中隔欠損があって，適当な肺動脈狭窄をもつものは，比較的チアノーゼが少なく，10歳以上まで生存するものがある。

● **診断**　次のようなことを参考にして診断する。

　1　心雑音　Ⅰ型は通常，雑音がない。Ⅱ型では心室中隔欠損の心雑音に似ている。Ⅲ型では肺動脈狭窄による駆出性収縮期雑音が加わる。Ⅰ・Ⅱ型ではⅡ音亢進を示し，単一である。

　2　心電図　Ⅰ型では右室肥大，Ⅱ型では右室肥大または両室肥大，Ⅲ型では両室肥大または右室肥大を示す。

　3　胸部X線検査　典型的なものは心陰影が両方向に拡大していて，卵を横にしたような形を示す。肺野はⅠ型では正常かまたは少し暗く，Ⅱ型では暗い。Ⅲ型では一般に明るい。

　4　心エコー法　カラードプラ法で，大血管の位置関係が正常とは逆であることが確認できる。また心室中隔の情報を得ることができる。

　5　その他　心血管造影法などの心臓カテーテル法を行う。

● **治療**　新生児期に高度のチアノーゼ・心不全を呈するものは，ただちに心エコー法・心臓カテーテル法を行って診断を確定し，必要に応じてバルーンカテーテルで，心房中隔切開術 balloon atrial septostomy（BAS）を行う。BASにより，心房レベルでの動静脈血混合が得られ，結果的にチアノーゼが改善される。

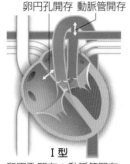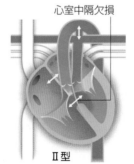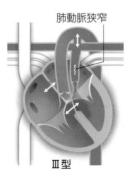

Ⅰ型	Ⅱ型	Ⅲ型
卵円孔開存＋動脈管開存	心室中隔欠損を合併	心室中隔欠損と肺動脈狭窄を合併

●**図5-64　完全大血管転位症の分類**

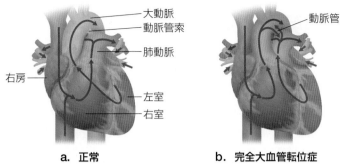

a. 正常　　　　　　　　　b. 完全大血管転位症

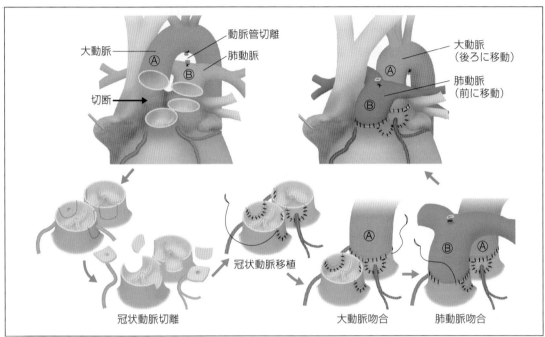

c. ジャテーン手術

● **図 5-65　完全大血管転位のジャテーン手術**

　Ⅰ型すなわち心室中隔欠損のない型には，新生児期に**ジャテーン** Jatene **手術**を行う（●図5-65）。

　この手術では，まず大動脈と肺動脈を基部で切断し，左右冠状動脈も別々に切離したのち，大動脈と左右冠状動脈を肺動脈の基部に吻合し，肺動脈を大動脈の基部に吻合して正常な血液循環を得る。左室圧低下例には，肺動脈絞扼術を行い，左室の発達を待ってジャテーン手術を行う。

K 動脈系疾患

1 大動脈瘤 aortic aneurysm

　動脈壁の病変によって動脈が異常に拡張し，腫瘤状となったものを動脈瘤という。部位により，胸部・腹部大動脈瘤などとよばれる。

● **原因**　先天性・外傷性・梅毒性・動脈硬化性・感染性などがあげられるが，動脈硬化性のものが最も多い。

● **分類**　形状から，**紡錘状動脈瘤・嚢状動脈瘤**，そして動脈の中膜が層状に剝離して，内膜の亀裂から血液が層間に入り込み，二筒性になった**解離性動脈瘤**に分けられる（◉図5-66）。また，動脈瘤の壁の性状から，内膜・中膜・外膜を備えた**真性動脈瘤**と，動脈壁以外のものでできている**偽性動脈瘤**に分類される（◉図5-67）。

● **症状**　発生部位によって異なるが，一般に異常な拍動を感じ，腫瘤による圧迫によって神経麻痺・疼痛・運動障害をきたす。また内腔に血栓を生ずることが多く，血流障害による症状をきたす場合も多い。また，破裂によって激痛を示したり，瞬時にして出血死したりすることもある。

● **治療**　内科的には，血圧の上昇を防ぐ治療が行われる。外科的には，動

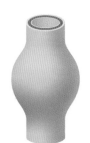
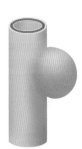
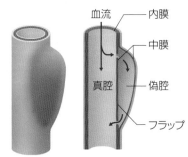

a. 紡錘状動脈瘤　　b. 嚢状動脈瘤　　　　　c. 解離性動脈瘤

◉**図5-66　動脈瘤の形態による分類**

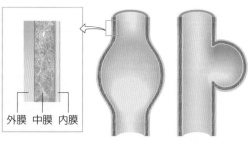
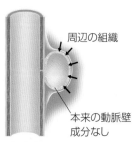

a. 真性動脈瘤　　　　　　b. 偽性動脈瘤

◉**図5-67　真性動脈瘤と偽性動脈瘤の違い**

脈瘤切除と人工血管置換術が標準的に行われている。なお，最近では大動脈瘤の低侵襲的治療法として，ステントつき人工血管を用い，カテーテル操作で治療するステントグラフト内挿術も症例を選んで行われている（●112ページ）。

2　大動脈解離 aortic dissection

　大動脈壁の内膜に亀裂が生じ，そこから血液が中膜の層間に進入したものを**大動脈解離**といい，通常，急性に発症する（●図5-68）。ときに巨大な解離腔を形成するため，**解離性大動脈瘤**ともよばれる。

● **原因**　原因不明の中膜壊死や動脈硬化症が原因といわれる。好発部位は胸部大動脈が圧倒的に多い。

● **分類**　大動脈解離の分類としては，Ⅰ〜Ⅲ型に分けるド＝ベーキー分類とスタンフォード分類があり，後者が最近はよく用いられている（●114ページ）。スタンフォード分類のA型の予後は，B型より不良である。解離の形態として，流入部（**エントリー**）と流出部（**リエントリー**）の両方をもつものもある。動脈壁が嚢状中膜壊死を示すマルファン症候群にしばしばみられる。

● **症状**　失神するほどの激痛が突然始まる。解離が進むにつれて，数回にわたって激痛をおぼえることが多く，胸部から始まり，腰部にわたることもある。

● **診断**　急性心筋梗塞など，胸痛を主訴とする疾患と鑑別することが重要である。胸部X線検査で縦隔陰影の拡大，とくに左第1弓（大動脈影）の拡大がみられる。二重像が見えることもある。大動脈造影で最も明確な診断が得られる。近年は経食道心エコー法・CT・MRI・DSAが診断に有用となってきた。

● **治療**　内科的には，血圧を100 mmHg前後に保つよう，降圧療法を徹底的に行う。外科的には，エントリーの閉鎖を第一目的とし，この部分を含め

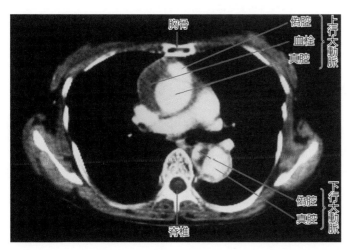

●図5-68　大動脈解離 ド＝ベーキーⅠ型のCT像

た大動脈壁を人工血管で置換する。とくにスタンフォード分類 A 型の大動脈解離は，心タンポナーデ，心筋梗塞および大動脈弁閉鎖不全を合併することが多いため，緊急手術の適応である。

3　動脈の閉塞性疾患

1　閉塞性血栓血管炎 thromboangitis obliterans（バージャー Buerger 病）

　閉塞性血栓血管炎は，30 代の男性に多く，バージャー（ビュルガー Bürger ともいう）によって発見された疾患である。おもに中小動脈に血栓を伴って発生する亜急性・非特異性の非化膿性炎症である。下肢の動脈に多く発生し，病変部末梢の疼痛と間欠性跛行があり，ついには潰瘍や壊死をきたす。ときに上肢やその他の動脈に発生する。

●**原因**　原因はまだ不明で，感染症・アレルギー・膠原病・動脈硬化症などとの関係も問題である。喫煙は原因ではないが，病状を悪化させるといわれている。

●**症状・診断**　症状は徐々に進行し，ある程度以上になると，運動時に下肢疼痛・間欠性跛行・冷感・チアノーゼ・脈拍の欠如などを示し，さらに潰瘍・壊死をきたす。動脈造影で分節的陰影をみとめる。

●**治療**　血管拡張薬，側副血行の促進薬，交感神経遮断薬，副交感神経刺激薬などが投与される。外科的には交感神経切除術が行われる。バイパス手術も適応があれば有効である。壊死をきたした場合は，肢切断術が行われる。

2　動脈血栓症 arterial thrombosis

●**原因**　**動脈血栓症**には，血管内壁の変化が原因となって血栓を生じるものと，血液自身の変化によるものがある。好発部位は膝窩動脈・大腿動脈・上腕動脈である。脳やその他の動脈にもおこりうる。

●**症状・診断**　病変部の末梢には阻血性の症状があらわれる。急速に閉塞すればするほど症状は激しく，壊死になる率も高い。四肢では，閉塞部位の末梢の拍動の欠如・減弱から，だいたいの部位を診断できることが多いが，確定は動脈造影による。

●**治療**　内科的治療では，抗凝固療法や血栓溶解療法が行われる。外科的治療では，早期に血栓除去術や内膜剥離術が行われる。

3　動脈塞栓 arterial embolism

●**原因**　心臓内血栓とくに僧帽弁狭窄症や心房細動のある場合，左房にできた血栓が遊離して動脈に塞栓をおこすことを**動脈塞栓**という。右→左短絡がある場合，静脈系血栓が左心系に短絡して動脈系に流出することもある。動脈硬化・動脈瘤・外傷によって生じた血栓が，末梢へ移動することもある。あらゆる動脈で発生する可能性があるが，左右の総腸骨動脈の分岐部にまた

がるものは**鞍状塞栓**<ruby>鞍<rt>あん</rt></ruby>状塞栓 saddle embolism とよばれる。

● **症状・診断**　症状は突然おこり，塞栓の末梢の阻血性症状が血栓症より高度である。閉塞部位の診断は動脈血栓症と同様である。

● **治療**　抗凝固療法・血栓溶解療法が行われるが，可能な部位であれば，外科的に除去することが望ましい。時機を失すれば，四肢であれば切断以外に方法はない。

4 閉塞性動脈硬化症 athero-sclerosis obliterans（ASO）

● **原因**　閉塞性動脈硬化症（**ASO**）は，動脈の粥状（アテローム状）硬化による狭窄が下肢の動脈に生じたもので，糖尿病・高血圧・脂質異常症などの動脈硬化をおこしやすい症例に多くみられる。近年は，**末梢動脈疾患** peripheral arterial disease（**PAD**）ともよばれる。

● **症状・診断**　病変部の末梢には慢性的な阻血症状があらわれ，間欠性跛行がみられる。典型的な症状と，下肢の血圧・血流の低下があれば診断は容易である。この際，足関節上腕血圧比（ABI，○ 69 ページ）を確認しておく。ABI が 0.9 以下であれば，主幹動脈の狭窄・閉塞を示すとされている。閉塞部位は動脈造影によって確定できる。

● **治療**　抗凝固薬や血管拡張薬・側副血行促進薬などが投与される。狭窄部位が限局的であれば，バルーンカテーテルによる拡張やステント留置などの経皮的血管形成術 percutaneous transluminal angioplasty（PTA）が試みられる。外科的治療は，バイパス手術の適応があれば行われる。壊死をきたした場合は，最終的に肢切断術が行われる。なお最近，重症例に対し，再生医療・遺伝子治療による血管新生が試みられており，その将来に期待したい。

5 高安動脈炎 Takayasu arteritis（大動脈炎症候群 aortitis syndrome）

　高安動脈炎は発見者にちなんだ名称で，**大動脈炎症候群**あるいは，**脈なし病**ともよばれる。東洋人，とくに日本人の若い女性に好発し，日本人によって研究され，欧米に紹介された。原因は不明であるが，病変は動脈の内膜・中膜および外膜に及び，閉塞性が主であるが部位によっては拡張性を示すこともある。

● **病態**　病変の好発部位は大動脈弓部およびその分枝で，閉塞性病変があらわれる（○図 5-69-a）。すなわち，大動脈弓部の分枝の狭窄ないし閉塞の病変は，腕頭動脈・鎖骨下動脈であれば脈が触れにくく，あるいは脈拍の欠如としてあらわれる。頸動脈部位では，頸動脈洞反射亢進として失神・めまいなどの症状があらわれる。上行大動脈では拡張性病変が多く，大動脈弁輪拡張に伴って大動脈弁閉鎖不全がみられる。また，冠状動脈入口部に狭窄を生じることがある。下行大動脈・腹部大動脈では狭窄性病変が主であり，大動脈縮窄となって上肢の高血圧を示す。しばしば腎動脈狭窄を伴い，腎血管性高血圧があらわれる。

　また，肺動脈病変を伴うことも多い（○図 5-69-b）。

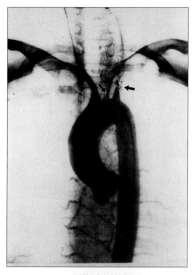 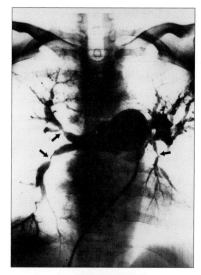

a. 大動脈血管造影	**b. 肺動脈血管造影**

a. 大動脈血管造影
（矢印部：狭窄部位）
左鎖骨下動脈の閉塞により，左側の橈骨
動脈の脈拍は欠如している。

b. 肺動脈血管造影
（矢印部：肺動脈狭窄病変）

▶**図 5-69　高安動脈炎の血管造影像**

● **症状**　脈拍の欠如，または脈拍の左右差で発見されることが多い。頭部の虚血症状としてめまい，失神発作，視力障害がある。上肢の虚血症状としては，指の冷感，上肢の疲労感がある。しばしば大動脈縮窄，または腎動脈狭窄による高血圧を伴うが，その症状として頭痛・めまい・息切れがある。全身症状として，初期には，微熱・倦怠感がある。

● **診断**　上肢の脈拍異常（橈骨動脈の拍動減弱・消失ないし著明な左右差）および下肢の脈拍異常（大腿動脈の拍動減弱），頸部・背部・腹部などの血管狭窄による血管雑音，眼底の変化などによって診断がつけられる。血液検査では，赤沈亢進，C 反応性タンパク質 C-reactive protein（CRP）陽性，γ グロブリン増加などがみられる。確定診断は大動脈造影法による。

● **治療**　現在は決定的な治療法はないが，副腎皮質ステロイド薬が奏効することがあり，アスピリンも用いられる。外科治療は，大動脈弁閉鎖不全や大動脈縮窄が高度の場合や，冠状動脈狭窄が重症の場合に行われる。

6　その他の動脈系疾患

◆　動静脈瘻 arteriovenous fistula

動静脈瘻とは，動脈と静脈に交通路ができているもので，血液が動脈から静脈へ短絡する。先天性のものと後天性のものがある。先天性のものは交通路が１つではなく，複数あるいは無数のものが多い。

● **先天性動静脈瘻**　表在性の小血管に発生した血管性母斑や血管腫に似たものから，小動脈・動脈にいたるまで種々の部位で発生する。脳・肺・冠状動脈・肝臓・四肢などいたるところに発生する。障害となる場合は，遮断・

切除・摘出などを行うことがある。四肢の場合は，切断を行わなければならないこともある。

● **後天性動静脈瘻**　外傷性の場合が多い。とくに四肢の穿通創の不完全な治療によるものが多い。ときには動脈瘤が近接静脈に破れて瘻をつくることもある[1]。適応があれば，瘻前後で動静脈の結紮，分離血管形成術・置換術などが行われる。

◆ **レイノー病 Raynaud disease・**
レイノー症候群 Raynaud syndrome

NOTE
[1]慢性透析患者の内シャントは人工的につくった動静脈瘻である。

　四肢末梢の小・細動脈が発作的に収縮すると，皮膚の蒼白，チアノーゼがあらわれ，これが回復すると反対に皮膚の充血・紅潮がみられる。このような現象を**レイノー現象**という（● 44 ページ）。

● **原因**　原因不明のものを**レイノー病**といい，原因のあるものを**レイノー症候群**という。原因としては外傷・閉塞性動脈疾患・膠原病などがあげられる。

● **症状**　レイノー病は女性に多くみられ，男性の約 5 倍といわれている。40 歳以下で発病するのが一般的で，発作時は四肢の末端が蒼白またはチアノーゼを呈し，感覚麻痺・しびれまたはかゆみを伴う。発作は小指先端から始まることが多く，ときに家族性に発生することがある。数年続くと，壊疽をきたすこともある。左右対称性におこることが特徴である。寛解直後は充血・紅潮があらわれ，間欠期にはなにも異常がみられない。

　レイノー症候群も同様の症状をきたすが，左右対称性ではない。

● **治療**　レイノー病の治療には，四肢の寒冷曝露や外気の温度差に気をつけ，喫煙者には禁煙させることが重要である。血管拡張薬が使用され，外科的には交感神経切除術が行われる。レイノー症候群では，原因疾患の治療も重要である。ともに壊疽が進めば，四肢の切断を余儀なくされることもある。

L　静脈系疾患

1　血栓性静脈炎 thrombophlebitis・静脈血栓症 phlebothrombosis

● **原因**　なんらかの原因で静脈血流が遅くなった場合，静脈内膜の損傷・炎症や静脈瘤，または血液凝固能の亢進などが，静脈内に血栓を生じる原因となる。静脈うっ血と血液の変化で血栓を生じるものを**静脈血栓症**といい，血管の変化で炎症が先行して血栓を生じるものを**血栓性静脈炎**という。しかし臨床的には，両者の区別は困難である。

● **症状・診断**　体表に近い静脈の場合，**静脈炎** phlebitis として静脈に発赤を伴う有痛性の索状物が触れられ，閉塞によって末梢側に静脈うっ血をみる。

四肢では疼痛・圧迫感を感じる。

● 治療　消炎薬・抗菌薬の投与とともに抗凝固療法・血栓溶解療法が行われるが, 外科的に除去できる部位では, できるだけ早期に静脈血栓除去術が行われる。

2　深部静脈血栓症 deep vein thrombosis（DVT）

通常, 下肢の筋膜下にある深部静脈（腓腹静脈洞・膝窩静脈・大腿静脈・腸骨静脈など）に血栓が生じ, 静脈還流障害をきたすものを**深部静脈血栓症**（**DVT**）という。

● 原因　手術・外傷・妊娠・分娩・長期臥床などに伴って発症することが多く, 下肢, とくに左側に多くみられる。

● 症状・診断　急激な下肢の腫脹と緊満痛を呈し, 下肢は紅潮して熱感を伴い, 表在静脈の拡張やチアノーゼが出現する。重症例では, うっ血による組織圧の上昇から, 水疱形成・皮膚壊死をきたすこともある。手術・外傷・分娩後などの状態で, 上記所見があれば本症が疑われる。確定診断は下肢静脈造影で明らかになる。合併症として, 約10%の頻度で肺塞栓症をおこすことがある。

● 治療　保存的治療には, ①安静臥床と下肢高挙, ②抗凝固療法（ヘパリン投与）があり, 外科的治療には, ①静脈血栓摘除術, ②傘型フィルターによる下大静脈遮断術などがある。とくに後者は, 肺塞栓の再発予防目的に行われることが多い。経静脈的にカテーテル操作で**傘型フィルター**（● 236ページ, 図5-73-b）を挿入し, 腎静脈口直下の下大静脈に固定する。

3　静脈瘤 varix

静脈が異常に拡張・屈曲・蛇行している状態を**静脈瘤**という。

● 原因　起立していても下肢の静脈血が右房に還流できるのは, 主として筋収縮と, 静脈弁・胸腔内陰圧の作用によるといわれている。静脈血がうまく還流できずに静脈に負担がかかると, 静脈瘤が生じる。たとえば, 表在静脈と深部静脈との交通枝や表在静脈の静脈弁に不全があると, 表在静脈へと静脈血が逆流し, 表在静脈に拡張・蛇行が生じる（●図5-70）。

下肢の表在皮静脈（大・小伏在静脈）では筋収縮の影響が少ないため, 還流を妨げる因子が加わると静脈瘤が発生しやすい（●図5-71）。長時間同じ場所に立って作業する職業の人は, 下肢の筋収縮が少ないため, 静脈瘤が発生するリスクが高まる。そのほかの原因として, 先天的に静脈壁・静脈弁が弱い, 静脈に炎症がみられるなどがあげられる。男性よりも女性に多い。

● 症状・診断　一般に下肢の場合は, 重圧感・疲労感を訴え, 長時間の歩行で静脈の怒張・痛みを訴える。大伏在静脈の流域では大腿内側に, 小伏在静脈流域では下腿後面に著明な怒張があらわれる。進行してくると静脈瘤周辺の変色, 皮膚毛細血管の拡張・炎症がおこり, 血栓性静脈炎となる。破れ

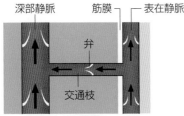

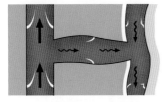

b. 表在静脈の拡張・蛇行

●**図 5-70　表在静脈の拡張・蛇行**
表在静脈と深部静脈の交通，弁の不全か
ら表在静脈が拡張・蛇行した状態を示し
ている。

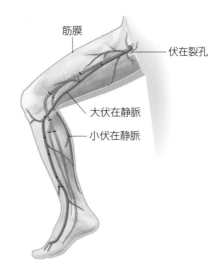

●**図 5-71　大・小伏在静脈**

ると潰瘍や二次感染もおこる。下腿潰瘍となると難治性である。

● **治療**　弾性包帯，弾性ストッキングの使用などによって，表在静脈から
深部静脈に血液を流入させる。静脈瘤内に血液凝固薬を注入し，血栓形成を
おこして治す硬化療法もしばしば行われる。保存療法のほか，深部静脈が健
在ならば，外科的に皮下静脈の抜去術 stripping（ストリッピング）などが行わ
れる。深部の静脈との穿通枝に不全があれば再発することが多い。

　妊娠すると状態が悪化するため，妊娠前に治療しておく必要がある。

4 肺塞栓症 pulmonary embolism（PE）

　肺塞栓症（PE）は，血栓やそのほかの塞栓物質が肺動脈に達して閉塞する
疾患である。右心系，とくに末梢静脈に形成された血栓が原因となることが
多く，血栓が原因の場合は**肺血栓塞栓症** pulmonary thromboembolism（**PTE**）と
よぶ。多くの症例は DVT が原因であり，DVT から PTE にいたるまでの一
連の病態は**静脈血栓塞栓症** venous thromboembolism（**VTE**）とよばれる❶。

● **原因**　発症機序として①静脈のうっ滞，②静脈損傷，③血液凝固能の亢
進があげられるが，多くの症例は DVT が原因である。

● **症状・診断**　急性に発症して急激な経過をとる急性型と，慢性的経過を
とる慢性型がある。急性型では，呼吸困難・胸痛・血痰が主徴候である。急
激に発症し，一側肺動脈を閉塞するような大きな塞栓では，呼吸困難・チア
ノーゼ・右心不全をきたし，短時間のうちに大部分がショックから死にいた
る。

　慢性型では，呼吸困難などが反復性で徐々に増強し，最終的には，肺高血
圧と換気不全に陥る。

NOTE
❶長時間の飛行機旅行中に
下肢にできた血栓が，立ち
上がり歩きだすことで遊離
し，肺動脈に達して塞栓す
ることから，エコノミーク
ラス症候群とよばれていた。

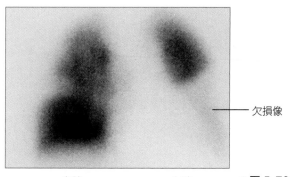

右肺　　　　　　　左肺　　　◉図5-72　肺塞栓症の肺血流シンチ像

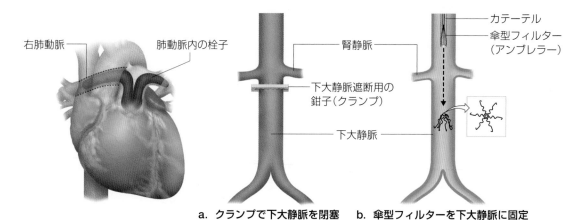

a. クランプで下大静脈を閉塞　　b. 傘型フィルターを下大静脈に固定

◉図5-73　肺塞栓症の予防的処置

　確定診断のためには，肺血流シンチグラム（◉図5-72）や，肺動脈造影が有用である。

● 治療　内科的治療としては，①ウロキナーゼ（UK）や組織型プラスミノゲンアクチベーター（t-PA）投与による血栓溶解療法，②抗凝固療法（ヘパリン投与），③経皮的カテーテル操作による血栓破砕吸引療法などがある。これらの治療が奏効しない症例に補助循環や手術が行われる。

　外科的治療としては，①体外循環下に，肺動脈内の血栓・塞栓を摘除して血流改善をはかる方法と，②クランプ（鉗子）で下大静脈を閉塞するか，傘型フィルター（アンブレラー）を経皮カテーテル操作で挿入し，腎静脈口直下の下大静脈に固定して肺塞栓再発を予防する方法がある（◉図5-73）。

5　上大静脈症候群 superior vena cava syndrome

　上大静脈症候群は，肺がん・縦隔腫瘍・縦隔炎・大動脈瘤・血栓性静脈炎・外傷などで上大静脈が圧迫・狭窄・閉塞をきたし，上半身とくに上肢・頸部・顔面・頭部に静脈うっ血をおこす。

● 症状・診断　上述した部位に腫脹・チアノーゼが生じ，眼瞼浮腫，眼球突出，静脈の拡張をきたす。皮下に静脈の怒張をみとめ，多数の側副血行が

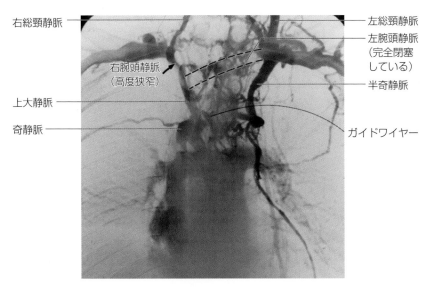

右総頸静脈

左総頸静脈

左腕頭静脈
（完全閉塞
している）

右腕頭静脈
（高度狭窄）

半奇静脈

上大静脈

奇静脈

ガイドワイヤー

◯図 5-74　**上大静脈症候群の上大静脈造影像**

腹部の方向に向かって形成される。重症になると呼吸障害・視力障害・失神
などをきたす。診断は，左右の上肢の静脈から造影剤を注入して行う上大静
脈造影による（◯図 5-74）。上肢の静脈圧は異常に上昇している。
● **治療**　急性炎症が原因の場合は，抗炎症薬・抗菌薬・抗凝固薬などを使
用するが，腫瘍や動脈瘤などによるときは，原因を除去しなければならない。
上大静脈再建には自家静脈・人工血管・人工膜などが用いられるが，低圧の
静脈系のため術後の血栓閉塞など，多くの問題がある。

M　リンパ系疾患

1　リンパ管炎 lymphangitis

● **原因**　**リンパ管炎**は，感染防御機能を示すリンパ管の炎症であり，一般
には皮膚の細菌感染後に発症するが，感染の部分がはっきりしない場合もあ
る。病原菌は主としてレンサ球菌である。
● **症状・診断**　全身倦怠感・食欲不振・悪寒戦慄をもって急性発症するこ
とが多く，四肢に硬直性の線状索状物を触知する。この索状物は長軸方向に
走り，リンパ管の走行と一致するという特徴がある。リンパ節は腫脹し，圧
痛が著明である。白血球の増加，ときには血液培養で細菌陽性をみる。
● **治療**　そのまま放置すると敗血症などを併発することがあるため，臥床
し，患部を安静にして冷湿布を行い，抗炎症薬と抗菌薬を投与する。一般に
はペニシリン系抗菌薬・セファロスポリン系抗菌薬などが用いられる。

2 リンパ節炎 lymphadenitis

　リンパ節炎は，リンパ管炎と同様の機序でおこる，四肢・頭頸部の炎症である鼠径部・腋窩・頸部のリンパ節におこることが多い。一般細菌によるものは，急性に経過することが多い。治療もリンパ管炎に準ずるが，膿瘍を形成した場合は，切開排膿が行われる。

　結核・梅毒・がんなどの一症状としてあらわれる場合は，緩徐に進行して長い経過をとるため，慢性リンパ節炎とよばれる。

3 リンパ浮腫 lymphedema

　リンパ浮腫は，おもに四肢のリンパ液の流れがなんらかの原因で阻害され，組織液の貯留が生じ，四肢の腫脹・色素沈着・皮膚硬化を示す。

● **原因**　原発性（一次性）と続発性（二次性）のリンパ浮腫がある。原発性リンパ浮腫は先天的なリンパ管の形成異常によるもので，思春期に発症するものが全体の80〜90％を占め，女性に多くみられる。続発性リンパ浮腫は，フィラリア（糸状虫）感染・外傷・手術・放射線治療などにより，リンパ管・リンパ節が傷害を受け，リンパ液の通過障害が生ずるものである。このほか，腫瘍による直接的なリンパ管の圧迫も原因となる。

● **症状・診断**　四肢の腫脹が最大の症状である。患肢の易疲労感・重量感が生じ，下肢では重症になると歩行障害や膝の屈曲困難が生じる。

　診断は，病歴と視触診によって比較的容易である。静脈性浮腫との違いは，下肢下垂による静脈拡張や変色（チアノーゼ）がみられないこと，重症例でも下腿潰瘍を生じることがまれであることなどがあげられる。他覚的診断法としては，リンパ管造影とRI組織クリアランス法❶が有用である。

● **治療**　保存的治療と手術治療があるが，真に有効なものは少なく，ほとんどの場合保存的に治療される。保存的治療として，薬物治療はほとんど無効であり，日常生活において患肢にうっ滞をおこさせない工夫が第一である。リンパ還流促進のための患肢の適度な運動や弾性ストッキング，弾性スリーブの着用などである。手術法にはリンパ液を誘導する方法と，肥厚した病的皮下組織などを切除する方法があるが，いずれも対症的治療である。

□ NOTE

❶ **RI組織クリアランス法**
　皮下に放射性同位元素（RI）で標識した血清アルブミンを注射し，時間経過による変化を観察する方法である。

📝 **work** 復習と課題

❶ 虚血性心疾患（冠状動脈疾患）の危険因子をメタボリックシンドロームという語を用いて説明しなさい。

❷ 虚血性心疾患の分類と病型について述べなさい。

❸ 労作性狭心症と急性冠症候群（ACS）の異なる点を述べなさい。

❹ 心不全の重症度の分類にはどのようなものがあるか簡単に述べなさい。

❺ 血圧測定の際の注意点を説明しなさい。

❻ 高血圧の定義と分類を述べなさい。

❼ 高血圧の治療を，非薬物療法と薬物療法に分けて述べなさい。

❽ 心房細動と心室細動の違いを心電図に基づき説明し，また処置についても述べなさい。

❾ 洞機能不全症候群の分類について述べなさい。

❿ 弁膜症の原因をあげなさい。

⓫ 感染性心内膜炎について説明しなさい。

⓬ 心膜炎で心囊液が貯留し，心タンポナーデをおこしたときの処置を述べなさい。

⓭ 心筋症にはどのような種類があるか説明しなさい。

⓮ 主として左→右短絡のある先天性心疾患，および主として右→左短絡のある先天性心疾患をあげなさい。

⓯ 解離性動脈瘤について説明しなさい。

⓰ 大動脈炎症候群について説明しなさい。

⓱ 肺塞栓症の原因と治療の概要についてまとめなさい。

第 6 章

患者の看護

A　疾患をもつ患者の経過と看護

　ここでは，慢性心不全の急性増悪をきたした患者について取り上げ，患者がどのような経過をたどっていくのか，急性期・回復期・慢性期・終末期の各期において健康状態に応じた看護を示していく。循環器疾患をコントロールするためには，健康段階の各期で継続して食生活や運動習慣などの生活習慣を改善することが不可欠である。また，終末期を迎える前から，患者・家族がどのように病気と向き合っていくのか，将来への見通しを考えていけるようにかかわっていくことが求められる。第5章までで学んできた症状や疾患という視点だけではなく，経過にそった変化をみることで患者の全体像をとらえ，本章B節以降の具体的な看護実践の学習につなげてほしい。

1　急性期の患者の看護

　急性期の患者は，疾患や侵襲によって全身状態が不安定であり，身体的・精神的に予備能力が少ないなかで生命を維持していることから，合併症をおこしやすく，生命の危機に陥りやすい。看護師は，患者の病態や治療の目的・方法を把握し，今後の状況を予測して優先度をつけながら，適切な看護援助を行うことが必要である。

　重篤な患者では，できる限り早期から治療を開始する必要があり，病院へ入院する前に，すばやく救急・救命の処置やケア（プレホスピタルケア❶）を適切に行うことが望まれる。看護師はほかの医療職者とともに，患者の訴えや得られた情報から患者の状態をアセスメントし，病院内でのケアに早急につなげていくことが重要である。

　急性期医療では，看護師と医師，臨床工学技士，理学療法士，作業療法士，薬剤師，管理栄養士などの多職種が医療チームを形成し，連携しながら治療にあたっている。看護師は，医療チームのなかで，患者の治療環境や状態の重篤さにかかわらず，基本的ニーズの充足とその人らしい QOL の確保を目ざして，看護を実践していく。また，患者本人のほかに，患者と家族を取り巻く環境を把握し，医療チーム全体が有効に活動できるように援助していくことが大切である。

急性期 **心不全の急性増悪をきたした A さん**

Aさんの　回復期 245 ページ　慢性期 246 ページ　終末期 248 ページ

● 発症前

　Aさんは78歳男性である。妻（75歳）との2人暮らしであり，定年後は町会長として地域の活動を行っていた。10年くらい前から呼吸困難や下肢のむくみなどの心不全症状が出現し，拡張型心筋症と診断されて薬物治療により経過をみていた。年末に寒い日が続き，咳や息切れが出現したが，かぜをひいたと思い，そのまま様子をみていた。通常時よりも体重が4kg増加して足のむくみもあったが，町会の付き合いで多忙な時期であり，そのうち

☐ NOTE

❶プレホスピタルケア

　救急の場において，病院に到着する前に適切な手当て・処置を行うこと。救急隊員などによる救急救命処置のほか，市民による手当て・処置も含まれる。

よくなるのではと考えていた。また，妻にも心配をかけたくないと症状を伝えずに息苦しさをがまんしていた。

● **発症直後**

　それから 1 週間後，突然まったく息が吸えないような状態になり，強い呼吸困難により意識を失いかけているところを妻が発見して救急車を要請した。医師と看護師が同乗しているドクターカーが出動して車内で人工呼吸器が装着され，点滴による治療を開始した。

　病院到着後に CCU（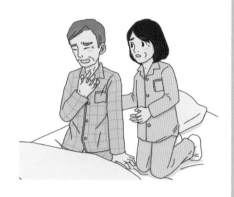 10 ページ）に入室し，スワン - ガンツカテーテルが挿入されて全身の循環動態モニタリング（○ 77 ページ）と治療が開始された。重度の心不全をおこしており，ピンク色の泡沫状痰と強い喘鳴をみとめた。また，胸部 X 線検査の結果，心胸比（CTR）は 68％であり，肺うっ血がみられ，両側に胸水が貯留していた。

　医師からは，妻に対して「心不全の急性増悪をきたした状態で，このままでは命の危険があります。まずは全身の状態と症状の改善をはかっていくために，薬物治療で様子をみていきますが，根本的な治療は望めない状態と考えます」と説明がなされた。

　妻は「かぜをひいてから体調がわるそうだったので受診をすすめていたが，町会の付き合いが落ち着いたら行くと言っていた。こんなに急にわるくなるなんて，もっと注意するべきだった」と涙ぐんでいた。

● **亜急性期**

　数日後，全身状態が安定し，人工呼吸器からの離脱が行われた。非侵襲的陽圧換気（NPPV）やカルペリチドやフロセミドなどの点滴静脈内注射による治療によって，呼吸困難などの症状も改善した。一般病棟に移り，酸素投与も中止となり，薬物療法も点滴から経口投与へと切りかえられた。

▎ 看護のポイント

● **生命の維持と救命**　急性期の生命維持には，循環機能を維持して有効な循環血液量を保ち，身体の恒常性の維持・回復に向けて，迅速に治療・処置を行う必要がある。また，呼吸機能（換気・酸素拡散・肺循環など）を維持するために，気道確保，人工呼吸器による酸素供給，肺炎の予防が重要である。

　心拍出量が低下するため，腎血流量の減少による腎機能障害や，血液うっ滞・薬剤使用による肝機能障害なども引きおこしやすい。これらの臓器障害を予防・改善するために，輸液や水分出納量の厳密な管理が行われるほか，全身状態や検査の結果に基づいて治療・処置が行われる。

● **苦痛を伴う症状の緩和**　急性期の患者は，身体的な苦痛が強いうえに，検査や治療を頻繁に受ける。看護師は患者の状態や検査・治療の内容を把握して，症状や苦痛について原因を取り除き緩和できるように，手ぎわよく援

助を行う必要がある。また，患者の身体的・精神的状況や日常生活状況から，患者の安寧を保てるようにケアや処置を再調整する。

●**基本的ニーズの充足と日常生活の援助**　心臓の負荷を減らし，過大な心筋酸素消費量を軽減するためには，心拍数や血圧を増やす要因を緩和し，個々の患者の状態に応じて日常生活動作（ADL）を援助することが重要である。看護師は，患者の身体的な苦痛を取り除くように援助し，血圧や心拍数の急激な上昇を防ぐ。また，体動・清潔・排泄などの基本的ニーズの充足をはかり，心拍数や血圧の変動，息切れなどの自覚症状の有無を評価しながら，段階的かつ安全に日常生活の自立が行えるように援助する。

●**不安・恐怖の軽減**　患者は，痛み・息苦しさ・意識混濁などの症状や，治療・処置に伴い，死の恐怖や大きな不安と向き合う。また，ICU や CCU の治療環境は，患者に強度の心理的なストレスをもたらす。とくに緊急時では，患者や家族はおかれた状況が理解できず，今後の見通しや生活などに対してかかえる不安も大きいため，パニックに陥る場合もある。急激な状態の変化では，患者とともに家族は状況的危機に直面していることから，危機❶を回避していくような介入が重要となる。看護師はいかなる状況でも，患者・家族の感情を受けとめて支え，現在の状況や行われている治療・処置について理解が得られるようにはたらきかけていくことが大切である。

> ### 本章で取り上げる急性期患者の看護
>
> 　急性期の循環器疾患には，心筋梗塞・致死的不整脈・急性心不全・慢性心不全の急性増悪・解離性大動脈瘤・心臓手術直後などがあげられる。
> - 急性冠症候群患者の看護（◉ 321 ページ）
> - 急性心不全患者の看護（◉ 329 ページ）
> - カテーテル治療を受ける患者の看護（◉ 280 ページ）
> - 冠状動脈バイパス術を受ける患者の看護（◉ 302 ページ）
> - 大血管再建術を受ける患者の看護（◉ 309 ページ）
> - 血栓除去術を受ける患者の看護（◉ 313 ページ）

□ NOTE

❶**危機**
　突然の罹患・事故やライフサイクルの発達上でおこる困難により，患者あるいは家族の心理的な安定がくずれることがある。そうしたときにおこる適応（あるいはさらなる危機への移行）の過程を述べた理論を危機理論といい，これに基づいて介入していく。

2 回復期の患者の看護

　回復期では，患者は生命の危機状態を脱し，社会生活への復帰に向けて健康問題の解決や生活の再調整を行う。看護師は，患者が早期かつ段階的に身体・心理・社会的な自立がはかれるように援助する。また，再発や症状の増悪予防のための自己管理に向けて，生活習慣の改善に取り組めるように援助する。

回復期　急性増悪を脱し生活習慣の改善とリハビリテーションに取り組む A さん

Aさんの　**急性期** 242ページ，　**慢性期** 246ページ，　**終末期** 248ページ

● **早期からの心臓リハビリテーション**

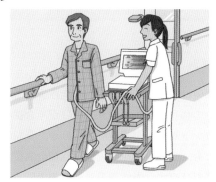

　一般病棟に移り，症状が安定したことにより，食事や日常生活動作を行うことが可能となった。増悪を予防するために望ましい生活習慣を身につけることや身体活動性を高めることを目的として，心臓リハビリテーションが開始となった。具体的には，心電図モニタを装着しながらの廊下歩行が開始され，同時に服薬や食生活の改善などの生活習慣改善に向けた教育も開始された。Aさんからは「家では食事に気をつけていたつもりだったが，これくらいはだいじょうぶと思ってつい食べ過ぎてしまう」「どのくらい日常生活が行えるのか不安だ」との発言があった。

　妻からは，「家に帰ってからどのような生活を送っていけるのか，自分も高齢であるし家事もようやくこなしており，主人の世話ができないのではと不安です」との発言がきかれた。

看護のポイント

● **日常生活の自立への支援**　日常生活の自立への支援は，急性期から段階をふんで行われる。回復期では活動性の拡大とともに，社会復帰に向けて，患者の生活や行動の再調整を行い，予備能力の範囲でその人のもつ最大限の能力が発揮できるように援助する。

● **病気の回復過程促進への支援**　治療が効果的に継続され，合併症を予防できるようにはたらきかける。患者の状態や回復期の活動性の拡大から，現在や今後おこりうる問題を予測して援助する。たとえば，高齢者の転倒，長期臥床に伴う筋力の低下，回復意欲の低下などが問題となる。患者の回復へのあせりが強いと，かえって心臓への過負荷をまねく場合があるため，適切に身体活動性の拡大をはかるように支援する。回復期には，症状の安定とともに望ましい生活に向けての教育を行い，心臓リハビリテーションを導入する。

本章で取り上げる回復期患者の看護

　本書では，循環器疾患の回復期の看護として，心臓手術後，冠状動脈バイパス術後，大血管再建術後，急性冠症候群などのほか，共通するアプローチとして心臓リハビリテーションなどを取り上げている。

・ **手術を受ける患者の看護**（● 283ページ）

- 冠状動脈バイパス術を受ける患者の看護（▶ 302 ページ）
- 大血管再建術を受ける患者の看護（▶ 309 ページ）
- 急性冠症候群患者の看護（▶ 321 ページ）
- 心臓リハビリテーションと看護（▶ 361 ページ）

3　慢性期の患者の看護

　慢性期では，一見症状や状態は安定しているが，機能障害は潜在的に進行している。一時的な急性期への移行や寛解を繰り返すほか，合併症をおこすこともある。生涯にわたるコントロールが重要であるほか，長期間にわたる罹患は，身体的な苦痛以外にも，日常生活や家族役割，社会的役割，経済面といった心理・社会面に影響を及ぼす。慢性期患者の看護では，自己管理によって合併症や病状の増悪を防ぎ，最大限の QOL を維持しながら生活が送れるように支援をすることが大切である。

　看護師は，病態や増悪時の症状などの疾患への知識や，服薬管理，食事内容，活動や運動などの日常生活の注意点について，継続的な教育を行う。さらに，それらの教育によって，患者や家族が自分の状況を把握するためのセルフモニタリングを行えるよう支援をすることが重要となる（▶ 251 ページ）。

　さらに看護師は，身体機能や障害の程度，患者や家族の心理・社会的状況に応じて社会資源の活用をはかり，医師・理学療法士・管理栄養士・作業療法士・薬剤師，ソーシャルワーカー，必要な場合はケアマネジャーや介護職など，医療と介護にかかわる多職種と連携をしながら，効果的な支援につなげていくことも重要な役割である。

　在宅看護へつないでいくことが必要な患者では，急性期から退院支援を考慮した看護計画を立案する。また，ケアのニーズに応じた訪問看護の導入をはかり，患者や家族が，生活の場で，疾患の再発・増悪を引きおこす因子を除去して自己管理を継続できるように援助することが大切である。

慢性期　**自宅療養中の A さんの様子**

　Aさんの　急性期 242 ページ　回復期 245 ページ　終末期 248 ページ

● 望ましい生活習慣の獲得と実践

　A さんは，心不全の増悪から順調に回復し，退院して自宅療養を行っていくこととなった。看護師より心不全の病因や病態，増悪因子，増悪を予防する生活の仕方，さらに体重や血圧を毎日測定して自分で把握することについて，本人と妻への教育が行われた。さらに，管理栄養士から食事指導を受け，運動療法については通院にて，週に数回のリハビリテーションを継続することとなった。

　退院から 1 か月が経過し，A さんは体重と血圧の測定は，毎日欠かさず実施している。しかし，体重は退院時と比較して 1 kg の増加がみられるようになった。夜に足のむくみが気になることがあり，次回の外来時に医師に

伝えようと思っている。

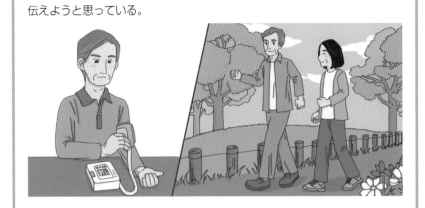

● **患者・家族との今後の生活に向けた話し合い**
　Aさんから「食事は薄味に慣れてきた。しかし，妻も高齢だし，これ以上負担をかけられない。どのような生活をしていけばよいのか，また悪化しないかと心配だ」という発言があったため，妻を含めて多職種と話し合う機会を設け，看護師から訪問看護の利用を提案した。

看護のポイント

● **症状のモニタリングおよび自己管理への教育**　成人がいままで築いてきた生活習慣を改善することは大きな努力を要する。患者が自己効力感❶を高め，自己管理能力を獲得するためには，患者の日ごろの生活状況や生活習慣を把握し，望ましい生活習慣をその患者の生活にそった内容で取り入れられるように教育していくことが必要である。

　看護師は，患者や家族がもつ疾患や自己管理の必要性についての理解度や意欲など，知識・技術・情意面をとらえて評価し，援助を行う。また，患者や家族自身が変化に気がつくように，症状をモニタリングしていくための支援が重要となる。疾患をどのようにとらえ，生活や人生で折り合いをつけてきたのか，生活のなかでどのように工夫してきたのかなど，いままでの疾患との付き合い方や考えを十分に受けとめる。

● **定期的受診への援助**　合併症を予防し，心身ともに安定した状態で生活を維持するためには，定期的な受診を行うことが重要である。また，異常を早期発見して適切なタイミングで受診できるように，生涯にわたって適切な自己管理を行うことも必要である。とくに高齢者では患者が症状を自覚できなかったり，受診の必要性の判断が困難になったりする場合もある。体重などの数値や，普段使用しているベルトの穴の位置の変化など，具体的な受診の目安をともに考えていく。

　また，食事療法や薬物療法を継続していくうえでも，定期的かつ継続的な受診を促すことは重要である。定期的な受診を通して，患者や家族にとって望ましい最大限の QOL を維持した生活が送れるように支援する。

● **地域での生活を支える支援**　患者・家族が生活の場で望ましい療養が継続できるように支援していく。患者・家族を交えた多職種カンファレンスの

NOTE
❶**自己効力感**
　バンデューラ Bandura, A.(1925～2021) により提唱された社会的学習理論のなかで示唆された概念で，ある特定の行動を効果的に遂行できるという確信をさす。

機会をもち，患者の認知機能や患者・家族の社会背景を考慮しながら，今後の見通しや生活の仕方をともに考えていく。終末期への移行を見すえながら，患者自身がどのように生きていきたいか考え，意思決定できるように支援することも重要である。

　患者・家族が望む療養生活が行えるように，必要に応じて介護との連携をはかり，多職種で患者と家族の療養生活を支えていく。

4　終末期の患者の看護

　循環器疾患の行きつく末である心不全は，急性増悪による急性期，回復期，慢性期の病期を繰り返して終末期にいたる経過をたどる（● 161 ページ，図5-22）。とくに，心不全は予後がわかりにくく，患者や家族が死期を予測できないことが多い。早期から患者や家族に疾患の予後への理解を促し，疾患の経過の特徴を理解して療養生活を送れるように支援することも，その人の生を支えていく大切な看護援助となる。

終末期　**外来時のＡさんと家族，主治医の会話**

Ａさんの　急性期 242 ページ　回復期 245 ページ　慢性期 246 ページ

● **症状の緩和，患者・家族の思いの尊重**

　外来時のＡさんと妻，主治医との会話から必要な看護を考えてみよう。

主治医：このまま増悪を繰り返していく可能性が高く，完治は見込めない状況です。症状の悪化をきたさないように適切に服薬すること，自宅での生活に留意していただくことが重要です。残念ですが，根本的な治療法はいまのところは見あたらないです。

Ａさん：息苦しくなることがこれからもおきてくることを思うと，とても不安です。いつまで生きられるのかなとときどき考えてしまいます。年だからもう仕方ないとも思いますが，自分としてもどうすることがよいのかわからないです。

妻：夫のからだが少しでもよくなるように生活を工夫していきたいです。今後の治療については，本人の希望を大事にしたいと思います。

看護師：自宅で心不全の増悪を防ぎ，Ａさんにとって一番過ごしやすい生活の仕方を一緒に考えていきましょう。またＡさんとご家族，医療者とこれからの治療や生活について話し合う機会を設けるようにしていきたいと思います。

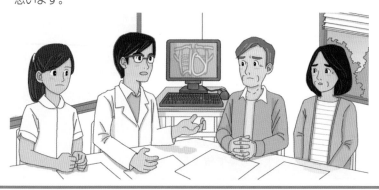

■ 看護のポイント

● **意思決定への支援**　慢性心不全は急性増悪を繰り返して終末期にいたる。病をもちながらどのように生をまっとうしたいと望むか，早期のうちから自己決定をしていくことがその人の生を支えていくためには重要であり，今後の治療の方向性，また終末期をどのように過ごしたいか，早期から話し合い，アドバンスケアプランニング（ACP）を行っていくことが求められている。

● **エンドオブライフケアの重要性**　心不全の終末期になると，心機能の低下により全身の循環状態が保持できないため，患者は起座呼吸や呼吸困難，浮腫による全身の倦怠感などのさまざまな症状を伴い，身のおきどころのないようなつらさを感じる。また，消化管浮腫や全身の倦怠感から食欲が低下するため，さらに全身状態の悪化をまねく。心機能低下により，わずかな心負荷でも症状が急激に悪化することもある。

　終末期にある患者の看護では，看護師は，患者や家族の思いを尊重し，その人らしい人生を過ごし，安らかな死を迎えられるようにはたらきかける（エンドオブライフケア❶）。看護師は，患者がもつ苦痛を訴えや表情からくみとり，安楽な体位や環境を整え，個々の症状に対して苦痛を取り除く，あるいは緩和するように援助を行う。患者の心の動きを受けとめ，その人にとって大切な人との時間を過ごせるように配慮する。

5 患者の経過と看護のまとめ

　慢性心不全のAさんの経過をふまえ，循環器疾患患者の疾病経過と必要な看護支援をAさんの健康段階の各期でまとめてみよう。

● **予防期の看護**　循環器疾患は生命の危機に直結する重篤なものも多く，発症の予防が重要である。Aさんは，拡張性心筋症をかかえて生活するなかで，急激に心不全症状の悪化をきたした。危険因子には，高血圧や動脈硬化性疾患，糖尿病，肥満，メタボリックシンドロームなどの冠危険因子も含まれる（◑ 151ページ）。

　心不全に限らず，狭心症や急性冠症候群などの動脈硬化性疾患の発症を予防していくには，冠危険因子を除けるような望ましい生活習慣を獲得し，自己管理行動を継続できるように支援することが大切である。

● **罹患後の看護**　罹患後は，症状コントロールのほか，生涯にわたって適切な自己管理を継続できるかどうかが病状を左右する。看護師は，健康の各期において，患者のおかれている心身の状況や生活を見すえ，望ましい療養行動がとれるように支援していくことが重要である。

　1 急性期　Aさんの心不全の急性増悪のように重篤な場合，疾患や侵襲によって全身状態が不安定であり，身体的・精神的に予備能力が少ないなかで生命を維持している状態である。看護師は，患者の心身の状態を的確にアセスメントし，救命への援助，症状や苦痛の緩和をはかり，基本的ニーズが充足できるように援助を行う。さらに急性期の患者は，症状や治療・処置に伴い，死の恐怖や大きな不安と向き合う。看護師は患者のおかれている状況を把握して患者・家族の気持ちを受けとめて支えていくことが大切である。

2 **回復期**　患者は生命の危機を脱し，社会生活への復帰に向けて健康問題の解決や生活の再調整を行う必要がある。看護師は，急性期からの段階をふんだ安全で確実な身体活動性の拡大を促進するとともに，現在や今後おこりうる問題を予測して援助を行う。また症状の安定に伴い，望ましい生活に向けた教育を始める。

3 **慢性期**　継続的な教育の実施および，患者や家族がみずからの状況を把握すること（セルフモニタリング）への支援が重要となる。患者や家族が，生活の場で疾患の再発・増悪を引きおこす因子を除去するなど，自己管理を継続できるように援助することが大切である。看護師は，所属する医療機関の多職種と連携を行いながら，必要時には地域医療，介護とも連携をはかり，社会資源の活用を行って生活の場での療養が継続できるよう支援を行っていく。

また，患者・家族が病状を理解してどのように病と付き合っていくのか，望ましい生を考えていけるように支えていく。

4 **終末期**　看護師は，症状の緩和をはかり，患者や家族の思いを尊重しその人らしい生をまっとうできるように支援していく。早期から患者や家族に疾患の予後への理解を促し，今後の治療の方向性や終末期をどのように過ごしたいか，話し合う機会をもてるように支援していくことが求められる。

▍Aさんの経過のまとめ

急性期	**発症前**
	● 10年ほど前から呼吸困難や下肢のむくみなどの心不全症状があり，拡張型心筋症と診断されて薬物療法を継続中。
	発症直後
	● 強い呼吸困難により意識を失いかけているところを妻が発見し，救急搬送。
	● 救急車内で人工呼吸および点滴による治療開始。
	● 搬送後，CCUにて検査を行い重度の心不全と診断され，薬物療法を開始。
	亜急性期
	● 数日後，全身状態が安定して人工呼吸器から離脱。
	● 呼吸理学療法や薬物療法によって呼吸困難も改善。

回復期	**早期からの心臓リハビリテーション**
	● 一般病棟に移り，酸素投与が中止され，薬物療法が経口投与となる。
	● 心臓リハビリテーションが始まり，心電図モニタを装着しながらの廊下歩行を開始したほか，生活習慣改善に向けた教育も開始となる。

慢性期	**望ましい生活習慣の獲得と実践**
	● 退院して自宅療養と外来での通院となる。
	● 看護師から心不全の病態や増悪因子，増悪を予防する生活方法，血圧や体重の自己測定について，教育がなされる。
	● 管理栄養士から食事指導を受ける。
	● 心臓リハビリテーションは週に数回，外来時の実施を継続することになる。
	● 自宅療養に訪問看護が開始される。

患者・家族との今後の生活に向けた話し合い
● 患者・家族と医療職者で話し合いの場をもち，どのように病気と付き合っていくのか，今後の見通しを話し合う。

終末期	症状の緩和，患者・家族の思いの尊重
	● 自宅療養を継続しながらも，呼吸困難をおこす周期は短くなる。
	● 患者・家族と医療職者で話し合いの場をもち，患者が今後どのように過ごしたいかを一緒に考える。

B 症状に対する看護

　循環器疾患は，心筋梗塞による胸痛，心不全による呼吸困難・浮腫をはじめとしてさまざまな症状を引きおこす。これらの症状は，単独ではなく複合していることも多く，「疲れやすい」「だるい」「力が入らない」などの倦怠感や易疲労感を示す患者の訴えのなかに隠れていることがある。また，精神的状態によって症状が増幅されている場合もある。

　看護師は，表情を見ながら患者の訴えをよく聞き，バイタルサインなどの全身状態を把握する。さらに，検査結果をふまえた多角的なアセスメントを行い，症状をとらえていくことが重要である。

● セルフモニタリングの支援　患者や家族がセルフモニタリングを行い，異常の早期発見，早期受診につなげていくことが重要である。セルフモニタリングの内容としては，自身でバイタルサインの測定を行ったり，自覚症状の変化を観察して記録していくことがあげられる。循環器疾患患者においては，体重や血圧，脈拍などを日々記録して自身の変化を確認していくことや，息苦しさや浮腫などの疾患の増悪徴候に気づくことが，早期発見・早期受診につながる。

　早期発見・早期受診のためには，自身の状態の変化の目安を知っておく必要がある。たとえば浮腫の場合，体重の増加幅や靴のきつさなどが目安となる。受診の目安と，その症状がなぜあらわれ，どのようなことが身体におこっているのかを理解できるように支援していく。患者・家族が症状の変化と意味を理解して健康行動や受診行動につなげていけるように，ともに考えていく。

1 胸痛のある患者の看護

　胸痛は，心臓由来のもの，心臓以外の胸郭内の臓器が由来のもの，胸壁や皮膚由来のもの，腹部内臓由来のものなど，原因が多岐にわたる。循環器疾患以外の疾患によっても引きおこされるが，胸痛の原因となる循環器疾患には急性心筋梗塞や解離性大動脈瘤など生命の危機に陥る疾患が含まれる。このように胸痛は循環器疾患において緊急性の高い症状である（◐ 34 ページ）。また，胸痛の原因として，労作性狭心症や急性心筋梗塞の頻度が高い。

　痛みの訴えは主観的であるため，明確なものから軽い胸部不快感までさまざまであり，不明瞭なことも多い。胸痛に伴って強い不安もおこるため，痛みを強く感じたり，心理的に不安定な状態に陥ったりする場合もある。

　看護師は，十分な病態の基礎知識に基づいて，患者の訴えや表情，全身状態をよく観察して，胸痛の原因とその緊急性について迅速に判断し，適切な治療・処置が行われるように援助する（◉表6-1）。また，痛みとともに随伴症状や全身状態を把握して迅速に対応を行っていく。

1 アセスメント

● **バイタルサイン**　当初は意識が清明でも，緊急性のある場合ではバイタ

◉表6-1　胸痛のアセスメント

疾病	胸痛の場所	胸痛の性質	持続時間	増悪・寛解因子	随伴症状・その他
狭心症	胸骨陰影（胸の中央）の痛み。しばしば頸部・下顎・上腹部・肩・腕（ことに左側）に放散する。	圧迫感・絞扼感，灼熱感，不快感，重苦感，息苦しさ。	通常2〜10分，30分以上続くときはむしろ心筋梗塞を疑う。	運動，寒冷刺激，精神的ストレスで増悪し，安静，硝酸薬で寛解。異型狭心症では運動と関係なく生じ，とくに夜間から早朝に多い。	重症のときには，胸痛時に過剰心音や乳頭筋不全に起因する収縮期性心雑音を聴取。
不安定狭心症	同上	性質は同上だがより強い。痛みの間隔や程度が増減する。	通常20分以下。	硝酸薬で寛解，運動耐容能は著しく低下。	同上。ただしより強い。一過性の心不全症状を呈しうる。
急性心筋梗塞	狭心症と同様だが，より広く放散し，またより強い。	性質は同上だが強度が最も強く激烈「やけ火箸を胸に突っ込まれたような痛み」。	急激な発症，30分以上続く。	安静や硝酸薬で寛解しない。	息切れ，冷汗，顔面蒼白，吐きけ・嘔吐，失神など。
心膜炎	通常胸骨部から心尖部にかけて生じ，頸部や肩に放散することがあるが，心筋虚血に比べて局所的。	鋭い痛み，刺すような痛み，切られるような痛み。	数時間から数日続く。痛みに消長がある。	深吸息，体幹をひねる，仰臥位などで悪化。起き上がったり前かがみになると改善。労作では不変。	心膜摩擦音，しばしばウイルス感染症状が先行する。
解離性大動脈瘤	前胸部から背部，腰部に放散，解離の方向に向かって逆行することが大きな特徴。	激烈な痛み，裂かれるような痛み，ナイフで切られるような痛み。	急激な発症で強いまま持続する。	基礎疾患として高血圧やマルファン症候群の患者におこる。	大動脈弁逆流の心雑音，血圧の左右差，上下肢差，神経学的異常，冷汗，顔面蒼白，吐きけ，嘔吐などのショック症状。
肺塞栓	胸骨下，または肺梗塞部。	胸膜炎様，または狭心症様。	急激な発症，30分以上続く。数分から1時間以下。	吸息で症状悪化（胸膜刺激症状）。	呼吸困難，頻呼吸，頻拍，低血圧，急性右心不全の症状，胸膜摩擦音，喀血。
肺高血圧症	胸骨下。	狭心症様の圧迫感。		運動で悪化。	呼吸困難と関連した痛み。

（松本泰治・下川宏明著，上月正博編：心臓リハビリテーション．p.35，医歯薬出版，2013による）

ルサインが急激に変動し，ショック状態に陥る危険性があることを念頭にお
く。冷汗，顔貌の蒼白，血圧の低下，頻脈などのショック症状には注意が必
要である（● 45 ページ）。

● **発症の時間的特徴** 発症した時間や持続性などを確認する。

• 発症時間，持続性（持続的か，間欠的か），発症の仕方（急激か，緩徐か）

• 既往歴（初回か，2 回目以降か），既往がある場合は時間・強度・持続時間

● **胸痛の性質・程度** どのような胸痛であったかを確認する。

• 「刺すような」「鈍い」「苦しい」「胸が重い」「締めつけられる」などの表現

• 圧痛（押すと痛い），叩打痛（たたくと痛い），呼吸性の痛み

• 痛みの程度：慢性的な痛みでは視覚的評価スケール visual analog scale（VAS
スケール）❶などの評価スケールを使用する場合もある。

● **痛みの誘因・状況** どのような状況で痛みが引きおこされたかを確認す
る。

• 胸痛発症時の行動や体位，睡眠との関連，労作との関連

● **痛みの部位** 以下を確認する。

• 心窩部，（前・側・後）胸壁，乳房内などの部位

• 深さ（深在性か，表在性か）

• 関連痛の有無：左肩・左顎・胃部への放散痛，左手のしびれ感など

● **随伴症状の有無** 以下を確認する。

• 動悸・呼吸困難・発汗・冷汗・吐きけ・喀痰・血痰の有無

• 精神的状況

• 器質的な原因を取り除いた際の痛みの持続の有無

• 不安・めまい・呼吸困難・知覚異常などの愁訴の有無

● **検査所見** 以下を確認する。

• 心電図

• 胸部 X 線検査

• 血液検査：心筋トロポニンなどの心臓マーカー，C 反応性タンパク質
（CRP）などの炎症マーカー

• 動脈血ガス分析，経皮的動脈血酸素飽和度（SpO_2），

• 画像診断：超音波検査（心エコー法・腹部エコー法），冠状動脈造影
（CAG），CT・MRI，核医学検査

NOTE
❶**視覚的評価スケール
（VAS スケール）**
10 cm の線を引き，左
端を痛みなし，右端を最悪
の痛みとして患者が感じて
いる痛みの程度を記入させ
る。

2 看護活動

● **胸痛・全身状態の観察** アセスメント項目を引きつづき観察し，異常の
早期発見に努める。とくに，心筋虚血に伴う放散痛は判別しにくいため注意
が必要である。糖尿病合併患者や高齢者では，胸痛を訴えずに「気分がわる
い」「胸がムカムカする」などの胸の不快感を訴えることや，無症状の場合
がある。

● **胸痛の軽減** 虚血性心疾患が疑われる場合，血圧が保たれていれば，硝
酸薬が舌下投与されるが，心筋梗塞では無効なことが多い。心筋梗塞による
強度の胸痛を軽減するためには，モルヒネが最も有効であり，通常は静脈内

注射で投与される。

不安は胸痛を強めるため，鎮静薬が投与されることがある。これらは中枢神経抑制作用をもたらすため，血圧低下と呼吸抑制に注意する。

● **痛みからくる不安の緩和** 胸痛は患者に恐怖や不安を引きおこし，これらは心負荷を増強するという悪循環をもたらす。とくに虚血性心疾患に伴う胸痛は激烈であり，患者は死の恐怖を感じる。看護師は患者の訴えを聞き，医師とともに患者に簡潔なわかりやすい言葉で患者に状況を説明する。

強い胸痛がある場合，これからおこることが予測できず，意識が混濁して，不穏な状況に陥ることも多い。つねに患者の不安をやわらげるような，あたたかみのある言葉や態度で接することが必要である。

● **安全で安楽な体位の工夫** 解離性大動脈瘤や心筋梗塞などで緊急性が高い場合，労作は心負荷につながるため，医師から安静度の指示がなされる。指示内での安静を保ちながら，安楽な体位を工夫する。

● **排泄の管理** モルヒネを使用した場合は，腸の蠕動運動が抑制され，便秘になりやすい。排泄時の努責は心負荷が増大するため，便通のコントロールは重要であり，緩下薬を投与して負担がかからないように管理する。排泄方法も余分な心負荷が加わらないように，努責せずに排便できる体位を工夫する。

● **確実な酸素投与** 心筋梗塞を発症している場合，ほぼ全例に酸素投与が行われる。呼吸状態や動脈血酸素飽和度を確認し，確実な酸素投与が行われるように援助する。

② 動悸のある患者の看護

動悸は心臓の鼓動に対する違和感・不快感である（○35ページ）。動悸とともにめまい（眩暈）や失神がある場合は重篤な不整脈が，労作による動悸とともに胸痛がある場合は狭心症などが疑われるため，すみやかな対応が必要となる（○36ページ）。

1 アセスメント

動悸には，疾患に起因するものと，生理的な因子によるもの，心因性のものがある。動悸が発生した状況や随伴症状，検査結果をふまえて，適切な治療や症状緩和への看護援助につなげることが大切である。

● **自覚症状** 以下を確認する。
- 既往歴（突然発症か，ふだんから発症か）
- 発作時の状況，発症時間，発症時の動作
- 強さ・感じ方：「急に心臓がとまったよう」「ドキンドキンと脈打つ」など
- 持続時間

● **検査所見** 以下を確認する。
- 心電図：標準12誘導心電図，ホルター心電図
- 運動負荷試験（労作による症状誘発の有無）

- 心エコー法
- 胸部 X 線検査
- 貧血マーカー：ヘモグロビン(Hb)，ヘマトクリット(Ht)
- 内分泌異常のマーカー：空腹時血糖値(FBS)，トリヨードサイロニン(T_3)，サイロキシン(T_4)，甲状腺刺激ホルモン(TSH)，
- 心臓マーカー：クレアチンキナーゼ(CK)，CK-MB など
- ● **随伴症状の有無**　以下を確認する。
- 胸痛・冷汗・めまい・眼前暗黒感・失神・不安感などの随伴症状の有無
- 頸静脈怒張[1]の有無
- 貧血症状：皮膚・眼瞼結膜の色など
- 低血糖症状：発汗・ふるえ・空腹感など
- 甲状腺機能亢進症状：発汗・甲状腺肥大・精神的高揚など
- 精神的な不安定さの有無
- ● **薬物療法の有無**　気管支拡張薬(テオフィリン・β_2作動薬)，利尿薬などの電解質異常を誘発する薬剤や，抗不整脈薬の服用の有無。
- ● **日常生活状況**　勤務状態や日常生活の過ごし方，睡眠状況，ストレスの有無。
- ● **嗜好**　コーヒーなどのカフェイン摂取状況，アルコール摂取量，喫煙習慣。

▤ NOTE
❶頸静脈怒張
　頸静脈怒張は，右心不全により体循環系のうっ血が生じるためにおこる。下腿浮腫，消化管うっ血による食欲不振とともに代表的な所見である。
　観察の際は，患者の首をやや左に傾け，右の胸鎖乳突筋下を走行している内頸静脈の怒張の有無を確認する(矢印)。

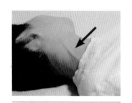

2 　看護活動

● **随伴症状の観察**　動悸は患者によって感じ方に差があるが，意識消失・呼吸困難・胸痛・血圧低下などの随伴症状を伴う場合は，脳虚血や左心不全，心筋虚血などの可能性がある。高齢の喫煙者で運動時の息切れや動悸がある場合は，肺気腫の疑いもあるため，呼吸状態や喀痰の有無・性状に留意して観察を行う。

　動悸がきっかけとなり，基礎疾患がみつかることも多い。看護師は動悸の発症状況や循環器疾患に関連する症状について正確に把握することが大切である。また，動悸は循環器疾患以外によってもおこりうるため，貧血や内分泌異常などの症状や，薬剤の服用歴についても注意深く観察・把握する。

● **不安の緩和**　看護師は患者の訴えを聞き，医師とともに簡潔なわかりやすい言葉で患者に状況を説明する。動悸を伴う場合，患者は突然，死に接するような不安にかられる。不安の増大はさらに動悸への感受性を亢進するため，患者の訴えや不安を十分に聞き，患者の日常生活やストレスの状況，嗜好状況を確認し，原因となる因子を取り除くようにはたらきかけることが重要である。

　生理的動悸や心因性の動悸など，緊急性がない場合には，患者に心配がないことを十分に説明する。心因性の場合，患者は自分の状況やつらさが医療者に理解されていると納得できれば，落ち着くことがある。

　どのような状況であっても，つねに患者の不安をやわらげるような，あたたかみのある言葉や態度で接することが大切である。

● **安楽な体位の工夫**　動悸が生じている間は，安静を保ちながら安楽な体位の工夫に努める。基礎疾患に起因する場合は，体位はその治療方針に準じる。生理的動悸や心因性の動悸では，左側臥位により自分の心拍を過敏に感じる場合がある。

● **日常生活の再調整**　過度の勤務，ストレス，睡眠不足，喫煙，飲酒，コーヒーの過剰摂取などが誘因となる動悸の場合，生活習慣を修正するための教育指導を行う。患者や家族と話し合い，食生活，生活時間の使い方やストレスの緩和などについて再調整を行い，再発の予防に努める。

3　浮腫のある患者の看護

　浮腫とは間質液（組織液）が正常以上に増大した状態である（◯ 39 ページ）。左心不全による肺うっ血などの心性浮腫のほか，腎臓疾患，低アルブミン血症，肝硬変などで生じるものがある。浮腫の状態把握と管理では，体重と尿量の測定が基本であり，循環状態の改善や利尿薬による水分排泄が重要である。

　浮腫をきっかけに，全身状態の悪化を発見することがあるため，看護師は呼吸・循環状態とともに浮腫のアセスメントを行う。また，ナトリウムの摂取は水分を身体に保持しやすくするため，塩分制限を教育することも大切である。

1　アセスメント

● **浮腫の観察**　以下の点を観察する。
- 発生時期，時間帯（終日あるいは特定の時間帯）
- 部位：全身性・局所性，両側性・片側性など
- おもに浮腫がみられる部位：下腿あるいは眼瞼・眼窩
- 皮膚を押したときのかたさ，圧痕の有無（◯図6-1）
- 炎症性所見（腫脹・熱感など）

● **全身状態の観察**　以下を観察する。

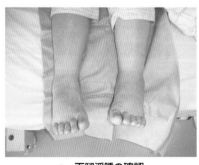

a．下腿浮腫の確認

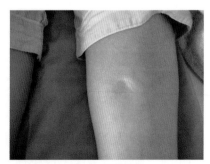

b．圧痕の確認

◯**図 6-1　圧痕の確認**
下腿浮腫がある場合，足背や脛骨前面を 10 秒間程度圧迫する。圧痕が残るものを圧痕浮腫という。

- バイタルサイン
- 心電図
- 胸部 X 線検査
- 心エコー法
- 血液検査：電解質・腎機能・肝機能・総タンパク質・アルブミン・CRP・脳性ナトリウム利尿ペプチド（BNP）
- 動脈血ガス分析
- 静脈の怒張
- 左心不全症状：呼吸困難，起座呼吸，水泡音，痰，咳など（▶162 ページ）
- 右心不全症状：易疲労感・腹部膨満感，頸静脈怒張など（▶163 ページ）
- 体重測定：体重増加の有無・時期・程度
- 水分出納量：尿量減少の有無
- 腹水：貯留がみとめられる場合は腹囲測定
- ●**浮腫による随伴症状の有無**　以下のような症状がないか確認する。
- 皮膚の状態：体液の濾出や感染の有無，褥瘡好発部位（仙骨部・踵 など）の浮腫では皮膚の色・性状・発赤の有無
- 心拍出量の低下を示す徴候：四肢の冷感，皮膚の色
- 消化管浮腫を示す徴候：下痢，便秘，便の性状・回数，腹部症状

2 看護活動

● **浮腫の観察，全身状態の観察**　アセスメント項目を引きつづき観察する。心原性浮腫は全身性であるが，おもに下腿に症状がみられ，生活行動と関連して夕方に増悪する（▶39 ページ）。

　長期臥床では，仙骨部・踵などの褥瘡好発部位に浮腫をみとめる場合があり，皮膚の色や性状，発赤の有無を注意深く観察する。体重増加，陰嚢・陰唇の浮腫のほか，「からだが重い」「腰から下全体や全身がだるい」などの訴えを伴うことも多い。腹水や胸水の貯留がある場合，腹部膨満感や呼吸困難などがあらわれるため，腹部や呼吸の状態を注意深く観察する。

● **安楽の保持**　患者を安静にさせ，活動による代謝を軽減し，腎血流量を増加させて利尿を促す。また，足浴・掛け物・室温調整などで保温に努めて末梢循環を促し，末梢の静脈血貯留を防ぎ，心負荷を軽減する。ただし，あんか・湯たんぽ・カイロを使用する場合は，低温やけどのおそれがあるため注意を要する。

● **褥瘡の予防**　浮腫を伴う皮膚は傷つきやすく，褥瘡をおこしやすい。絆創膏，シーツのしわ，衣類のしわやゴムなどによって圧迫を受けないように留意する。さらに，小枕や体圧分散用具を用いて圧迫部位を除圧するほか，周囲の環境や寝具を整え，安楽が保てるように体位を工夫することが必要である。

　患者に全身脱力感や倦怠感がみとめられる場合は，患者の訴えをよく聞き，患者にとって安楽な体位を保持しながら体位変換を頻繁に行う。その際，弾性ストッキングの使用などにより，不快な症状を軽減し，安静臥床に伴う深

部静脈血栓症を予防できるように援助することが必要である。

● **感染の予防**　浮腫を伴う皮膚は刺激に対して弱く，皮膚の損傷に起因する感染を防ぐため，清拭や体位変換などの場合は摩擦を避けるようにする。患者の清潔(とくに陰部)を保つように心がけるほか，うがい，手洗いなどの感染予防行動を患者がみずからとれるように教育を行う。

● **食事療法への援助**　食事療法では塩分制限が行われるほか，心不全の状態によっては水分制限も行われるため，これらの治療の援助を行う(● 167ページ)。

● **薬物療法への援助**　薬物療法では利尿薬が用いられることが多く，使用中は効果を判定するために毎日，体重・尿量・水分摂取量を測定する。体重は一定時間に一定条件(通常は朝起床時の排尿後)で測定する。電解質異常，脱水症状，口渇，皮膚の乾燥，吐きけ・嘔吐，倦怠感，食欲不振などの副作用に注意するほか，血液検査値，尿量・尿比重も観察し，異常の早期発見に努める。

4　呼吸困難のある患者の看護

　呼吸困難は左心不全の重要な症状であるが，呼吸器系の障害や精神的要因によっても出現することがある(● 37ページ)。

　急性の呼吸困難は重篤化することも多く，患者は生命の危機を感じており不安が大きい。看護師は，患者の訴えや症状，呼吸・循環状態を的確に判断し，早急に対応することが重要である。

1　アセスメント

● **呼吸・循環動態**　以下を確認する。

- 意識状態，意識レベル低下の有無
- チアノーゼの有無
- 血圧低下・上昇，頻脈，不整脈の有無

● **呼吸パターン・呼吸音**　以下を確認する。

- 無呼吸，呼吸促迫症状(頻呼吸)，鼻翼呼吸，胸鎖乳突筋・斜角筋などの呼吸補助筋による呼吸(いわゆる肩で息をしている状態)
- 水泡音や捻髪音などの副雑音(●表6-2)
- 呼吸困難とともにピンク色の泡状の痰の喀出や咳を伴う場合は，肺水腫が疑われる(● 38ページ)。

● **呼吸困難の観察**　以下を観察する。

- 発生経過(急性か，慢性か)，症状の進行速度(急速か，緩徐か)
- 発生時間：夜間(心不全による発作性夜間呼吸困難など)，日中の労作中(労作性狭心症など)
- 程度の評価：**ヒュー-ジョーンズ** Hugh-Jones **分類**(●表6-3)，**修正英国医学研究会議** british medical research council(**MRC**)**息切れスケール**(●表6-4)，心不全に伴う NYHA 分類(● 38ページ，表3-2)

○表 6-2　副雑音

副雑音	呼吸音の名称	音の性質	おもな疾患・症状
ラ音	笛声音 wheeze	400 Hz 以上の高い音(ヒューヒュー・ピーピー)が 0.25 秒以上持続する。	心不全・気管支喘息
	いびき様音 rhonchus	200 Hz 以下の低い音(グーグー・ボーボー)が 0.25 秒以上持続する。	太い気管支の狭窄
	水泡音 coarse crackle	あらく，大きな低調音(ブツブツ)が，断続的におこる。吸息・呼息の両方で聴取することが多い。	肺水腫・慢性気管支炎・COPD
	捻髪音 fine crackle	周波数が高く細かい音(ベリベリ・パチパチ・プツプツ)が断続的におこる。吸気の終末で聴取することが多い。	間質性肺炎
その他	胸膜摩擦音 pleural friction rub	雪を踏むような異常音(ギューギュー)が断続的におこる。吸気・呼気の両方で聴取する。	胸膜炎

○表 6-3　ヒュー - ジョーンズ分類

Ⅰ度	同年齢の健常者とほとんど同様の労作ができ，歩行・階段昇降も健常者並みにできる。
Ⅱ度	同年齢の健常者とほとんど同様の労作ができるが，坂・階段の昇降は健常者並みにできない。
Ⅲ度	平地でさえ健常者並みには歩けないが，自分のペースでなら 1 マイル(1.6 km)以上歩ける。
Ⅳ度	休みながらでなければ 50 ヤード(約 46 m)も歩けない。
Ⅴ度	会話・衣服の着脱にも息切れを自覚する。息切れのために外出できない。

○表 6-4　修正 MRC 息切れスケール

グレード0	激しい運動をしたときだけ息切れがある。
グレード1	平坦な道を早足で歩く，あるいはゆるやかな上り坂を歩くときに息切れがある。
グレード2	息切れがあるので，同年代の人よりも平坦な道を歩くのが遅い，あるいは平坦な道を自分のペースで歩いているとき，息切れのために立ちどまることがある。
グレード3	平坦な道を約 100 m，あるいは数分歩くと息切れのために立ちどまる。
グレード4	息切れがひどく家から出られない，あるいは衣服の着がえをするときにも息切れがある。

- 起座呼吸
- **随伴症状の有無**　随伴症状によって以下のように判断する。
- 胸痛：急性心筋梗塞・狭心症発作・急性心不全の徴候
- ピンク色・泡状の痰：うっ血性心不全・肺水腫の徴候
- **検査所見**　以下を確認する。
- SpO_2，動脈血ガス分析値の異常
- 胸部 X 線検査：心陰影・心胸比(CTR)の拡大や蝶形陰影の出現(心不全の徴候)
- 心電図
- 血液検査
- **日常生活状況**　運動量の過負荷，塩分・水分の過剰摂取，薬物療法の中断，感染症の罹患，喫煙，ストレスなどの心不全の増悪因子。
- **心理・社会状況**　以下を確認する。
- 心理・社会的状況の悪化(慢性呼吸困難の増悪因子)

- パニックおよびそれに伴う過換気・換気障害（急性の呼吸困難の増悪因子）
- 不穏・錯乱症状（病態の重篤化の徴候）

2 看護活動

● **全身状態，呼吸・循環状態の観察** アセスメント項目を引きつづき観察する。交感神経系の緊張から，通常は血圧が上昇し，頻脈となる。血圧低下や徐脈がある場合は，致死的な循環器系の障害や低酸素血症の悪化が推測される。急性心筋梗塞や肺塞栓などによる呼吸困難の場合，ショックを合併することがある。

● **呼吸困難の緩和** 肺うっ血に伴う呼吸困難の緩和は，心不全に対する看護活動と同様である（◉331ページ）。

● **体位の保持・工夫** 血圧低下や徐脈を伴わないのであれば，頭部挙上位とする。起座呼吸の場合は，体位の保持のために，枕やクッションを利用し，安楽な保持を工夫する。

● **人工呼吸療法** 重症心不全の場合，酸素化障害を改善するために人工呼吸管理となる場合が多い。有効な鎮静のもとに患者の安静をはかり，人工呼吸器による酸素化の維持をしながら，気道の清浄化に関する看護活動を行う。

● **酸素療法** 治療に必要な場合や循環器障害によって二次的に酸素化障害をきたしている場合は，酸素療法を確実に行う。神経筋障害や慢性呼吸器疾患の合併により，動脈血二酸化炭素分圧（$Paco_2$）が上昇し，換気障害がある場合は，低酸素血症だけではなく，酸素療法に伴う高二酸化炭素血症にも注意が必要である。

● **増悪因子の確認と生活の再調整** 患者の療養行動上にある呼吸困難の増悪因子を確認する。心不全では，塩分・水分の摂取過剰，体重の変化，喫煙・飲酒，日常生活での活動量，精神的ストレス，薬物療法などの継続状況を確認する。これらの因子がある場合，患者・家族に対して心負荷および症状をコントロールするための教育を行い，生活の再調整を促す（◉338ページ）。この際，患者の性格や精神的状況，治療に対する理解度，住空間などの環境面を考慮することが大切である。

● **不安の緩和** 呼吸困難に伴う不安の緩和のため，軽快するまで付き添う，タッチングを行うなど，患者が安心できるように支援をすることも大切である。

5 チアノーゼのある患者の看護

チアノーゼは，局所の低酸素状態により皮膚や粘膜が紫〜暗紫色を呈する状態で，血中の脱酸素化ヘモグロビンが5g/dL以上になるとあらわれる。心不全や呼吸器系の障害によっておこる場合が多い（◉表6-5，および40ページ）。

○表6-5　チアノーゼの原因となる循環器疾患

循環器疾患	特徴
心不全	心不全の進行した徴候として，中心性チアノーゼか末梢性チアノーゼ，または両方が出現する。
心原性ショック	末梢血管が収縮して組織灌流が低下した結果，末梢性チアノーゼがおこる。
動脈閉塞性疾患	四肢のうち，下垂した部位に虚血が存在しているときに，片腕，片脚，または両脚にみられる。四肢は持ち上げると白くなる。チアノーゼは鋭い痛み，あるいは動いたときに悪化する痛みを伴うことがある。
静脈閉塞性疾患	深部と表在の両方の静脈での血栓性静脈炎による発赤や腫脹を伴うチアノーゼがみられる。
レイノー病，レイノー症候群	多くは手掌におこり，皮下の動・静脈の拡張によっておこる。
その他	肺水腫，その他の肺における酸素化障害，メトヘモグロビン血症などによっても引きおこされる。

1 アセスメント

● **基礎疾患の病態**　以下の項目を確認し，基礎疾患が悪化していないかを把握する。

- 起座呼吸などの呼吸困難の出現
- 呼吸音，呼吸パターン，呼吸数の変化（頻呼吸など）
- Spo_2，動脈血酸素分圧（Pao_2）の低下
- 胸部 X 線検査
- 血圧・脈拍
- 心電図
- 血液検査
- 水分の過剰摂取の有無
- 呼吸器系合併症の有無

● **チアノーゼの発現部位**　発現部位を観察する。

- 中心性チアノーゼ：眼球結膜，口腔内粘膜（とくに舌下）などに多い。
- 末梢性チアノーゼ：四肢・爪床・口唇などに限局され，眼球結膜・口腔内粘膜には出現しにくい。チアノーゼがある箇所に冷感を伴うことが多い。
- ばち指：中心性チアノーゼでの合併が多いが，低拍出性心不全による末梢性チアノーゼでもみとめられることがある。

2 看護活動

● **チアノーゼの原因の早期発見と対処**　基礎疾患によって，薬物療法や酸素療法のほか，人工呼吸管理，手術療法，カテーテルによる治療などが行われる。アセスメント項目を経時的に観察し，チアノーゼの原因となる基礎疾患を早急に治療できるよう対処する。

● **酸素療法**　低酸素血症は，肺毛細血管と肺胞間でのガス交換が障害された結果おこるため，酸素療法が有効である。酸素の投与量・投与方法を確認し，自覚症状や呼吸状態，呼吸数，脈拍，血圧，動脈血酸素飽和度などを経

時的に観察する。

慢性呼吸不全のある患者では，CO_2 ナルコーシスの出現に注意する。

● **局所の加温やマッサージ** 末梢性チアノーゼは局所の血流を改善することで軽減するため，症状がある四肢などの部位に，加温やマッサージを行う。ただし，全身状態が悪化した重症患者，皮膚が脆弱な状態にある患者などでは，加温やマッサージによって二次的な皮膚障害を引きおこさないように，注意が必要である。

● **日常生活の再調整** 日常生活のなかで，チアノーゼを引きおこしやすい身体活動や日常生活での増悪因子を確認し，生活の再調整を行う。

6 失神をおこした患者の看護

失神には，血管性・心原性・脳血管性・代謝性のものがあり，原因疾患もさまざまである（○ 42 ページ）。

● **心原性の失神** 心原性の失神は，不整脈でおこるアダムス－ストークス症候群（○ 43 ページ）と，大動脈狭窄症・肥大性心筋症・心筋梗塞などの器質的な循環器疾患によるものがある（○ 42 ページ）。後者による失神は，放置すれば，生命の危機に陥る可能性があるため，基礎疾患の治療が最優先となる。

● **その他の失神・意識障害** そのほか，反射性失神（神経調節性失神）や起立性低血圧などがあげられる。

また，意識障害には，失神とよく似ているが意識消失を伴わないものもあり，鑑別を要することに留意する（○ 42 ページ）。

1 アセスメント

失神による意識消失時は，臨床症状や経過を聞くことができない。気道の確保を行い，以下に述べる項目の観察から，緊急性および考えうる発作原因を判断し，迅速に対応する。

● **意識状態とバイタルサイン** 以下を確認する。
- 意識レベル，発作持続時間，発作時の状況，尿・便失禁の有無
- 血圧，脈拍，調律，呼吸状態（数・深さ），呼吸音
- 痙攣・チアノーゼの有無

● **随伴症状の有無** 外傷と嘔吐の有無をそれぞれ確認する。
- 外傷：失神発作の発生時，患者はバタンと突然，身体を防御せずに転倒することが多い。後頭部・顔面・肩・手などに出血や打撲がないかを確認する。
- 嘔吐：嘔吐があれば，吐物を除去し，気道確保を最優先に行う。

● **既往歴・服薬状況** 失神の原因となる既往歴や服薬がないか確認する。
- 糖尿病：薬物療法中であれば，意識消失の原因は低血糖発作の可能性が最も高いため，その対応をとる。
- その他の基礎疾患
- 服薬状況：糖尿病治療薬や β 遮断薬など

- 本人あるいは，本人から話を聞けなければ周囲から状況確認
- 発症時間，持続性(持続的か，間欠的か)，発症の仕方(急激か，緩徐か)
- 意識障害の既往歴：2回目以降の場合，強度・発生時間・持続時間
- 発作の誘因：前兆の有無(吐きけ・嘔吐，不穏状態など)，過労，感染，発熱，ストレス，緊張，光，高温や閉所の環境など
- **精神的状況**　精神的に不安定な状況の有無。
- **検査所見**　以下を確認する。
- 心電図：標準 12 誘導心電図，ホルター心電図
- 血圧：とくに起立時血圧
- 画像検査：胸部 X 線検査，心エコー法，CT・MRI，頭部画像検査
- 動脈血酸素飽和度(Sp_{O_2}・Sa_{O_2})，動脈血ガス分析
- 血液検査：血糖値を含む
- 脳波検査
- 神経調節性失神を疑う場合は，傾斜台試験(● 181 ページ)
- 頸動脈洞圧迫試験[1]

NOTE
[1]頸動脈洞圧迫試験
　頸動脈洞部を指で圧迫して，圧受容器を刺激し，心拍数の変化をみて迷走神経の緊張状態を調べる方法である。徐脈の場合，緊張状態と判定する。

2　看護活動

- **救急処置の実施**　意識消失を伴う場合，呼吸・循環動態を確認し，必要に応じて一次救命処置などの救急処置を行う(● 368 ページ，図 6-18)。
- **治療への援助**　失神の原因が循環器疾患である場合，基礎疾患の治療が最優先である。疾患に応じて，薬物療法，ペースメーカ植込み，カテーテルアブレーションなどが選択される。看護師は，現在の病状とこれらの治療の必要性について，患者が理解し，積極的に治療に参加できるよう援助を行う。
- **再発予防への教育**　神経調節性失神の場合，誘因として考えられる因子を確認する。増悪因子(脱水，アルコール多飲，長時間の立位など)を避け，失神の前駆症状があらわれた場合は，しゃがみこむ，横になるなどの体位をとることを指導する。ストレス，疲労や睡眠不足などの生活習慣が原因となっている場合も多く，生活の再調整を行い，誘因の除去ができるようにはたらきかけていく。

7　四肢の疼痛がある患者の看護

　四肢の疼痛は，炎症や外傷による局所性疼痛や，神経根部で痛覚伝導路が障害されておこる神経性疼痛とは発症機序が異なり，おもに動脈閉塞による阻血のために痛覚受容器が刺激されておこる血管性疼痛である。おもなものに，間欠性跛行・レイノー現象・静脈疾患による疼痛がある(● 43 ページ)。

1　アセスメント

- **発症状況**　以下を確認する。
- 発症時間，持続性(持続的か，間欠的か)
- 発症の仕方(急性か，慢性か)，発作的な発症と軽快の有無

● **症状の観察**　以下を観察する。

・疼痛の部位，痛みの強さ，下肢のしびれ，冷感，色調の変化の有無

・運動や時間との関連の有無

● **下肢の観察**　以下を観察する。

・発赤，腫脹，チアノーゼ，潰瘍形成，壊死・壊疽，静脈瘤の有無

・熱感，冷感，下肢の脈拍の触知（●354ページ），深部静脈血栓症（DVT）の有無（**ホーマンズ** Homans **徴候**，●図6-2），これらの症状の左右差

● **検査所見**　病態に応じて実施される下記の検査所見を確認する。

・脈波検査：足関節上腕血圧比（ABI），脈波伝播速度（PWV）など

・画像診断検査：CT・MRI，動脈・静脈造影，心エコー法

・SpO_2

・サーモグラフィ

・血液検査：DVT で D ダイマー❶など

⬛NOTE
❶ D ダイマー
　フィブリンがプラスミンにより分解されるときにできる物質。

2　看護活動

● **基礎疾患と随伴症状の把握**　アセスメント項目を経時的に観察し，四肢の疼痛の原因となる基礎疾患の治療が早急に行えるようにする。

● **症状の緩和・治療への援助**　急性の動脈閉塞症では，確定診断後，血栓除去術などの治療が早急に行われる。慢性閉塞性動脈疾患では薬物療法や運動療法が行われ，安静時にも疼痛を伴う場合は，血行再建術が行われる。手術や治療の安静に伴い DVT による肺塞栓症などが生じやすいため，予防することが重要である。術後の状態により，抗凝固薬などの薬物療法とともに，弾性ストッキングや間欠的空気圧迫法を用い，下肢のうっ滞を防ぐ。

　持続性疼痛には，薬物療法が行われるが，痛みの程度や増強因子を把握して，コントロールできるように援助する。

● **生活の再調整**　患者がみずから症状の出現や増悪予防に向けた望ましい生活習慣を獲得できるように援助する。

　1 禁煙教育　喫煙は，収縮期血圧上昇・血管攣縮・血流減少をおこすほか，喫煙で生じる一酸化炭素は，血管内皮の透過性亢進や，酸素結合能の低下を引きおこして病態を悪化させるため，禁煙教育が重要である。

　2 その他　発症予防のため，冠危険因子をなくす生活習慣や，病態によっては食事療法・運動療法などについての教育が必要である。

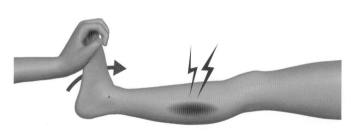

●**図6-2　ホーマンズ徴候**
足を伸展させ，足背を脛側に背屈させたときに，腓腹部に大きな強い痛みを感じる場合，ホーマンズ徴候陽性である。

8 ショック状態の患者の看護

　循環器疾患によるショックとして重大なものに①心原性ショックがあげられる。また循環血液量が減少することによりもたらされる②循環血液量減少性ショック，③心外閉塞・拘束性ショック，敗血症性ショックなどの④血液分布異常性ショックがあげられる。末梢血管の収縮を伴う①，②，③はコールドショック，末梢血管が拡張する④はウォームショックといわれる（◯ 45ページ）。

1 アセスメント

● **全身状態，呼吸・循環状態の観察**　以下を観察する。

• ショックの5徴候（蒼白，虚脱，冷汗，脈拍触知困難，呼吸困難）の確認。

• 末梢動脈の触知により収縮期血圧のある程度の推測は可能（◯図6-3，表6-6）。

• 爪床圧迫テスト blanch test（毛細血管再充満時間 capillary refill time〔CRT〕）：5秒以上爪を押し，血色が回復するまで2秒以上かかるときは末梢循環不全の疑いがある。

● **緊急性を判断する ABCDE の確認**　ABCDE の順に確認する。

• 気道（A：Airway）：気道閉塞や狭窄の有無やリスク，人工呼吸器の必要性の考慮

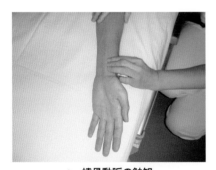
a. 橈骨動脈の触知

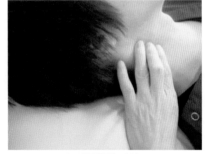
b. 頸動脈の触知

◯図 6-3　橈骨動脈と頸動脈の触知

◯表 6-6　脈拍の触知部位と予測できる血圧

触知部位	予測できる血圧（収縮期血圧）
橈骨動脈の触知	80 mmHg 以上
上腕動脈の触知	70〜80 mmHg 以上
大腿動脈の触知	60〜70 mmHg 以上
頸動脈の触知	50〜60 mmHg 以上
頸動脈の触知不能	循環停止と判断

- 呼吸(B：Breathing)：呼吸の状態，呼吸数，努力呼吸や胸郭の挙上の状態，酸素飽和度
- 循環(C：Circulation)：循環動態，心電図モニタ，静脈路確保の判断
- 中枢神経障害(D：Dysfunction of central nervous system)：意識レベル，麻痺の有無，など
- 脱衣と体温管理(E：Exposure and environmental control)：体表，四肢の状態，体温
- ●**検査**　ショックの病態に応じて実施される検査所見を確認する。
- 心電図：標準 12 誘導心電図，ホルター心電図
- 血圧，脈拍，呼吸数
- 画像検査：胸部 X 線検査，心エコー法，CT・MRI など
- 動脈血酸素飽和度(Spo_2・Sao_2)，動脈血ガス分析
- 血液検査
- スワン-ガンツカテーテルからの右心房圧，肺動脈圧，肺動脈楔入圧，心拍出量などの心機能評価

2　看護活動

●**全身状態の観察と緊急度に合わせた対応**　ショックをおこした患者には，心電図や観血的動脈圧モニタなどの機器による早期からのモニタリングや，静脈路や動脈ラインの確保，膀胱留置カテーテルの挿入などの迅速な処置を行う。全身状態を経時的に観察し，重症度や緊急度の変化にすみやかに対応することが求められる。また，救命措置が必要な場合に備え，一次救命処置からすみやかに二次救命処置がとられるように準備を行う。

●**安全・安楽な体位**　ショックの状態に応じて体位の工夫を行う。循環血液量減少性ショックでは，両下肢を 30〜40 度程度挙上することで，静脈還流量を増やすことができる。

●**治療への援助**　循環器疾患がショックの基礎疾患となる場合，補助循環装置による治療や薬物療法，カテーテル治療，手術療法，ペースメーカの装着などのさまざまな治療の選択肢があり，全身状態や循環状態の改善に向けて患者に合わせた治療方法が選択される。看護師は，すみやかに必要な治療が行われるように対応するとともに，患者がおかれている状況を少しでも理解できるように援助を行う。

●**不安や苦痛の軽減**　ショックによって不穏に陥っている場合や，ショックに伴う処置により苦痛を伴っている場合が多い。患者にゆっくりと話しかけるなど，あたたかな態度で接する。患者の状態から必要な場合には，医師と薬物療法を含めた相談を行う。

C 検査を受ける患者の看護

1 心臓カテーテル法を受ける患者の看護

　心臓カテーテル法は，カテーテルを動・静脈に穿刺・挿入したのち，心臓や大血管に進め，心機能の評価や疾患の重症度（冠状動脈の狭窄度の判定），心臓の形態についての情報を得る検査である（◎ 69ページ）。侵襲を伴うため，検査前に十分に説明し，インフォームドコンセントを得ることが必要である（◎ 70ページ）。

1 アセスメント

● **全身状態・循環状態**　検査室に入室後は，バイタルサインを測定し，心電図モニタを装着する。検査の実施にあたっては，以下の項目を確認する。
- 動悸や胸部不快感などの自覚症状の有無
- 血圧や脈拍数，心拍数，波形の異常，不整脈，末梢動脈触知の有無
- 穿刺部位よりも末梢側の循環状態

● **身体的な準備状態**　検査の実施にあたって必要な項目の確認を行う。通常は，病棟や外来の看護師から検査室の看護師へと以下の項目について伝達がなされる。
- 現病歴や既往歴，主訴，服薬状況
- いままで行われた検査での異常の有無（貧血，肝・腎機能異常など）
- 検査承諾書へのサイン
- 感染症の有無，薬物アレルギーの有無，装具や義歯の有無

● **可能性のある合併症**　検査では，さまざまな合併症がおこる可能性があるため，以下を注意深く観察し，異常の早期発見に努める。とくに動脈穿刺を行った場合，穿刺部位からの再出血や血腫の形成，循環障害の危険性がある。まれに，重篤な合併症として，血栓に伴う梗塞が発生することもある。
- 全身状態，穿刺部位よりも末梢側の循環状態
- 造影剤の使用に伴うアレルギー症状：皮膚状態，瘙痒感などの訴え

● **精神的状況**　カテーテル検査は同一体位での安静保持や，指示に応じた体位の変換が必要である。大腿動脈からの穿刺の場合，検査後も止血のために安静臥床となる。これらの強い身体的拘束感に対する以下の患者の不安や精神的状況を確認して，安全に検査が行われるよう支援する。
- 検査への不安や恐怖の訴えの有無
- 体動の制限や指示に対しての理解と遵守の状況

2 看護活動

● **検査の理解を促す援助**　検査前には，あらかじめ医師から検査に向けての説明が行われ，患者は理解したのちに承諾書に記名を行う。検査について

不安や不明な点がないか確認し，気持ちの表出をはかる。

● **検査の準備**　アセスメント項目を継続的に観察・確認し，検査に向けての身体的な準備を行う。必要に応じて穿刺部位の除毛を行い，検査衣への着がえ，検査台への移動，体位の固定などを行う。1つひとつの処置に対して説明を行い，羞恥心や安全に留意する。

● **検査中の援助**　静脈ラインの確保後，検査が開始される。検査中は患者に声をかけ，必要に応じて，現在の状態や行われている処置についてわかりやすく説明する。心電図モニタやバイタルサインの変動に留意し，異常の早期発見に努める。異常所見がみとめられた場合，ただちに医師に報告する。また，転倒や転落をおこさないよう，安全に体位の固定・変換が行われているかを確認する。

● **検査後の援助**　検査終了後，穿刺部位の圧迫止血を行う。止血状態を確認し，引きつづき止血用カフやガーゼ，弾性絆創膏や必要に応じて砂嚢を用いて圧迫を行う。穿刺部位の疼痛の有無，穿刺肢の皮膚，爪の色，冷感，神経障害の有無，さらに徐脈や気分不快，血圧低下など，検査に伴う血管迷走神経反射の有無を確認し，異常がみとめられる場合はただちに医師に報告を行う。

　再出血をおこさないよう，医師の指示に基づいて，穿刺部位の安静を保ち，穿刺肢は屈曲などの動作をしないよう患者に説明する。下肢から穿刺を行った場合は，検査後数時間は床上安静にて穿刺部位の圧迫を保持する。水分や食事は全身状態の安定が確認されたあとに開始する。

　造影剤使用の場合，排泄促進のため，とくに制限がなければ水分摂取を促す。

2 心電図検査を受ける患者の看護

　心電図は，心臓の電気的活動を時間的変化にそって記録する検査である（○ 53ページ）。代表的な標準12誘導心電図のほか，心拍数や重症不整脈の連続監視などでは，心電図モニタによって患者の状態把握が行われる。

1 アセスメント

　心電図上の波形が心臓の電気的活動のなにをあらわしているのか，異常がある場合に予想される状態について，あらかじめ把握しておく。

　心電図から患者の状態を推測し，今後さらに行う可能性のある検査や治療を考えて看護援助につなげる。看護援助を効果的に行うため，測定の手順を把握し，用いる機器の管理を確実に行うことも大切である。

2 看護活動

● **検査の理解を促す援助**　検査の目的や方法を説明して患者の理解を得る。検査時には，衣服の前胸部を開けて電極を装着するため，寒くないように周囲の環境を整えて羞恥心への配慮を行う。寒さや緊張のために筋肉が収縮す

ると，電気的ノイズとして記録されてしまうことがある。

● **検査の準備**　電極の装着部位の皮膚が清潔であるかを確認する。電極部分には，専用のペーストやゼリーを用いる。電極は各誘導に従って決められた位置に装着する。

● **検査中の援助**　安静時心電図を記録する場合は，通常は仰臥位で行う。ただし起座呼吸がみとめられる場合は座位で行うなど，患者の状態に合わせて測定する。運動負荷試験やホルター心電図では，動作中の測定となるため，テープなどを用いて電極が外れないように固定する。装着前後に，皮膚のかぶれや発赤などの異常がないかを確認する。近年では，在宅での長期間のモニタリングを行う植込み型の機器（◉ 59 ページ，plus）も導入されており，疾病の判断や異常の早期発見に用いられている。遠隔モニタなどで自覚症状の記録や病院への送信が可能であり，器具の家庭での使用手順について患者・家族に説明し，自宅で確実に操作できることを確認する。

● **異常の早期発見**　心電図検査の結果は診断に用いられる。看護師は，臨床のあらゆる場面において心電図から患者の状態の把握を行う必要がある。

　看護師は正常心電図の波形と各波の意味について理解し，心室細動，心室粗動，心室期外収縮の連発などの危険な不整脈（ラウン Lown 分類，◉ 190 ページ，表5-19）や，心筋虚血，頻脈や徐脈などの心電図の異常波形を読みとる。異常がみとめられる場合はただちに医師に報告する。

3 運動負荷試験を受ける患者の看護

　運動負荷試験は，心筋虚血の判定のほか，急性期治療後の運動療法の負荷量決定や心肺機能の評価のために行われる（◉ 60 ページ）。

　心不全患者や高齢者などで，トレッドミルによる検査ができない場合，6分間可能な限り速く歩行を行ってその距離を測定する6分間歩行試験などの評価が行われている。歩行の前後でバイタルサイン，SpO_2 値，ボルグ指数などを評価して運動耐容能を評価する（◉ 61 ページ，plus）。

1 アセスメント

　運動負荷試験は，実施により心筋酸素消費量が増大することから，状況によっては一過性の虚血や発作をおこす危険性がある。

　看護師は，運動負荷試験前後に予測される危険性について把握し，注意深い観察を行うこと，さらに実施前後の注意について患者の理解を促すなど，安全な運動負荷試験が実施できるように援助することが大切である。また緊急時には迅速な対応ができるように準備をする。

2 看護活動

● **検査の理解を促す援助**　検査前には患者に説明を行い，十分な理解を得たうえで実施する。検査には動きやすく吸湿性のある服装でのぞみ，検査前2時間は飲食や喫煙，刺激物の摂取は避けるように伝える。ただし，完全な

空腹は低血糖をもたらすため避けるべきである。また，状態に応じて，服薬の調整が必要な場合もあるため，患者に検査前の服薬の留意点についての理解を促す。

● **検査の準備**　運動負荷試験を行う際には，検査が実施できるように患者の心拍数・血圧・心電図モニタを準備するほか，緊急時に備えて除細動器・緊急用薬品・酸素などを準備する。看護師はこれらの物品について確認し，すぐに使用できる状態にしておかなければならない。

● **検査中の援助**　運動中は，患者の表情や訴えの有無，血圧，自覚症状の有無，心電図の変化を確認しながら検査を進める。ST 変化や重篤な不整脈，血圧異常の有無，自覚的な疲労度を確認し，検査を中止する必要がないか観察を行う。運動負荷試験の禁忌，ならびに中止基準については▶表6-7，表6-8 に示す。運動負荷試験での自覚的運動強度の評価には**ボルグ** Borg **指数**が用いられることが多い（▶表6-9）。

　検査後は発汗もみられるため，制限がない場合は十分な水分の摂取を促す。

● **異常時の対応**　運動負荷終了の際，最大負荷をかけて急に運動をやめると，副交感神経の過剰反応により徐脈や血圧低下がおこる場合があるため，注意する。これらの症状や胸痛を伴う症状が出現した場合は，医師の指示に従う。

▶**表6-7　運動負荷試験が禁忌となる疾患・病態**

絶対的禁忌	相対的禁忌
1. 2日以内の急性心筋梗塞 2. 内科治療により安定していない不安定狭心症 3. 自覚症状または血行動態異常の原因となるコントロール不良の不整脈 4. 症候性の重症大動脈弁狭窄症 5. コントロール不良の症候性心不全 6. 急性の肺塞栓または肺梗塞 7. 急性の心筋炎または心膜炎 8. 急性大動脈解離 9. 意思疎通の行えない精神疾患	1. 左冠動脈主幹部の狭窄 2. 中等度の狭窄性弁膜症 3. 電解質異常 4. 重症高血圧* 5. 頻脈性不整脈または徐脈性不整脈 6. 肥大型心筋症またはその他の流出路狭窄 7. 運動負荷が十分行えないような精神的または身体的障害 8. 高度房室ブロック

*：原則として収縮期血圧＞200 mmHg，または拡張期血圧＞110 mmHg，あるいはその両方とすることが推奨されている。
（日本循環器学会/日本心臓リハビリテーション学会：2021年改訂版 心血管疾患におけるリハビリテーションに関するガイドライン，p.36，2021 <https://www.j-circ.or.jp/cms/wp-content/uploads/2021/03/JCS2021_Makita.pdf><参照 2023-06-06>による）

▶**表6-8　運動負荷の中止基準**

1. 症状	狭心痛，呼吸困難，失神，めまい，ふらつき，下肢疼痛（跛行）
2. 徴候	チアノーゼ，顔面蒼白，冷汗，運動失調
3. 血圧	収縮期血圧の上昇不良ないし進行性低下，異常な血圧上昇（225 mmHg 以上）
4. 心電図	明らかな虚血性 ST-T 変化，調律異常（著明な頻脈ないし徐脈，心室性頻拍，頻発する不整脈，心房細動，R on T，心室期外収縮など），Ⅱ〜Ⅲ度の房室ブロック

（Fletcher, G. F., et al. : Exercise standards for testing and training ; a statement for healthcare professionals from the American Heart Association. *Circulation*, 104 : 1694-1740, 2001 による）

○表6-9　ボルグ指数

	旧		新（修正）
20	もうだめ		
19	非常にきつい	10	非常にきつい
		9	
18		8	
17	かなりきつい	7	かなりきつい
16		6	
15	きつい	5	きつい
14			
13	ややきつい	4	ややきつい
12		3	らくではない
11	らくである	2	らくである
10			
9	かなりらくである	1	かなりらくである
8			
7	非常にらくである	0.5	非常にらくである
6	安静	0	安静

旧ボルグ指数は，運動負荷試験時の息切れと胸痛の評価のために，心拍数を10で除した値を利用して6〜20の15段階からなる指標としたものである。
新（修正）ボルグ指数は，旧ボルグ指数を0〜10の11段階表示に換算し，全身の疲労などにも広く応用できるようにしたものである。ただし，心拍数との関連がわかりにくいため，今日では新旧ともに用いられている。

　横臥位にするなどの安楽な体位の保持，点滴ラインの確保，投薬などの処置を行う場合があるため，看護師は緊急時の対応を念頭において，検査の援助を行うことが必要である。

4　血行動態モニタリングを受ける患者の看護

　血行動態モニタリングは，血管内にカテーテルを留置し，心拍数・前負荷・後負荷・収縮力などをモニタ・評価する検査である（● 77 ページ）。おもに手術直後や重症患者の心機能を正しく評価する目的で行われる（●図6-4）。

1　アセスメント

　血行動態モニタリングの各測定値が，心機能のなにを評価しているのか，異常の場合はどのような状態が考えられるのかについて，各検査値の関連性を把握しておく。測定値から現在の患者の循環状態を把握し，回復の見通しや，今後おこりうる危険性を考えて，看護援助につなげることが大切である。また，モニタやライン類の管理を確実に行うことも大切である。

2　看護活動

◆ スワン-ガンツカテーテル

● **測定項目**　スワン-ガンツカテーテル（**肺動脈カテーテル**）は，以下の項目の測定・評価に用いられる（● 77 ページ）。
　①**右心機能の評価**　中心静脈圧と右心房圧から評価する。
　②**左心機能の評価**　肺動脈拡張期圧と肺動脈楔入圧から評価する。肺動脈楔入圧は，肺動脈末梢にカテーテルを楔入させると，右心系と肺による影

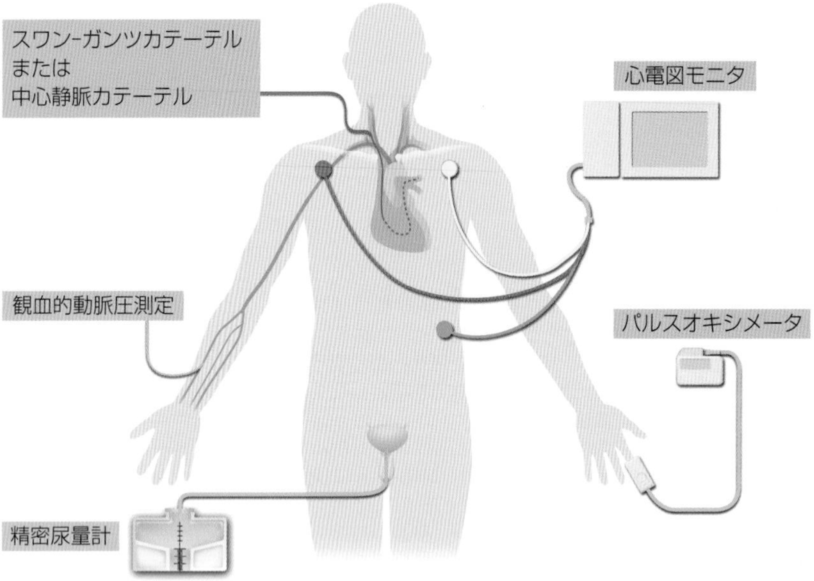

スワン-ガンツカテーテル
または
中心静脈カテーテル

心電図モニタ

観血的動脈圧測定

パルスオキシメータ

精密尿量計

◎図 6-4　血行動態モニタリングを受ける患者に装着される機器

響が遮断されるため，左心機能がより正確に反映される。

　③心拍出量　サーモダイリューション-カテーテルを挿入して熱希釈法により患者のベッドサイドで測定できる。

　④混合静脈血酸素飽和度（Svo₂）　肺動脈血❶の酸素飽和度を測定する。正常は 70～80％であり，70％未満では心拍出量の減少を疑う。

● 検査時の注意　検査に伴い，不整脈・肺動脈損傷・肺梗塞などをおこすことがある。呼吸状態を観察して，咳や痰などの呼吸器症状の出現に注意するほか，心電図を経時的に観察して致死的不整脈の出現に注意するなど，異常の早期発見に努めることが大切である。またカテーテル挿入部位は清潔に保ち，感染に留意する。

◆ 観血的動脈圧モニタリング

● 測定項目　観血的動脈圧モニタリングは，動脈に直接カテーテルを挿入して動脈圧を測定するため，動脈血ガス分析用の採血もしやすい（◎79 ページ）。収縮期血圧と拡張期血圧の動きのみならず，脈圧の変化にも注意する。

● 検査時の注意　橈骨動脈に挿入するときには，アレン Allen のテスト（◎図 6-5）を行い，尺骨動脈からの血流が保たれているかを確認することが望ましい。

　モニタリングの実施中は，聴診法での計測を行って大きな差がないことを確かめ，波形の確認をして正しく計測されていることを確認する。また，ラインの屈曲がないか，また正しく挿入されているかを確認する。挿入が不完全な場合は，動脈閉塞をおこしたり，穿刺部やラインのずれにより大出血をきたしたりすることもあるため，つねに目にふれるように注意して監視する。

□ NOTE
❶肺動脈血
　上大静脈・下大静脈・冠状静脈洞からの静脈血である。

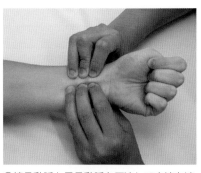

①橈骨動脈と尺骨動脈を圧迫して血流を遮断したのち，手を開閉してもらう。

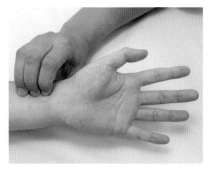

②尺骨動脈の圧迫を解放し，手掌全体が紅潮するまでの時間を観察する。

◖**図 6-5　アレンのテスト**

◆ 中心静脈圧の測定

● 測定項目　中心静脈圧（**CVP**）は前負荷を示す指標である。輸液過剰や右心不全などによって上昇し，脱水や出血性ショックによって低下する（◖78ページ）。

● 検査時の注意　カテーテル挿入に伴い感染がおこりやすいため，清潔操作に留意して管理する。発熱・悪寒などの感染症状があらわれた場合は，すぐに医師に連絡をする。

5　動脈血ガス分析を受ける患者の看護

　動脈血ガス分析は，動脈血を採取して血中の酸素分圧（Pao_2）や二酸化炭素分圧（$Paco_2$），pH などを測定する検査で，ガス交換機能や酸塩基平衡をモニタリングするために行われる（◖79ページ）。

　動脈血ガス分析は，酸素化障害をきたす可能性が高い心不全の急性期に行われる。また，あらゆる病態のショック時や，術前・術後を含めた手術時，心肺停止からの蘇生術後，酸素療法・人工呼吸療法の設定変更時などにも行われる。腎不全や糖尿病などを合併している場合，これらの腎・代謝性疾患の病態把握を目的に行われることもある。

1 アセスメント

　動脈血ガス分析の検査項目と基準値を把握し，結果が異常値の場合はどのような状態が考えられるのかを把握する（◖表6-10）。

2 看護活動

◆ 検査の準備

　検体の採取は，おもに橈骨動脈・上腕動脈・大腿動脈の穿刺によって行われる。ICU・CCU などの集中治療部門では，先述した観血的動脈圧モニタ

○表6-10　動脈血ガス分析の基準値

検査項目	略語	検査値	単位	反映する内容	備考
動脈血 pH	pH	7.38〜7.41		酸塩基平衡	ヘンダーソン-ハッセルバルヒの式 $pH=6.1+\log\dfrac{[HCO_3^-(mEq/L)]}{0.03\times Paco_2(mmHg)}$
動脈血 O_2 分圧	Pao_2	95±7 （成人男性）	mmHg	肺胞におけるガス交換能（酸素化）	$Pao_2(mmHg)=109-0.43\times$年齢
動脈血 CO_2 分圧	$Paco_2$	36〜44	mmHg	肺胞換気状態酸塩基平衡（呼吸性因子）	身長および年齢に伴って基準値は軽度変動する。
血漿 HCO_3^- 濃度	HCO_3^-	24±2	mEq/L	酸塩基平衡（代謝性因子）	同時に測定した pH と $Paco_2$ の値より、ヘンダーソン-ハッセルバルヒの式を用いて計算される。
塩基過剰	BE	0±2	mEq/L	酸塩基平衡（おもに代謝性因子）	同時に測定した pH と $Paco_2$ の値より、血漿 HCO_3^- 濃度とともに計算される。
動脈血 O_2 飽和度	Sao_2	96 以上	%	肺胞におけるガス交換能（酸素化）	

（高久史麿監修，黒川清ほか編：臨床検査データブック 2023-2024. 医学書院，2023 をもとに作成）

リングのラインから採取される。

　穿刺の際には，動脈のそばには末梢神経が存在しているため，神経損傷症状への注意・観察が必要である。動脈穿刺後，穿刺部位を約5分間圧迫し，止血を確認する。

　不十分であると，皮下血腫や仮性動脈瘤をつくることがある。出血傾向のある患者では，止血不十分による再出血に細心の注意が必要である。

◆ 異常値の評価と症状のアセスメント

● **患者の呼吸状態の評価**　Pao_2，Sao_2，$Paco_2$ が指標となる。

　① Pao_2 と Sao_2　酸素化の指標である Pao_2 と Sao_2 の関係は，S字の酸素解離曲線により示される（○図6-6）。

　この曲線はいくつかの要因により左方・右方移動する。また，動脈血ガス分析を行わなくても非侵襲的モニタであるパルスオキシメータにより Spo_2 が得られるため，酸素解離曲線をもとに Pao_2 を推測することができる。

　② $Paco_2$　換気障害の指標であり，酸塩基平衡における呼吸性因子である。循環器疾患では，うっ血性心不全や術後，人工呼吸器離脱後の呼吸抑制などで上昇がみられる。うっ血性心不全では，過換気による低下をきたすときもある。

　また，気管挿管患者に対しては呼気 CO_2 モニタにより，呼気中の二酸化炭素濃度（ET_{CO_2}）を測定することができる。

　③ **包括的判断の必要性**　Pao_2，Sao_2，$Paco_2$ の変化を総合して判断する必要がある。低酸素血症と高二酸化炭素血症が混合して存在することもある。

● **酸塩基平衡の異常の評価**　酸塩基平衡は，pH と HCO_3^-（代謝性因子の指標），塩基過剰 base excess（BE），$Paco_2$（呼吸性因子の指標）により評価でき

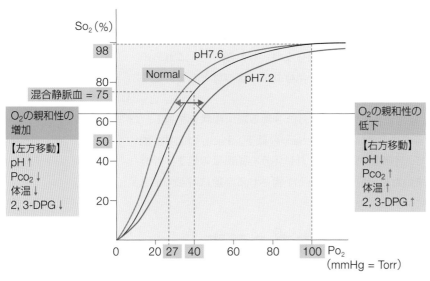

◉図6-6　酸素解離曲線と酸素飽和度

2, 3-DPG（2, 3-ジホスホグリセリン酸；2, 3-diphosphoglycerate）は赤血球内解糖系の中間代謝産物で，酸素に対するヘモグロビン親和性の調節物質である。

◉表6-11　アシドーシスとアルカローシス

一次性変化	二次性変化（代償性機転）	pH		Paco₂	HCO₃⁻	BE
		一次性	代償性			
呼吸性アシドーシス	代謝性アルカローシス	⬇	↑	⬆	↑	↑
代謝性アシドーシス	呼吸性アルカローシス	⬇	↑	↓	⬇	⬇
呼吸性アルカローシス	代謝性アシドーシス	⬆	↓	⬇	↓	↓
代謝性アルカローシス	呼吸性アシドーシス	⬆	↓	↑	⬆	⬆

・太い矢印：一次性変化，細い矢印：二次性（代償性）変化
・病態の急性反応の場合，代償性変化が間に合わない場合もある。

る（◉表6-11）。

　さまざまな原因により不均衡をきたし，その不均衡は pH7.35 以下で**アシドーシス**，pH7.45 以上で**アルカローシス**とよばれる。

　１ 循環器疾患で遭遇する酸塩基平衡の異常　うっ血性心不全や心原性ショック，急性心筋梗塞に伴う低心拍出量症状により，末梢組織の代謝障害を引きおこし，代謝性アシドーシスに陥ることがある（◉46ページ，図3-5）。そのほか，チアノーゼを示す循環器疾患や動脈閉塞性疾患でもおこる。

　慢性心不全により高二酸化炭素血症を呈した場合，呼吸性アシドーシスをみとめることがある。また，循環器疾患全般による低心拍出量や組織低酸素の代償反応として頻呼吸となり，過呼吸症状を呈した場合，呼吸性アルカローシスをみとめることがある。

　呼吸器疾患を合併する場合，術後の呼吸抑制に伴って高二酸化炭素血症をきたし，呼吸性アシドーシスを呈することがある。また，慢性心不全などの治療で利尿薬を投与すると，代謝性アルカローシスをみとめることもある。

2 **包括的判断の必要性** 嘔吐時や術後に胃液が過度に吸引・排出されると代謝性アルカローシスを呈することがあるなど，酸塩基平衡の異常を呈する病態は，呼吸器・循環器疾患の増悪とは限らない。したがって，これらの項目は，その他の血液検査とともに，症状や治療効果の裏づけとして評価する。

● **症状の把握と対処** 異常値によって引きおこされる臨床症状を把握し，早期に対処する。循環器疾患患者は，PaO_2・SaO_2 の低下，$PaCO_2$ の上昇，酸塩基平衡の異常に伴って，不整脈の出現，それに伴う心拍出量の低下，呼吸状態の変化をきたしやすいため，症状の原因と予測される事態に対して早急に対処する。

6 画像診断を受ける患者の看護

　循環器領域でよく用いられる**画像診断**には，**心臓核医学検査**，**コンピュータ断層撮影（CT）**，**磁気共鳴画像法（MRI）**などがある。画像診断は近年目ざましい進歩をとげており，患者の負担を軽減して診断につなげられるようになってきている。看護師は，患者が安全・安楽に検査を受けられるように援助することが大切である。

1 心臓核医学検査を受ける患者の看護

　核医学検査は，**放射性同位元素（RI）**を用いて行う検査であり，心機能，心筋血流，心筋代謝や心筋交感神経機能などさまざまな評価が可能な非観血的な検査法である（◐ 80 ページ）。

● **検査前の援助** RI の使用には法規制があり，核医学検査は**管理区域**の中で行われる。検査前には，検査や実施前後の注意点について十分に説明し，理解を得たうえでのぞめるように援助する。

　RI の集積に影響を及ぼす薬剤やカフェインを含んだ食物など，飲食や服薬の制限について十分に説明し，検査前の指示が遵守できるように援助する。また，「核医学検査」という言葉から患者がいだく不安が大きい場合もあるため，放射性物質の使用量は微量であり，生体への侵襲も少ない安全な検査であることを説明する。

● **検査中・後の援助** 運動や薬剤により負荷をかける負荷心筋シンチグラフィ検査では，負荷に伴って胸痛などが出現することも予測される。心電図の虚血性変化や血圧，脈拍，患者の訴え，表情に留意して異常の早期発見に努める。

　検査後は安静にして心電図，バイタルサインが安定するのを確認する。また，再分布影像の撮影となり，その間に食事や薬剤について指示がある場合は，患者によく説明して理解を得る。

2 コンピュータ断層撮影（CT）を受ける患者の看護

　CT は，人体に X 線を照射して得た情報をコンピュータ処理し，断層面の

画像を得る検査である。循環器領域では，心臓 CT や冠状動脈 CT が利用されている。非観血的な検査であり，心臓カテーテル検査で伴う侵襲や入院の必要性が通常はないため，患者の身体的負担も少ない（◯ 82 ページ）。

● **検査前の援助**　CT 検査では，造影剤が使用される場合がある。造影剤を使用する場合は必ず，検査前に現病歴や既往歴，アレルギーの有無，造影剤使用経験の有無，服薬状況を確認する。患者の状態を把握して，造影剤使用に伴う異常の早期発見に努めることが必要である。

● **検査中の援助**　CT 検査にあたっては，撮影時には機器の中に横たわって入るため，強い閉塞感をおぼえる患者もいる。検査内容を説明して不安の除去に努め，安全・安楽に検査が受けられるように援助する。

3　磁気共鳴画像法（MRI）を受ける患者の看護

MRI は，組織の水素原子の信号を電磁波によりとらえ，コンピュータで処理することによって画像を得る検査で，神経系の細部もあざやかに描写される特徴をもつ。循環器領域では，動脈瘤や動脈瘤内血栓，心筋血流の把握などに用いられる（◯ 83 ページ）。

● **検査前の援助**　MRI 検査時は強い磁気が発生する。そのため，検査前には，貴金属類の装着物の除去が必要なことを患者に説明し，理解を得なければならない。そのほか，金属粉使用のアイシャドウ・口紅などや，ヘアクリップなども除去を確認する。磁気カードも持ち込まれていないかも確認する。また一部の吸湿発熱素材を用いた肌着については，やけどの危険があることから着衣をしていないことを確認する。

さらに，ペースメーカや植込み型除細動器などの磁気に反応する異物が体内にある場合は，原則的に禁忌となる。ただし近年，検査の施設基準や条件を満たす場合に限って検査可能な機種も開発されている（◯ 92 ページ）。

● **検査中の援助**　検査時に磁場コイルの音により，患者が不安に陥る場合も考えられるため，必要により耳栓の使用など不安の軽減に努める。また，撮影時には狭い機器の中に横たわって入るため，閉所恐怖症の患者では検査が困難な場合がある。多くの設備は，検査中もマイクでの会話やブザーで合図ができるため，検査内容を説明して不安の除去に努め，安全・安楽に検査が受けられるように援助する。

D　治療を受ける患者の看護

1　薬物療法を受ける患者の看護

循環器疾患患者には，強心薬や利尿薬，抗血栓薬，抗凝固薬，降圧薬，血管拡張薬，抗不整脈薬などが用いられる，また，患者の状態に応じて，脂質異常症治療薬や糖尿病治療薬，抗菌薬なども併用される。

　薬物療法において，看護師は安全・確実に与薬がなされるように援助する。また，自己管理のために，患者自身が薬効や副作用を理解し，確実な服薬行動に前向きに取り組めるように援助していくことが大切である。

1 アセスメント

● **薬剤の基礎知識**　看護師は，安全な薬剤の投与のために，使用する薬剤の基礎知識として，①作用，②使用量（常用量），③最大使用量，④投与方法，⑤作用時間（作用持続時間），⑥副作用について，薬剤投与前に理解していなければならない。

　これらの薬剤に対する知識をふまえ，指示された投与量や投与方法についての確認を行う（◯84ページ）。

● **全身状態の把握**　循環器領域では，心筋虚血や不整脈出現時などの急性期に，緊急的な薬物療法を行うことも多い。多くの場合，心電図モニタリングや血行動態モニタリングの監視下で与薬される。看護師はこれらのモニタの変化とともに，患者の訴えや表情など，全身をよく観察して，薬物療法の効果の把握と異常の早期発見に努めることが必要である。

● **輸液管理と心負荷の把握**　急性期では，自動輸液ポンプの使用による薬剤の投与や，電解質補液・輸血など，さまざまな輸液が患者の状態に応じて行われる。

　看護師は，患者の心機能や病態を理解して，使用する薬剤と目的について把握しておく必要がある。また，輸液管理は心負荷の軽減のために，非常に重要である。各輸液の投与速度や投与量などを管理し，安全・確実な与薬が行われるように援助することが重要である。

● **副作用の観察**　薬剤によっておこりうる副作用をあらかじめ把握しておき，その発現の有無を注意深く観察する。とくに以下の場合には注意が必要である。

　①**静脈内注射による与薬**　ショックなどの急激な副作用をおこす危険性があるため，バイタルサインの変化や患者の訴えに注意する。

　②**抗凝固薬・血栓溶解薬**　出血傾向（歯肉出血・消化管出血・皮下出血・性器出血）の有無を，出血時間や凝固時間などの検査値の結果とともに注意深く観察する。消化管出血の有無を確認するためには，排泄物の色について（タール便の有無）患者から聞いたり，視認を行ったりする。

　③**抗菌薬**　発疹などの皮膚症状や，下痢などの腹部症状がみとめられないかを観察する。

　④**利尿薬**　使用する場合は，水分出納量に注意して観察を行う。

● **服薬状況とそれにかかわる生活習慣の確認**　薬剤は，ほかの薬剤や食物に含まれる物質との相互作用によって，薬効が減弱あるいは増幅することがある。現在の服薬状況とともに，薬物療法に影響を及ぼす生活習慣があるかどうかについて確認を行う。とくに食物については，以下の薬剤の服用時に注意が必要である。

　①**ワルファリン**　納豆などのビタミンKを多く含む食品は拮抗作用があ

り，薬効が減弱するため摂取を禁止する。

　②**カルシウム拮抗薬**　グレープフルーツは薬物代謝に影響を及ぼして薬物血中濃度を上昇させ，薬効に影響を与えることがあるため，摂取を禁止する。

● **自己管理の援助と服薬指導**　服薬を自己管理する際，食前薬・食間薬・食後薬など，食事に関連したかたちで服薬の管理をすることが多い。通常1日に何回，何時に食事をとっているのかを確認し，薬剤によっては患者に食事を目安とした服薬指導が適切かどうかを判断することが必要である。

● **服薬行動への援助**　患者の服薬行動を高めるためには，患者の日常生活や生活習慣を確認し，それに即したかたちで取り入れられるように指導することが重要である。

　看護師は，患者の疾患，服薬内容・方法，必要性に対する理解度を確認する。また，服薬のために必要な ADL の確保の状況を把握し，どのような方法であれば服薬可能であるのかについても評価しなければならない。また，自己管理への意欲についても，患者・家族の訴えや表情から評価する。

　とくに高齢者の場合，本人が服薬の必要性は理解していても，薬量や種類が判別しにくいために誤薬したり，服薬を忘れたりする場合があるため，服薬状況を注意深く評価しなければならない。

● **多職種連携の調整**　高齢者や多くの薬剤を服用している患者では，飲み忘れや服薬の簡素化をはかるため，薬剤師に相談して1回に服用する薬剤の一包化をはかったり，医師に相談して同一作用で服薬が容易あるいは服薬回数が少ない薬剤を選択したりするなど，正しく服薬できる工夫を他職種と連携して行うことも大切である。

2　看護活動

● **確実な与薬の実施**　患者に与薬を行うにあたっては，薬剤が正しく確実に投与されるように頻回に確認を行う。使用する薬剤の作用，使用量（常用量），最大使用量，投与方法，作用時間（作用持続時間），副作用を把握する。

　医師の指示を受けるとき，薬剤の準備をするとき，ベッドサイドに薬剤を持っていくとき，与薬時のそれぞれで，必ず薬剤名・与薬量・与薬方法・対象患者の確認を行う。薬剤の準備時から与薬時までは，薬剤・薬袋（薬液ボトル）と指示が合っているかを，毎回必ず確認する。また与薬時には，患者本人であることを必ず確認しなければならない。意識があって返答できる患者に対しては，必ずフルネームで呼びかけて本人であることを応答で確かめ，患者本人にも名前と生年月日などの識別できる情報を復唱してもらい，本人であることを確認する。

● **異常の早期発見**　急性期の患者では，緊急時の薬剤使用が多いため，副作用を念頭におきながら自覚症状や全身状態の観察を注意深く行う。たとえば硝酸薬を使用した場合，一過性の血圧低下や冠状動脈血流量の低下により，脳虚血や頻脈・徐脈，動悸，期外収縮などの症状が出現する危険性がある。抗凝固薬・血栓溶解薬を使用している場合は，出血傾向の有無に注意して全

身の観察を行う。

　静脈ラインが確保されている場合は，穿刺部位の発赤や疼痛の有無を確認する。また，輸液管理は心負荷の増減につながるため，正確に行う。自動輸液ポンプが使用される場合も多く，ポンプの作動状態および，投与速度と実際の投与量を一定時間ごとに確認する。そのほか，ラインが正確に接続されているか，屈曲がないか，空気の混入がないかを確認する。薬液の投与開始時や薬液量の変更時には，バイタルサインや自覚症状，心電図の変化に注意する。

● 自己管理への支援　患者が自己管理を行う場合は，患者の治療に対する理解度や受けとめ方をふまえて，正しく自己管理が行えるように指導を行う。患者が誤った自己判断で服薬を中止することがないように，服薬に際しての疑問点について表出できるように促す。

　また，服薬している薬剤名や注意点などを記載したお薬手帳を活用するなど，与薬の目的や方法，副作用の症状，異常時の対応について正しい理解を得て，積極的な服薬行動がとれるように援助をしていく。

2　カテーテル治療を受ける患者の看護

　カテーテル治療は，近年急速な進歩をとげ，多くの治療に用いられている（◑表6-12）。カテーテル治療は，経皮的に治療を行うため，手術療法に比べて患者が受ける侵襲は少ない。したがって，術後の回復過程も早いが，再発予防への教育が重要となる。看護師は，患者が，治療により受ける侵襲を理解し，早期に回復することを援助するとともに，再発予防のための望ましい生活を獲得できるように援助することが重要である。

a 経皮的冠状動脈インターベンション(PCI)の看護

　PCI は，橈骨動脈や上腕・大腿動脈からカテーテルを挿入して冠状動脈の狭窄部位まで到達・拡張することで冠血流を改善する治療である。予定した治療で実施されるだけではなく，心筋梗塞の発症時など，生命予後が不安定な状態で緊急的に行われる場合も多い(◑ 86 ページ)。

　看護者は，PCI に対して患者や家族がいだく不安を受けとめ，合併症をおこすことなく早期に回復がはかれるように援助を行うことが大切である。

◑表6-12　循環器領域のカテーテル治療

- 冠状動脈インターベンション
- 大血管大動脈瘤ステントグラフト内挿術や胸部大動脈瘤ステントグラフト内挿術などの大血管手術
- 末梢血管の拡張術，経カテーテル大動脈弁留置術などの弁形成術
- カテーテルアブレーションによる不整脈治療

1 アセスメント

● **治療全体**　治療全体で以下についてアセスメントする。

- 胸痛や胸部不快感，動悸などの自覚症状の有無・程度
- バイタルサイン：脈拍，血圧変動の有無，発熱
- 検査所見：心電図（不整脈の有無），血液検査（CK・腎機能・肝機能・凝固系・血球数・Hb），感染徴候の有無，胸部 X 線検査，心エコー法（左室駆出率），心臓 CT，など
- 疾病や治療の受けとめ方
- 不安などの心理的状況
- 家族の治療に対する反応と理解

● **治療中・治療後**　治療中・治療後には，以下についてのアセスメントを追加する。

- 循環動態の把握：心電図，血行動態モニタリング（スワン-ガンツカテーテル挿入によるデータの把握〔● 77 ページ〕）
- 呼吸状態：呼吸数，呼吸の状態，動脈血酸素分圧，動脈血ガス分析
- 水分出納量
- 穿刺部位の把握：穿刺部位での疼痛・出血・血腫の有無
- 穿刺部位より末梢側の循環の状況：動脈触知の確認，皮膚の色，冷感の有無，しびれなどの感覚異常の有無
- 治療後の安静の保持の可否，背部痛や創部痛などの苦痛の有無，説明に対する理解度
- 検査後の心理的状況

● **再発予防**　治療後，再発予防のためには，生活習慣が改善されるように援助を行うことが必要であり，以下の項目についてアセスメントを行う。

- 冠危険因子
- 日常の過ごし方
- 食習慣，運動習慣，喫煙や飲酒，仕事の状況，ストレスとその自己対処法

2 看護活動

● **治療の理解への援助**　カテーテル治療の実施にあたっては，患者や家族に対して，医師から病状や治療方針，術後の経過予定，合併症や安全性について説明され，インフォームドコンセントを得ることになる。冠状動脈カテーテル治療後に再狭窄をおこす場合もあるため，通常は治療経過後に，再狭窄の有無を確認するためのカテーテル検査や CT による造影検査を実施し，必要があれば再度，治療が行われる。

　心筋梗塞発症時などの緊急時では，患者が自分のおかれた状況を理解できない場合も多い。さらに，家族も突然に患者が生命の危機状態に陥ったことを知るため，とまどいや不安は非常に大きい。看護師は，患者や家族がどのように治療や疾患を受けとめているかを，言葉や表情から理解するように努める。また，行われる処置や治療への不安や疑問がないかを確認し，表出を

はかる。治療に対する不安や疑問に対しては，医師とともにわかりやすく繰り返して説明を行い，理解を促す。

● **全身状態の観察**　アセスメント項目であげた自覚症状や，バイタルサイン，検査所見から治療前の患者の状態を把握する。

● **カテーテル挿入の前処置**　行われる処置や準備内容，術後の安静について説明をする。各処置を行う前には患者に声をかけ，理解を促す。

　カテーテルの挿入は橈骨動脈，上腕動脈あるいは大腿動脈から行われる。必要時には除毛を行う。PCIそのものによる合併症として，急性冠状動脈閉塞や冠状動脈穿孔・破裂・解離などがある。これらは発生すると致死的な状態に陥る。また，心タンポナーデや急性心筋梗塞，重症不整脈の発症をおこす危険性もあり，症状やバイタルサイン，血行動態のモニタリングが重要となる。

　患者の状態によっては，大動脈内バルーンパンピング（IABP）などの補助循環装置の使用や，外科的治療に緊急に移行する場合もある。患者の状態に合わせ，これらの処置がすみやかに行えるよう準備を行う。

● **治療後の観察**　治療後は，穿刺肢の循環状態が保たれており，穿刺部が十分に止血していることを確認する。穿刺部位は数時間かけて圧迫止血する。胸部痛などの自覚症状の有無，血圧低下や発熱などのバイタルサインの変動，心電図上の不整脈や心筋虚血の出現に留意して観察し，水分出納量を経時的に測定する。

　患者の状態によっては，危険な不整脈やショックがおこりやすく，さらにカテーテル操作の刺激により，血栓を形成して塞栓症をおこす危険性もある。意識レベルや呼吸状態，循環状態に注意して観察する。抗凝固薬を使用した場合は，とくに止血状態を注意深く確認するとともに，出血傾向に注意する。

● **安静臥床への援助**　治療後に下肢にシース（カテーテルを出し入れするための入り口）が留置されている場合では，下肢の屈曲をおこさないように注意する。シース抜去後は，圧迫止血を行い，数時間安静を保ち，止血を確認する。必要な安静臥床について，患者に理解を促し，安全で安楽な体位がとれるように工夫を行う。

● **薬物療法の援助**　抗凝固薬の服薬では，患者に服薬の重要性を説明し，規則正しく服薬できるように援助する。また，歯肉出血・皮下出血などの出血傾向に注意をして観察するとともに，転倒や打撲に気をつけるよう指導する。また，脱水は血栓を誘発するため予防するように指導する。

　血栓溶解薬を使用している場合は，出血の危険性があるため，穿刺部位・採血部位・消化管・皮膚・歯肉・性器・頭蓋内などの出血がおこる危険性を考えて全身の観察を行い，異常の早期発見に努める。血清フィブリノゲン値，プロトロンビン時間，部分トロンボプラスチン時間やヘモグロビン値など，検査値から経時的に出血傾向の有無を確認する。

● **生活習慣の改善**　再発予防には，冠危険因子の除去のため，望ましい生活習慣を獲得することが大切である。患者や家族がその必要性を理解して，現在の生活習慣を見直し，積極的に修正に取り組めるように援助する。

b 大動脈瘤ステントグラフト内挿術の看護

　大動脈瘤ステントグラフト内挿術は，金属製のステントを取りつけた人工血管をカテーテルに収納したかたちで外腸骨動脈より挿入し，動脈瘤部位で広げることによって人工血管を固定する治療である。胸部や腹部を切開する必要がなく低侵襲であることから，近年症例数が増えている（⊙ 112 ページ）。

1 アセスメント

　大動脈瘤ステントグラフト内挿術を受ける患者に対するアセスメントは，外科的治療を受ける患者の看護に準じたアセスメントを行う（⊙ 284 ページ）。

2 看護活動

● **治療前の看護**　動脈瘤の破裂を防ぐために，バイタルサインの安定をはかることが重要となる。とくに血圧のコントロールが重要であるため，看護師は，患者が降圧薬を確実に服薬できるように援助する。また，血圧を上昇させるような生活習慣を避け，ストレスの緩和をはかり，望ましい状態で治療を受けられるように援助する。

● **バイタルサインの観察**　治療後は，再出血を防ぐため，持続点滴などによって降圧薬が投与される。看護師は，バイタルサインの変動に留意する。とくに，急激な血圧の低下は術後出血の徴候であるため注意が必要である。また，術後の発熱はステント部や創部の感染を疑う徴候であるため注意する。

● **合併症の早期発見**　治療に伴う合併症として，血管損傷や，ステントグラフトと血管のすきまから血液のもれが生じるなどの危険性がある。そのため，術後出血の有無や，腹部症状，腹囲の状況，腹壁のかたさについて観察・評価を行う。

　術後合併症として，血栓塞栓症をおこすことがある。下肢動脈の触知，左右差の有無，色調の変化，痛み，しびれ，麻痺の有無に留意する（⊙ 354 ページ）。

　腸間膜動脈の閉塞では，消化器症状が出現するため，腸蠕動の有無，吐きけなどの腹部症状にも留意する。腎動脈閉塞がおこると，尿量の減少などがおこる。このように合併症の早期発見には，全身状態の観察が重要となる。

● **生活習慣の改善**　再発予防には，望ましい生活習慣を獲得していくことが大切であり，とくに血圧コントロールがはかれるように教育を行う（⊙ 176, 340 ページ）。

3 手術を受ける患者の看護

　心臓血管外科手術を受ける患者は，アメリカ心臓病学会/アメリカ心臓病協会（ACC/AHA）の心不全ステージ分類において心不全症状があらわれたステージ C, D であることが多い（⊙ 161 ページ）。慢性心不全の急性増悪で予定手術を受ける場合，患者・家族がこれまで歩んできた病の軌跡上でいか

に疾患と折り合いをつけ，葛藤や困難をかかえながら手術を受けるという意思決定にいたったのか，その過程や強みを知ることが重要である。

　一方，急性発症の心筋梗塞で緊急手術になるような場合，術前は時間的な猶予が少ない。そのため，回復期以降に発症からこれまでの体験を一緒にふり返る機会を設けることで，再発防止につながる可能性がある。

　心臓血管外科手術は侵襲が大きく死を意識して生命をおびやかされるような体験❶であるため，患者・家族は不安をかかえやすい。看護師は外来・入退院支援部門や多職種との連携をはかりつつ，患者主導で心身ともに安定した状態で安全に手術にのぞめるように支援する。

　ここでは，心臓血管外科手術に共通する周術期の看護について，手術前，術後急性期・回復期の順に述べる。

ⓐ 手術前の看護

　在院日数の短縮により，予定手術では外来受診時に術前検査をすませ，入院は数日前であることもある。近年ではペイシェントフローマネジメント patient flow management（PFM）❷とよばれる入退院管理システムが導入されている。看護師は，患者が安全に安心して手術にのぞめるよう身体的，心理・社会的な援助をする。ただし，緊急手術で時間的な猶予がない場合，あるいは長期入院で症状コントロール後に手術を受ける場合は，いずれも以下のアセスメントや看護活動は最小限にとどめ，救命や症状マネジメントを最優先する必要がある。

1 アセスメント

◆ 身体機能の評価

▌ 機能低下の重症度，合併症のリスク予測

　心臓血管外科手術を受ける患者は，術前から心不全を主病態とした身体機能の低下が基盤にある。加えて，術中は全身麻酔や人工呼吸器の装着，人工心肺装置の使用などによる過大な手術侵襲を受ける。これらの影響により，術後は身体機能の低下が助長され，さまざまな合併症をおこすリスクが増す。

　そのため，術前から循環器・呼吸器を中心とした身体機能について主観的・客観的な情報をそれぞれていねいに収集し，統合的に各機能低下の重症度を判定する。重症度に比例して術中・術後に発症するリスクが高くなる合併症を予測し，術後に備えることが重要である（❍表6-13）。合併症の詳細は「b. 術後急性期・回復期」の項で述べる（❍ 293ページ）。

　成人の心臓血管外科手術の合併症や死亡のリスク予測については，JapanSCORE❸が活用されている。

● **循環機能**　手術の前後で循環血液量が大きく変動する。原疾患により術前から心機能が低下している場合，術中・術後の循環血液量の過多による心原性ショックのリスクが高い。また，再手術で癒着が著しい場合，循環血液量の減少により出血性ショック・心タンポナーデなどをおこしやすい。機械

NOTE

❶**死を意識して生命がおびやかされるような体験**

　とくに，急性発症で緊急手術の適用となる急性心筋梗塞や大動脈瘤の破裂・解離の場合，死の恐怖を感じ，心身ともに危機状態に陥ることがある。予定手術においても，手術操作による心停止は死を想起することが多い。

NOTE

❷**ペイシェントフローマネジメント（PEM）**

　入院患者の全人的な情報を入院前に外来で把握し，問題解決に向けて早期に取り組み，退院後まで一貫した支援をすることを目的とした入退院管理システムである。これにより効率的な病床管理にもつながる。

NOTE

❸ **JapanSCORE**

　日本心臓血管外科手術データベース機構によるデータベース（JCVSD）による予後予測スコアである。web システム上の各項目を入力すると，手術による合併症発症や死亡のリスク予測などの算出が可能である。

◦ **表6-13　心臓血管外科手術前の情報収集項目と統合的アセスメントの視点**

	情報収集項目	統合的アセスメントの視点
循環機能	• 循環器系の既往：高血圧，不整脈，感染性心内膜炎など • バイタルサイン(血圧低下・上昇，頻脈・徐脈，結代，頻呼吸・徐呼吸) • 自覚症状(息切れ・呼吸困難感，咳・痰，動悸，胸部圧迫感，胸痛・心窩部痛，背部痛，下腿の痛み・腫脹・熱感など) • 他覚症状(呼吸副雑音，心雑音，四肢の冷感・冷汗，チアノーゼ，頸静脈の怒張，体重増加，浮腫，下肢のむくみの左右差，ホーマンズ徴候など) • 心電図検査所見 • 胸部X線検査所見(CTR，肺うっ血・肺水腫など) • 心エコー・心臓カテーテル検査所見 • 胸腹部CT・MRI検査所見 • Dダイマー(凝固系マーカー)	○原疾患および心不全の重症度判定 ○術後循環器系合併症のリスク予測 • 低心拍出量症候群 • 周術期心筋梗塞 • 出血性ショック・心タンポナーデ • 不整脈 • 深部静脈血栓症・肺血栓塞栓症 • 機械的循環補助の適応
呼吸機能	• 呼吸器系の既往，生活歴：慢性閉塞性肺疾患，気管支喘息，肺がん摘出後，喫煙歴など • バイタルサイン(頻呼吸・徐呼吸，呼吸パターン)，経皮的動脈血酸素飽和度(Sp_{O_2}) • 自覚症状(息切れ〔ヒュー-ジョーンズ分類〕・呼吸困難感〔修正MRC息切れスケール〕，咳・痰など) • 他覚症状(努力呼吸：呼気の延長，補助呼吸筋群の使用，呼吸副雑音，嚥下機能，自力喀痰力など) • 肺機能検査所見 • 胸部X線検査所見(無気肺，肺炎，胸水など) • 動脈血ガス分析(電解質〔Na，K，Cl〕を含む)	○呼吸器疾患および呼吸不全の重症度判定 • 拘束性・閉塞性換気障害 • Ⅰ型・Ⅱ型呼吸不全 • ①肺胞低換気，②拡散障害，③換気-血流比不均衡，シャント • 気道クリアランスの低下 ○術後呼吸器系合併症のリスク予測 • 無気肺，肺炎 • 急性呼吸窮迫症候群 • 緊張性気胸 • 人工呼吸器の離脱困難・長期装着
脳血管機能	• 脳血管障害のリスク因子：生活習慣病，心房細動(左房内血栓)の既往など • 自覚・他覚症状(意識レベル，失語など) • せん妄のリスク因子(①介入困難：高齢，認知症・脳血管障害の既往，②介入可能：各臓器不全，痛み，感覚遮断，環境変化，不眠，不安など) • 頭部CT・MRI検査所見 • 頸部エコー検査所見	○術後せん妄のリスク予測 • 術後せん妄(急性脳機能不全) • 脳血管障害(脳梗塞・脳出血) ○脳血管障害のリスク予測
腎機能	• 腎臓系の既往：慢性腎臓病および原因疾患(糖尿病性腎症など)，人工透析など • 自覚・他覚症状(倦怠感，尿量，体重増加，浮腫，腎性高血圧，腎性貧血症状) • 生化学検査所見(BUN，Cre，e-GFR) • 一般尿検査所見	○慢性腎臓病の重症度判定 ○急性腎障害発生のリスク予測 • 急性腎障害 • 持続的血液濾過透析の適応
肝機能	• 肝臓系の既往，生活歴：うっ血性心不全(とくに右心不全による肝・体うっ血)，肝炎，飲酒など • 自覚・他覚症状(倦怠感，瘙痒感，腹水，体重増加，浮腫，肝腫，黄疸，出血傾向など) • 生化学検査所見(AST，ALT，γ-GTP) • 一般尿検査所見	○肝・体うっ血の重症度判定 ○肝機能障害発症，出血傾向のリスク予測

(次ページに続く)

○表6-13（続き）

	情報収集項目	統合的アセスメントの視点
栄養・代謝・免疫機能	• 栄養・代謝・免疫系の既往：糖尿病，貧血，感染症，消化器疾患，齲歯など • 自覚・他覚症状（口渇・多飲・多尿，食思不振，嚥下困難感，るい痩，肥満〔BMI〕，腸蠕動音，腹部膨満感，排ガス，下痢・便秘，食事摂取量，眼瞼結膜の蒼白など） • 生化学・血液検査所見（TP，Alb，FBS，HbA1c，WBC，好中球，CPR） • 一般尿検査所見	○慢性的な低栄養・貧血，易感染状態の重症度判定 ○栄養・代謝系合併症のリスク予測 • ストレスによる高血糖 • 創傷治癒遅延・縫合不全 • 手術部位感染 • 縦隔洞炎，敗血症など
出血傾向・凝固機能	• 手術歴，血栓塞栓症の既往，抗血栓薬の服用状況 • 自覚・他覚症状（易出血傾向など） • 血液・凝固・線溶系検査所見（RBC，Hb，Ht，ACT，PT，APTT，PT-INR）	○出血・凝固系合併症のリスク予測 • 術後出血 • 全身の血栓塞栓症 • 播種性血管内凝固症候群
運動機能	• 日常生活動作（ADL），手段的日常生活動作（IADL）のセルフケア能力（BI，FIM） • 自覚・他覚症状（麻痺や筋力低下〔MMT，フレイル基準〕）	○フレイル・サルコペニアの判定 ○運動機能障害のリスク予測 • 廃用性症候群 • ICU獲得性筋力低下（集中治療後症候群）

的循環補助（MCS）の適応になる可能性もある。

　また，循環機能の低下は呼吸機能に影響することがある。左心不全による肺うっ血や肺水腫を合併する場合，呼吸機能の低下につながる。

　NYHA分類やキリップ分類などの指標を用いながら，原疾患や心不全の重症度を判定し，術前の心負荷や肺への影響を最小限にとどめるように管理する必要がある。

　長時間の同一体位により深部静脈血栓症（DVT）のリスクもある。DVTを予防するため，術前から足背動脈の触知や，下肢の冷感，むくみの左右差を観察し，下肢の血流異常の有無をアセスメントする。

● 呼吸機能　呼吸器疾患や喫煙に伴い呼吸機能が低下している場合，全身麻酔の化学的刺激，気管チューブの機械的刺激，人工呼吸（陽圧呼吸），人工心肺（○95ページ）の影響により，術後に呼吸器合併症（無気肺，肺炎，胸水，緊張性気胸など）をおこすリスクがある。呼吸器疾患や呼吸不全の重症度を判定し，術前から気道クリアランスや換気状態の保持につなげる。

● 脳血管機能　高齢者や認知症の既往，術前から多臓器障害がある場合，手術や人工心肺使用の過大侵襲により脳の機能が障害され，術後せん妄を発症するリスクがきわめて高い。術前からせん妄のリスク因子の有無や程度を確認し，できる限り除去や改善に努める。

　また，生活習慣病による動脈硬化がある場合には，術操作が加わることで術後に脳血管障害をおこしやすい。心房細動の既往がある場合には，左房内に血栓が形成されやすく，脳血管塞栓症をまねくこともある。このように脳血管障害を引きおこす既往症を把握し，発症のリスクを予測する。

● 腎機能　腎機能障害は心不全や貧血，動脈硬化などと密接に関連している（心腎貧血症候群〔○334ページ〕，心腎連関〔○157ページ〕）。術前から腎機能障害の既往がある場合，術中・術後の水分出納バランスの不均衡や人工心

肺の使用による全身性炎症反応により，急性腎障害をおこすリスクが高い。また，人工透析が導入されている慢性腎臓病（CKD）では，急性増悪のリスクがある。

　術前は糖尿病性腎症など原因疾患や CKD の重症度を判定し，術後に持続的血液濾過透析の適応となる可能性も想定しておく。

● **肝機能**　手術に伴う循環不全から肝機能障害や出血傾向を助長する可能性がある。うっ血性心不全（とくに右心不全による肝腫大），肝炎などの既往を確認するとともに，飲酒などの生活歴を把握する。

● **栄養・代謝・免疫機能**　過大侵襲に耐えうるように，術中・術後はストレスに対応する副腎皮質ホルモンやカテコールアミンが分泌され，タンパク質分解・糖新生，免疫細胞の活性化など多彩な生体反応がおこる。術後に順調な回復に向かえるように，術前は慢性的な低栄養，貧血，易感染状態の有無をアセスメントし，リスク予測につなげる。

　また，手術侵襲によるストレスで術後は血糖値が高くなりやすい。高血糖は好中球の機能低下から感染症をまねくおそれがあるため，血糖コントロールが不良な患者では注意が必要である。

● **出血傾向・凝固機能**　体外循環を用いる場合は，ヘパリンナトリウムが持続投与されるため，術後出血のリスクが高まる。動脈硬化が進んでいる虚血性心疾患や心房細動の患者では，血栓が形成されやすい状況にあるため，抗血小板薬や抗凝固薬などの内服治療を行っていることもある。そのため，術前から出血傾向や凝固機能をアセスメントする必要がある。重症例では，播種性血管内凝固症候群（DIC）のリスクを考慮する。

● **運動機能**　術後は廃用症候群を防ぐため，早期より心臓リハビリテーションが開始される。その計画をたてるためにも術前から ADL や，徒手筋力テスト（MMT）の結果をアセスメントする。とくに，症状コントロールのために術前から長期臥床をしいられている患者では，フレイル❶やサルコペニアの状態となっている場合があるため，注意が必要である。

▌服薬状況

　休薬の必要性，中断による副作用や離脱症状に留意する必要があるため，服薬状況をアセスメントする（◉表6-14）。

　とくに，高齢者は多剤服用（ポリファーマシー）であることが多く，薬物の代謝にかかわる肝機能も低下するため，一層の配慮が必要である。

▌手術侵襲の大きさ

　心臓血管外科手術の侵襲の大きさは，さまざまな条件により異なる。再手術の場合は前回の手術と今回の手術に関連する以下の情報を収集し，術後の心身の回復に影響を及ぼす侵襲の大きさについてアセスメントすることが大切である。

- 過去の手術歴：疾患・術式，麻酔（全身・局所），集中治療室への入室体験の有無
- 今回の手術の緊急性の程度：緊急，準緊急，予定
- 今回予定されている術式，麻酔（全身・局所）

NOTE

❶フレイル
　加齢によって生理的予備能が低下し，疾病や身体機能障害がおこりやすい脆弱な状態をいう。身体問題のみではなく，精神・心理的問題，社会的問題を含む概念である。

○ 表6-14 心臓血管外科手術において副作用や離脱症状に注意するおもな薬剤

薬品名	注意する状況	注意点・副作用, 離脱症状
抗血栓薬 ・抗血小板薬(アスピリン) ・抗凝固薬(内服:ワルファリンカリウム, 静脈内注射:ヘパリンナトリウム)	休薬	ワルファリンカリウムは術前3〜5日までに中止し, 必要に応じてヘパリンナトリウムへの置換を考慮。 とくに血栓塞栓症のリスクが高い症例(機械弁, 脳梗塞・心房細動の既往など)では置換を前提に術前管理することが望ましい。
ステロイド薬	継続	易感染, 創傷治癒不全, 消化管潰瘍, 高血糖など
β遮断薬	突然の中断 急激な減量	反跳性高血圧(内因性カテコールアミンの過度な刺激による), 虚血症状, 不整脈
ベンゾジアゼピン薬		離脱せん妄(とくに半減期が短い超短期時間型で注意が必要)
オピオイド性鎮痛薬		高血圧, 頻脈, 発汗, 戦慄, 不穏など
三環系抗うつ薬		吐きけ・嘔吐, 頭痛, 倦怠感, 不眠など

・集中治療室へ入室の予定の有無

◆ 心理・社会的機能の評価

　アセスメントに基づき心理・社会的な問題を推測し, 術前から整えることで, 術後の回復意欲の促進や円滑な社会資源の活用につながる可能性がある。

●病気や手術の理解・受け入れ　それぞれの患者が家族とともに歩んできた病の軌跡によって, 病気や手術に対する受け入れ方は異なる。患者自身が病気や手術の必要性を理解し, 自分なりに納得した状態で手術にのぞめることが大切である。以下の情報を統合してアセスメントし, 心理的な問題の把握につなげる。

・病気とどのように折り合いをつけながら現在にいたったか。

・現在, 最も気がかりなこと・心配なこと, その理由。

・病気・手術自体に対する思い・理解度。

・術後のボディイメージや回復経過, おこりえる術後合併症に対する認識。

・早期回復のために必要な処置・ケア(術前訓練・早期離床など)に関する理解度。

●ストレスへのコーピング方法と強みの明確化　循環器疾患の手術は, 心停止など死の恐怖を感じるような操作もあり, 患者の不安やストレスは大きい。患者が不安やストレスに適切に対処できるように支援する必要がある。

　患者自身がこれまで生きてきたなかで得た経験知やストレスコーピングの方法, 自身の強みを認識していかすことは, 周術期における自分らしさや自己コントロール感の維持につながる。以下の情報に基づき, 患者がもつ強みやストレスコーピングの方法をアセスメントする。

・これまで苦難をどのように克服してきたか(適応力)。

・これまで経験した身体的苦痛の体験・がまん強さ(ストレス耐性)。

・ストレスへのコーピング。

・自身の強みや長所・短所。

● **社会復帰の見込み，医療費助成**　成人期の患者・家族は家庭や職場・地域などにおける社会的役割が大きい。侵襲度の高い心臓血管外科手術を受けることにより，家族・職場内の役割遂行が困難になったり，変更を余儀なくされたりする可能性がある。術前から家族構成をジェノグラム❶にするなど情報を集約し，アセスメントすることが重要である。

- 家族構成・機能，家族員の健康状態，家族内の役割
- 術後・退院後の支援者(血縁の家族以外も含む)
- 職業・職種と労作度，通勤状況など

　また，手術や治療継続に伴う経済的な負担も大きい。就労状況，社会復帰の見込みなどに加えて，医療費助成制度などの申請状況などを確認する。

- 高額療養費制度の手続き状況，(適用があれば)身体障害者手帳❷の申請状況

◆ ADL の評価

　基準となる入院前・術前の ADL の自立度，セルフケア能力をアセスメントする。これらは，術後の廃用症候群のリスク予測，早期離床やリハビリテーションの開始時期の判断，退院の見通しをたてることに役だつ。

● **セルフケア能力の把握**　術後に予測される ADL の低下に備えるため，手術前の ADL の状況をアセスメントする。バーセルインデックス Barthel index(BI)❸や機能的自立度評価法 functional independence measure(FIM)❹といった指標も用いながら，食事や排泄，移乗・移動，社会的認知などの ADL の障害の程度や自立度を測定する。これらは，術後に行う心臓リハビリテーションにも有用な情報となる。

● **フレイルの評価**　心臓血管外科手術の患者は高齢であることが多いため，術前からフレイル(◉ 287 ページ)に陥っていないか，また術後にフレイルとなるリスクがないかを評価する。フレイルと判断された場合は，適切な支援により回復に努める必要がある。

2 　看護目標

　看護目標は以下のとおりであるが，疾患の重症度や手術の緊急度，心理的な危機的状況によっては優先度が変動したり，省略されたりすることがある。

(1) 病気や手術の必要性を理解し，納得のいく治療選択ができる。
(2) 身体機能・ADL の低下や予測される術後合併症に備え，全身状態が安定した状態で手術にのぞめる。
(3) 周術期の経過やボディイメージの変容についてイメージをもち，心理的に安定した状態で手術にのぞめる。
(4) 医療費助成の手続きや家族内や職場での役割の調整などができ，経済的な心配ごとや社会復帰に向けた不安などが軽減する。

NOTE

❶ジェノグラム
　患者を中心に現在の家族関係を構造図にしたものである。

NOTE

❷**心臓機能障害における身体障害者手帳の交付**
　心臓機能障害や ADL 制限の程度により 1 級から 4 級に分類される。心臓ペースメーカの植込みや人工弁置換などを受けているなど，いくつかの厳しい基準のもと，該当者が認定される。

NOTE

❸バーセルインデックス
　食事，移動，整容，トイレ動作，入浴，移動，階段昇降，着替え，排便・排尿コントロールの 10 項目について，それぞれ自立度を採点して評価する指標である。

❹機能的自立度評価法
　13 個の運動項目と 5 個の認知項目について，1〜7 段階で採点し評価する指標である。

3 看護活動

◆ 手術の意思決定への支援

　心臓血管外科手術は過大侵襲を伴い生命の危機に直面するため，意思決定においては，患者・家族に大きなストレス，苦悩や葛藤，動揺が生じる。看護師はインフォームドコンセントの場に同席することを事前に伝え，緊張をやわらげる言葉かけや態度で安心を促す。

　手術に関する説明においては，手術以外の選択肢や予後の違いなども含めてかたよりなく患者が情報を得られるようにし，理解度や受けとめ方を確認しながら進める。患者・家族の表情や応答をていねいに観察し，必要に応じて患者の心配ごとや意向について看護師が代弁するなど，患者・家族の意思決定を支援する。

　インフォームドコンセントのあとも，患者・家族に苦悩や葛藤などの思いの表出を促し，状況に応じて説明を繰り返したり，補足したりすることも重要である。生活者として患者が大切にしている価値観や人生計画を知り，患者・家族と医療者が双方の情報を交換しながら，最善の治療選択を目ざす。

◆ 予測される術中・術後合併症の低減に向けた術前ケア

　アセスメントに基づき，予測されるあらゆるリスクに術前から備えることで，手術侵襲による術中・術後の合併症の低減を目ざす。

● 循環器合併症の予防　今回の手術適応となった主要な循環器疾患が，手術開始まで悪化しないように努める。そのため，血圧や脈拍を中心としたバイタルサインの変動を観察し，主疾患に関連した自覚症状と他覚症状，検査所見を統合してフィジカルアセスメントする。心不全，不整脈，狭心発作，高血圧（症）などがある場合には症状をコントロールし，術中・術後の循環器合併症を予防する。異常がみとめられたら，医師の事前指示に従い，報告，対処する。

　また，心臓血管外科手術においては，感染性心内膜炎（IE，◎211ページ）の予防が重要である。術前に歯科を受診し，齲歯の治療や歯垢の除去を行うことをすすめる。入院後は歯みがきや含嗽により口腔内の衛生を保つようにする。これらは呼吸器合併症の予防にもつながる。

　術中・術後におけるDVTや肺梗塞の予防として，弾性ストッキングの着用や間欠的空気圧迫装置を使用する。下肢の血流異常を判断するため，術前から足背動脈の触知や冷感，むくみの左右差の出現に留意し，適正サイズのストッキングを選択・着用して手術にのぞむ。

● 呼吸器合併症の予防　呼吸器合併症には術前の上気道感染や術後の無気肺，肺炎がある。術前から気道の浄化，換気および酸素化の維持・改善に努めることが重要である。

[1] 禁煙　ニコチンは交感神経を介して，心拍数の増加，血圧上昇，心筋の酸素消費量の増加を引きおこし，一酸化炭素（CO）は血液の酸素含有量の

低下をまねくため，喫煙は心臓に強い負荷をかける。予定手術では術前4週間以上の禁煙が推奨される[1]。ただし，緊急手術では禁煙期間の確保より救命が最優先される。禁煙指導は入院前の外来受診時から開始され，受動喫煙がみとめられる場合は家族に対しても実施する。

　② **呼吸理学療法・呼吸訓練**　心臓血管外科手術では胸部や胸腹部に創傷が生じるため，術後は疼痛により呼吸がしにくくなることが予測される。機能的残気量の増加を目的とし，術前から半座位による腹式呼吸や口すぼめ呼吸，深呼吸を促す。また，創部痛を予防する咳嗽訓練やハフィング法の練習，肺胞の拡張をはかる呼吸訓練装置の活用も有効である。ただし，肺高血圧症を伴う重症例では，訓練により心不全が増悪するリスクがあるため，実施しないこともある。医師の指示に従う。

● **せん妄の予防**　せん妄は順調な回復を阻害する。術前からせん妄の原因となる脱水や電解質異常の改善をはかる。また，せん妄を誘発するリスクの高い薬剤などは，多職種で協働しながら調整して予防に努める。

　難聴や視力低下などの感覚遮断はせん妄の促進因子になる。とくに，高齢者では術後の状況に適応しやすいよう補聴器や眼鏡を持参したり，健側の聴力の情報を申し送ったりする。発症後の患者・家族の衝撃を最小限にとどめるため，術前からせん妄の理解を促す。

● **その他の全身管理**　慢性腎臓病，糖尿病などの既往症，低栄養，貧血などの所見がみとめられる場合，術後の手術部位感染(SSI)，縦隔洞炎，敗血症，創傷治癒遅延などの回復遅延のリスクが高い。そのため，術前から人工透析で腎臓クリアランスの保持や血液を浄化したり，インスリン療法により血糖を調整したりすることで，全身状態の維持・改善に努める。

● **抗血栓薬などの中断・調整**　有害事象が生じないように留意しながら，薬剤の中断・調整を行う。血栓塞栓症のリスクが高い症例(機械弁置換例，脳梗塞や心房細動，左房内血栓の既往など)では，ワルファリンカリウムの投与を術前3～5日前までに中止し，ヘパリンナトリウムの持続静脈注射に切りかえる。APTTなど出血・凝固能を指標に厳重に管理する。

　その他の循環器系作動薬も患者の心機能や術式などに合わせて増減することがある。

● **早期離床に向けた準備**　廃用症候群をきたさないよう，散歩やストレッチで筋力低下や関節拘縮を防ぐ。セルフケア能力や認知機能，活動制限に見合った自立した入院生活が送れるように配慮する。

　また，早期離床や呼吸リハビリテーション・心臓リハビリテーションの必要性を説明し，理解を得る。ベッドからの起き上がり方やベッドの操作方法，初回歩行直前の準備運動(ベッドサイドでの立位・足ぶみなど)を一緒に体験し，術前からイメージ化をはかることも有用である。

1）日本麻酔科学会周術期禁煙ガイドラインワーキンググループ(WG)：周術期禁煙プラクティカルガイド．2021．(https://anesth.or.jp/users/person/guide_line)(参照 2023-06-20)

◆ 心身の準備状態を整える術前オリエンテーション

● **周術期全体のイメージ化**　入院日数の短縮化に伴い，術前オリエンテーションは外来から開始されることが多い。クリニカルパスや教育ビデオ・動画などのツールを活用し，準備が必要な物品の案内，術前から術後の一般的な経過・身体状況，予測される術後合併症および予防策，早期離床に向けた準備（● 291ページ）などのイメージ化をはかる。

　また多職種による術前訪問を行う。手術室看護師・ICU看護師・麻酔科医から，手術前から手術後までの流れやどのような処置が行われるかなどの説明がされる。術後のICU環境や著しく自由のきかない身体状況について説明し，あらかじめイメージ化をはかることは，術後せん妄の予防にもつながる。

● **ボディイメージの変容に対する心の準備**　心臓血管外科手術後のボディイメージの変容に影響を及ぼす要因は，胸部の切開創および創痛，人工呼吸器や排液ドレーンなど身体拘束につながる多数の留置物，手術前後の自己像のギャップなどである。肉眼的に見える変容のみではなく，機能低下などの内部障害についても説明する。

● **心配ごとや不安の軽減**　身体的・心理的・社会的・スピリチュアルな苦痛，心配ごとや不安は多岐にわたり，個別性が大きい。看護師は，つねに気にかけている，見まもっているという姿勢や態度で接し，ていねいな傾聴や声かけで感情の表出を促す。

　経済的な心配ごとや社会復帰に向けた不安に対しては，医療費助成の手続きが進められ，家族内や職場との調整がつくなど，メディカルソーシャルワーカー（MSW）と協力して見通しがたつように支援する。

◆ 手術前日の支援

● **皮膚の保清・除毛**　SSIを予防するため，病状やADLに見合った清潔ケア（入浴，清拭，洗髪，爪切りなど）を提供する。腹部大動脈瘤の手術では臍（へそ）の処置も行う。除毛❶は皮膚を損傷しないように電気カミソリを使用し，必要最小限にとどめる。

● **消化管の準備**　麻酔導入時の嘔吐・誤嚥を予防するため，食事・水分制限が実施される。手術部位や術式に応じ，緩下薬や浣腸の実施も考慮される。麻酔科医師の指示どおりに確実に実施されるよう，患者説明と確認に努める。

● **緊張の緩和・睡眠の確保**　多職種による術前訪問がつぎつぎとあり，いよいよ手術という実感がわき，緊張が高まる。ていねいな声かけや日常会話などで，リラックスできるように促す。必要に応じて睡眠導入薬が処方・服用されることもあり，夜間の転倒・転落には十分に注意する。

◆ 手術当日の朝から手術室入室までの支援

● **更衣・装着物の除去**　手術衣に着がえ，DVT予防の弾性ストッキングを着用する。手術の支障となる装着物は除去する（義歯，ヘアピン，コンタク

📄 NOTE

❶除毛

　近年，体毛が濃く手術の妨げになる場合以外は行わない，あるいは手術室で手術直前に必要最小限に実施することが推奨されている。

トレンズ，指輪，マニキュア，化粧など）。眼鏡やカツラなど安全の確保や
尊厳の保持に影響するものは，手術室に入室後に外すなどタイミングに配慮
する。

● **安全な移動**　病状やADLに見合った移動方法で入室する。移動の際に
は転倒・転落には細心の注意をはらう。

● **確実な引き継ぎ**　患者確認や術式・部位などの確認は，患者の取り違い
や不適切な手術を阻止するため，きわめて重要である。多職種協働で厳重な
注意をはらって実施し，安全に引き継ぐ。

b 術後急性期・回復期の看護

　術後急性期は，人工心肺の影響下にあることを理解したうえで，手術侵襲
の大きさをアセスメントする。次に術前のリスク予測に基づき，心臓血管外
科手術で最も影響を受けやすい循環器系や呼吸器系を中心に，合併症の予防，
異常の早期発見・対処に努める。脳出血・脳血栓塞栓症や術後せん妄などの
脳血管系合併症やSSI，敗血症など，退院後のQOL低下をまねく合併症も
回避できるように注意する必要がある。

　また，ICU入室時には人工呼吸器や肺動脈カテーテル，排液ドレーンな
ど生命維持に直結する多くの留置物がある。これらを安全に管理することも
重要である。

　循環動態が安定したら覚醒を促し，鎮痛下で人工呼吸器からの離脱・抜管
を試みる。再挿管のリスクに留意しながら，ICU内での早期リハビリテー
ションを始める。この時期の心臓には，自発呼吸の再開やリフィリング❶に
よる静脈還流の増加，経口での水分摂取や食事の再開，静脈内注射の循環器
作動薬の減量，ADLの拡大などにより，多くの負荷がかかる。負荷により
心不全をおこさないように管理することが重要である。

　これらの経過や一般病棟に転出するまでの期間は，手術侵襲の大きさや回
復レベルにより個人差がある。術後急性期から，順調な回復期への移行や早
期退院を見すえた看護を行うことが大切である。

NOTE

❶リフィリング
　手術侵襲による血管透過
性の亢進に伴い血管外に移
行していた水分が，血管内
に戻ってくることである。

1 アセスメント

◆ 身体機能の評価

▌手術侵襲の大きさ

　術式，手術時間・麻酔時間を確認する。心臓血管外科手術は長時間に及ぶ
ものが多く，長時間の同一体位による褥瘡などの皮膚トラブルや末梢神経麻
痺は，術後のADL拡大やQOLに影響を及ぼすため注意する。人工心肺装
置を使用した手術の場合には，その使用時間を確認する。術中に低体温管理
が行われた場合には復温の状況を観察する。

　心臓血管外科手術の術後管理においては，循環血液量の管理が重要になる
ため，出血量や輸血量，術中の水分出納の合計バランスについてもアセスメ
ントする。

● **人工心肺装置の使用**　人工心肺装置は開心術や大血管再建術において不可欠である一方で，合併症を引きおこす原因にもなる。人工心肺装置は回路を通して血液を循環させるため，血液凝固を阻止するための抗凝固薬の使用，異物である回路と血液の接触，血液ポンプによる機械的刺激，回路の充填による血液の希釈が避けられない。術後は，これらによって引きおこされる症状・合併症（●表6-15）に注意し，活性凝固時間（ACT）から凝固機能の正常化についてアセスメントする必要がある。

● **低体温管理・復温状況**　全身麻酔による交感神経や体温中枢の抑制の影響で術中は低体温になる。また，心内操作時の心筋保護を目的とし，低体温管理下で手術が行われることもある。低体温は，SSIや血液凝固能の低下による出血のリスクを高めるため，術中の低体温管理の程度，術後の復温状況について確認する。

● **出血量**　低体温管理が長時間に及ぶ場合，再手術で組織の癒着が著しく剝離に時間を要する場合は，出血量が多くなる。術中や術直後の出血が多量（2～3 mL/kg/時以上）であると，出血性ショックのリスクが高まる。さらに開心術後に出血が多量である場合，心嚢内に血液が貯留したり，血腫が形成されたりする。その結果，心筋の拡張障害による心タンポナーデ（●213ページ）のリスクも高まる。術中・術直後は出血量（ドレーンからの排液量）を観察し，リスク予測につなげる。

● **輸血量**　多量の輸血は高カリウム血症を引きおこし，不整脈を誘発する危険性が高い。とくに，慢性腎不全で血液透析が導入されている患者では注意が必要であり，輸血量や血清カリウム値からリスクを予測する。

　一方，手術が無輸血で施行される場合，輸液により血液が希釈され，貧血や血漿浸透圧の低下に伴う血管透過性の亢進がおこる。その結果，全身の浮腫や末梢循環不全を引きおこしたり，代謝性アシドーシスから循環不全に陥るリスクが高まる。これらの無輸血の影響についても，一緒にアセスメントすることが大切である。

● **水分出納の合計バランス**　術中の水分出納の合計バランスは体表面積あたりの不感蒸泄量も考慮し，マイナスなのか，プラスなのかをアセスメントする。水分出納の合計バランスは，術後急性期の水分出納管理の目標を決定するための重要な起点になるが，これは血管内脱水や全身の浮腫の程度，血圧の変動，心臓の大きさにより影響を受ける。

●**表6-15　人工心肺により引きおこされる症状・合併症**

原因	症状・合併症
抗凝固薬の使用	出血
異物との接触	肺血管抵抗の上昇，全身性炎症反応症候群（SIRS）
機械的刺激	溶血，急性腎障害
血液希釈	赤血球の相対的な減少，凝固能の低下，浸透圧の減少による漏出性の浮腫

　そのため，水分出納管理の目標設定では計算上の合計バランスに依存せず，早期に体重測定を再開し，術前からの増減や推移より客観的にアセスメントすることが望ましい。

▌合併症のリスク予測

　原則，術前のリスク予測の情報収集項目にのっとり，再度アセスメントをする（◐ 285 ページ，表6-13）。加えて，術直後は新たに全身状態の持続的なモニタリング❶がされるため，以下のデータや推移もあわせて総合的に判断する。

NOTE

❶呼吸・循環・腎機能のモニタリング・管理の詳細は，第 4 章「検査と治療」も参照されたい（◐ 97 ページ）。
❷基準値については◐ 98 ページを参照されたい。

- 心拍数・波形（正常洞調律，不整脈），動脈圧・波形（収縮期・拡張期），平均血圧（冠状動脈以外の臓器灌流を決定する）
- 肺動脈圧（PA）・波形，右房圧（RA）あるいは中心静脈圧（CVP）・波形❷，呼吸パターン
- 心拍出量（CO）・心係数（CI），1 回拍出量（SV），混合静脈血酸素飽和度（Sv_{O_2}）

▌生命維持装置の設定・作動状況

　ICU 入室時や術後急性期の患者には，人工呼吸器などの生命維持装置が装着されている（◐図6-7）。必要に応じて，IABP などの機械的循環補助（◐ 117 ページ）や持続的血液濾過透析が適用となる。

　これらの人工臓器は生命維持に直結するため，臨床工学技士と協働して設定や作動状況，適正な挿入部位について安全確認をする必要がある。

▌留置物の種類・挿入部位

　心臓血管手術後は多くの留置物が挿入されており，不適切な固定（誤挿入，深すぎる・浅すぎる，固定のゆるみなど）では有害事象を生じるリスクがある。

　目視のみではなく，定期的な X 線検査の所見で挿入部位を確認し，評価することが求められる。

◆ 全人的苦痛・ADL の評価

● **身体的・精神的苦痛，スピリチュアルペイン**　手術後に覚醒すると，呼吸困難感や創部痛などさまざまな身体的苦痛が生じる。身体的苦痛は交感神経を亢進させ，心筋の酸素消費量の増加や機能的残気量の減少につながり，循環器・呼吸器系合併症のリスクが高まる。患者が感じている身体的苦痛を適切にアセスメントし，苦痛を緩和するための看護活動につなげることが大切である。

　また，患者は ICU という慣れない環境におかれ，人工呼吸器の装着により発声ができず，多くの留置物や安全のための身体拘束により自由に動くこともできない。このような状況は，悲しみや不安といった精神的苦痛を生じ，術後せん妄の発症リスクにもなるため注意が必要である。さらに，せん妄による急性混乱やコントロール不能で思いどおりにならない自分の身体に対してスピリチュアルペインを感じることもある。現実をどのようにとらえているか，自分の身体をどのように認知しているかについてもアセスメントする。

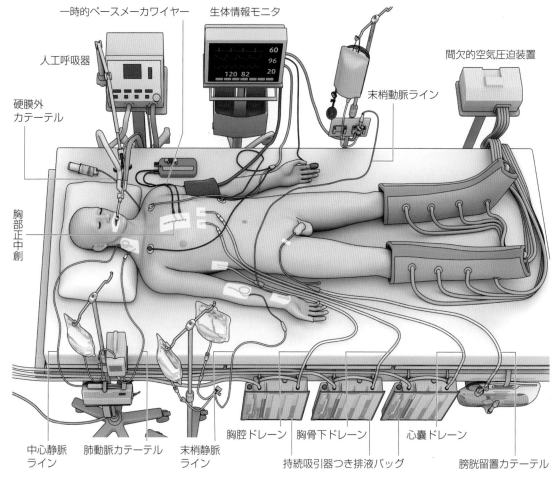

一時的ペースメーカワイヤー　　生体情報モニタ

人工呼吸器

硬膜外
カテーテル

末梢動脈ライン

間欠的空気圧迫装置

胸部
正中
創

中心静脈　　肺動脈カテーテル　　末梢静脈　　胸腔ドレーン　　胸骨下ドレーン　　　心嚢ドレーン　　　　　膀胱留置カテーテル
ライン　　　　　　　　　　　　　ライン　　　　　　　持続吸引器つき排液バッグ

◎図6-7　心臓血管外科手術の患者の状態

● **セルフケア能力の回復レベル**　覚醒前後の不動状態から，しだいにセル
フケア能力が回復し早期離床へと向かう。廃用症候群やフレイルを予防する
ため，病期ごとにセルフケア能力や残存機能，循環動態への影響を評価する
ことが大切である。

2　看護目標

　目標の優先度は術後日数や病状により変動する。生理的ニーズ，安全・安
楽のニーズから優先して援助する。
（1）循環器合併症が予防・早期発見される。
（2）人工呼吸器から離脱し，呼吸器合併症が予防・早期発見される。
（3）創部痛，気管チューブ・人工呼吸器装着，カテーテル・ドレーン挿入，
　　身体拘束・同一体位による不動化に伴う全人的苦痛が緩和される。
（4）脳血管障害やせん妄が予防・早期発見される。
（5）SSIや敗血症，播種性血管内凝固症候群が予防・早期発見される。
（6）早期離床，心臓リハビリテーションにより廃用症候群やフレイル，集中
　　治療後症候群（PICS）が予防され，日常生活が再構築される。

（7）家族の心配ごとや不安が軽減され，心身の健康が維持される。

3 看護活動

　術前・術直後のリスク予測やアセスメントに基づき，看護目標の達成を目ざす。すべての看護活動において共通する観察項目は，術後のモニタリングも含むバイタルサインとその推移・変動，フィジカルアセスメント所見，客観的な検査所見，装着されている医療機器の設定や作動状況などである。これらを多角的に統合して臨床判断につなげる。

◆ 循環の管理

● 循環動態や機器のモニタリング　術後のアセスメントで示した合併症のリスク予測（● 295ページ）の指標と，ショック症状（● 45ページ）の有無，血液ガス分析による代謝性アシドーシスの状態，胸部 X 線所見（CTR の拡大，肺うっ血，肺水腫），心エコー所見（心収縮力の低下，心嚢液の貯留）などを観察する。

　心嚢・胸骨下ドレーンと吸引機器，一時的ペースメーカ（● 89ページ）や機械的補助循環装置（IABP，PCPS）（● 117ページ）の設定や作動状況も観察し，安全管理に努める。交感神経の過剰な亢進は酸素消費量の増加や血圧の上昇につながるため，覚醒状態，疼痛，発熱，呼吸困難，人工呼吸器の離脱・抜管，循環器作動薬の増減などの要因も同時に観察する。

● 心機能を規定する4つの因子の調整　心機能を規定する因子として，前負荷，後負荷，心収縮，心拍数の4つがある。術後は，これらの因子を調整して心機能を保つことが重要である。

　□1 前負荷　循環血液量の調整は心収縮力の維持に不可欠な要素である（● 24ページ）。心機能の低下や血管透過性の亢進による血管内脱水の程度に合わせて，輸液や輸血，利尿薬を用いて水分出納管理を行う。

　□2 後負荷　さまざまな侵襲で交感神経が亢進すると，血管収縮により血管抵抗が増大し，後負荷である血圧が上昇する。高血圧は術後出血や心不全を助長し，手術の吻合部にも負荷がかかる。鎮痛・鎮静，保温や解熱，呼吸不全に対する治療により交感神経の過剰な亢進を防ぎ，医師の指示に基づく目標の範囲で血圧がコントロールされるよう，降圧薬・血管拡張薬を適切に投与する。医療処置や看護ケアも後負荷を助長するため，必要最小限にとどめる。

　□3 心収縮力　循環器作動薬を適切に投与し，収縮力の維持に努める。

　□4 心拍数　開心術後は侵襲により1回拍出量の低下や不整脈が出現するため，必要に応じて一時的ペースメーカを用いて補助する。

◆ 循環機能の低下による合併症の予防・早期発見

● 低心拍出量症候群（LOS）　術前からの低心機能や，過大な手術侵襲，心筋障害，不整脈などの原因により心収縮力が低下して心拍出量が減少した状態を低心拍出量症候群 low output syndrome（LOS）という。心原性ショックに

分類される重篤な状態であり，循環不全に伴う急性腎障害や代謝性アシドーシス，ショック症状を呈する（○ 45ページ）❶。

　前述したように心機能を規定する4つの因子を調整しながら，LOSの原因の除去に努め，代謝性アシドーシスの是正をはかる。低血圧に対し，ノルアドレナリンやアドレナリンのような末梢血管の収縮作用が強い昇圧薬を投与する場合，四肢の循環不全や壊死に留意し，保温に努める。

● **術後出血・心タンポナーデ**　術後出血は循環血液量減少性ショック（○ 46ページ）をきたす。術後出血を予防するため，術中に使用したヘパリンナトリウムに対する拮抗薬であるプロタミン硫酸塩や止血薬の投与により出血・凝固能の是正に努める。また，貧血の程度に合わせて輸血を行う。

　血液が心嚢周囲に貯留すると，心タンポナーデから心外閉塞・拘束性ショック（○ 46ページ）に陥るため，心嚢・胸骨下ドレーンや持続吸引機器を適切に管理する。血塊によるチューブの閉塞を防ぐため，定期的なミルキングを行う。心エコーで心嚢液の過剰な貯留や血腫をみとめ，心タンポナーデの三徴候（○ 213ページ）が出現する場合，再開胸止血術や血腫除去術も検討される。

● **急性腎障害**　LOSによる低灌流や，人工心肺使用による全身性炎症反応などにより急性腎障害が引きおこされる可能性がある。腎機能が低下している場合には，循環動態への影響が少ない持続的血液濾過透析により，水分出納や電解質の管理をする（○ 100ページ）。循環動態が安定したあとは，必要に応じて血液透析に移行する。乏尿や無尿，高カリウム血症や腎機能の低下をみとめる場合，致死性不整脈の出現に留意する。

● **不整脈**　術前からの心負荷や手術操作に伴う刺激伝導系・心筋の障害などの原因により，さまざまな不整脈をきたす。心房細動・粗動や期外収縮は循環動態に影響を及ぼすため，一時的ペースメーカによるリズム・レートコントロールに努める。また，心筋の収縮に必要な電解質（カリウム，カルシウム，マグネシウム）のバランスの異常も不整脈の原因となる。これらの電解質の補正をはかる。

● **DVT・肺血栓塞栓症**　長期臥床やIABPなど機械的補助により，血栓が形成されるリスクは高まる。DVT（○ 234ページ）を示すホーマンズ徴候（○ 264ページ）に留意し，弾性ストッキングの着用や間欠的空気圧迫法により予防的な管理をする。とくに，初回歩行時は肺血栓塞栓症（○ 235ページ）による低酸素血症に留意する。心外閉塞・拘束性ショックに陥る重症例では，急変の可能性が高いため，緊急的に機械的補助循環の適応となる。

◆ 呼吸の管理

● **呼吸状態と機器のモニタリング**　呼吸数，呼吸パターン，呼吸音，SpO_2，血液ガス分析による酸素化の状態，人工呼吸器との同調性，胸部X線所見（無気肺，肺炎，胸水）などを観察する。人工呼吸器の設定や作動状況，胸腔ドレーンと持続吸引機器も観察し，安全管理に努める。抜管後は，必要に応じて非侵襲的陽圧換気（NPPV）や酸素療法の適応となるが，同様の観察が必

NOTE
❶ショック状態の患者の看護については他項を参照されたい（○ 265ページ）。

要である。

　覚醒時は交感神経が優位になり，酸素消費量の増加や血圧の上昇がおこる。また，人工呼吸中は，陽圧呼吸により胸腔内圧や肺血管抵抗が上昇し，静脈還流が低下する。一方で抜管後は自発呼吸に戻ると，陰圧呼吸により胸腔内圧や肺血管抵抗が低下し，静脈還流が増加する。このような循環動態への影響もあわせて観察することが大切である。

● **人工呼吸器からの離脱と自発呼吸の確立**　循環動態が安定したら，機能的残気量（FRC）の改善をはかるため，横隔膜の位置を下げるためのベッド挙上や，痰の貯留を防ぐための体位ドレナージを行う。体位変換の際は循環動態の変動に注意する。

　次に，人工呼吸器からの離脱に向けて，医師の指示のもと鎮静薬を減量し覚醒を促す。覚醒に伴い生じる疼痛は，呼吸抑制や咳嗽困難の原因となるため，医師の指示による鎮痛薬の投与など確実な鎮痛を行う。

　酸素化の維持や自発呼吸の確立を見きわめながら，徐々に人工呼吸器による補助の割合を減らして抜管を試みる。抜管後は再挿管や心負荷増大のリスクを判断しながら，引きつづき無気肺や肺炎などの合併症の予防・早期発見に努める。酸素化の改善や廃用症候群の予防を目的に早期離床をはかり，酸素療法や非侵襲的陽圧換気からの離脱，自発呼吸の確立を目ざす。

◆ 呼吸器合併症の予防・早期発見

　術前から呼吸機能の低下，心不全による肺うっ血・肺水腫をみとめる場合や，人工心肺の使用時間が長い場合，呼吸器合併症の発症や再挿管，人工呼吸器からの離脱困難のリスクは高くなる。無気肺や肺炎，急性呼吸窮迫症候群（ARDS）の予防のために，体位ドレナージや早期離床により喀痰の促進をはかり，抗菌薬の投与を確実に行う。胸水に対しては，医師の指示に基づく適切な陰圧による胸腔ドレナージ管理を実施する。

　高齢者や慢性閉塞性肺疾患（COPD）の患者では，陽圧換気による緊張性気胸にも留意する。呼吸モニタリングに基づき，胸腔ドレーンからのエアリークなどの異常所見をみとめたら，ただちに医師に報告する。抜管後の喀痰困難や喉頭浮腫による上気道閉塞・窒息の予防としては，呼気時間の延長に留意し，水分出納の合計バランスをマイナス管理とする。万が一の再挿管に備え，必要物品や器具をベッドサイドに準備する。

◆ 全人的苦痛の緩和

● **鎮痛・鎮静**　全身麻酔から覚醒すると，創部痛，気管チューブ・人工呼吸器装着，各種カテーテル・ドレーン挿入，安全のための身体拘束・同一体位による不動化など多彩な身体的苦痛があらわれる。とくに，大動脈置換術における肋間開胸創や腹部正中切開創の痛みは強烈である。積極的な鎮痛薬の投与や硬膜外カテーテルによる患者自己調整鎮痛法 patient controlled analgesia（PCA）❶，体位の調整，温罨法，マッサージなどを組み合わせつつ，安楽に過ごせるように援助する。ケアの効果は視覚的評価スケール（VAS）や数

▭ NOTE
❶**患者自己調整鎮痛法
（PCA）**
　硬膜外カテーテルや静脈ラインを介し，専用器具のボタンを押すことで，患者自身が鎮痛薬を投与することができる方法である。持続投与も可能である。

値評価スケール(NRS)などの客観的なスケールで評価する。

●**精神的安寧・自己コントロール感の回復**　ICU の慣れない環境や人工呼吸器の装着による発声困難，身体拘束により自由に動けないことは，精神的苦痛も助長する。筆談や指文字によりニーズをていねいに把握して満たす。身体拘束の必要性は定期的に評価し，最小限の実施にとどめる。活動制限下でも自分でできることは患者自身で行うよう促し，自己コントロール感の回復に努める。

●**ボディイメージ変容への適応**　術後の切開創や機能低下など外部・内部障害に伴うボディイメージの変容は，術前の想像をはるかにこえることが多く，苦痛や混乱を生じる。術後の身体状況を理解できるように説明する。また，切開創を自身で見て受け入れていく過程も必要であるが，見ることがこわい，抵抗があるという場合は無理に促さず，患者のタイミングに合わせて援助する。

◆ 脳血管障害・脳機能低下の予防・早期発見

●**脳血管機能のモニタリング**　全身麻酔からの覚醒状態，意識レベル(JCS，GCS)，瞳孔径，対光反射，四肢の運動麻痺，痙攣の出現などについて確認する。

●**脳出血・脳血栓塞栓症**　術前からの動脈硬化や心房細動，人工心肺使用に対する抗凝固薬の投与，手術操作による血栓形成・塞栓などにより，脳出血・脳血栓塞栓症を発症することがある。これらの合併症は退院後の ADL や QOL の低下をまねくため，血圧や凝固機能を調整することで予防する。万が一，異常所見をみとめる場合はすみやかに医師に報告し，指示にのっとり頭部 CT 検査や必要に応じた治療を遂行する。

●**術後せん妄**　過大侵襲により術後せん妄を発症しやすいため，代表的なせん妄スクリーニングツール❶を用いてアセスメントし，予防や早期発見に努める。同時に，直接的なリスク要因である各臓器不全や脱水，電解質異常などに対処し，全身状態の改善をはかる。

せん妄を助長させる感覚遮断に対しては補聴器や眼鏡を装着し，ICU 環境下における現実認知の回復を促す。また，確実な鎮痛や安楽ケア，早期離床の促進，睡眠と覚醒のリズムや休息と活動の調整もはかる。

せん妄に伴う被害妄想や過活動により，生命維持装置の自己抜去や，暴力などにより危害を及ぼすリスクがある場合は，薬物療法や身体拘束を併用し，安全の確保と危険の防止を優先する。また，家族の不安の軽減をはかるため，せん妄に関する教育を術前から引きつづき実施する。

◆ 感染症・免疫機能の低下の予防と早期発見

●**感染のモニタリング**　体温，炎症反応(WBC，好中球数，CRP)，切開創や留置チューブ類の刺入部の炎症徴候，喀痰(さび色)，ドレーン排液・尿(白濁)，出血傾向，血糖値，低栄養状態，貧血，凝固能，胸部 X 線や CT 検査の炎症所見などを観察する。

NOTE
❶ ICU でよく活用されるせん妄のスクリーニングツール に は，ICDSC，CAM-ICU がある。

● **SSI**　SSI には，術後に生じた切開創の感染や縫合不全のみではなく，術操作を加えた縦隔洞や心臓の炎症，血管内留置カテーテルや留置チューブ類を介した感染症も含まれる。手指衛生を含むスタンダードプリコーションの確実な実施，適切な抗菌薬の投与，清潔な創傷管理や留置チューブ類の管理（▶100ページ），口腔や陰部の衛生保持に努める。

● **血糖管理と早期経腸栄養**　糖尿病の既往や手術侵襲に伴う高血糖は，白血球や好中球の機能を低下させ感染症や創傷治癒遅延をまねく。そのため，術後急性期は持続インスリン静脈注射療法（CVII）を用いて，140〜180 mg/dL 程度を目標に血糖を管理する。回復期以降も血糖管理が必要な場合，スライディングスケール❶に基づく間欠的なインスリン皮下注射療法に移行する。また，循環動態が安定したら腸管免疫の低下に伴う感染を防ぐため，医師の指示に基づき早期から経腸栄養を開始する。

● **敗血症，播種性血管内凝固症候群**　過大侵襲に伴う免疫機能の低下が著しい場合，敗血症や血液分布異常性ショック（▶47ページ），播種性血管内凝固症候群を引きおこすリスクがある。ショック症状や出血・凝固傾向をみとめる場合，輸液や抗菌薬の投与，抗凝固療法を実施し，多臓器障害の予防に努める。

◆ 早期リハビリテーションと日常生活の再構築

● **廃用症候群，ICU 獲得性筋力低下の予防**　術前から長期臥床をしいられ，フレイルやサルコペニアをみとめる場合，過大な手術侵襲により回復遅延をみとめる場合には，術後に廃用症候群や，集中治療後症候群 post intensive care syndrome（PICS）❷の一部である ICU 獲得性筋力低下 ICU acquired weakness（ICU-AW）をまねくおそれがある。ICU-AW は高血糖や感染などに起因する左右対称の四肢麻痺や筋力低下を呈する。これらは，末梢神経麻痺や褥瘡などの皮膚トラブルとあわせ，ADL や QOL の低下をまねく要因であるため，積極的な予防に努める。

● **早期離床，ADL の拡大への支援**　術後の循環動態が安定したら，術前の ADL 評価に基づき（▶289ページ），理学療法士と協働して床上での関節可動域（ROM）訓練を開始する。患者の残存機能を見きわめ，自力でできる ADL は必要以上に手だすけせず，安全面に配慮しながら見まもる。その際，循環動態や呼吸状態の変調に細心の注意をはらいながら，ADL の拡大をはかる。包括的な呼吸リハビリテーション・心臓リハビリテーションを実施し，食事や排泄動作，活動と休息など日常生活の再構築をはかり，ICU から一般病棟への転出，退院や転院を目ざす。

◆ 家族機能と心身の健康の維持

　家族は，患者とともに死の恐怖とたたかいながら回復を願うが，一方で社会的役割や経済的負担も大きく，さまざまな心配ごとや不安が絶えない。術前のアセスメントの視点に基づき（▶289ページ），術後も家族機能が維持できるよう，心身の健康状態も含めてモニタリングを継続する。術後の緊張状

▭ NOTE
❶**スライディングスケール**
　血糖値に応じて投与する超速効型・速効型インスリン量の目安表であり，病状をふまえてあらかじめ医師により指示される。

▭ NOTE
❷**集中治療後症候群（PICS）**
　ICU 患者の入室中・退室後，退院後にも生じる身体障害，認知機能，精神障害である。心的外傷後ストレス障害（PTSD），うつ病などがあり，患者家族にも発症することがある。長期予後や QOL に影響を及ぼす喫緊の課題である。

態が持続すると心身の不調をきたしやすいため，支持的な態度で感情の表出を促し，休息や気分転換の時間が確保できるよう調整する。また，病状や治療を理解することで術後の見通しがつくように援助する。

4 冠状動脈バイパス術を受ける患者の看護

　冠状動脈バイパス術（CABG）の適応となるのは，狭心症と心筋梗塞である。そのうち，急性冠症候群（ACS）に分類される不安定狭心症や急性心筋梗塞では，緊急治療の対象になることがある。近年，経皮的冠状動脈インターベンション（PCI）の発展により，CABG は高度複雑病変，糖尿病を合併した中等度複雑病変，左冠状動脈主幹部（LMT）分岐部病変，左室駆出率（LVEF）35％未満の低左心機能を伴う重症例で推奨されている[1]。

　わが国における単独 CABG では，低侵襲の体外循環非使用冠状動脈バイパス術（OPCAB）が約60％を占める。入院期間の短縮化に伴い，クリニカルパスを活用しながら，包括的心臓リハビリテーションを実施し，早期退院を目ざす。とくに，手術適応となった心疾患の再発や進行を防ぐには，冠危険因子の是正が重要である。

　ここでは，前述の「手術を受ける患者の看護」に準ずるものは省略し，CABG を受ける患者の看護に特徴的な内容について限定して述べる。

a 手術前の看護

1 アセスメント

● **狭心発作**　経過，痛む部位や放散痛の有無，ニトログリセリンに対する反応（◯ 35ページ）を確認する。糖尿病性神経症を合併する患者や高齢者では無痛性のことがあるため（無症候性心筋虚血），キリップ分類（◯ 143ページ，表5-6）に基づき随伴症状を注意して確認する。

● **虚血性心疾患の重症度**　以下を確認して重症度を統合的に判定し，術後循環器合併症のリスク予測につなげる。

• 心筋障害が可逆的か，非可逆的か。
• 標準12誘導心電図：ST 下降（狭心症）・上昇（心筋梗塞），梗塞部位の診断（◯ 142ページ，表5-5）
• 心臓マーカー：CK-MB，AST，LDH，心筋トロポニン T など
• 冠状動脈造影（CAG）・左室造影（LVG）：冠状動脈の病変（3本のうち何本が何％狭窄・閉塞しているのか，LMT の有意狭窄50％以上の有無・程度），左室機能低下（LVEF 50％未満）の程度

● **虚血性心疾患に関連した合併症のリスク予測**　急性心筋梗塞による死亡リスクの高い重篤な合併症は，致死性不整脈（心室頻拍，心室細動）や心破裂，

1）日本循環器学会 / 日本心臓血管外科学会他：安定冠動脈疾患の血行再建ガイドライン（2018年改訂版）．〈https://www.j-circ.or.jp/guideline/guideline-series/〉（参照 2023-08-03）

乳頭筋断裂による急性僧帽弁逆流などである（● 146 ページ）。重症度に基づいて不整脈や心雑音の出現を注意深く観察する。

● **冠危険因子**　虚血性心疾患の根本的な原因は冠状動脈の動脈硬化であるため，術前から冠危険因子（● 151 ページ）を把握し，周術期心筋梗塞 perioperative myocardial infarction（PMI）❶ などの術後合併症の予防，再発防止や患者教育につなげる必要がある。

2　看護目標

（1）狭心発作や虚血性心疾患に関連した合併症がおこらず，循環動態が安定した状態で手術にのぞめる。

（2）周術期心筋梗塞などの術後合併症に備えて冠危険因子の是正を行い，全身状態が安定した状態で手術にのぞめる。

3　看護活動

● **狭心発作の予防**　血管拡張薬や β 遮断薬などの適切な持続投与と，日常生活活動の調整により，冠状動脈の血流保持に努め，心筋の酸素消費量を最小限にとどめる。狭心発作や随伴症状が出現した場合，すみやかに標準 12 誘導心電図を確認する。医師の指示に基づき，必要に応じてニトログリセリンを投与する。

● **虚血性心疾患に関連した合併症の予防**　致死性不整脈（心室頻拍，心室細動）が出現しないように心室性期外収縮の重症度（ラウン分類，● 190 ページ，表5-19）に合わせ，血清カリウム値など電解質の補正や抗不整脈薬の投与が検討される。心破裂や急性僧帽弁逆流による急性左心不全に陥った場合，機械的循環補助の装着や緊急手術の対応をする。

● **冠危険因子の是正**　高血圧，糖尿病，慢性腎臓病などの冠危険因子は，周術期心筋梗塞など術後合併症の発症リスクにもつながる。術前から降圧療法，インスリン療法，血液浄化などにより可能な限り是正をはかる。ただし，拡張期血圧の過剰な低下は冠状動脈の血流低下により，病状の悪化をまねくため，細心の注意をはらう必要がある。

b　術後急性期・回復期の看護

1　アセスメント

● **CABG の侵襲度**　手術侵襲による術後合併症のリスクを予測するために，術式や経過の詳細について以下の情報を収集する。

- バイパスした冠状動脈の本数
- 吻合した部位：刺激伝導系の栄養血管である右冠状動脈の吻合では房室ブロックなど徐脈性不整脈のリスクがある。一方，左室を栄養する左冠状動脈の吻合では心室性期外収縮や致死性不整脈（心室頻拍，心室細動）のおそれがある。
- 用いたグラフト材の種類（● 102 ページ，表4-7）

▭ NOTE
❶ **周術期心筋梗塞（PMI）**
　術中・術後に新たに発症する心筋梗塞のことであり，原因は術操作による空気塞栓や微小血栓塞栓，吻合，攣縮などによる冠状動脈の血流低下である。PMI や心筋虚血は，重症不整脈や LOS を誘発する。

- 人工心肺装置の使用の有無
- 術中・術後の不整脈，周術期心筋梗塞などの合併：標準 12 誘導心電図，心臓マーカーの推移

2 看護目標

(1) CABG 後に特徴的な循環器合併症がおこらず，循環動態が安定する。

(2) 狭心発作がおこらず，早期に心臓リハビリテーションが開始され，冠危険因子の是正により再発や進行の予防行動につなげられる。

3 看護活動

● **周術期心筋梗塞の予防・早期発見**　冠状動脈に対する術操作により塞栓症や吻合部位の攣縮，血流低下がおこると，術中・術後に心筋梗塞や虚血が出現する。冠状動脈の吻合部への負荷を最小限にとどめ，血流を確保するため，血管拡張薬の投与により拡張期血圧を適正に維持する。また，定期的に標準 12 誘導心電図や心臓マーカーの推移をモニタリングする。重症化すると LOS に陥るおそれもあるため，異常があればすみやかに医師に報告し，必要に応じて循環動態や呼吸状態の安定をはかる。

● **不整脈の予防・早期発見**　血清カリウム値をはじめとする電解質を適正に保持し，必要に応じて医師の指示のもと抗不整脈薬の投与や一時的ペースメーカの装着を併用し，厳重に管理する。

● **心臓リハビリテーション**　循環動態・呼吸状態が安定したら，狭心発作のモニタリングを継続しながら，包括的な心臓リハビリテーションを実施し，早期退院を目ざす(● 361 ページ)。とくに，冠危険因子の是正は再発や進行の予防に必要不可欠であるため，自己効力感を高めつつ，行動変容につながるよう援助する。

5 弁置換・弁形成術を受ける患者の看護

　弁膜症手術には弁置換術(機械弁・生体弁)と弁形成術があり，到達法はいずれも同様である。弁置換術のうち，機械弁は耐久性にすぐれるが，人工物であるため血栓形成のリスクが高く，生涯にわたり抗凝固療法の厳重な管理が必要となる。生体弁は機械弁と比較して血栓形成のリスクが低いため，抗凝固療法は一時的であるが，耐久性はやや低い。

　一方，弁形成術は自己組織で修復するため，血栓形成のリスクはさらに低く，生涯にわたる抗凝固療法は不要である。ただし，効果が得られない場合は再形成術や弁置換術に移行するリスクもある。

　重症例に適用される人工弁置換術後は，心不全や不整脈，感染性心内膜炎のリスクがとくに高いため，これらの予防・早期発見に努める。また，機械弁を用いた弁置換術を受けた場合は，生涯にわたり抗凝固療法が必要となるため，自己管理の確立を目ざす。このように弁置換術・弁形成術それぞれの特徴を理解して，看護につなげることが重要である。

　近年，動脈硬化や加齢に伴う石灰化などが原因の弁膜症が増加しており，とくに僧帽弁形成術を受ける患者は高齢であることが多い。看護師は，患者の理解力に合わせ，患者・家族がそれぞれの手術の利点・欠点を理解し，納得して手術を受けられるように支援することが大切である。

　ここでは，前述の「手術を受ける患者の看護」に準ずるものは省略し，弁置換・弁形成術を受ける患者の看護に特徴的な内容について限定して述べる。

ⓐ 手術前の看護

1 アセスメント

●**弁膜症・心不全の重症度**　以下を確認して重症度を統合的に判定し，術後の循環器・呼吸器合併症のリスク予測につなげる。

　①**弁膜症の種類**　大動脈弁，僧帽弁，三尖弁，肺動脈弁（単弁・連合弁膜症なのか），狭窄症・閉鎖不全症のいずれか，両方か

　②**心不全症状**　心不全症の有無を確認し，その重症度を判定する。
- 肺うっ血：起座呼吸，発作性夜間呼吸困難，泡沫状喀痰など
- 低灌流：頻呼吸，頻脈，低血圧，チアノーゼ，尿量低下，意識の低下など
- 右心不全：頸静脈の怒張，肝腫大，食欲不振，左右対称性の下肢浮腫など
- NYHA 分類（◉ 38 ページ，表 3-2）
- キリップ分類（◉ 143 ページ，表 5-6）

　③**各弁膜症による特徴的な症状や病態**　弁膜症の種類や重症度によって病態や症状が異なるため，それらをアセスメントする。

---

plus　**経カテーテル大動脈弁留置術（TAVI）の看護**

　経カテーテル大動脈弁留置術（TAVI）は経大腿動脈や経心尖部からステント人工弁を大動脈弁に留置するカテーテル治療法である（◉ 107 ページ，図 4-44）。適応疾患は重症な大動脈弁狭窄症で，適応条件は手術適応がない[*1]と判断された患者である。メリットは経カテーテルによる治療であるため，全身麻酔や人工呼吸器管理，人工心肺の使用を必要とせず，身体的な負担が少なく，入院期間も短いことである。一方，デメリットは動脈硬化や石灰化が著しい場合，脳梗塞などの血栓塞栓症のリスクがあることや，ステント人工弁と弁輪の間から血流の逆流をみとめることがあることである。

　多職種メンバーで構成されるハートチーム（◉ 106 ページ）により，患者の ADL や QOL の維持・向上を目ざした最善の治療の選定や方針が決定される。患者は高齢で重症大動脈弁狭窄症をかかえるため，術前は弁膜症や心不全が悪化しないように管理することが重要である。また，患者・家族が TAVI のメリット・デメリットを理解したうえで，治療の意思決定ができるように支援することが大切である。心身の準備が整った状態で転倒や転落がなく，安全に手術にのぞめるように援助する。

　術後は早期離床を促進し，心臓リハビリテーションでは食事や運動，感染性心内膜炎を予防するための口腔衛生や感染管理，血栓塞栓症を予防するための抗血小板薬の服薬管理，規則正しい生活について，患者・家族に指導し，退院後も主体的に実施できるように支援する。継続的な外来受診によりフォローアップすることで，健やかな生活が送れるようにハートチームで支えることが重要である。

[*1] 80 歳以上の高齢者，過去に開心術や胸部の放射線治療を受けた患者，重症な心不全や呼吸不全，肝不全があり全身麻酔にたえられない患者など。

- 重度大動脈弁狭窄症：求心性左室肥大による相対的な狭心発作，失神発作
- 僧帽弁狭窄症・閉鎖不全症：左房負荷による心房細動，左房内血栓の有無
- 大動脈弁狭窄症・閉鎖不全症：左室負荷による心室性期外収縮，致死性不整脈（心室頻拍，心室細動），完全房室ブロックなど
- 急性僧帽弁閉鎖不全症：心筋梗塞が原因の乳頭筋断裂・機能不全

  ④ **検査結果**　心不全や弁膜症の重症度を判定する。
- 心雑音：収縮期・拡張期雑音，奔馬調律（ギャロップリズム），Ⅲ・Ⅳ音など（● 53 ページ，図 4-2，表 4-1）
- 血液検査：BNP，NT-proBNP など
- 胸部 X 線検査：CTR の拡大，肺うっ血や胸水の有無など
- 左室造影（LVG）・大動脈造影（AoG）：左室機能低下（LVEF 50% 未満）の程度，僧帽弁・大動脈弁閉鎖不全症による血液逆流の程度（● 71 ページ，図 4-16）
- カテーテル圧測定：狭窄症による弁膜前後の圧較差の増大，弁口面積の縮小

● **感染性心内膜炎**　弁膜症で脆弱化した弁膜には細菌が付着しやすく，菌血症に移行し，細菌や感染性疣贅による多臓器の塞栓症を引きおこすリスクが高い（● 211 ページ）。発熱や感染徴候，炎症反応，塞栓症状の推移や抗菌薬・解熱薬の効果を観察する。

● **最善の手術選択か**　弁膜症は高齢者に多いため，以下を確認して統合的に心理・社会面について判断する。
- 予定術式は弁置換術（機械弁・生体弁）か，弁形成術か。
- 弁置換術の場合，機械弁・生体弁の利点・欠点（● 105 ページ，表 4-10）を理解し，退院後の生活や自身の価値観に合った意思決定ができているか。
- 機械弁の場合，生涯にわたる抗凝固療法など自己管理が可能か，むずかしい場合は介護者の有無を確認する。
- 身体障害者手帳などの医療費助成の申請状況。

2　看護目標

（1）弁膜症や心不全，不整脈，感染性心内膜炎に関連した合併症がおこらず，循環動態が安定した状態で手術にのぞめる。

（2）術後の呼吸器合併症予防に備え，呼吸状態が安定した状態で手術にのぞめる。

（3）患者・家族ともに手術や術後の経過がイメージでき，心身ともに安定した状態で手術にのぞめる。

3　看護活動

● **弁膜症・心不全の悪化予防**　適切な食事・水分・服薬管理と日常生活活動の調整により，心不全症状の出現や悪化を予防する。重症心不全による肺うっ血や低灌流所見，狭心発作や失神発作をみとめる場合，酸素療法や循環器作動薬の持続投与などで厳重に管理する。

● **不整脈の出現・悪化予防，抗凝固療法の管理**　僧帽弁狭窄症・閉鎖不全症では，左房負荷による心房細動が頻繁にみとめられる。左房内血栓や脳梗塞，人工弁置換術などの既往がある患者では，血栓塞栓症を予防するために抗凝固療法を内服から持続点滴に切りかえて継続する。

　重症大動脈弁狭窄症・閉鎖不全症では，左室負荷で心室性期外収縮や致死性不整脈(心室頻拍，心室細動)が出現するリスクがあるため，厳重なモニタリングと電解質の調整をはかる。万が一高度房室ブロックが出現する場合，緊急で一時的ペースメーカ装着になるため，医師の指示にのっとり対処する。

● **感染性心内膜炎の発症・悪化予防**　感染徴候や炎症反応，塞栓症状のモニタリングを継続しながら，抗菌薬や解熱薬の適切な投与，全身の保清，口腔衛生に努める。炎症が落ち着いた状態で手術にのぞめることが望ましいが，疣贅_{ゆうぜい}による塞栓症状や抗菌薬が無効な重症例では活動期でも緊急・準緊急的に手術適応になることがある。その場合には，患者・家族の不安が大きくなるため，不安を軽減できるように心のケアを行う。

● **術後呼吸器合併症の予防**　重症心不全による肺うっ血が著明な場合，肺胞の拡散障害や気道分泌物の増加などで術後呼吸器合併症のリスクが高まる。弁膜症や心不全に対して負荷にならない範囲で，気道クリアランスの維持・改善に努める。

● **術前オリエンテーション**　患者・家族の手術への意思決定を支援しつつ，心配ごとや不安の軽減をはかり，手術や術後の経過がイメージできるように説明する。高齢者では心負荷に留意しつつ，手術まで体力や筋力が低下しないように努める。必要に応じ，医療費助成の申請状況の確認や ADL の調整を行う。

b 術後急性期・回復期の看護

1 アセスメント

● **弁置換・弁形成術の侵襲度**　手術侵襲による術後合併症のリスクを予測するために，術式や経過の詳細について以下の情報を収集する。
- 弁置換術(機械弁・生体弁)あるいは弁形成術か，単弁あるいは連合弁か
- 経食道心エコー検査による左房内血栓の有無
- 人工心肺装置離脱後の自己心拍再開の状況
- 術中・術後の不整脈，空気・血栓塞栓症などの合併の有無

2 看護目標

(1) 弁置換・弁形成術後に特徴的な循環器合併症がおこらず，循環動態が安定する。
(2) 弁膜症による肺うっ血に起因する呼吸器合併症がおこらず，呼吸状態が安定する。
(3) 早期に心臓リハビリテーションが開始され，心不全や感染性心内膜炎の予防や適切な抗凝固療法に向けた自己管理行動につながる。

3 看護活動

● **術後心不全の悪化予防・早期発見** 手術侵襲により術後は全例心不全となるが，とくに LVEF が低下する重症例では悪化予防・早期発見に努める。循環動態のモニタリングを継続し，心機能を規定する4つの因子を整える（◯ 297ページ）。重症化すると LOS に陥るおそれもあるため，異常があればすみやかに医師に報告し，必要に応じて循環動態や呼吸状態の安定をはかる。

● **不整脈の出現・悪化予防，抗凝固療法の管理** 僧帽弁狭窄症・閉鎖不全症の左房負荷による心房細動や大動脈弁狭窄症・閉鎖不全症の左室負荷による心室性期外収縮，致死性不整脈（心室頻拍，心室細動）や完全房室ブロックなどの予防に努める。血清カリウム値をはじめとする電解質を適正に保持し，必要に応じて抗不整脈薬の投与や一時的ペースメーカの装着を併用し，厳重に管理する。

人工弁置換術後や左房内血栓のリスクが高い場合，PT-INR を指標に抗凝固療法を継続する。経口摂取が可能となれば，ワルファリンカリウムや抗血小板薬の服用に切りかえる。

● **感染性心内膜炎，空気・血栓塞栓症状の悪化予防・早期発見** 感染徴候や炎症反応，塞栓症状のモニタリングを継続しながら，術前と同様の看護を実施する。また他臓器に塞栓をみとめる場合，臓器別の採血データに変動が生じるため，推移を注意深く観察する。

とくに，手術操作や人工心肺装置の使用に伴い，空気・血栓塞栓症による脳梗塞のリスクが高いため，全身麻酔からの覚醒状況と意識レベル，対光反射や瞳孔不同の有無，四肢麻痺の有無を確認する。異常があればすみやかに医師に報告し，緊急頭部 CT 検査などで精査を進める。

● **術後呼吸器合併症の予防** 重症心不全や手術侵襲により肺うっ血が著明な場合，水分出納バランスをマイナスで管理し，第一に循環動態の安定をはかる。次に早期呼吸リハビリテーションを開始し，気道の浄化や酸素化の改善をはかり，人工呼吸器からの早期離脱を目ざす。抜管後の数日は循環血液量の増加に伴い，肺うっ血や心不全のリスクが高まるため，呼吸状態や胸部 X 線検査の所見の変動に留意する。

● **心臓リハビリテーション** 循環動態・呼吸状態が安定したら，心不全症状のモニタリングを継続しながら，包括的な心臓リハビリテーションを実施し，早期退院を目ざす（◯ 361ページ）。

心不全の急性増悪や感染性心内膜炎の再燃を予防するため，食事・水分管理，十分な休息・睡眠，感染対策，段階的な ADL・社会復帰，定期受診や身体障害者手帳の携帯などの必要性について説明する。

とくに人工弁置換術後の場合，生涯にわたり抗凝固療法を継続する必要がある。出血傾向や血栓症状，症状出現時の対処行動，ワルファリンカリウムの効能を増強あるいは減弱する食物や薬剤などについて理解を促し，主体的な自己管理につながるよう援助する。高齢者で介護を要する場合，家族や支援者への指導も行う。

6 大血管再建術を受ける患者の看護

大血管再建術の適応疾患は，大動脈瘤と急性大動脈解離である。これらは，病変部位や重症度により多彩な症状を呈するため，病態アセスメントが欠かせない。ただし，重症例では突然の瘤の破裂による出血性ショック，心タンポナーデ，急性大動脈弁閉鎖不全，急性心筋梗塞などを合併し，生命の危機状態に陥る可能性がある。そのような場合は緊急手術による救命が最優先される。

大血管再建術を受ける患者は，疾患によって激しい痛みを感じていることが多い。とくに大動脈解離では失神するほどの激痛により患者・家族は死を想起し，恐怖や絶望を体験する。鎮痛・鎮静に努め，精神的な安寧をはかり，手術にのぞめるように支援する。

大血管再建術には人工血管と人工心肺装置の使用が必要となり，術式により侵襲度は異なるものの，長期の人工呼吸器管理を必要とする呼吸器合併症や脳血管障害，対麻痺，せん妄，イレウスなど QOL に影響を及ぼす重篤な合併症のリスクが高い。これらの予防・早期発見に努め，ICU からの退出を目ざす。動脈硬化が原因の場合，再発防止のために危険因子の是正が必要となる。同様に残存瘤をみとめる場合も，退院後の適切な自己管理が大切である。

ここでは，前述の「手術を受ける患者の看護」に準ずるものは省略し，大血管再建術を受ける患者の看護に特徴的な内容について限定して述べる。

a 手術前の看護

1 アセスメント

●**痛み**　痛みの部位，程度や経過，随伴症状を確認する。大動脈が解離する場合，激痛を伴うことが多い。

- 部位：胸部・腹部か，背部・腰部か。
- 痛みの程度，時間的経過，痛みは持続的か間欠的か。
- 随伴症状：血圧上昇・低下，脈拍触知の有無，左右・上下肢の血圧・脈拍触知の差，ショック症状，精神的な動揺・パニック症状などがある。無症状のこともある。

●**大動脈瘤・解離性大動脈瘤の重症度**　以下を確認して重症度を統合的に判定し，緊急性の有無や術後合併症のリスク予測につなげる。

- 大動脈瘤の部位：胸部上行(大動脈弁輪拡張症を合併している場合は，心雑音の有無)・弓部・下行，胸腹部，腹部
- 大動脈瘤の大きさ：X 線・心エコー・CT・MRI 検査などにより，胸部大動脈瘤の場合は 5.5～6.0 cm 以上，腹部大動脈瘤の場合は 5.0～5.5 cm 以上で侵襲的治療の適応となるかを判定する。この大きさ以上であると，破裂の危険が高い。

- 大動脈瘤の合併症：緊急性の高い順に，破裂，瘤による周囲の臓器の圧迫症状（反回神経の圧迫による嗄声，気管支の圧迫による窒息，咳嗽・喀血，食道の圧迫による嚥下障害，吐血），アダムキーヴィッツ Adamkiewicz 動脈❶の閉塞による脊髄虚血・梗塞（対麻痺）などがある。
- 解離性大動脈瘤の部位・大きさ：ド゠ベーキー分類（Ⅰ～Ⅲ型），スタンフォード分類（A，B型）（○ 115ページ，図4-52）
- 解離性大動脈瘤の合併症：緊急性の高い順に，破裂，A型の場合には心タンポナーデ，高度大動脈弁閉鎖不全症，冠状動脈入口部閉塞による急性心筋梗塞，B型の場合には腹部大動脈分枝の虚血症状（腸間膜動脈閉塞による腸管虚血・壊死，腎動脈の閉塞による腎不全，下肢の動脈の閉塞による虚血・壊死など）がある。

● **患者教育に向けた発症原因・誘因の把握**　術後は悪化・再発予防のために患者教育を行うが，その内容は発症原因や既往症の重症度により異なる。術前から発症原因や発症誘因となる既往症の把握に努め，術後の自己管理につなげる。

□NOTE
❶**アダムキーヴィッツ動脈**
　下行大動脈から分岐する脊髄の栄養血管である。

2　看護目標

(1) 大動脈瘤・解離性大動脈瘤に関連した合併症がおこらず，循環動態が安定した状態で手術にのぞめる。
(2) 万が一，合併症が出現した場合でも早期発見・対処，精神的支援により，無事に緊急手術にのぞめる。

3　看護活動

● **鎮痛・鎮静**　激痛を伴う場合，医療用麻薬などを投与して鎮痛をはかる。不穏や不安が強く，合併症のリスクがある場合や生命の危機に陥っている場合は，必要に応じて鎮静薬も併用し，絶対安静に努める。

● **厳重な降圧療法の実施**　瘤の破裂や合併症の発症を防ぐため，血圧と四肢の末梢動脈の触知レベルは持続的にモニタリングする。厳重な低圧管理に努め，医師の指示に基づき降圧薬や血管拡張薬を持続投与する。ただし，極端な降圧は主要臓器の灌流を阻害する。そのため，適切な腎血流量の指標となる尿量（1 mL/時/kg）以上が確保されているかを観察する。

● **重篤な合併症の早期発見**　アセスメントであげた緊急性の高い合併症の徴候を厳重にモニタリングする。万が一，合併症の徴候が出現する場合は，すみやかに病態の把握に努めるために多職種と情報共有する。必要に応じて，多職種で連携して対症療法や緊急手術の準備を進める。

● **精神的な支援**　激痛を伴い緊急性の高い患者はとくに，死への恐怖や絶望感から，精神的動揺や心理的パニックをおこす。現状を理解する余裕はないことが多いため，わかりやすい平易な言葉で簡潔に病状や治療について説明する。精神的安寧をはかるため，なるべく患者や家族のそばを離れず，状況に応じて安心を促す声かけやタッチングをする。

b 術後急性期・回復期の看護

1 アセスメント

● **大血管再建術の侵襲度**　手術・麻酔記録から術式や経過の詳細について情報収集し，手術侵襲から術後合併症のリスクをアセスメントする。

- 術式：大動脈瘤の位置によって術式が異なる（◑ 110，114ページ）。術式とアプローチ方法（胸部・腹部正中切開か，左側の2肋間開胸か）を確認する。上行大動脈瘤で大動脈弁輪拡張症を合併している場合はベントール手術が行われる。下行大動脈瘤に対する大血管置換術の場合，左肺は虚脱させて右肺の片肺挿管で実施するため，呼吸器合併症のリスクがある。術操作により横隔膜神経や左反回神経が圧迫・損傷されることがあるため，横隔膜神経・左反回神経麻痺や嚥下障害の有無を確認する。また，胸部下行大動脈瘤の大血管置換術の場合は，脊髄虚血・梗塞による対麻痺のリスクがある。
- 残存瘤の有無：残存瘤がある場合は破裂のリスクがあるため，部位，大きさを確認する。
- 体外循環の使用状況：完全・分離・部分か（◑ 116ページ），循環停止時間，大動脈遮断時間を確認する。体外循環の使用時間が長時間に及んだ場合は大量出血の可能性がある。また，循環停止によって脳出血・脳梗塞を発症するリスクが高い。脳血管障害の既往がある場合はとくに注意が必要である。
- 術中・術後の出血量
- 空気・血栓塞栓症状：術中・術後は脳血栓梗塞のリスクがある。覚醒時の意識レベル，対光反射・瞳孔不同，四肢の麻痺・痙攣の有無などを確認する。

2 看護目標

(1) 循環器合併症がおこらず，循環動態が安定する。
(2) 呼吸器合併症がおこらず，呼吸リハビリテーションにより人工呼吸器から離脱できる。
(3) 心臓リハビリテーションの導入により，残存瘤の破裂や大動脈瘤の再発予防や，適切な動脈硬化の危険因子の是正のための自己管理行動につながる。

3 看護活動

● **術後出血・心タンポナーデの予防・早期発見**　体外循環の使用が長時間に及んだ場合，大量出血の危険があるため，医師の指示に従い厳重な血圧管理をする。バイタルサインや凝固系データの確認，ドレーンの排液の性状や量の観察を行い，早期発見につなげる。また，上行弓部大動脈瘤の置換後は心タンポナーデの所見がみられないかを観察する。

● **術後脳血管障害・せん妄の予防・早期発見**　アセスメントにより脳出血・脳梗塞の徴候がある場合，覚醒時に片麻痺をみとめる場合は，すみやかに医師に報告し緊急でCT検査を実施する。病変部位や脳浮腫の重症度に応じ，脳圧の上昇を防ぐための治療やケアを施行する。片麻痺や失語，高次脳機能障害などが残る場合，理学療法士・作業療法士・言語聴覚士と協働して早期からリハビリテーションを進める。脳血管障害によるせん妄の発症率も高いため，スクリーニングツールを用いて観察し，予防ケアを継続的に実施する。

● **脊髄虚血・梗塞の予防・発症後の対処**　胸部下行大動脈瘤の置換術では脊髄虚血・梗塞による対麻痺を予防するため，腰椎ドレナージが実施される。脊髄灌流圧が一定に保たれるよう，適切なドレーン管理に努める。対麻痺をみとめる場合は膀胱・直腸障害も伴うため，ADLの自立に向けてリハビリテーションを行う。

● **術後イレウス・腎不全の予防・早期発見**　腹部大動脈瘤の置換術後の場合，腸管虚血によるイレウスや腎血流量の低下による腎不全をおこすリスクがある。消化器症状の出現や腹部X線上のイレウス所見に留意し，尿量（1 mL/時/kg）以上の確保に努める。

● **術後呼吸器合併症の予防・早期発見と呼吸リハビリテーション**　大血管再建術は術操作による肺の圧迫や癒着剝離，人工心肺の長時間使用など肺への侵襲が大きい。さらに胸部下行大動脈瘤の置換術の場合では片肺分離換気による肺胞の虚脱がおこる。そのため，早期に呼吸リハビリテーションを開始し，気道の浄化と酸素化の改善をはかり，人工呼吸器からの早期離脱を目ざす。

　また，横隔神経や左反回神経の圧迫・損傷により，麻痺を生じることもある。横隔神経麻痺がある場合は，肺胞低換気をおこすリスクがあるため，抜管後の自発呼吸の維持には注意が必要である。抜管後は嗄声や嚥下障害の有無を観察し，反回神経麻痺がないかを判定する。反回神経麻痺がある場合は，誤嚥性肺炎をおこす可能性が高いため，体位の保持や栄養の摂取には注意が必要である。

　呼吸不全が長期化し，人工呼吸器管理からの離脱が困難な患者では気管切開が必要になる。呼吸器合併症や敗血症のリスクが高まるため，呼吸不全の原因を改善し，抜管を目ざす。

● **心臓リハビリテーションと再発防止**　循環動態・呼吸状態が安定し，再解離・再破裂のリスクが低下したら，包括的な心臓リハビリテーションを実施する（○361ページ）。運動リハビリテーションは血圧の変動に注意しながら行う。

　残存瘤の破裂や大動脈瘤の再発予防のため，生涯にわたり降圧療法を継続する必要があることを説明する。また，アセスメントで明らかにした発症原因や誘因となる既往症，血圧を上昇させるような生活習慣を患者・家族とともにふり返る機会を設ける。患者・家族が主体的に生活習慣を改善し，自己管理が行えるように援助する。

7 血栓除去術を受ける患者の看護

　血栓除去術は，四肢動脈の急性動脈閉塞に適用される緊急手術である。急性動脈閉塞と診断され，虚血による組織障害が可逆的な場合には，ただちにヘパリンナトリウムなど抗凝固薬の投与による血栓溶解療法が開始され，フォガティ-バルーンカテーテルによる血栓除去がはかられる。治療効果が十分に得られない場合は，バイパス術や血栓内膜摘除術が必要となる。一方で，血管閉塞部の末梢側がすでに広範な壊死に陥っており不可逆的な場合は，生命の危険性が高く，救命を最優先するために病変が及ぶ四肢の切断にいたることもある。

　急性動脈閉塞の治療は，発症から6時間以内に血栓除去術につなげると効果が得られやすいため，看護師は急性動脈閉塞の特徴的な症状を理解し，診断・治療の流れを把握して看護を行うことが大切である。

　ここでは，前述の「手術を受ける患者の看護」に準ずるものは省略し，血栓除去術を受ける患者の看護に特徴的な内容に限定し，手術前から術後急性期までをまとめて述べる。

1 アセスメント

●**急性動脈閉塞の重症度**　特徴的な症状である5つのP(疼痛・皮膚蒼白・動脈拍動消失・知覚鈍麻・運動障害，● 44ページ)の有無・部位・程度から緊急性の高さをアセスメントする。とくに知覚鈍麻や運動障害をみとめる場合，壊死のリスクが高い。

　高齢者や認知症患者では訴えが不明瞭な場合もあるため，全身の状態をていねいに観察する。とくに動脈拍動の触知を行うことが重要で，下肢では総大腿動脈・膝窩動脈・後脛骨動脈・足背動脈で，上肢では腋窩動脈・上腕動脈・橈骨動脈などで確認する。触知が困難な場合は，ドプラ聴診器を用いた血管音の聴診で血流の有無を把握する。

　病変部位の確認には，血管エコー検査，造影CT，血管造影といた画像検査を行う。閉塞が進んでいるとCK，LDH，カリウム値の上昇といった筋虚血の徴候や代謝性アシドーシスがみられるため，血液検査の結果を確認する。また，心電図により，高カリウム血症の所見であるテント状T波がないかを確認する。

●**病状や緊急手術への理解と心理状態**　急性動脈閉塞では，発症後6時間以内に血栓除去術につなげることが非常に重要である。すみやかに患者・家族の同意を得て緊急手術にのぞめるように，急性動脈閉塞の病状や緊急手術の必要性について理解しているかをアセスメントする。

　手術後はコンパートメント症候群❶の合併や，最悪の場合，救命を最優先して四肢の切断にいたる可能性，さらには代謝性筋腎症候群(MNMS，● 117ページ)の発症により死亡する危険性がある。これらの厳しい病状や処置についても，患者・家族が正しく理解しているかを確認する。

NOTE
❶**コンパートメント症候群**
　閉塞部位の再灌流後に横紋筋浮腫による筋肉の腫脹から血管や神経の圧迫をきたす症候群である。

　切迫した状況下で緊急的に検査や治療が進行するため，患者・家族の不安や心配ごと，動揺の有無などを把握する。

● **術後合併症**　継続的に5つのPの推移を観察する。コンパートメント症候群を合併した場合には，腫脹した横紋筋の内圧測定により筋膜切開の必要性をアセスメントする。代謝性筋腎症候群を発症した場合には，横紋筋壊死による高ミオグロビン血症・尿中への逸脱，筋肉細胞の破壊による高カリウム血症，代謝性アシドーシスの有無をモニタリングし，急性腎不全，致死性不整脈からの心停止，呼吸不全などの発生を予測する。

2　看護目標

(1)急性動脈閉塞に伴う組織障害が可逆的な状態で早期発見され，不可逆的な状態に陥る前に血栓除去術にのぞめる。

(2)病状や治療の必要性を理解し，不安が軽減した状態で緊急手術にのぞめる。

(3)術後合併症が予防・早期発見され，適切な対処を受けて回復する。

3　看護活動

● **急性動脈閉塞の早期発見・対処**　前述の5つのPの観察により急性動脈閉塞が疑わしい場合，看護師はすみやかに医師に報告し，多職種と協働して診断に必要な検査や，抗凝固療法，緊急手術の準備が円滑に進むように調整する。この過程においても，5つのPのうち知覚鈍麻や運動障害など，不可逆的な壊死を示唆する徴候が出現しないよう，ていねいな観察に努める。

● **患者・家族への病状・治療の説明と不安の軽減**　早期診断・治療のために，急性動脈閉塞の症状や必要な処置・検査について医師とともにていねいに説明し，治療への理解を得る。

　急性動脈閉塞では，四肢の切断や生命の危機に陥る危険性もあることから，患者・家族の不安や心配ごと，動揺は大きい。患者・家族の様子や心理状態をよく観察し，不安の表出と軽減に努める。

● **術後合併症の予防・早期発見**　血栓除去術後は患肢の安静と鎮痛をはかりつつ，虚血・阻血症状を継続的に観察する。アセスメントによりコンパートメント徴候をみとめる場合は，すみやかに医師に報告し，必要に応じて筋膜切開の介助や切開創の処置を継続する。

　重症例で，アセスメントにより代謝性筋腎症候群の徴候をみとめる場合は死亡率が高くなるため，ただちに医師に報告し，輸液や血液透析などの治療を遂行する。ショックへ陥る危険性も高いため，救急心肺蘇生にも備える。

　代謝性筋腎症候群は不可逆的な病態であるため，発症が危惧される場合は患肢の切断が優先されることもある。状況に応じた準備や介助をしつつ，患者・家族の心理的な支援もていねいに実施する。

8 補助循環装置を装着する患者の看護

● **機械的循環補助の適応**　**機械的循環補助** mechanical circulatory support（MCS）の適応は，内科的治療抵抗性の心原性ショック❶（○ 46, 146 ページ），難治性不整脈，肺血栓塞栓症（急性広範型），心筋症（○ 213 ページ），劇症型心筋炎（○ 218 ページ）などであり，生命の危機的状況で緊急性が高いことが多い。ただし，大動脈内バルーンパンピング（IABP）は，ハイリスクな冠状動脈再建術前において，予防的・補助的に用いることもある。MCS は原疾患の対症療法にすぎず，根本的な改善には心機能の回復か心臓移植が必要である。各機器の適応や術式については別章を参照のこと（○ 117 ページ）。

● **種類と特徴**　MCS に使用される各機器は，その目的，補助流量・方法や期間，呼吸補助の有無などに違いがある。IABP，循環補助用心内留置型ポンプカテーテル（IMPELLA®），経皮的心肺補助（PCPS），補助人工心臓（VAD）の順に補助流量は増し，より長期の使用が可能になるが，その代償として生体侵襲は大きくなる。そのため，循環不全の重症度をふまえて総合的に判断し，最も適したものが選択される。

1 アセスメント

　MCS の適応患者は危機的な状況であることが多く，原疾患や全身状態が悪化する危険性が高い。MCS は生命維持装置であるため，機器の不具合は生命の危機に直結する。また，MCS 装着による一次的な合併症，治療上の制限による二次的な合併症が生じ，回復期や慢性期に ADL の低下をきたす可能性がある（○表 6-16）。

　心機能の回復が期待できない場合，心臓移植を前提とした VAD の装着❷も検討しなければならない。VAD を装着し心臓移植を待つ場合，VAD 装着による合併症のリスクとたたかいながら，平均約 5 年[1]ほどの移植待機期

NOTE

❶内科的治療抵抗性の心原性ショック

持続静脈内注射による強心薬に依存しており，減量・中止により心不全症状や多臓器不全が増悪する状態，あるいは強心薬の増量を余儀なくされる状態のこと。低血圧と低灌流の所見をみとめ，末梢循環不全から代謝性アシドーシスに陥る。

NOTE

❷心臓移植を前提としない植込み型 VAD 治療

長期在宅補助人工心臓治療 destination therapy（DT）という意味であり，2021 年 4 月 30 日に保険償還された。治療のリスクとベネフィット，患者の価値観や意向をふまえた意思決定支援が必要である。

○表 6-16　機械的循環補助のおもな合併症

大動脈内バルーンパンピング（IABP）	下肢虚血，血栓塞栓症，出血，大動脈解離，バルーン破裂など
循環補助用心内留置型ポンプカテーテル（IMPELLA®）	下肢虚血，出血，溶血，感染，血腫，血管・大動脈弁損傷
経皮的心肺補助（PCPS）	下肢虚血，出血，溶血，肺障害，感染症，血栓塞栓症，血管損傷，後腹膜血腫，神経系合併症
補助人工心臓（VAD）	出血，血栓塞栓症，感染症（ケーブル貫通部，ポンプポケットからの感染，敗血症），脳神経障害（脳梗塞，脳出血など），不整脈，心嚢液貯留（タンポナーデ），右心不全，溶血，多機能障害，精神障害

1）日本心臓移植研究会：日本の心臓移植レジストリ 心臓移植の現状 20220831 現在.（http://www.jsht.jp/registry/japan/）（参照 2023-05-29）

間を過ごすことになる。さらに，心臓移植を受けるには厳正な条件を満たす必要があり，とくに家族の支援は不可欠である。心臓移植を受けるまでの長期間にわたり，患者・家族は大きな苦悩や葛藤をかかえることになる。

　このような患者の状況をふまえ，以下の項目についてアセスメントする。

- MCS の設定・作動状況：補助の割合，段階的離脱の進度。
- 心機能・全身状態：とくに主要臓器である心臓・肺・脳・腎臓の機能回復レベル。
- MCS による一次的合併症（◎ 315 ページ，表6-16）：下肢の虚血・壊死，出血，血栓塞栓症，感染症などの有無・程度。
- 治療上の制限による二次的合併症：呼吸器合併症（無気肺，誤嚥性肺炎），低栄養状態，褥瘡・末梢神経麻痺（腓骨神経圧迫による尖足など），関節の拘縮，廃用症候群，ICU 獲得性筋力低下 ICU acquired weakness（ICU-AW）などの有無・程度。
- 意識レベルに応じた身体的・精神的・社会的・スピリチュアルな苦痛，苦悩・葛藤，苦しみの有無・程度。
- VAD を装着する場合は，VAD 装着中の心臓リハビリテーション・自己管理の進度。

2　看護目標

● **MCS 離脱可能な場合**　看護目標は以下のとおりであるが，病状や病期により目標の優先順位は変動する。

(1) 多職種連携で MCS が安全に管理されることにより，循環動態が維持される（異常時の対応も含む）。

(2) MCS 装着による一次的合併症（下肢の虚血・壊死，出血・血栓塞栓症，感染症）が予防される。

(3) 治療上の制限による二次的合併症（呼吸器合併症，低栄養，褥瘡・末梢神経麻痺，関節拘縮・廃用症候群，ICU-AW）が予防される。

(4) 適切な鎮痛・鎮静により身体的苦痛が緩和される。

(5) 心機能が回復して MCS から早期に離脱できる。

● **MCS 離脱困難な場合**　看護目標は以下のとおりであるが，病状や病期により目標の優先順位は変動する。

(1) VAD 装着に対する意思決定ができる。

(2) VAD 装着中の合併症（感染，脳血管障害など）が予防できる。

(3) VAD 装着中の全人的苦痛が緩和される。

(4) 植込み型 VAD 装着の場合，VAD 装着中のリハビリテーションにより自己管理が確立して退院・社会復帰できる❶。

NOTE
❶退院・社会復帰が可能な VAD
　退院・在宅への移行や社会復帰を目ざせるのは植込み型に限定される。最近，成人における心臓移植待機患者では全例で植込み型 VAD を装着している現状がある [1]。

1）日本心臓移植研究会：日本の心臓移植レジストリ 心臓移植の現状 20220831 現在.（http://www.jsht.jp/registry/japan/）（参照 2023-05-29）

3　看護活動

● **多職種連携による MCS の安全管理**　機器の不具合による生命の危機を回避するには，各機器の目的や特徴に加え，構造を十分に理解することが大前提である。植込み型 VAD 以外のおもな使用場所は ICU である。

- MCS の設定・作動状態の観察：①適切な接続・挿入部位か，②医師の指示どおりの設定か，③正常に作動しているか（各機器のモニタ表示，作動音など）。
- 循環動態のモニタリング：バイタルサインを中心に持続的にモニタリングされている指標（心拍数，大動脈圧，肺動脈圧，中心静脈圧，呼吸回数，経皮的動脈血酸素飽和度〔SpO_2〕，心拍出量〔CO〕／心係数〔CI〕，尿量，水分出納バランスなど）を 24 時間厳重に監視する❶。異常時はすみやかに医師に報告し，改善に努める。
- 安全管理とトラブルシューティング：機器の専門家である臨床工学技士を中心に多職種で連携をはかり，定期的な確認・点検を 1 日に何度も実施することが重要である。MCS の異常時はアラームが鳴るように設定されている。アラーム発生時には，迅速に異常の原因を究明し，正常な作動状態の回復をはかる必要がある。

● **合併症の予防**　合併症には，①MCS 装着による一次的なものと，②安静臥床や人工呼吸器の装着など治療上の制限による二次的なものがある。おもな一次的合併症は，下肢の虚血・壊死，出血，血栓塞栓症，感染症（敗血症）であり，ていねいな観察と管理・ケアが必要である。合併症は回復期の ADL や QOL に甚大な影響を及ぼす。そのため，●表6-16 のほかのおこりえる合併症も含め，1 つひとつていねいに観察して早期発見・予防に努める。

　また MCS は生体にとって異物であり，異物に反応して血栓が発生する可能性がある。血栓塞栓症の予防にはヘパリン持続静脈内注射による抗凝固療法が欠かせない。加えて，MCS が適応となる重症患者は播種性血管内凝固症候群（DIC）を併発していることが多いため，さらに血栓塞栓症・出血のリスク❷が増す。万が一合併症が生じた場合は，各症状の推移を経過観察することが重要である。

● **全人的苦痛の緩和**　重症患者は身体的苦痛が大きいため（●315 ページ），適切な鎮静・鎮痛により苦痛を緩和する。また，同時に精神的・社会的・スピリチュアルな苦痛も増強されている。そのため，意識レベルや鎮静状況に応じ，安心をもたらす声かけや態度で接し，安楽な看護ケアを提供する。また，家族システムの一部である患者が危機的な状況に陥ると，家族も大きく動揺して苦痛と苦悩をかかえる。家族看護も並行して実践することが求められる。

● **MCS の早期離脱**　心機能の回復に伴い，医師の指示のもと MCS の早期離脱❸が開始される。その過程が早すぎたり，急激すぎたりすると循環動態が再び悪化するため，モニタリングの指標を参考にしながら，慎重に進めることが重要である。離脱後は自己心のみで循環動態を維持しなければならな

NOTE

❶循環動態の監視
　モニタリング指標の持続的な観察では，各々の絶対値だけではなく，波形も合わせて観察すると，表面からは見えない病態のアセスメントが可能となる。

NOTE

❷血栓塞栓症と出血
　一見すると相反するような病態が体内で同時に生じる。これは過大な生体侵襲（大手術，重症感染症など）により引きおこされる凝固能の異常な亢進（DIC）により凝固因子や血小板が消耗すると，一転して易出血傾向に陥るためである。

❸離脱（ウィーニング
　weaning）
　ウィーニングとは，乳離れという英語の転用であり，MCS においては，その割合を段階的に少しずつ減らし，自己心の割合を増やして最終的には MCS を外す過程を意味する。

いため，MCS 再開のリスクも予測しつつ，継続的な経過観察をする。

● **VAD 装着の意思決定**　患者本人が危機的な状況で VAD 装着に緊急を要する場合，家族が代理意思決定を求められることが多い。患者から術前にインフォームドコンセントを得ることが困難であると，術後の急激なボディイメージの変容に対する衝撃ははかりしれない。危機的状況をアセスメントし，段階に見合った心理的援助や情報提供に努める。

● **VAD 装着中の自己管理の確立，退院・社会復帰**　植込み型 VAD の装着は心臓移植の厳正な適用条件を満たすことが必須である。患者は厳正な適用条件を満たしながら，長期にわたる移植待機期間を合併症がおきることなくのりこえなければならない。適切な自己管理の方法を指導するとともに，移植を決意した患者・家族の覚悟を支え，待機期間中にかかえる苦悩や葛藤を受けとめる。

　術後回復期には退院・在宅移行や社会復帰を見すえた自己管理の確立を目ざすはたらきかけが必要である。

E　疾患をもつ患者の看護

1　虚血性心疾患患者の看護

　虚血性心疾患とは，動脈硬化などの器質的変化による冠状動脈の狭窄や，狭窄部位での血栓形成によって，心筋への血流が阻害され，心臓に障害が発生する疾患の総称である。心筋壊死の有無によって，心筋梗塞と狭心症に分類されるほか，病態の安定性によって，安定冠状動脈疾患および急性冠症候群（ACS）にも分類される（● 128ページ）。

● **発症時の治療援助**　虚血性心疾患患者の生命予後は，発症直後に迅速な対応をできるかどうかが重大な影響を及ぼすが，再灌流療法や CCU 管理の発展に伴って改善してきている。看護師は効果的な治療が行われるように援助することが重要である。

● **発生・再発予防の援助**　虚血性心疾患の発症率を上げる冠危険因子には，性別や近親者での発症などの遺伝的因子と，脂質異常症・糖尿病・高血圧・肥満・ストレス・喫煙などの生活習慣に根ざした因子がある。看護師は，発症時の治療を支援するとともに，患者の適切な生活習慣の獲得による再発予防を支援することが重要である。

a 安定冠状動脈疾患（労作性狭心症・冠攣縮性狭心症）患者の看護

　安定冠状動脈疾患は，なんらかの理由によって冠状動脈で需要に応じた血液の供給がなされず一過性の心筋虚血がおこり，特有の胸痛や心電図変化などをきたす症候群である（● 130ページ）。代表的な疾患に，労作で発作が誘

発される**労作性狭心症**や，おもに発作が夜間におこる**冠攣縮性狭心症**がある。

1 アセスメント

● **自覚症状**　代表的な症状は胸痛である。前胸部・心窩部・背部・肩・頸部に生じるほか，歯痛や左肩・左上肢に放散痛をみとめることもある（◉図6-8）。

　労作によって生じた狭心痛は，安静により数分以内に消失し，安静な状態で生じた狭心症でも，10～15分で寛解することがほとんどである。呼吸困難のみの場合や，冠攣縮性狭心症では，動悸や眼前暗黒感，失神をきたす場合もあるため，注意して症状の確認を行う。

● **発作の誘因・程度・時間・安定性**　どのようなときに発作がおきたのか，どの程度の痛みであったのかなどを確認する。

- 誘因：労作時あるいは安静時，労作の種類，情動，寒冷，食事，入浴などの日常生活活動との関係
- 程度：痛みや絞扼感の部位，持続時間，放散痛
- 時間：日中，早朝，就寝中，服薬時間との関連
- 安定性：同じ労作での再発の有無，発生頻度の不安定さ，増悪の有無

● **冠危険因子**　以下を確認する。

- 冠危険因子の有無，家族歴，既往歴，心筋梗塞の有無

● **検査所見**　以下を確認する。

- 心電図：発作時のST低下（◉ 132ページ，図5-5）
- 運動負荷試験：運動負荷試験の適応がある場合に限り，虚血発作を誘発し，狭心症の有無を確認する。
- 画像検査：心臓カテーテル検査，心エコー法，心臓CT，MRI
- 血液検査：心筋トロポニン，心臓型脂肪酸結合タンパク質（H-FABP）●，CK，CK-MB，ミオグロビン（Mb），ミオシン軽鎖（MLC-I），白血球（WBC），AST，LDH，CRP

---NOTE

●心臓型脂肪酸結合タンパク質（H-FABP）

心筋細胞質にある小さいタンパク質で，心筋障害により流出する。

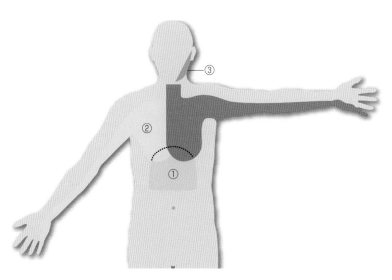

◉**図6-8　狭心症による胸痛・関連痛の分布**

狭心痛が頻回にみとめられるのは胸骨部から左前胸部，頸部（赤）で，左腕，左手に放散する。ほかにも心窩部（①），右前胸部，右上肢（②）にみとめることも多く，下顎（③）に放散することもまれでない。このほか，背部にみとめることもある。

　虚血性心疾患の発症時は，狭心症と心筋梗塞の鑑別も重要である。心筋トロポニンは，心筋梗塞の迅速診断に広く用いられているほか，冠危険因子である脂質異常症，糖尿病，CRPなどの炎症マーカー，脳性ナトリウム利尿ペプチド（BNP）などの心不全マーカーの検査も実施される。

●**ニトログリセリンの効果**　労作性狭心症では，ニトログリセリンの舌下または口腔内スプレー投与によって胸痛が消失する。ニトログリセリンを投与しても胸痛が持続する場合は，心筋梗塞，あるいはほかの疾患が原因として考えられる。

●**生活習慣**　冠危険因子を除去した生活を獲得するために，患者教育を行うことが重要である。食事，運動習慣，喫煙，飲酒，勤務内容，職場や家庭での役割，性格などについてアセスメントを行う。

2　看護目標

（1）狭心症発作がコントロールされ，適切な治療が受けられる。
（2）狭心症の再発を予防する生活習慣が獲得できる。

3　看護活動

●**発作時の対応，硝酸薬の投与**　発作時には迅速に適切な対応を行う必要がある。

　1 初期対応　診断が確定しておらず狭心症発作が疑われる場合は，ただちに医師に連絡して，標準12誘導心電図を測定する準備を行う。

　2 症状・全身状態の観察　発作の誘因，時間帯，痛みや絞扼感の部位，持続時間，強さ，どのような種類の痛みか，ほかの症状がみとめられないかなど，バイタルサインの変動に注意して観察を行う。

　3 硝酸薬の投与　発作がおこった際，患者の活動を中止させてニトログリセリンなどの硝酸薬を使用する。舌下錠・口腔内スプレー・貼付剤があるが，発作出現時では，舌下錠や口腔内スプレーが適している。血圧の低下をきたすため，使用するときは，座位あるいは横臥位で背もたれにもたれかかるなどの体位をとり，安静を保つ（●135ページ）。

　狭心症の場合，投与後1〜2分で効果があらわれる。効果がない場合は，3〜5分の間隔をあけて再投与する。それでも症状が改善しない場合や15分以上胸痛が持続する場合は，心筋梗塞も疑われるため，ただちに医療機関に連絡する。

●**発作に対する備えの指導**　狭心症患者には，硝酸薬をつねに携帯するように指導する。発作時すぐに服用できるように，衣類に装着するなどの工夫をするとよい。また，心筋梗塞が疑われるときには，救急車を呼ぶことを指導する。

●**治療への援助**　治療法に応じて援助を行う。

　1 薬物療法　硝酸薬・β遮断薬・カルシウム拮抗薬・アスピリン・スタチン系薬剤・ACE阻害薬・アンギオテンシンⅡ受容体拮抗薬（ARB）などが用いられる。排便時の努責を軽減するために，緩下薬を投与される場合も多

い。薬物療法は，中断すると作用が過剰になったり減弱したりするため，看護師は，患者・家族が薬効や副作用について理解できるよう十分に説明し，正しい服用を継続するように指導する。

　②その他の治療　　心臓カテーテル治療や冠状動脈バイパス手術が行われる。これらの看護については他項と同様に行う（○280，302ページ）。

● **発作の予防と教育**　　狭心症発作の誘因を除去する生活習慣を獲得できるように教育を行う。とくに，脂質・アルコール・塩分の過剰摂取を避けてバランスのよい食習慣を獲得し，適正体重を維持できるようにかかわることが重要である。

　成人がいままで獲得してきた生活習慣の改善には大きな努力を要する。患者・家族教育の準備状態や行動変容の段階を確認して，段階的に獲得できるように支援していく（○363ページ，図6-17）。

　①**労作性狭心症**　　収縮期血圧×心拍数であらわされる心臓の仕事量を下げるように，日常生活行動やストレスの調整を行う。喫煙，寒暖の差，急激な運動，過食，食事直後の運動や入浴は避けるように指導する。

　②**冠攣縮性狭心症**　　冠攣縮発作は，通常，日中の運動によって誘発されず，夜間から早朝にかけての安静時にとくに出現しやすい。また，喫煙や飲酒は増悪因子となることから，禁煙と飲酒制限が重要である。

ⓑ 急性冠症候群患者の看護

　急性冠症候群（ACS）は，不安定狭心症・急性心筋梗塞・心臓突然死からなる症候群で，冠状動脈がアテローム性プラークの破綻と血栓形成に伴って閉塞あるいは亜閉塞し，急激かつ重篤な心筋障害をきたす（○138ページ）。

　ACS の発症は，壮年期や老年期に多い。とくに，壮年期は家庭や職場で重要な役割を担っているため，突然の ACS 発症によって患者や家族が直面する問題が大きい。看護師は，急性期から回復期にかけて治療を支援するとともに，患者・家族が心身ともに自信をもった状態で早期に社会復帰を果たし，生涯にわたって再発予防を行えるようにかかわることが大切である。

　以下おもに急性心筋梗塞患者の看護について述べる。

1 アセスメント

● **治療の流れ**　　急性心筋梗塞の診断・治療には一刻の猶予もゆるされない。狭心発作に対して硝酸薬の舌下投与に効果がないなど，急性心筋梗塞の発症が疑われる場合，すみやかに循環器専門病院などへの搬送を行うことが重要である。

　病院到着後は，迅速に全身状態の確認や，心電図・心臓マーカーなどの検査が行われ，10 分以内に病態が評価される。その後，病態に応じて血行再建術などの治療が行われる（○図6-9，および 147 ページ，図5-16）。

◆ 急性期のアセスメント

　急性期では，看護師は，継続的に心電図を観察するほか，全身状態を経時

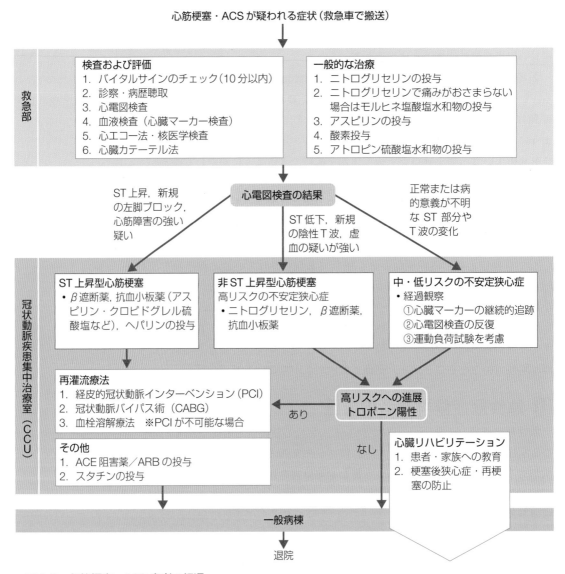

心筋梗塞・ACS が疑われる症状（救急車で搬送）

救急部

検査および評価	一般的な治療
1. バイタルサインのチェック（10分以内） 2. 診察・病歴聴取 3. 心電図検査 4. 血液検査（心臓マーカー検査） 5. 心エコー法・核医学検査 6. 心臓カテーテル法	1. ニトログリセリンの投与 2. ニトログリセリンで痛みがおさまらない場合はモルヒネ塩酸塩水和物の投与 3. アスピリンの投与 4. 酸素投与 5. アトロピン硫酸塩水和物の投与

心電図検査の結果

ST上昇，新規の左脚ブロック，心筋障害の強い疑い

ST低下，新規の陰性T波，虚血の疑いが強い

正常または病的意義が不明なST部分やT波の変化

冠状動脈疾患集中治療室（CCU）

ST上昇型心筋梗塞
• β遮断薬, 抗血小板薬（アスピリン・クロピドグレル硫酸塩など）, ヘパリンの投与

非ST上昇型心筋梗塞
高リスクの不安定狭心症
• ニトログリセリン, β遮断薬, 抗血小板薬

中・低リスクの不安定狭心症
• 経過観察
　①心臓マーカーの継続的追跡
　②心電図検査の反復
　③運動負荷試験を考慮

再灌流療法
1. 経皮的冠状動脈インターベンション（PCI）
2. 冠状動脈バイパス術（CABG）
3. 血栓溶解療法　※PCIが不可能な場合

高リスクへの進展
トロポニン陽性

あり

その他
1. ACE阻害薬／ARBの投与
2. スタチンの投与

なし

心臓リハビリテーション
1. 患者・家族への教育
2. 梗塞後狭心症・再梗塞の防止

一般病棟

退院

▶**図6-9　心筋梗塞・ACS患者の経過**

的に観察し，総合的に状況を判断しながら治療につなげていく。また，合併症や異常を早期発見し，救命につなげる対応を行うことも重要である。

● **症状・病態の観察**　おもな症状は胸痛である。合併症にも注意して観察を行う。

1 胸痛　胸痛は30分以上続くことが多い。痛みは激烈であり，「胸をえぐられた」「ドンとする」「火箸をあてられたよう」などと表現されることが多い。痛み自体が大きな心負荷となってショックをきたすこともある。多くの患者は死の恐怖を強く感じ，不安や不穏状態に陥る。

胸痛ではなく，歯痛や背部痛などの放散痛を訴える場合もある。糖尿病患者や高齢者では，まったく無痛で息切れなどの症状によって発見され，重症化する場合もあるため，注意深い観察が必要である。

• 胸痛：発症時刻，性質，部位，持続時間，経時的変化，硝酸薬（ニトログ

リセリン)の効果

- 胸部以外の痛みの有無：放散痛(背部痛, 歯痛, 胃痛, 左腕の疼痛)
- 随伴症状：呼吸困難・吐きけ・嘔吐など

　2 **合併症**　発症後 2 時間程度は, 心室細動など致死的な不整脈や, 急性心不全, 心原性ショックを発症しやすい。これらは三大合併症とよばれ, ACS 発症直後に合併した場合の致死率がとくに高い(● 145 ページ)。

　合併症による死亡から患者をまもるためには, 地域において救命の連鎖が行われるようになることが重要である(●図 6-10)。看護師は, 循環器疾患をもつ患者や家族に対して一次救命処置の教育を行う(● 368 ページ)。

● **全身状態の観察**　以下を観察する。

- バイタルサイン：意識レベル, 血圧(左右), 脈拍(心拍, 四肢・頸動脈の触知), 呼吸(チアノーゼの有無), 体温(四肢の冷感および冷汗)

● **検査所見**　以下を確認する。

- 心電図：T 波の増高, ST の上昇(ST 上昇型心筋梗塞), ST 終末部陰転化, 冠性 T 波, 異常 Q 波, 不整脈の有無と種類
- 心エコー法・心筋シンチグラフィー：虚血部位での左室壁運動の低下
- 胸部 X 線検査, 心臓 CT・MRI
- 心臓カテーテル検査：発症直後の場合, 冠状動脈血管造影(CAG)による責任動脈の特定に引きつづき, PCI が行われることが多い(● 148 ページ)。
- 血液検査：心筋トロポニン, H-FABP, CK, CK-MB, Mb, MLC-I, 白血球, AST, LDH, CRP
- 血行動態モニタリング：中心静脈圧のモニタリング, スワン-ガンツカテーテルによるモニタリング
- 動脈血ガス分析：Pao_2, $Paco_2$, Sao_2, pH
- パルスオキシメータ：Spo_2

● **心理的状態**　発症に伴う痛みや恐怖, 不安に加え, CCU の環境は, 拘束感や機材に囲まれるなどのストレスが多いため, 患者がせん妄を呈することがある。また, ストレスは, 抗凝固薬の投与の影響などのほかの要因とからみ合って, 身体症状をもたらす場合がある。

- 患者のストレス状態
- せん妄やストレスによる身体症状の有無：消化管潰瘍・上部消化管出血など

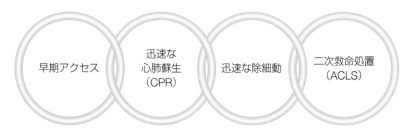

●図 6-10　救命の連鎖
救命のためには, これらの救急対応が途切れなく継続される必要がある。

- 心理的状態，不安のレベル
- **家族の状況**　家族の状況についても確認する。
- 家族の疾患および治療・処置に対する反応と理解・心理的状態

◆ 回復期のアセスメント

　生命の危機状態を脱し，回復期に向かった段階では，日常生活の自立，再発予防の生活習慣を獲得する看護援助実施に向けて，以下の項目についてアセスメントを行う。

- 疾患に対する受けとめ方，治療への理解
- 自己管理能力
- 冠危険因子の有無と程度
- 退院時に予測される身体機能の状態：血液検査，心エコー法，心電図，運動負荷試験，CT，カテーテル検査
- 日常生活での再発の誘因
- 家庭・職場での役割，職場での疾病への受けとめ方
- 対処機制

2 　看護目標

● **急性期の看護目標**　急性心筋梗塞は，治療の進歩により生命予後は改善したが，依然として死亡率の高い疾患であり，救命のためには迅速な治療が必要である（◐ 147ページ）。急性期では，循環動態の安定をはかるとともに，疾患および治療に伴う身体的・心理的苦痛が緩和されることが目標となる。

　近年は，再灌流療法の進歩に伴い，急性期の入院期間が短縮されている。そのため，CCU在室中から動作や日常生活活動を負荷としてリハビリテーションを開始する。その際は十分な監視のもとで安全に行うことが必要である。患者の多くは発症時に死の恐怖に向き合い，心理的にも強い不安をもつ。家族の不安やとまどいも大きく，心理的な支援は看護において重要な位置を占める。

（1）循環動態が安定し生命の危機状況から回復する。
（2）心不全・不整脈・心破裂などの合併症をおこさない。
（3）心筋梗塞によりもたらされる身体的苦痛が消失する。
（4）心筋梗塞によりもたらされる心理的不安が緩和する。
（5）急性期治療に伴う合併症をおこさない。
（6）急性期治療下で安全に身体活動性が拡大する。

● **回復期以降の看護目標**　生命の危機を脱したら，再発予防に向けての知識が獲得できるように教育的なアセスメントを行い，患者の回復状況や理解力，疲労度を注意深く確認しながら，自己管理に向けての支援を行う。

（1）安全で確実に身体活動性の拡大が行える。
（2）冠危険因子と是正の必要性について理解できる。
（3）再発を予防する生活習慣への修正に取り組める。
（4）心身ともに自信をもって社会復帰が行える。

3 看護活動

● **救命のための看護活動**　救急部門に到着後，患者には，心電図モニタの装着，バイタルサイン・症状の確認，採血などの検査とともに，静脈ラインの確保や酸素投与，モルヒネ塩酸塩水和物・抗血小板薬・硝酸薬の投与が行われる。看護師は救命のために，迅速な診断および PCI などの治療が開始されるように援助する（ ● 322 ページ，図 6-9）。

　救命への看護活動では，心筋梗塞発生に伴う治療・処置とその目的・方法を理解し実施できることが重要である。そのため，CCU の看護では，専門的な知識と判断力，的確な臨床看護実践能力が求められる。

◆ 胸痛・呼吸困難などの苦痛の軽減

● **胸痛の軽減**　急性期のアセスメント項目を観察する。患者がどのような胸痛を訴えているかや，歯痛・胃痛などの放散痛があらわれていないかを注意深く観察する。

　胸痛軽減のためには，モルヒネが最も有効であり静脈内注射で投与される。また，ブプレノルフィン塩酸塩が用いられる場合もある。血圧が保たれていれば，硝酸薬のニトログリセリンが舌下投与される。胸痛が強い場合や高齢者などで，口腔が乾燥して舌下錠が容易にとけない場合は，口腔内スプレーの噴霧を行う。ただし，シルデナフィルクエン酸塩服用中の患者は，過度な血圧低下から心筋虚血を誘発するおそれがあるため禁忌である。

● **不安の軽減**　強い胸痛は不安をおこし，不安は心筋虚血を増強するという悪循環をもたらす。不安は胸痛を強めるため，ジアゼパム鎮静薬が投与されることがある。鎮痛薬・鎮静薬を投与した場合には，その効果を評価する。これらは中枢抑制作用をもたらすため，血圧低下や呼吸抑制に注意する。

● **治療への援助**　心筋梗塞では，治療の基本として，緊急 PCI による冠状動脈の再灌流をできるだけ早く実施する（ ● 147 ページ）。薬物療法では，冠状動脈拡張薬や抗血小板薬のアスピリンが投与される。そのほか，β 遮断薬や血栓溶解療法などが選択され，引きつづいて冠状動脈血行再建術（PCI・CABG）が施行される場合もある。また，不整脈への治療として一時的心臓ペーシングや，点滴静脈内注射，電気的除細動などがある。看護師は，状態に応じてすみやかに治療が行われるように援助していく。

　看護師は，患者の全身状態を把握し，迅速に治療が開始されるように，予測される治療や患者の状態を把握して準備を行う。患者・家族に対し，おかれている状況をわかりやすく説明することも大切である。

● **呼吸困難の緩和**　心筋梗塞でおこる呼吸困難は，おもに急性左心不全によっておこる。発症直後の患者では，必要時に酸素投与を行う。ただし慢性閉塞性肺疾患（COPD）を合併している患者では，CO_2 ナルコーシスに陥る危険性があるため，動脈血ガス分析の結果や呼吸状態に注意する。重度の呼吸困難の場合には，気管挿管を行い，人工呼吸管理を行う場合もある。酸素吸入を効果的に行い，呼吸困難症状の出現時には心不全の呼吸困難の緩和方法

を適用し，援助を行う。

◆ 合併症の予防と早期発見・対処

● **心筋の酸素消費量を増す因子の軽減** 急性心筋梗塞では，梗塞範囲が広がるほど，不整脈・心不全・心原性ショックなどの合併症が発現しやすい。そのため，冠血流量を保ち，梗塞範囲の拡大を防止することが重要である。

　心臓の仕事量を規定する因子は，心筋の収縮性と血圧と心拍数である。冠状動脈は心臓自体を栄養する血管であり，心臓の収縮期には冠状動脈の血流は減少し，拡張期に冠血流量の80％が左冠状動脈に流れる。心臓の仕事量が増えると，冠血流量は増加し，心筋酸素消費量が増加する。

　心仕事量である心筋酸素消費量を示す指標として，収縮期血圧と心拍数の積である二重積（**ダブルプロダクト** double product〔**DP**〕）が用いられている。

二重積（ダブルプロダクト）＝心拍数×収縮期血圧

　この式から，心拍数や血圧を急激に上昇させる，動作や環境，怒り，ストレス，不安などの情動反応，激しい疼痛などは，心筋酸素消費量の増加をもたらし，心臓への負担となることがわかる。虚血心筋を保護し，心筋壊死範囲の拡大を防止するためには，とくに急性期において，これらの因子をコントロールしていくことが重要となってくる。

● **酸素吸入** 急性期には，虚血心筋を保護し，壊死の拡大を抑制するためにほぼ全例の患者に酸素吸入を行う。通常は経鼻カニューレ，またはフェイスマスクにより開始する。場合によっては，気管挿管が必要とされ，人工呼吸器の適応となる。

● **発作直後の安静の維持** 心筋梗塞の治癒過程では，壊死部の分解→吸収→線維化という治癒過程をたどる。発症直後の心筋は，過度の負荷により心筋の断裂や変性をきたしやすい。さらに，血圧や心拍数の急激な上昇は心筋酸素消費量を増大させ，心仕事量を増大させる。

　日常生活活動の身体活動性の拡大は，血圧や脈拍などのモニタリングを行い，安全を確認しながら進める。看護師は，身体活動性を制限内に保ち，段階的に拡大していくことを患者に説明して理解を促す。動作を続ける二重負荷では負荷が強くなり，前屈姿勢では胸腔内圧が上昇してバルサルバ現象（❍ 191ページ）をおこすことがあるため，これらの動作を避けるようにする。

● **輸液の管理** 心筋梗塞の治療では，硝酸薬などのほか，状態の変化に合わせてさまざまな薬剤の投与が必要となることが多い。投与される薬剤の使用目的と効果を理解し，指示どおりの量，および時間投与量を管理する。輸液量の過剰は前負荷の増大につながり心負荷となることからも，輸液管理は重要となる。通常，自動輸液ポンプを使用して投与されるが，水分出納量，時間尿，中心静脈圧などをつねに観察し，全身状態の把握を行いながら輸液の管理を行う。

● **薬物療法の援助** 患者が薬効や副作用を理解して正しい服薬行動をとれるように支援していく。

　　1 抗血小板療法・血栓溶解療法　　心筋梗塞での心筋壊死の原因は，血栓による冠状動脈の閉塞である。抗血小板薬であるアスピリンの予防投与とステント留置術を行った場合は，留置部位で血栓が形成されるステント血栓症を抑制するため，血栓形成機序の一部(血小板の粘着・凝集)を抑制するクロピドグレル硫酸塩・プラスグレル塩酸塩などの抗血小板薬が経口投与される(◐ 136 ページ)。

　　発症直後に血栓溶解薬の冠状動脈内投与(PTCR)，あるいは静脈内注射による血栓溶解療法(IVT)が行われることもある(◐ 149 ページ)。血栓溶解薬・抗血小板薬の投与後は，出血傾向などの副作用の発現に注意しなければならない。

　　2 経口抗凝固薬　　心房細動による脳塞栓症など，血栓性の合併症が予測される場合には，ワルファリンカリウムなどの経口抗凝固薬が投与される。

　　経口抗凝固薬投与時は，歯肉・口腔粘膜からの出血や皮下出血などの出血傾向に注意する。とくにワルファリンカリウムは血液凝固能(プロトロンビン時間〔PT-INR〕)や，トロンボテストの経時的な変化に留意する。また，ビタミン K を多く含む納豆やクロレラはワルファリンカリウムと拮抗作用があるため禁止する(◐ 85 ページ)。

　　3 その他の薬物　　糖尿病の治療薬である脂質管理などの適応に応じて，HMG-CoA 還元酵素阻害薬や，心保護作用をもつ ACE 阻害薬や ARB が投与される。看護師は，患者が薬効や副作用を理解して正しい服薬行動をとれるように支援していく。

● **三大合併症の予防**　　不整脈，心不全，心原性ショックの発症を予防する。

　　1 不整脈　　とくに心筋梗塞発症後 2〜3 時間は，心室頻拍，心室細動などの重症不整脈を生じやすい。そのため，24 時間心電図モニタなどの監視体制や，直流式除細動器，ペーシング機器，緊急薬剤が完備され，すぐに高度の緊急処置が行える CCU に早期に搬送されることが重要である。心室不整脈の出現に対しては，ACE 阻害薬や β 遮断薬などの投与のほか，プルキンエ線維の興奮性を低下させ，心室細動の閾値を上昇させる作用をもつリドカイン塩酸塩の静脈内注射も考慮される。

　　2 心不全　　心不全の徴候を知るため，肺野の水泡音の有無を確認し，膀胱留置カテーテルの挿入による時間尿測定と，水分出納を確認する。また，心不全症状の有無や BNP の変化に留意して観察を行う。重症度を把握する指標として，フォレスター分類やノーリア-スチーブンソン分類がある(◐ 166 ページ，図 5-26)。

　　3 心原性ショック　　経時的かつ全身的なモニタリングとともに，四肢の冷感，冷汗，血圧低下，頻脈，時間尿の減少など，ショック徴候の有無を確認する。

◆ 安静度に応じた日常生活への援助

　　洗面・食事・排泄・清潔・体動などの ADL は心負荷となるため，とくに発生初期には，安静度の管理が重要である。梗塞の範囲や合併症の状態に応

じて，医師から安静度の指示が出され，看護師はそれに基づいて援助を行う。

　看護援助では，患者の動作による心負荷を，心拍数・血圧の変動，息切れなどの自覚症状から評価し，段階的に進めることが大切である。

● **食事**　全身状態が安定したら，水分摂取から固形食へと進む。冠危険因子や合併症の状況により，塩分・脂質・摂取エネルギー量，水分（必要時）が制限される。食事による心負荷を考慮して，食後は1時間くらい休息をとる。

● **排泄**　胸痛に対してモルヒネを使用した場合，腸の蠕動運動が抑制され，便秘傾向に陥りやすい。また，治療目的で指示される安静状態も便秘を助長する。努責は胸腔内圧を高め，一過性に冠血流量に変動や心仕事量の増大をもたらすため，緩下薬の投与などによる排便のコントロールが重要となる。

　看護師は，患者が緩下薬を正しく服用できるように援助するほか，努責せずに排便できるよう体位や排便方法を工夫する。

● **身体活動性の維持・拡大**　安静臥床により，肺疾患や，自律神経反射の低下による起立性低血圧，静脈血栓症などを合併しやすい。早期離床はこれらの合併症を予防するためにも重要である。看護師は，心電図モニタリング下で，臥床から起座位・立位・歩行へ，各動作での安全を確認しながら身体活動性の拡大を行う（▶361ページ）。

● **心理的な援助**　患者の多くは，強い胸痛，息苦しさ，意識混濁などの発症に伴い，死の恐怖と向き合う。その後，CCUで機器に取り囲まれて24時間監視される環境におかれる。拘禁状態やCCUにおける単調な音，明かりなどの感覚過負荷は，患者にとって強度の心理的なストレスをもたらす。

　患者はなにがおきているのかわからず，不安な状況におかれ，感情をうまく表出できない場合も多い。看護師は，患者の理解のレベルに応じて，患者になにがおこっているのか，またおかれている状況についてわかりやすく話しかけ，理解を促す。また，患者の言葉に耳を傾け，感情表出を促し，患者が感じていることを受けとめていくかかわりが大切である。

● **家族への援助**　心筋梗塞は突然に発症し，生命に重篤な危機をもたらす。家族は治療や状態について説明を受ける際に，生命の危機的状況であることを告げられる。家族に与える心理的な影響は大きく，家族もまた危機に陥る。

　看護師は家族の不安に向き合い，家族の感情表出を促して受けとめ，支持する。なによりも家族を支えるのは患者へのきめ細かなケアであり，家族のつらさを受けとめる配慮と，家族の思いに耳を傾ける態度が求められる。

② 心不全患者の看護

　心臓はポンプとして生体組織が必要とする血液を送り出している。心不全は，すべての循環器疾患を基礎疾患としておこりうる症候群であり，心臓以外にも腎臓・肺・内分泌器官，免疫系なども大きく関与している（▶158ページ）。

a 急性心不全患者の看護

　急性心不全はすべての循環器疾患が原因となるが，心不全の対症療法と同時に，原疾患の原因治療を行わなくては致命的になる場合が多い。これは，慢性心不全の急性増悪期にもあてはまる。看護師は，心不全の病態や症状を理解し，適切な援助を行うことが大切である。

1 アセスメント

　状態の変化が急激におこる可能性があるため，注意深く症状やデータを観察することが重要である。

● **自覚・他覚症状**　以下を確認する。
- 呼吸困難・起座呼吸・発作性夜間呼吸困難・息切れ
- 前胸部絞扼感
- チアノーゼ
- 咳・喀痰：血液のまじった泡沫状喀痰は肺うっ血・肺水腫の疑い
- 血圧，心拍数と脈拍（脈拍欠損の状態，交互脈，頻脈，徐脈）
- 冷感・顔面蒼白・末梢冷感：心原性ショックの疑い
- 精神的不穏状態
- 頸静脈怒張
- 消化器症状・肝腫大
- 中心静脈圧
- 体重の増加
- 浮腫の状態（下肢），胸部 X 線検査（胸水の有無）
- 心音：Ⅲ音・ギャロップリズム・Ⅳ音
- 肺野の聴診：湿性ラ音
- 心電図
- 胸部 X 線検査：肺うっ血，心肥大（CTR），胸水貯留
- 動脈血ガス分析：Sao_2 が 90％以下の場合は，肺うっ血・肺水腫の疑い
- 心エコー法・左室駆出率（LVEF）
- 血液検査：血液一般検査，BNP，急性冠症候群を疑う場合は，心筋トロポニン，CK-MB などの心臓マーカー
- 心不全の誘因となる基礎疾患の有無：貧血，甲状腺疾患など
- NYHA 分類（● 38 ページ，表 3-2）
- フォレスター分類，ノーリア-スチーブンソン分類（● 166 ページ，図 5-26）
- キリップ分類（● 143 ページ，表 5-6）
- 血行動態モニタリング：重症例の場合はスワン-ガンツカテーテルを留置

● **循環器疾患の既往**　以下のような既往がないか確認する。
- 心筋梗塞，弁膜症，心筋症，高血圧，不整脈など

◆ 慢性心不全の急性増悪の場合

● **生活での心不全の増悪因子**　慢性心不全の急性増悪をきたした場合，病

状とともに生活における増悪を引きおこす誘因についてアセスメントを行う。
- 食生活：ナトリウム，水分，総エネルギー摂取量，食事の内容，嗜好性
- 活動量，運動量，日常生活の過ごし方
- 疲労やストレスの有無
- 感染症の有無
- 治療薬の中断
- 妊娠

● **その他の項目**　以下についても確認する。
- 心理的状況：抑うつの評価尺度としては PHQ-9（patient health question-naire-9）などを利用する（◐表6-17）。
- ADL の自立度
- 家族の，病気・治療・処置に対する理解度と不安

● **日常生活の再調整**　急性期から回復期にかけて，日常生活の再調整のために次のような情報を追加していく。
- 病気・治療・生活上の注意点についての理解と受けとめ方
- 家族内および職場での役割
- 対処機制：問題やストレスの取り組み方，ストレス解消方法など
- 自己管理能力
- ソーシャルサポートの状況

◐**表6-17　PHQ（Patient Health Questionnaire-9）日本語版（2018）**

この2週間，次のような問題にどのくらい頻繁（ひんぱん）に悩まされていますか？	全くない	数日	半分以上	ほとんど毎日
（A）物事に対してほとんど興味がない，または楽しめない	☐	☐	☐	☐
（B）気分が落ち込む，憂うつになる，または絶望的な気持ちになる	☐	☐	☐	☐
（C）寝付きが悪い，途中で目がさめる，または逆に眠り過ぎる	☐	☐	☐	☐
（D）疲れた感じがする，または気力がない	☐	☐	☐	☐
（E）あまり食欲がない，または食べ過ぎる	☐	☐	☐	☐
（F）自分はダメな人間だ，人生の敗北者だと気に病む，または自分自身あるいは家族に申し訳がないと感じる	☐	☐	☐	☐
（G）新聞を読む，またはテレビを見ることなどに集中することが難しい	☐	☐	☐	☐
（H）他人が気づくぐらいに動きや話し方が遅くなる，あるいは反対に，そわそわしたり，落ちつかず，ふだんよりも動き回ることがある	☐	☐	☐	☐
（I）死んだ方がましだ，あるいは自分を何らかの方法で傷つけようと思ったことがある	☐	☐	☐	☐

あなたが，いずれかの問題に1つでもチェックしているなら，それらの問題によって仕事をしたり，家事をしたり，他の人と仲良くやっていくことが どのくらい困難になっていますか？

全く困難でない	やや困難	困難	極端に困難
☐	☐	☐	☐

©kumiko.muramatsu「PHQ-9 日本語版（2018）」無断転載，改変，電子化，転送化を禁じます。
（Muramatsu, K., et al.：Performance of the Japanese version of the Patient Health Questionnaire-9（J-PHQ-9）for depression in primary care. *General Hospital Psychiatry*, 52：64-69, 2018 による）

2　看護目標

　急性期には，循環・呼吸機能の維持を中心に，心身の安定状態の回復を目ざした看護が行われる。
（1）呼吸・循環状態が安定し，生命の危機状態から回復する。
（2）急性心不全によりもたらされる身体的症状が改善する。
（3）急性心不全によりもたらされる不安が緩和する。
（4）急性心不全に関連する合併症がおこらない（肺炎・尿路感染・静脈血栓症など）。
（5）心不全症状を予防する生活習慣を獲得し，早期に社会復帰できる。

3　看護活動

● **肺うっ血に伴う呼吸困難の緩和**　心不全に伴う緊急処置としては，肺うっ血を軽減し，呼吸困難を緩和することが必要である。

　□1□**安静の保持**　起座位やファウラー位をとると右心に戻る静脈血は減少し，肺うっ血は軽減する。さらに起座位の場合，横隔膜は下降し，大胸筋や補助呼吸筋の呼吸運動はスムーズになるため，換気が増加する。看護師は，患者がらくに呼吸をできる体位を保持して身体の安静を保ち，心筋酸素消費量の需要を少なくすることが大切である。

　□2□**状態のモニタリング**　スワン-ガンツカテーテルや膀胱留置カテーテルなどのカテーテルを挿入し，循環動態や尿量のモニタリングを行い状態を把握して経過を観察していく。

　□3□**酸素療法と気道の浄化**　肺うっ血があると，有効呼吸面積の減少や換気・拡散障害によって呼吸困難が生じるため，組織への酸素供給を高める目的で酸素吸入が行われる。Pa_{CO_2} が高い場合，高濃度の酸素投与は CO_2 ナルコーシスを引きおこすため注意が必要である。肺うっ血が強く，肺水腫が生じている場合，人工呼吸器が装着されることもある。看護師は，咳や喀痰の排出を行って気道を浄化し，換気障害をできるだけ少なくできるように治療の援助を行う。

● **薬物療法の援助**　うっ血性心不全の治療では，循環血液量を減少させうっ血を軽減させるため，ナトリウムの制限と状態によって水分の摂取量が制限されるほか，利尿薬・血管拡張薬・強心薬などが用いられる（●167ページ）。また，心血管死を予防していくことを目的として，ACE 阻害薬，β遮断薬，ミネラルコルチコイド受容体拮抗薬などが使用されている。また，病態に応じてアンギオテンシン受容体・ネプリライシン阻害薬（ARNI）やイバブラジン塩酸塩，糖尿病治療薬である SGLT2 阻害薬が用いられている（●169ページ）。

　看護師は，指示された時間投与量をまもるほか，薬剤の効果について尿量，心拍数，体重，血液検査，胸部 X 線検査，呼吸状態，症状，浮腫の状態などの全身状態の観察を行って評価する。

　□1□**利尿薬**　利尿薬の使用により電解質平衡に異常をきたしやすくなるた

め，血液検査の結果に注意する。低カリウム血症では，筋力の低下や腸管麻痺，不整脈をきたす。低ナトリウム血症では，全身倦怠感，意識障害，吐きけ，筋痙攣などをおこすことがある。

脱水がおこれば，血液の粘稠度が高まり，安静を維持している患者では，静脈血栓や肺梗塞，脳梗塞をおこす危険性もある。とくに心房細動のある患者は，脳塞栓の危険性が高くなる。水利尿作用をもつトルバプタンが投与される場合は，飲水制限を緩和し，電解質平衡に注意する。

②強心薬　心拍出量の減少をきたした場合には，ホスホジエステラーゼ（PDE）阻害薬やカテコールアミン，ジギタリス製剤などの強心薬の投与が行われる。ジギタリス製剤が投与される場合は，ジギタリス中毒に注意する。

③その他　心筋梗塞後症候群では，副腎皮質ステロイド薬の投与やまた併存疾患を有する患者では循環器薬以外が併用されている。用いられる薬の副作用と症状を確認し観察を行う。

●非薬物療法の援助　薬物療法で効果がない場合は，大動脈内バルーンパンピングや経皮的心肺補助法，補助人工心臓などが併用されるほか，ペースメーカ，心臓再同期療法，植込み型除細動器，カテーテルアブレーションや，急性心不全の原因疾患によっては外科的治療が行われることがある（◑167ページ）。

看護師は，患者個々におけるふだんの状況と症状を把握して，適切な治療がすみやかに行われるように援助し，また病気について患者や家族にもよく理解してもらうように支援していくことが重要である。

●心臓の負荷の軽減　心臓の負荷を減らし，過大な心筋酸素消費量を軽減するためには，心拍数や血圧の変動要因を緩和し，個々の患者に応じたADLの援助を行う。

日常生活への看護援助は，患者の状態をみながら，つねに労作と休息のバランスを考慮した計画を立案し，実施する。たとえば，排泄のあとに休息時間をとることなどが大切である。また，身体的苦痛は，血圧や心拍数の増大につながるため，苦痛を取り除くための援助を行うことが大切である。

体動・清潔・排泄など基本的な日常生活行動の充足をはかり，少しずつ自立できるように援助する。

●食事療法への援助　ナトリウムは，血液の浸透圧を高めて循環血液量を増し，うっ血を助長するため，摂取を制限する。状態によっては，厳しい塩分の制限（3〜5g/日）がなされるが，患者は腸管のうっ血による諸症状や，さまざまな処置により，食欲を失っている場合も多い。また，それまでの食習慣で味つけの濃い食事をとっていた患者では，さらに食欲を失わせる結果となる。

制限内での患者の食習慣や嗜好を配慮し，酢などの調味料や香辛料の活用，調味料としてのしょうゆ1mLをそのまま食膳に添える，一品のみをふつうの味つけにするなど，食事の工夫を行う。食事は生活における楽しみでもあり，一方的に制限の必要性を強調するのではなく，それまでの食生活に応じた具体的な工夫を，患者や家族とともに考えていくことが大切である。

● **心不全に伴う合併症の予防**　肺炎，尿路感染，褥瘡，血栓性静脈炎・静脈血栓症の発症を予防する。

① **肺炎の予防**　肺うっ血があると，肺炎や気管支炎をおこしやすい。また肺うっ血が改善しないとこれらの疾患は治癒しにくい。肺炎や気管支炎ではさらに呼吸困難が強まり，高熱が持続すれば代謝が亢進するため，酸素消費量が増し，心臓の負担を増す。また，咳は気道内圧を高め，消費エネルギーを増大させて心臓の負荷を増す。看護師は，口腔内の清潔を維持し，体位変換，時間ごとの深呼吸や喀痰の排出を促すなどの気道浄化を積極的に行い，呼吸器系合併症の予防を行う。

② **尿路感染の予防**　時間尿測定などのため，多くの場合は膀胱留置カテーテルが挿入される。入浴は心負荷につながるため，状態が安定して許可がでるまでは清拭を行う。また，陰部洗浄を行い，陰部の清潔を保つ。

③ **褥瘡の予防**　浮腫に加え，安静臥床により褥瘡がおこりやすい。適切な体位変換と，体圧を軽減するマットレスや体圧分散用具を必要に応じて使用し，褥瘡の発生を予防する。

④ **血栓性静脈炎・静脈血栓症の予防**　臥床に伴う安静や，利尿薬の投与による血液の濃縮などが誘因となって，下肢の静脈血栓をおこしやすい。下肢静脈の血流を促進するために，他動的な足関節の背屈運動や下肢の屈曲運動を行う。これらの運動は，下肢筋力低下の予防にもつながる。

● **心理的な援助**　呼吸困難や緊急時になされる治療・処置は患者に死の不安・恐怖をもたらす。さらに，低酸素状態はそれだけで不安や不穏状態を強める。急性状況下で苦痛を伴う症状が強いときには，現在なにがおこっており，どのような治療や処置がなされているのかを，患者がどのように理解しているのか十分に確認しながらわかりやすく説明する。患者が感情を表出する場合は，耳を傾けて，あたたかい態度で患者のいだく不安や恐怖を受けとめていくことが大切である。

● **家族への援助**　家族に対して，患者の病状，行われている処置と目的，今後の見通しを伝え，治療への理解と同意を促す。家庭で病状の管理をしていた場合は，家族が罪悪感をもっていることも考えられる。家族の患者への思いを受けとめ，患者に対するニーズを聞き，希望をできる限り取り入れられるように援助する。また，家族の身体的な疲労が強い場合は，休養をとれるように配慮する。

b 慢性心不全患者の看護

　慢性心不全は，すべての循環器疾患を基礎疾患としておこり，その病態の本質は，心臓のポンプ機能低下に対する過剰な代償反応（前負荷・後負荷の増加，レニン-アンギオテンシン-アルドステロン系，交感神経系の過剰反応）である（● 160 ページ）。収縮不全のほかに，収縮能は比較的保たれているが拡張性が低下している拡張不全があるなど，その病態は複雑である。

● **慢性心不全のステージ分類と予防・治療**　アメリカ心臓病学会／アメリカ心臓病協会 american courage of cardiology/american heart association（ACC/AHA）

による分類では，進行性心不全の原因は，発症前からの冠危険因子の集積であることが示されている（●161ページ，図5-22）。したがって，心不全の予防には，発症前からの生活習慣是正が重要である。慢性心不全の治療では薬物療法・食事療法が重要であり，安定期には運動療法も適応となる。看護師は，患者の心機能に応じて，患者自身の活動や生活行動を調整していくことが大切である。

●難治性心不全　難治性心不全では，生命予後の改善が見込めない状態に陥ることから，患者の苦痛や症状の緩和が重要となる。急激に状態が悪化する場合も多く，状態の変化を予測しにくいことから，現在の状態や生命予後に対して，患者・家族がともに大きな不安をもっている場合も多い。

　終末期にはその人らしい生を過ごせるよう，患者や家族の訴えを傾聴し，患者の症状や苦痛の緩和をはかり，その人をとらえて生を支援していくきめ細かい看護支援が求められる。

1 アセスメント

　慢性心不全の病態のアセスメント項目は，急性心不全の看護に準ずる（●329ページ）。病態の評価に加えて，慢性心不全患者は高齢者も多いため，ふだんの生活状況，ADL，認知機能，心理・社会的状況など，生活を見すえた多面的なアセスメントが重要である。

　看護師は，アセスメントをふまえ，患者や家族を包括的かつ継続的に支援し，病態の各時期で高いQOLが維持できるように支援することが大切である。

●日常生活での活動性　日常生活での活動性をはかる指標には，NYHA分類（●38ページ，表3-2）や日常活動と酸素消費量を対応させた**身体活動能力質問表**がある（●表6-18）。

●精神的症状　慢性心不全患者は，呼吸困難感・浮腫・食欲不振・倦怠感などの身体的症状のほか，息苦しさや予後の不確かさから抑うつ状態や不安などをおこしやすい。そのため，精神的症状のアセスメントも重要である。抑うつ状態を把握するための指標として，PHQ-9（●330ページ，表6-17）などが用いられる。

●慢性腎臓病の合併　慢性心不全では，慢性腎臓病（CKD）を合併する場合も多い。CKDは，エリスロポエチン産生能を低下させて貧血をきたしやすくし，貧血は心不全の増悪因子であるため，心不全をさらに悪化させる。このような心不全とCKDが相互を悪化させる病態を心腎貧血症候群という。

　看護師は病状を把握し，CKDが心不全に与える影響や，治療状況，生活環境での増悪因子についてアセスメントを行うことが大切である。

●年齢　高齢者は，恒常性の維持能力や予備能力が低下しているため，複数の疾患によって病態が悪化・複雑化しやすく，患者のQOLに大きく影響する。

●日常生活での活動性，栄養状態　心不全による息切れや倦怠感などの症状は活動性の低下につながる。また，活動しないことで食欲がわかず，さら

○表6-18　身体活動能力質問票

	質問	活動強度	選択肢		
1	夜，らくに眠れますか	1 MET 以下	はい	つらい	?
2	横になっているとらくですか	1 MET 以下	はい	つらい	?
3	1人で食事や洗面ができますか	1.6 METs	はい	つらい	?
4	トイレは1人でらくにできますか	2 METs	はい	つらい	?
5	着がえが1人でらくにできますか	2 METs	はい	つらい	?
6	炊事や掃除ができますか	2〜3 METs	はい	つらい	?
7	自分でふとんが敷けますか	2〜3 METs	はい	つらい	?
8	ぞうきんがけはできますか	3〜4 METs	はい	つらい	?
9	シャワーを浴びても平気ですか	3〜4 METs	はい	つらい	?
10	ラジオ体操をしても平気ですか	3〜4 METs	はい	つらい	?
11	健康な人と同じ速度で平地を100〜200 m 歩いても平気ですか	3〜4 METs	はい	つらい	?
12	庭いじり(軽い草むしりなど)をしても平気ですか	4 METs	はい	つらい	?
13	1人で風呂に入れますか	4〜5 METs	はい	つらい	?
14	健康な人と同じ速度で2階まで昇っても平気ですか	5〜6 METs	はい	つらい	?
15	軽い農作業(庭掘りなど)はできますか	5〜7 METs	はい	つらい	?
16	平地を急いで200 m 歩いても平気ですか	6〜7 METs	はい	つらい	?
17	雪かきはできますか	6〜7 METs	はい	つらい	?
18	テニス(または卓球)をしても平気ですか	6〜7 METs	はい	つらい	?
19	ジョギング(時速8 km 程度)を300〜400 m しても平気ですか	7〜8 METs	はい	つらい	?
20	水泳をしても平気ですか	7〜8 METs	はい	つらい	?
21	なわとびをしても平気ですか	8 MET 以上	はい	つらい	?

MET：metabolic equivalent，代謝相当量；安静時の酸素摂取量(3.5 mL/kg 体重/分)を1METとして活動時の酸素摂取量が安静時の何倍かを示し，活動強度の指標として用いる。

(Phillips, C. O., et al.: Comprehensive discharge planning with post discharge support for older pratients with congestive heart failure : a meta-analysis. *Journal of the American Medical Association*, 291 : 1358, 2004 による)

に症状からもたらされる食欲不振は栄養状態の低下をまねく。とくに高齢な患者では，フレイル(○287ページ)にも注意する必要がある。高齢者は心不全による活動性と栄養状態の低下により，フレイルに陥りやすくなる。また，すでにフレイルの状態に陥っており栄養状態が低下している高齢者の心不全は，治療が困難で，症状が改善しにくい。適切な活動性を維持できるように生活をともに考えて支援していくことが重要である。

● 治療　治療では，急性心不全と同様に，病態や病状により薬物療法やペースメーカなどの非薬物療法が行われ，看護のアセスメントも急性心不全と同様である。

　慢性心不全の場合，とくに高齢者では，浮腫や食欲不振などの症状に気づきにくいため，家族や介護者によるモニタリングが重要となる。看護師は，疾患や身体面の評価だけでなく，患者の生活面や家族・介護者の状況についてもこまやかに観察することが重要である。また，包括的かつ，入院から外来や地域医療機関と継続した支援をはかることが望まれる。

2　看護目標

　疾患を理解して，その人らしく QOL を高める生活を送りながら，自己管理が行えることを目ざす。

（1）心不全によりもたらされる身体症状が改善する。

（2）精神面の安定をはかれる。

（3）心不全の正しい病識をもち，自己管理が行える。

（4）心臓の予備能力の範囲内で最大限の活動性を維持できる。

（5）心不全の悪化因子を知り，対処が行える。

（6）患者・家族が緊急時の対応をとることができる。

（7）患者・家族が効果的な社会的支援を得ることができる。

3　看護活動

　慢性心不全患者の看護においても，急性心不全と同様に，患者や家族の訴えや症状を十分に把握し，苦痛の緩和をはかることが重要である。とくに終末期のケアでは，患者・家族の身体的・精神的・社会的状況を把握した，きめ細かな看護支援が重要である。

◆ 自己管理に向けた患者教育

　効果的な自己管理が行われるためには，患者や家族が，病態や増悪時の症状，服薬の重要性，食事・水分制限，活動制限について理解し，心不全の増悪因子の除去と予防に努めることが重要である。原則的に，●表6-19の事項に関する患者教育を行い，生活の場で自己管理できるように指導を行う。

● 食生活　塩分制限は，腎機能障害の進行抑制や高血圧のコントロール目標においても6g/日未満が推奨されている。

　①重症心不全の場合　さらに厳格な塩分制限が行われる。腎機能障害を伴う場合は，タンパク質・カリウム・リンも制限される。ただし，水利尿作用をもつトルバプタンが投与される場合は，過剰な利尿が生じないように飲水制限を緩和し，電解質平衡に留意しなければならない。

　②高齢者　食事摂取量が少ない場合，塩分制限がさらに食欲減退や栄養不良を引きおこすこともある。患者の嗜好・食習慣・生活状況をふまえて教育を行い，塩分制限の範囲内で食事ができることが重要である。また，患者の主観的な塩味の感覚を知るため，病院食から味の目安をつけることも大切である。

　③制限の継続　患者だけでなく食事をつくる人が制限の必要性を理解し，実際の摂取量の目安を把握することが重要である。必要に応じて，栄養士が患者や家族に対し，基本的な塩分制限の知識と，家庭の実情に応じた修正を指導することが望ましい（●364ページ）。水分制限のある場合は，起床後・活動後・入浴後などの脱水に陥りやすいときの効果的な水分摂取方法を指導する。

● 内服薬の自己管理　薬物療法は治療の基本であることを患者と家族に伝える。利尿薬やβ遮断薬を内服する場合が多いため，脱水などの副作用に留意して症状を観察するように指導する。

　内服薬の種類・量・服薬方法などについても，患者が継続して正確に服薬できるよう指導する。高齢者も多いことから，飲み忘れがないように一包化をはかったり，薬袋を確認したりするなど，看護師と薬剤師の連携による工夫や服薬指導を行い，自己管理が継続できるように援助する。

○表6-19　心不全患者の心臓リハビリテーションにおける患者教育・生活指導

疾患に関する知識 ・定義，原因，症状，病状経過・重症度の評価（検査内容） ・増悪の誘因，合併疾患 ・冠危険因子（加齢，家族歴，喫煙習慣，高血圧，肥満，耐糖能異常，糖尿病，高 LDL コレステロール血症，高中性脂肪血症，低 HDL コレステロール血症，メタボリックシンドローム，精神的・身体的ストレス，身体活動不足）	**入浴** ・適温（40〜41℃），10 分程度，鎖骨下までの深さでの入浴，高温サウナ浴の危険性
	睡眠 ・睡眠に関する知識，適切な睡眠の重要性
	性生活 ・性生活の注意，避妊の必要性の有無など
セルフモニタリング ・患者自身が症状モニタリングを実施することの必要性・重要性 ・セルフモニタリングのスキル，患者手帳の活用（体重測定・家庭血圧測定・自己検脈） ・症状増悪時の対応（医療者へ連絡をとるタイミング，利尿薬・水分の自己調整，胸痛時のニトログリセリンの使用方法など）	**喫煙，嗜好品** ・禁煙，麻薬の危険性
	感染予防 ・感染予防の知識，インフルエンザ・肺炎のワクチン接種
	口腔・歯の衛生 ・歯周病の予防と治療
	排泄 ・便秘の予防と治療
服薬 ・薬剤名，薬効，服薬方法，副作用 ・発現率の高い薬剤副作用についての理解と医療者へ連絡をとるタイミング ・処方どおりに服用することの重要性	**骨関節疾患** ・骨関節疾患と運動時の注意点
	復職 ・仕事量，仕事内容の調整，長時間労働の回避，職場の理解と協力の必要性，休息の必要性
デバイス治療・経皮的または開胸術後 ・治療の適応，目的，重要性，効果の理解	**旅行・余暇活動・自動車運転** ・旅行中の注意事項（服薬管理，環境に応じた飲水量の調整，適切な身体活動量） ・薬物性の日光過敏症（例：アミオダロン） ・高地における低酸素血症 ・外国旅行では内服薬を一般名で表記したリストとともに持参すること ・運転時の注意事項，植込み型除細動器・補助人工心臓植込み術後の運転の制限
栄養 ・過度の水分摂取の危険性，低ナトリウム血症を呈する重症心不全患者における飲水制限（1.5〜2 L，高温多湿の環境や嘔気・嘔吐時には水分摂取量を増加させる） ・1 日 6 g 程度の減塩を基本に個々の患者に適した塩分摂取量を設定 ・体重管理と適切なカロリー摂取・たんぱく質の摂取による低栄養の予防 ・適正体重の維持 ・過度のアルコール摂取の危険性 ・加工食品の摂取制限	
運動 ・定期的な運動の実施と方法	**社会資源の活用** ・身体障害，更生医療，介護保険制度の適用について
ストレスマネジメント ・ストレス解消法，瞑想，孤独・孤立の回避，介護者・医療者による心のケア	**一次救命処置** ・心肺停止時の一次救命処置法についての介護者への指導

（日本循環器学会/日本心臓リハビリテーション学会：2021 年改訂版 心血管疾患におけるリハビリテーションに関するガイドライン. p.109，2021 <https://www.j-circ.or.jp/cms/wp-content/uploads/2021/03/JCS2021_Makita.pdf><参照 2023-06-07>による）

● **セルフモニタリング**　全身倦怠感の増強，下肢浮腫，食欲不振や吐きけ，体重増加などの症状は，心不全の増悪症状である。これらは，心不全に多く合併する CKD の増悪症状でもある。看護師は，患者・家族に対して具体的な症状の理解を促すほか，発症時には，塩分制限や活動制限を実施し，すみやかに受診することを指導する。

　毎日の体重測定・血圧測定を習慣化することはセルフモニタリングの重要な要素であり，患者には自分の身体管理，医療者にはより的確な教育や治療効果の判定に役だつ。看護師は，患者に対し退院後，毎日の体重・血圧測定や体調記録を行うことをすすめ，受診時に記録を持参するよう指導する。また，過剰な水分貯留がないときの体重（**ドライウェイト** dry weight）が，数日内に2kg以上の増加をみる場合，うっ血症状の疑いもあるため，早期に受診をするように指導する。

● **運動・生活活動**　必要な場合，6分間歩行試験などの運動負荷試験を行い，運動耐容能が確認される。また，その結果や心肺予備能力の程度に応じて具体的な生活活動が指示される（◉367ページ，表6-23）。患者の生活状況によっては，自宅での身体活動性が低いとは限らず，家事労働などの日常生活活動で，すでに負荷が強い場合もある。

　看護師は，日常生活の具体的な過ごし方について十分に確認を行うほか，心負荷につながる動作を連続して行わないこと（二重負荷の防止）や心負荷を下げる生活の仕方について，実際の生活状況を聞きながら指導を行う。また，飛行機への搭乗や，高地・高温多湿の地域への旅行は，気圧や気候の変化が

---

column　慢性心不全の緩和ケア──アドバンスケアプランニングの重要性

　超高齢社会に突入し，循環器疾患の終末像である心不全患者の増加が危惧されている。心不全患者は，急性増悪により入退院を繰り返して終末期にいたる場合が多くを占めており，心不全患者に対する緩和ケアが重要な課題となっている（◉図）。

　終末期医療における緩和ケアは，がんに対するケアを中心として発展してきた。しかしながら，世界保健機関（WHO）は緩和ケアについて，心不全や呼吸不全などの生命をおびやかすすべての疾患に対して考慮すべきものであり，生命の質（QOL）を改善していくことの必要性を提唱している。わが国では，2018（平成30）年度の診療報酬改定により，末期心不全患者への緩和ケア診療加算が開始された。

　心不全患者は，急性増悪から回復すると症状の緩和がはかられるため，患者・家族や医療職者のいずれも経過の予測や今後の見通しをたてることが困難である場合が多い。この特性から，終末期を含めた将来の状態の変化に備えるために，アドバンスケアプランニング（ACP）を行っていくことが重要となっている。日本循環器学会・日本心不全学会の『2021年改訂版循環器疾患における緩和ケアについての提言』によると，広義のACPとは「本人の価値観，大切なこと，希望，人生の目標，将来の医療に対する選好などを考慮しながら，本人，家族，本人の意思を推定する者，医療提供者の間で将来の治療・ケアのプランを話し合うプロセス」を指し，納得した人生を送ってもらうことを目標とする。

　看護師は，心不全患者に対して早期の段階から，意思決定への支援を行い，医療チーム全体でその人らしい，よりよい生を支えていくことが大切である。

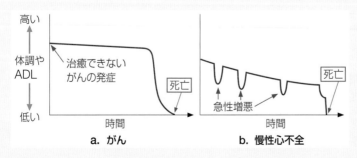

◉**図　がんと心不全の病の軌跡の特徴**

(Lynn, J., et al: *Living well at the end of life: Adapting heals care to serious chronic illness in old age.* p.8, Rand Health, 2003による，一部改変)

症状の悪化につながることがあるため，注意が必要である。

　NYHA 分類Ⅰ～Ⅲ度の安定期にある慢性心不全は，心臓リハビリテーションの適応があり，心肺機能に応じた運動療法が推奨されている（○ 366 ページ）。

● **定期的受診**　慢性心不全の治療は，正しい服薬とともに，症状や生活内容をコントロールしていくことが基本である。看護師は，患者・家族に対して具体的な症状を説明し，退院後も定期的に受診することを指導する。また，息切れやからだのむくみが出現したり，いままでできた日常生活行動に困難が生じたりした場合，すみやかに受診するように指導する。

● **感染の予防**　感染症（とくに呼吸器）は代謝亢進や発熱を引きおこすため，心負荷の増加および増悪につながる。看護師は，室内の湿度・温度調節や換気を実施し，上気道感染を防ぐと同時に，インフルエンザワクチンや肺炎球菌ワクチンの接種をすすめる。

　また，外出から帰ったらうがいを行う，手洗いを行う，かぜをひいたらすぐに受診をして悪化を防ぐなど，重篤化しないような自己管理行動を促していくことが大切である。

● **心理面の支援**　心不全患者はうつ状態に陥りやすく，うつ状態は QOL だけでなく，予後にも悪影響を及ぼす。また高齢者では，認知症やほかの精神疾患によって症状が増悪する場合もある。看護師は患者の支援体制を確認し，必要に応じて臨床心理士や専門医との連携をはかる。

　また，生活のなかで遭遇するストレスに対してのマネジメント方法を，患者・家族とともに考えることも大切である。

3 血圧異常患者の看護

　血圧異常には，高血圧と低血圧がある。とくに，高血圧は脳卒中や心臓病などの動脈硬化性疾患の危険因子であり，成人における大きな健康問題である（○ 175 ページ）。高血圧の発症には遺伝素因と環境素因が関与している。

　高血圧の治療は，食事療法・運動療法・薬物療法が基本である。とくに生活習慣の修正は，降圧効果に加えて薬物療法の効果を高める。看護師は，患者の血圧コントロールを支援し，動脈硬化性疾患の予防につなげることが大切である。

1 アセスメント

● **血圧値の測定方法**　血圧は体位や情動，運動などの因子によって影響を受ける。血圧計，あるいは水銀血圧計と同程度の精度を有する自動血圧計を用いて，15 分以上安静ののち，カフの位置を心臓の高さに保って測定する。左右差，体位，1 日の変動についても確認し，原則 2 回の測定での平均値をとる。家庭血圧の確認を行い，診察室血圧と差がないかも留意する。

　24 時間の自由行動下血圧測定（ABPM）では，自由行動下で持続的に 24 時間連続（15～30 分，1 時間間隔）測定をする。

● **高血圧合併症に関する検査所見**　高血圧合併症のリスクを評価するために，以下の項目についてアセスメントを行う。

- 身体組成：身長・体重・BMI
- 心電図
- 眼底所見
- 腎機能検査：尿・血液検査

● **生活習慣の改善**　血圧をコントロールするための生活習慣の改善へのアセスメントを行う。

- 食生活：塩分摂取量，脂質摂取量，エネルギー摂取量
- 運動習慣の有無：種類・回数・時間・頻度
- 嗜好：喫煙習慣の有無や程度，アルコール摂取量
- 日常生活：入浴方法，日常生活の過ごし方など
- 排便習慣
- 精神的なストレス因子：仕事や家族との人間関係，役割

● **疾患の理解と受けとめ方**　以下を確認する。

- 患者自身の疾患についての理解の状況，自己管理に向けた行動変容の段階，自己管理への能力

2 看護目標

(1) 高血圧の自己管理に向けて主体的に取り組む。
(2) 適切な血圧を維持する生活習慣を獲得する。
(3) 高血圧による合併症を予防できる。

3 看護活動

高血圧患者の看護では，患者みずからが，生活習慣を修正する意識をもって自己管理できるように支援していくことが重要である（◉表6-20）。

● **生活習慣の修正の要点**　すでに習慣化している生活の修正には，大きな

◉表6-20　生活習慣の修正項目

1. 食塩制限6g/日未満
2. 野菜・果物の積極的摂取*
   飽和脂肪酸，コレステロールの摂取を控える
   多価不飽和脂肪酸，低脂肪乳製品の積極的摂取
3. 適正体重の維持：BMI（体重〔kg〕÷身長〔m〕²）25未満
4. 運動療法：軽強度の有酸素運動（動的および静的筋肉負荷運動）を毎日30分，または180分/週以上行う
5. 節酒：エタノールとして男性20-30mL/日以下，女性10-20mL/日以下に制限する
6. 禁煙

生活習慣の複合的な修正はより効果的である
＊カリウム制限が必要な腎障害患者では，野菜・果物の積極的摂取は推奨しない
　肥満や糖尿病患者などエネルギー制限が必要な患者における果物の摂取は80kcal/日程度にとどめる
（日本高血圧学会高血圧治療ガイドライン作成委員会編：高血圧治療ガイドライン2019. p.64, 日本高血圧学会，2019による）

努力を要する。看護師は，はじめに患者の興味の内容や不正確な知識をさぐり，学習の準備状態を十分に把握することが大切である。

そのうえで，患者が原則的な知識の理解を深められるように指導を行う。患者の日常生活にそって，実際にどのような改善ができるかを患者と話し合い，確認しながら進めていくことが大切である。

● **生活習慣の改善**　以下にあげる項目について改善を促すように援助する。

① **食生活の改善**　食事では，6 g/日未満の塩分制限，野菜・果物の積極的摂取，コレステロール・飽和脂肪酸の制限，多価不飽和脂肪酸，低脂肪乳製品の積極的摂取，肥満者には適切な摂取エネルギーの量を指導する。

② **適正体重の維持**　肥満者は減量により降圧効果が得られる。標準体重の ±10%以内の適正体重へ減量し，適正体重者ではこの範囲で維持する。重度の高血圧を除き，運動療法と食事療法を両輪として実施することが大切である。

③ **禁煙**　タバコは末梢血管を収縮させて一過性に血圧上昇をきたすほか，冠危険因子の1つでもあるため，禁煙は必ず行うべき項目である。禁煙が容易でない場合，適応があれば禁煙外来の受診を考慮する。

④ **アルコール制限**　過度のアルコール摂取は，血圧を上昇させ，脳卒中や動脈硬化性疾患の危険因子となる。エタノール換算で，男性では20〜30 mL/日（日本酒換算にて1合程度），女性は10〜20 mL/日以下とする。

⑤ **運動療法**　軽症の高血圧では，運動療法の実施により降圧効果が得られる。運動の種類としては，歩行や水泳などの全身の筋肉を使った有酸素運動が適している。運動は30分以上で週3回以上行うのが望ましく，通勤時間を利用するなど，生活のなかで習慣化して運動を取り入れられるように考慮する。中等度以上の高血圧や合併症がある場合では，医師の指示制限内での身体活動性を維持するように援助する。

⑥ **急激な温度変化**　冬季の寒冷は血圧変動をきたすため，防寒に留意する。とくに夜間のトイレでは暖房の設置などによって，温度変化をできるだけ緩和するようにする。入浴は40℃前後の熱すぎない温度で入浴し，長時間の入浴は避けるようにする。

⑦ **排泄のコントロール**　排便時の努責は，一過性に血圧を上昇させるため，便通のコントロール，水分の補給や食物繊維の摂取を心がけるようにする。また，排便の状態について確認を行い，必要に応じて緩下薬の投与を考慮する。

⑧ **ストレスの管理**　精神的緊張や怒りは，血圧の上昇に影響を及ぼすことも考えられるため，適度な休養を生活のなかに取り入れていく。

● **降圧薬の投与と副作用**　薬剤の投与については，薬剤の効果と使用上の注意，副作用，禁忌について理解することが必須である（●表6-21）。自己中断や飲み忘れがないように，患者の自己管理能力を確認して，必要な場合は家族を含めて教育を行う。

副作用は個人差があるため，患者の訴えを確認し全身状態の把握に努めることが大切である。また，患者に対しては，自己管理中に副作用症状があら

○表 6-21　降圧薬の副作用

降圧薬		副作用
カルシウム拮抗薬		顔面紅潮，頭痛，動悸，上下肢の浮腫，便秘など
ACE 阻害薬		咳，腎動脈狭窄症での腎機能低下など
アンギオテンシンⅡ受容体拮抗薬		めまい，動悸など
利尿薬	チアジド系利尿薬	低カリウム血症，痛風，脂質異常症など
	カリウム保持性利尿薬	勃起障害，月経異常など
	ループ利尿薬	低カリウム血症，高尿酸血症，脂質異常症など

われた場合，必ず主治医に連絡をとってコントロールを行うことを説明する。

4　不整脈患者の看護

　不整脈は正常洞調律以外の調律と定義され，徐脈性不整脈・頻脈性不整脈に分けられる（●181ページ）。不整脈の治療では，薬物療法やペースメーカ治療，電気的除細動，カテーテルアブレーションなどが行われる。

　看護師は，いずれの治療や処置を受ける場合においても，患者の訴えや症状をよく観察し，心電図から不整脈の種類や危険度を判断して，すみやかに処置が行えるように援助することが必要である。

　ここでは，薬物療法・ペースメーカ治療を受ける患者の看護について述べる。

a　薬物療法の看護

　薬物療法では，患者の状態に応じて，抗不整脈薬（●203ページ）・β遮断薬・アトロピン硫酸塩水和物・l-イソプレナリン塩酸塩・ジギタリスなどが用いられる。

1　アセスメント

　不整脈の状態と危険度を判断して，おこりうる症状とその原因へのアセスメントを行う。
- バイタルサイン：脈拍のリズム，強弱，血圧低下，意識レベル
- 心電図：心電図の見方と異常の判定
- 自覚症状：動悸・気分不快・冷感・呼吸困難・めまい・立ちくらみ・眼前暗黒感など
- 随伴症状：貧血や脱水・発熱・疼痛など不整脈を誘発する症状の有無，甲状腺機能亢進症などの基礎疾患の有無
- 血液検査
- 胸部 X 線検査

2　看護目標

（1）不整脈の出現が正常範囲内に維持される。
（2）危険な不整脈の出現時，早期に適切な対応が受けられる。
（3）服薬の自己管理に前向きに取り組み，安全・確実に実施できる。

3　看護活動

● **異常の早期発見と迅速な対応**　危険な不整脈を判断し，迅速な処置が行われるように援助する。心電図上の変化，バイタルサインの変動とともに，動悸や胸部不快感などの患者の訴えや表情，顔色に注意して観察する。

　□1 **心室期外収縮**　多発性（1分間に何拍出現するか），多源性（2つ以上の場所を起源とする），R on T（前の心拍の T 波の上に，心室期外収縮がのる），心室期外収縮が3拍以上続くものに注意する（◯ 190 ページ，表5-19）。治療では，抗不整脈薬の投与あるいは電気的除細動が行われる。

　□2 **心室頻拍・心室細動**　心室頻拍は心室細動に移行しやすく，ともに致死的な不整脈であるため，薬剤投与および電気的除細動が至急行われる。心室細動では，心マッサージがすぐに実施され，ついで電気的除細動が行われる。

　□3 **洞性徐脈・洞不全症候群・完全房室ブロック**　60/分以下の洞性徐脈や，3～4秒の洞停止を生じることがある。血圧や心拍出量の低下，心室細動を誘発する場合があり，アトロピン硫酸塩水和物の投与や一時的ペーシングが行われる。

　□4 **発作性上室頻拍，（頻脈性）心房細動・心房粗動**　血圧や心拍出量の低下，心室細動を誘発する危険性があり，抗不整脈薬の投与や電気的除細動が行われる。発作性上室頻拍では，迷走神経刺激（バルサルバ手技）が有効である（◯ 191 ページ）。

● **安全・確実な与薬**　使用薬剤と使用量，常用量，与薬方法，治療効果，効果発現時間，副作用を十分把握したうえで与薬する。とくに静脈内注射では，効果発現はすみやかであるが，副作用出現の危険性も高い。与薬後は効果発現時間を考えながら，心電図変化やバイタルサインの変動，副作用の出現に注意して観察を行う。

● **自己管理に向けての指導**　退院に向けて経口抗不整脈薬が投与される場合は，与薬の目的や方法，副作用の症状や異常時の対応について，患者や家族が正しい理解を得て自己管理がなされるように援助を行う。

b ペースメーカを装着した患者の看護

　ペースメーカは，刺激伝導系になんらかの障害があって心拍数が低下した場合，人工的に電気刺激をあてて有効循環血液量を確保する。体外式（一時的）ペーシングと恒久的（植込み型）ペーシングの2種類がある（◯ 89 ページ）。

　近年では，徐脈性不整脈の治療のみならず，心臓再同期療法による心不全治療，植込み型除細動器による致死的な不整脈に対する治療が行われている

（◯206ページ）。また，これらの植込み型機器からの生体情報をインターネットを介して医療者・患者双方が確認をできるシステムが開発され，臨床応用が進んでいる（◯図6-11，および390ページ，plus）。

1 アセスメント

ペースメーカの作動状況を確認し，症状や自己管理の状況についてアセスメントを行う。
- ペーシング状態の把握：ペーシング機能や種類，セットレート
- 心電図
- 自覚症状の有無：動悸・頭重感・めまい・冷感など
- ペーシング挿入部周囲の状態
- 自己管理に向けてのとらえ方
- 心理的状況

2 看護目標

（1）感染・壊死などの合併症をおこさず，心拍出量を保持する有効なペーシングが維持される。
（2）安全・確実にペーシングを行うための自己管理ができる。
（3）ペースメーカとともにその人らしい生活を送ることができる。

3 看護活動

● **ペーシング状態の観察** 設定したセットレートで確実にペーシングが行われているかどうか，心電図や脈拍をみながら確認する。心電図では，ペースメーカによる刺激に続いて正しい波形が出現するか，自己調律を正しく認識しているかなど，ペーシングとセンシングを確認する。また，動悸などの自覚症状についても観察する。

● **合併症の予防** ペースメーカ患者では，植込み部の感染や皮膚の壊死が合併することがある。発熱，植込み部周囲の皮膚の発赤・疼痛など，感染徴

情報の流れ

②コミュニケータが読み込んだ情報を電話回線を通じて専用サーバに送信する。

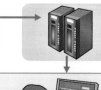
専用サーバ

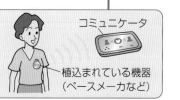
コミュニケータ
植込まれている機器
（ペースメーカなど）

①コミュニケータ（中継機器）を使い，自宅で機器の情報を自動的に無線で読み込む。

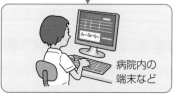
病院内の端末など

③医療従事者は専用サーバへ送られた情報を病院内のパソコンなどから閲覧することができる。

◯**図 6-11 遠隔モニタリング**

候がみとめられないかを観察する。また，ペースメーカの挿入に伴い，静脈血栓や閉塞の発生の有無や，創部および植込み部での静脈怒張の有無についても確認する。

● **自己管理への援助**　恒久的なペースメーカを植込んだ患者では，退院後の自己管理に向けての援助が重要である。ペースメーカが正常に作動しているかどうかを確認するために，脈拍を1日1回必ず観察するように指導する。

　異常時の対応のため，ペースメーカの機能・種類・セットレートについて書かれたペースメーカ手帳(◐図6-12-a)や患者カード(◐図6-12-b)を携帯するように指導する。心機能の低下および，感染やそれが疑われる発熱，手足のむくみ，めまい，息苦しさ，吃逆（きつぎゃく）（しゃっくり）などが出現したときは，受診するように指導する。

● **電磁波障害の予防**　電磁波を発生する器具や環境は，ペースメーカに規定外の動作を引きおこす危険性がある。安全確保のため，植込み部分を近づけないように注意する。また，めまい・ふらつき・動悸などの異常を感じたときは，ただちにその場所を離れるように指導する(◐92ページ)。

　治療や検査がペースメーカに影響を与える可能性もあるため，受診時は必ずペースメーカ手帳を持参し，医師に伝えるよう指導する。患者が過剰に神経質にならず，安全・安心に生活できるように支援することが大切である。

● **定期的な検診**　ペースメーカの電池容量は機種により異なるが，推奨交

条件付きMRI対応ペースメーカ手帳

MR conditional Implantable Pacemaker Identification Book

1.5 T & 3.0 T MR撮像対応

BIOTRONIK
excellence for life

a. ペースメーカ手帳
ペースメーカの種類によって，手帳の表示が異なる。

BIOTRONIK excellence for life

条件付きMRI対応ペースメーカが植え込まれています

患者氏名：

緊急連絡先：

植込み病院：

病院連絡先：　　　　　　診療科名：

モデル名：	製造番号：	植込み日：
モデル名：	製造番号：	植込み日：
モデル名：	製造番号：	植込み日：

患者様へ
・本カードは常に携帯し，MRI検査の指示を受けた際に必ず提示してください。
・MRI検査の前に必ずペースメーカ管理医師の診察を受けてください。
・MRI検査ができない場合もありますので，ペースメーカ管理医師の指示に従ってください。

MRI検査に関わる医療関係者の皆様へ
・本カードはペースメーカ本体およびリードがバイオトロニック社製条件付きMRI対応製品であることを証明するものです。
・検査前にペースメーカの設定変更が必要です。
・当該患者様のMRI検査を施行するには，バイオトロニック社の所定の研修を修了する必要があります。
・MRI検査可能施設に関しては，下記専用ウェブサイトでご確認いただけます。
・条件付きMRI対応ペースメーカに関する情報は下記専用ウェブサイト，もしくは下記専用ダイヤルでご確認ください。

バイオトロニックジャパン株式会社
条件付きMRI対応デバイス専用ウェブサイト：**www.pro-mri.jp**

MRI検査に関してのお問い合わせ
MRI専用ダイヤル：
0120-810-513
受付時間：24時間

MRI患者様専用ダイヤル：
0120-810-513
月～金　9～18時　※祝日，年末年始を除く

b. 患者カード

◐**図6-12　ペースメーカ手帳と患者カードの例**
(写真提供：バイオトロニックジャパン株式会社)

換時期から3か月程度の余裕はある。しかし，ペーシング状態や電池容量の確認のために定期的な受診は必要であり，医師の指示に従って受診するようにすすめる。

●**心理的な看護援助**　とくに，植込み型除細動器が挿入されている患者では，機器の作動に対する心配から，日常生活をいままでどおり送れるのか，不安を訴えることがある。患者のふだんの過ごし方や，機器のどのようなところに不安を感じているのかなどについて十分に話を聞き，患者の不安に寄り添い，患者が機器とともに望ましい生活が送れるように支援をしていくことが大切である。

5 弁膜症患者（感染性心内膜炎患者）の看護

　心臓には4つの弁がある。弁に障害がおこって血流が異常となり，心機能に障害をきたす疾患を弁膜症とよぶ（● 207ページ）。弁膜症患者の看護では，弁の障害により生じた心不全状態や，おこりうる症状を想定して援助を行うことが重要である。また，人工弁置換術などの外科的治療を受ける場合には，合併症をおこさずに早期に回復できるよう，周術期を通してはたらきかけていくことが重要である。

　弁膜症には，先天性や動脈硬化性などの原因がある。

　ここでは心内膜の細菌感染による感染性心内膜炎患者の看護について述べる。弁膜の感染巣による菌血症は，弁膜症や人工弁置換後の患者で危険性が高く，高熱や悪寒，発熱に伴う脱水や食欲不振など全身的，かつ重篤な症状をもたらす。また，心機能を低下させるため，心不全に陥る危険性が高い。心内膜の感染部位では，疣腫が形成され，一部がはがれて肺梗塞・腎梗塞などの塞栓症を引きおこす危険性もある（● 211ページ）。

　看護師は，患者にもたらされる症状や治療による苦痛を緩和し，合併症の予防や早期発見に努め，回復に向けた援助を行うことが重要である。

1 アセスメント

　患者の訴え，自覚・他覚症状と診断所見や検査データを観察して全身状態を把握する。

●**自覚症状の有無**　以下を確認する。

- 発熱・悪寒
- 全身倦怠感
- 関節痛
- 食欲不振
- 体動に伴う息苦しさの有無
- 咳・血痰の有無：肺水腫・肺梗塞の疑い
- 痛みの有無と部位，上腹部痛（膵梗塞），側腹部痛（腎梗塞）など

●**他覚症状**　以下を確認する。

- 熱型：一日の変動，解熱薬の反応

- 心拍数・脈拍数・不整脈の有無
- 血圧
- 呼吸数・呼吸リズム
- 皮膚粘膜の状態：口腔内の乾燥(脱水症状), 点状出血や手指・足趾の先の結節形成(オスラー結節)
- 水分出納量
- 食事摂取量

● **診察所見・検査データ**　以下を確認する。

- 血液検査
- 尿検査
- 心雑音
- 血液培養による起因菌同定
- 胸部 X 線検査
- 心エコー法

2　看護目標

(1)感染性心内膜炎に伴う症状による苦痛が緩和する。
(2)感染性心内膜炎に関連した合併症をおこさずに, 早期に回復する。

3　看護活動

● **全身状態の観察**　患者の感染症状は重篤であり, 心不全や塞栓症を合併する危険性も高いことをふまえながら, アセスメント項目, 患者の訴え・表情を観察する。

● **苦痛の緩和**　患者は高熱が持続して倦怠感も強いほか, 処置や検査も頻繁に行われる状態である。看護師は, 検査や処置が手ぎわよく行えるように援助する。患者の発熱状況, 解熱薬の使用時間, 睡眠時間などから, 患者の安寧を保てるようにケアや処置を再調整する。

　倦怠感などの症状については, 患者の状態に合わせた対症的なケアを実施する。なによりも患者の訴えや表情から苦痛を読みとり, あたたかい態度や言葉で接し, 看護師がそばにいる, 見まもっているという安心感を患者に与えることができるように接することが重要である。

● **安静の保持**　安静は患者の心仕事量を軽減し, 体力の消耗を防ぐ。呼吸器症状などの合併がある場合は, 起座位での安楽な体位を工夫するなど, 患者の状態をふまえた安楽の保持に努める。また, 褥瘡や血栓形成などの安静に伴う合併症を予防するために, 可能な範囲で日常生活活動などの身体活動性の維持や, 褥瘡予防にむけて体圧分散用具の使用などを取り入れる。

● **治療への援助**　通常は大量の抗菌薬が使用され, 血中濃度を一定にするために 24 時間の持続投与が行われる。看護師は的確な与薬が行われるように実施する。

● **感染の予防**　悪寒・発熱・発汗などの感染症に伴う症状が強く持続し, 抗菌薬の使用に伴う菌交代現象❶もおこりやすい状態である。看護師は, 全

NOTE
❶菌交代現象
　腸内細菌叢を構成する細菌の種類や数が変化して, 感染が引きおこされることである。

身清拭，口腔内のケア，陰部のケアを頻回に行い，皮膚や粘膜の清潔を保つ。また清潔へのケアは全身の状態を観察する重要な機会である。

● **栄養と水分の補給**　患者は発熱による体力の消耗が激しく，食欲も低下している。良質なタンパク質を補給して必要な水分摂取が行えるように，食事や飲み物について，患者の摂取しやすい形態・種類・温度などを可能な範囲で工夫する。

● **予防への援助**　弁膜症の基礎疾患がある患者や人工弁置換術後の患者には，感染性心内膜炎の早期発見・予防のための指導を行う。1週間以上の発熱や感冒様の症状が持続する場合，早期に医師と連絡をとり，適切な処置を受けるように指導する。

6 心筋症患者の看護

● **拡張型心筋症**　拡張型心筋症は，進行性の心室拡張と収縮不全から慢性心不全をきたす疾患である（● 214ページ）。予後は不良であるが，近年は，薬物療法やリハビリテーションの進歩により改善がはかられている。根治的治療法は心臓移植であり，比較的若年者の重症心不全や致死的不整脈合併症例が適応となるが，ドナーの確保など課題も多い。

● **肥大型心筋症**　肥大型心筋症は，心筋の異常な肥厚とそれに伴う拡張不全をきたす疾患で，左室からの流出路の狭窄を伴う場合もある（● 215ページ）。心筋の線維化が進んだ重症例を除き，予後は拡張型心筋症に比べて比較的よく，病気の進行は緩徐である。無症状で経過している場合もあり，突然死をきたすことがある。

いずれの心筋症も遺伝子異常が原因のものがある。そのため，遺伝カウンセリングなどの取り組みも行われている。

看護師は，これらの心筋症の特徴をふまえてケアにつなげていくことが重要である。心不全や不整脈などの心機能の悪化や塞栓症を予防し，異常時には早期に対応されるように援助する。近年は，植込み型補助人工心臓の進歩により，心臓移植を待機しながら社会生活を行えるようになり，また治療目的での植込み型補助人工心臓の導入がはかられるようになっている（● 315ページ）。治療開始と継続には，感染などの合併症の予防や家族を含めた管理に関する教育，サポート体制の構築が重要となり，多職種連携のもとで在宅管理へと継続をはかっていく（● 317ページ）。高い QOL を保ちながら，残存機能に見合った日常生活が送れるように援助を行うことが大切である。

1 アセスメント

心不全症状の有無，増悪の程度，患者と家族の症状の受けとめ方を把握する。

● **自覚症状の有無**　以下を確認する。

• 失神発作の有無，息切れ，呼吸困難などの心不全症状
• 動悸などの不整脈症状

● **全身所見・検査所見**　以下を確認する。

- 頸静脈怒張，浮腫，バイタルサイン
- 中心静脈圧，血行動態モニタリング
- 心エコー法：心室の拡大や収縮の状態，心肥大から診断に用いられる。
- 心臓 CT・MRI，核医学検査
- 心電図・ホルター心電図：心室頻拍などの突然死に結びつく不整脈の有無
- 運動負荷試験
- 胸部 X 線検査
- 心臓カテーテル検査：虚血性心疾患との鑑別や，左室機能の評価
- 心筋生検
- 血液検査(BNP)
- 水分出納量(尿量の測定，利尿薬測定時は反応の確認)，食事摂取量
- 日常生活行動，食習慣，飲酒習慣，運動習慣，自立度，ストレス
- 家族歴

● **疾患の理解と受けとめ方**　患者だけでなく，家族の反応についても確認する。

- 疾病や治療の受けとめ方，心理的状態
- 家族の，治療に対する反応と理解，心理的状態

2 看護目標

(1) 心筋症に伴う合併症(血栓や塞栓症)を予防し，異常の早期発見がなされる。
(2) 心筋症に伴う心不全症状や不整脈の改善がなされる。
(3) 疾病に対する不安を表出して，前向きに療養を行うことができる。

3 看護活動

● **全身状態の観察**　心筋症の症状は，息切れ・呼吸困難・浮腫などの心不全症状や動悸・胸部不快感などの不整脈症状が主であるが，無症状のこともある。拡張型心筋症では，慢性心不全が急性に増悪し，呼吸困難や下腿浮腫をきたすことがある。

　看護師は，以下の身体的状態や心理的状態について注意深く観察を行う。

- 心原性ショックを疑う症状：顔面，皮膚の状態，末梢の冷感
- 呼吸状態：呼吸困難の有無，痰の有無・性状，動脈血酸素飽和度
- 循環状態：血圧・脈拍・血行動態モニタリング・水分出納・時間尿・尿比重

● **苦痛の緩和・日常生活の援助**　心不全症状を伴う患者では，呼吸困難などの症状があり，起座呼吸に伴う苦痛や倦怠感も強いため，日常での処置やケアは，患者の疲労度を考慮して行う。

　食事のあとや，入浴・清拭などの清潔のケアを行ったのちは，少なくとも1時間は安静を保つ。安静は活動による代謝を軽減し，腎血流量の増加をはかり利尿を促す。また末梢への静脈血の貯留を防ぎ，心負荷を軽減させ，ア

ルドステロンの分泌を抑える。

　周囲の環境を静粛に保ち，寝具を整え，小枕や体圧分散用具を用いて，限られた体位のなかでも安楽を保ち，安静に伴う褥瘡などの二次的障害を予防するように，体位を工夫していくことが必要である（◯333ページ）。

● 治療への援助　心筋症の治療は，主として心不全や不整脈への対症療法となる。おもな治療は薬物療法であり，強心薬や利尿薬，ACE阻害薬，β遮断薬，抗不整脈薬などが使用される。

　利尿薬の使用時は，効果を判定するため，毎日の体重・尿量・水分摂取量を測定する。体重は，一定時間に一定条件（通常は朝起床時の排尿後）で測定する。電解質異常や脱水症状の有無，血液検査値，尿量や尿比重に留意して観察し，異常の早期発見に努める。

　心筋症では血栓症が多く発生するため，抗凝固療法が行われる。転倒や打撲に注意し，歯肉・皮膚・消化器・性器などでの出血傾向の出現に注意する。

● 日常生活の再調整　急性期には，感染症や褥瘡などの合併症を予防するためにも，患者の状態や気分のよい時間帯を考慮して，清潔の保持（とくに口腔と陰部）が行われるように援助を行う。

　食事療法では，塩分制限と水分制限が行われる。塩分制限時には，食事の味つけを物足りなく感じて食事が進まないことが多いため，酸味や香辛料の使用，副食の1つを通常の味つけにしてその他を薄くする，減塩加工品を利用するなどの工夫を行う。水分制限時には，食事摂取量を含めて出納量が制限内になるように指導する。症状が改善されれば，自立に向けて少しずつADLを増していく。

　心拍数の上昇や血圧を上昇させる動作，痛みやストレス・怒りなどの情動は，心仕事量を増加させる。食事や清潔の保持などのADLにより，かかる負荷に留意する。急性期に負荷量を増やしていく場合は，動作前後の血圧・心拍数・自覚症状を確認しながら行う。

● 心理的援助　急性増悪時では，患者は自分の病状から生命の危機状態に陥ったと感じ，また家族のとまどいや不安は非常に大きい。看護師は，患者や家族がいだいている感情を言葉や表情から理解し，行われる処置や治療への不安や疑問がないかを確認し，表出をはかる。治療に対する不安や疑問に対しては，医師とともにわかりやすく繰り返し説明を行い，理解を促す。

　予後に対する不安や，病状の変化に対する不安を訴える場合も多い。患者がそのような感情を表出できるようにかかわることが必要である。心臓移植についての情報や説明が必要な場合は，移植医療についての適切な理解と自己決定ができるように，医療チームで協働してはたらきかける。

● 自己管理への援助　食事療法や薬物療法の継続，異常の早期発見などの自己管理を行い，継続的な受診を促していくことが大切である。息切れや浮腫が出現したり，いままでできた日常生活行動に困難が生じたりした場合，また感冒様症状がある場合は，受診するよう指導する。身体の清潔を保ち，うがいや手洗いは確実に行い，感染症を予防する。また，突然死を回避するために，運動を行う場合は，ウォーミングアップとクールダウンを必ず行い，

体調のわるいときは避けるように指導を行う。

7 先天性心疾患患者の看護

　先天性心疾患は，出生時に存在する心臓の奇形により，心機能に異常をきたすものである（●220ページ）。先天性心疾患の多くは乳幼児期に診断され，小児期にかけて治療が行われる。

　治療の進歩により生命予後が改善して長期生存が可能となっている一方で，成人期になって再手術が必要になったり，心不全へ移行するケースもみられる。そのため，結婚や出産などのライフイベントへの対応や心理面の対応，学校や職場など社会生活との調整を行えるような支援を行うなど，発達課題をふまえた医療チームによる細やかな支援を継続することが重要である。

　小児期から成人期への移行する過程をふまえ，生涯医療として患者の意思を尊重し自己決定を支えていく支援や，加齢に伴う病態変化や合併症に対する医療情報を共有していくなど，医療施設においても継続した支援体制が重要となっている（●図6-13）。

1 アセスメント

　症状の観察とともに，日常生活の仕方を把握し，増悪をもたらす要因がないかアセスメントを行う。
- **自覚・他覚症状**　以下を確認する。
- 動悸などの不整脈症状
- 心不全症状（とくに右心不全）：呼吸困難・起座呼吸・発作性夜間呼吸困難，チアノーゼ，咳・喀痰

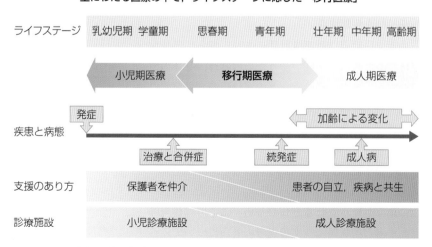

◎**図6-13　移行医療の概念図**
（先天性心疾患の移行医療に関する横断的検討委員会：先天性心疾患の成人への移行医療に関する提言，第3版．p.5，2022＜https://www.j-circ.or.jp/cms/wp-content/uploads/2022/04/ACHD_Transition_Teigen_rev3_20220426.pdf＞＜参照 2023-06-08＞による）

● **増悪時の項目**　増悪時には，上記に加え，以下があげられる。
• 頸静脈怒張
• 消化器症状・肝腫大
• 中心静脈圧
• 体重の増加
• 浮腫の状態：下肢，胸部 X 線検査，胸水の有無
• 易感染性
• 感冒様症状：発熱など
● **診察所見・検査データ**　以下を確認する。
• 心雑音
• 胸部 X 線検査
• 心電図
• 心エコー法
• 心臓カテーテル検査
• 心臓 CT・MRI
● **日常生活内容**　以下を確認する。
• 食生活，ナトリウム・水分・エネルギーの摂取量
• 日常生活の仕方，活動量・運動量
• 社会生活，ライフイベントの変化，心配ごと
• 疲労やストレスの有無

2 看護目標

（1）疾患によってもたらされる心不全や不整脈に伴う症状が改善する。
（2）塞栓症や感染症などの合併症をおこさず，望ましい治療を受けられる。

3 看護活動

　心不全や不整脈症状の出現時は，対症的看護と治療への援助を行う。手術適応の場合は，周術期の看護援助を展開する。
　内科的治療を行っている場合や手術前は易感染状態にあり，さらに感染性心内膜炎などの合併症を予防するためにも手洗いやうがいの励行，身体の清潔の保持が行えるように援助する。また肺塞栓症などの塞栓症の合併をおこしやすいため，呼吸困難・咳・胸痛のほか，下肢の冷感などの塞栓に伴う症状の有無を観察し，出現時には必ず受診するように指導する。

8 動脈系疾患患者の看護

　動脈系疾患は，動脈硬化によりもたらされる病変が多い。ここでは代表的な疾患である解離性大動脈瘤患者と動脈閉塞性疾患患者の看護について述べる。

a 動脈瘤患者の看護

　動脈瘤は，動脈壁の変性により，動脈が異常に拡張し，腫瘤状になったものをいう。初期は無症状であるが，瘤が大きくなり周囲組織を圧迫するとさまざまな症状があらわれる（● 228ページ）。

● **解離性大動脈瘤**　解離性大動脈瘤は，動脈壁の内部に亀裂が生じ，そこから血液が中膜の層間に進入してできたものであり，激痛を伴う。死の恐怖を伴うような激烈なものであり，背部や腹部，腰部に進展する。解離が大動脈の分岐を圧迫あるいは閉塞すると，圧迫された側の脈拍は触れにくくなる。

　切迫破裂や心タンポナーデ，大動脈弁閉鎖不全，虚血症状を伴う場合，緊急手術の適応となる。非破裂性の場合は，薬物療法による十分な血圧コントロールと安静が行われるほか，ステントグラフト内挿術による血行再建も行われている（● 112ページ）。

1 アセスメント

　緊急性が高く，生命の危機状態に陥る危険性があるため，早期に適切な治療が受けられるよう迅速にアセスメントを行うことが重要である。

● **自覚症状**　以下を確認する。
- 疼痛：部位・性質・持続時間など
- 周辺器官・臓器への圧迫症状
  ①胸部大動脈瘤：気管への圧迫症状（咳），反回神経への圧迫（嗄声），食道圧迫による嚥下困難など
  ②腹部大動脈瘤：腹部膨満感・腹痛，椎骨・脊髄神経の圧迫による背部痛や腰痛など

● **診察所見・検査データ**　以下を確認する。
- 血圧測定：左右差
- 脈拍測定：脈圧，測定可能部位の確認，左右差
- 胸部 X 線検査・超音波検査・MRI・CT・大動脈造影検査

● **日常生活内容**　以下を確認する。
- 血圧上昇をもたらす誘因に対する日常生活の過ごし方
- 食習慣
- 喫煙習慣や飲酒習慣
- 心理的状況

2 看護目標

（1）血圧のコントロールにより動脈瘤の進展や破裂が予防される。
（2）状況に応じた適切な治療が迅速に受けられる。

3 看護活動

● **異常の早期発見**　動脈瘤の破裂や解離の危険性をつねに念頭におき，疼痛などの訴え，血圧・脈拍などのバイタルサインの変動に留意し，ショック

症状の予防と早期発見に努める。緊急手術時には，輸液・輸血が必要となるため，迅速に準備を行う。

● **血圧のコントロール**　確実な投薬を行い，腹圧をかけないように，咳や努責に注意する。便秘がない場合でも緩下薬のコントロールが行われる。そのほか血圧を上昇させる要因の除去・緩和については，高血圧患者の看護に準じる（● 339 ページ）。

● **心理的援助**　解離性大動脈瘤は，発症時に強い痛みを伴い，緊急手術の適応になることも多いほか，解離の状態によっては死亡率も高い。患者・家族の不安や恐怖は大きいため，心理的援助が重要である。

ⓑ 動脈閉塞性疾患患者の看護

　動脈閉塞性疾患は，心房細動などに伴う血栓塞栓による急性動脈閉塞症と，閉塞性動脈硬化症（ASO あるいは末梢動脈疾患〔PAD〕）や閉塞性血栓血管炎（バージャー病）などの慢性動脈閉塞性疾患に分類される（● 230 ページ）。

　ここでは慢性動脈閉塞性疾患患者の看護について述べる。

1 アセスメント

● **身体所見**　フォンタン Fontaine 分類，ラザフォード Rutherford 分類に基づいて病期が分類される（●表 6-22）。

• 自覚的症状：しびれ感，疼痛（安静時，あるいは歩行時疼痛）
• 他覚的症状：間欠性跛行，皮膚の色・光沢・損傷，皮膚温，関節，爪の変形など

● **脈拍の触知・血圧測定・脈波検査**　動脈閉塞がある部位より末梢側の脈拍や左右差を触知し，血圧を測定する。

• 脈拍の触知：足背動脈・後脛骨動脈を触知して減弱や消失の有無を確認する（●図 6-14）。

●表 6-22　症状に基づく末梢動脈疾患の分類と治療法

Fontaine 分類	Rutherford 分類	治療法
Ⅰ：無症候	0：無症候	動脈硬化リスク管理，抗血小板薬，運動療法フットケア
Ⅱa：軽度跛行（＞300 m）	1：軽度跛行	動脈硬化リスク管理，運動療法，抗血小板薬，フットケア
Ⅱb：中等度～高度跛行	2：中等度跛行	運動療法，抗血小板薬，血行再建術，動脈硬化リスク管理
	3：重度跛行	
Ⅲ：安静時疼痛	4：安静時疼痛	血行再建術，抗血小板薬，運動療法，フットケア，動脈硬化リスク管理
Ⅳ：潰瘍，壊疽	5：組織小欠損	血行再建術＋創部処置，抗血小板薬，血行再建術後に感染がなければ除圧し運動療法，動脈硬化リスク管理
	6：組織大欠損	

（日本循環器学会/日本心臓リハビリテーション学会：2021 年改訂版 心血管疾患におけるリハビリテーションに関するガイドライン，p.66，2021 ＜https://www.j-circ.or.jp/cms/wp-content/uploads/2021/03/JCS2021_Makita.pdf＞＜参照 2023-06-07＞による）

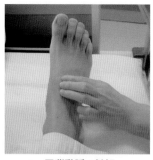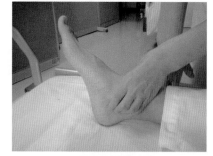

　a. 足背動脈の触知　　　　　　　b. 後脛骨動脈の触知

◯**図6-14　足背動脈・後脛骨動脈の触知**

- 下肢血圧測定：超音波血流血圧計を用いる方法（ドプラ法）や下肢に巻いた
カフ内圧の変化を解析する方法（オシロメトリック法）などを用いて評価す
る。
- 脈波検査：下肢血圧測定と同時に測定する。足関節上腕血圧比（ABI）がよ
く使用されており，基準値は，1.00〜1.29 である（◯ 69 ページ）。
- ● その他　以下についても確認する。
- 血圧：下肢と上肢の血圧の比
- 超音波検査，MRI，サーモグラフィ，動脈造影所見
- 血液検査：トリグリセリド・総コレステロール，HDL コレステロール・
LDL コレステロール
- 喫煙歴，喫煙の有無・状況

2　看護目標

（1）血行の改善と維持をはかる。
（2）血行障害に伴う皮膚・組織の損傷，壊死を防止する。

3　看護活動

● **食事療法の援助**　治療の基本は，高血圧・脂質異常症・肥満などの基礎
疾患のコントロールのための食事療法を遵守することである。摂取エネル
ギー・塩分・脂質・糖質の制限や，適切な摂取量が維持されるように援助す
る。

● **血行の改善と維持**　血行を改善し，さらに血行障害の原因となる喫煙を
防ぐなどにより，改善された血行を維持するために，下記に注意して看護活
動を行う。

　① **血行状態の観察**　四肢の疼痛の有無，皮膚の色，表面の硬度，知覚，
冷感の有無について，健側と比較しながら中枢部から末梢にかけて注意深く
触れてみる。さらに触診によって動脈の拍動の有無を確認する。

　② **治療への援助**　慢性閉塞性動脈疾患の治療では，薬物療法として血管
拡張薬・抗血小板薬・抗凝固薬・鎮痛薬などが，経口あるいは静脈内注射に
より投与される。それぞれ薬剤の効果をあらかじめ確認しておき，出血傾向

などの副作用の有無，静脈内注射前後での症状や血行状態を確認する。

　③ **循環の促進**　寒冷刺激によって血管が収縮するため，とくに冬季は靴下や足袋・手袋の使用をすすめ，足浴などを行って，循環を保つように援助を行う。間欠性跛行例など，運動が可能な場合は，側副血行路を促す目的で医師の指示により運動療法が適応となる。運動負荷では，トレッドミルによる歩行などの監視型運動療法が推奨されている。

　④ **禁煙**　タバコに含まれるニコチンは，収縮期血圧上昇，血管攣縮，血流減少を引きおこし，また一酸化炭素は，血管内皮の透過性を高め，酸素結合能を低下させ病態を悪化させる。したがって，禁煙は重要であり，必要な場合は，禁煙教育や指導を行い，禁煙を厳守できるように援助する。

● **疼痛の緩和**　間欠性跛行や疼痛の増強をきたさない程度の歩行にとどめる。病状が進行すると安静時痛，とくに夜間に痛みが増す。座位や膝関節の屈曲によって軽減するため，疼痛が長期にわたると関節の拘縮を引きおこすこともあり，疼痛の緩和は重要である。持続性の疼痛には，薬物療法が行われるが，痛みの程度や増強因子を把握し，適切な疼痛コントロールが行われるように援助する。

● **皮膚の保護**　患肢の保護は，最も重要であり，潰瘍形成や壊死がなくとも，足のケアを毎日行う。皮膚は血行障害のために薄くなり，抵抗力も弱くなっているため，傷つきやすい。爪はまっすぐに切るのが原則であり，爪の両端を切り込みすぎないようにし，足趾の形に整えるにはやすりを使用する。

　足は洗って清潔を保つようにするが，皮膚が乾燥していることが多いため，洗ったあとに足趾の水分をふきとり，ローションなどを用いて乾燥を防ぐ。足を保護するために四季を通じて素足でいることは避け，靴下をはく。湯たんぽやアンカは，低温熱傷の原因になるため使用は控えることが望ましい。靴も足に合ったものを選択する。

　保温は血管を拡張させるが，あたためすぎると組織の代謝を高め，痛みが強くなることもあるため注意する。うおのめ（鶏眼）・たこ（胼胝）などに対しても，自分で処理をせず医療機関を受診するように指導する。

● **潰瘍部の治癒促進**　潰瘍が形成された場合は，改善のためには十分な血流が必要である。病変部への荷重を避け，感染がある場合は，感染巣の拡大をまねかないよう留意していくことが必要である。

　このような状態では，痛みも日夜続くようになり，そのために睡眠も妨げられる。また，精神的にも不安定な状態に陥っていることが多い。したがって患者の安楽を考え，心から患者の訴えを傾聴する態度で接し，鎮痛薬の投与や体位・環境の調整などによって苦痛の緩和に努めることが大切である。

　また，脂質やエネルギー量，塩分などの食事制限を必要とする場合も多い。適切な食事摂取への援助を行い，潰瘍部の治癒を促進するために，良質なタンパク質やビタミンなどの摂取を心がける。

● **自己管理への支援**　病状の進行，および合併症の予防には，食事療法や薬物療法の継続，四肢の組織の損傷を防ぐケアといった家庭での自己管理が重要である。自己管理は生涯にわたるため，患者や家族が病状や治療の必要

性について認識して，みずから進んで治療に参加できるよう援助していくことが大切である。

⑨ 静脈系疾患患者の看護

　静脈系疾患には，中枢性静脈疾患と末梢性静脈疾患があるが，ここでは臨床で多くみられる末梢性静脈疾患を中心に述べる。

●**分類・症状**　末梢性静脈疾患には，血栓性静脈炎・静脈血栓症・静脈瘤がある。静脈血栓症は閉塞部位により，深部静脈血栓症(DVT)と浅在性血栓性静脈炎に大別される。

　①**DVT**　典型的には，患肢の腫脹・熱感・疼痛・変色であり，しばしば全身の熱感を伴う。また鼠径部や腓腹部に自発痛や圧痛をみとめることもある。重症例では下肢の壊死をきたす。

　②**浅在性血栓性静脈炎**　静脈に沿って発赤を伴う有痛性の索状物がみとめられる。閉塞によってその末梢に，うっ血や疼痛，圧迫感を感じる。

　③**静脈瘤**　静脈が異常に拡張・屈曲・蛇行している状態であり，血栓性静脈炎の原因となったり，破れることにより二次感染をきたしたりするおそれがある。また，悪化により潰瘍形成をきたすことがある。

●**治療**　急性期では局所に対する治療が優先されるが，静脈閉塞の重篤な合併症として肺塞栓症がある。DVT は肺塞栓症の主要な原因であり，末梢の病態が全身に影響を及ぼす危険性を考えて看護援助を行うことが重要である。

●**原因**　静脈閉塞の原因には，主として以下の 3 つがあげられる。
(1)血液の凝固系の亢進：脱水や薬剤による影響など
(2)静脈内皮の損傷・変性：外傷，骨折，外科手術後，カテーテル検査後や留置カテーテルによる影響，膠原病，静脈炎など
(3)血液の停滞・緩徐・逆流：同一体位の保持，長期臥床(重症，高齢患者や手術後)，妊娠，肥満など

1 アセスメント

　患肢の状態の観察とともに，再発防止への教育に向けて，症状と歩行や日常生活との関連に留意してアセスメントを行う。

●**全身所見**　以下を確認する。
- 自覚的症状：疼痛の強度・範囲・持続時間，下肢の重圧感，疲労感，歩行時疼痛
- 患肢の状態：患肢の色，熱感，知覚，うっ血，表在静脈の拡張や蛇行，出血，熱感，腫脹，腓腹筋の圧迫痛，潰瘍や湿疹の有無
- バイタルサイン：発熱や急性症状の場合は，頻脈や血圧低下などのショック症状の有無

●**検査所見**　以下を確認する。
- 超音波検査・CT・MRI
- 静脈造影検査

2　看護目標

（1）合併症（肺塞栓症・出血傾向）をおこすことなく静脈還流が改善する。
（2）静脈閉塞に伴う症状が改善する。
（3）再発を予防する生活行動が行える。

3　看護活動

● **患肢の観察**　急性深部静脈血栓症では，患肢の腫脹・疼痛・熱感・変色（立位時に赤紫色）がみられる。また鼠径部や腓腹部に自発痛や圧痛を感じることもある。足の背屈や腓腹筋をつかむと腓腹筋痛を訴えることがある（ホーマンズ徴候，● 264ページ，図6-2）。

　浅在性血栓性静脈炎では，静脈壁に沿った発赤や圧痛，熱感，硬結がみられる。発熱などのバイタルサインの変動とともに，色，痛みの有無，範囲，熱感，知覚，うっ血がないかなど，患肢の状態を注意深く観察する。

● **うっ滞の除去**　浅在性血栓性静脈炎や静脈瘤では，下肢の安静・挙上，弾性ストッキングなどを使用して圧迫を行うことが治療の基本となる。下肢をやや挙上できるように，ベッドの足部の高さや枕を工夫する。枕を用いる場合は，膝窩動脈を圧迫して尖足などの合併症をおこさないよう注意する。

　呼吸器系や循環器系合併症がある場合は，頭部も挙上するなど，呼吸器症状を悪化させないような体位を工夫する。

● **炎症の軽減**　浅在性静脈炎では局所の冷却によって軽減がみられるため，患部に沿ってクーリングを行う。クーリング前後に，患肢の色や，痛み・熱感・うっ血の有無，知覚の異常を観察する。

　抗炎症薬や抗菌薬が投与される場合には，副作用に留意する。

● **適切な治療への援助**　DVTの急性期には，薬物療法として血栓溶解療法が行われる。これらの療法中には，皮下や粘膜の出血，便や尿，性器出血など，出血傾向の症状に注意して全身の観察を行う。また，外科的治療として，血栓除去術や，肺塞栓を予防するために下大静脈遮断術が行われる場合がある。

　静脈瘤では，外科的療法として静脈抜去術（ストリッピング術）や静脈結紮術などがあげられる。

● **合併症の早期発見**　深部静脈血栓症では，重篤な合併症として肺塞栓症があげられる。激しい胸痛とショックにより突然死にいたる場合もある。一般的に肺の細動脈が閉塞されると，激しい咳，胸痛，血痰，発熱などがみられるため，これらの症状の出現に注意する。

● **血栓の予防と再発防止**　炎症やその他の症状が改善されれば，早期にベッド上での四肢の運動を行い，弾性ストッキングを使用して歩行へと進めていく。必要に応じて抗凝固薬などの薬剤が投与されるが，確実な服薬行動がとれるように援助する。出血傾向などの異常時の症状についての理解を促し，出現時はただちに連絡するように指導する。また，水分の制限がなければ，脱水を防ぐように，起床時・運動時・入浴時の水分のとり方を指導する。

　これらの血栓は，長時間にわたり同一体位の保持を余儀なくされる飛行機に搭乗しているときなどに発生しやすい。旅行時は水分の補給，機内での手足の屈伸や歩行などの軽い運動を行い，予防を心がけることが大切である。

10　脂質異常症患者の看護

　脂質異常症は，遺伝性も含めた代謝異常が原因となる家族性脂質異常症と，二次性脂質異常症に分類される。糖尿病や高血圧と同様に自覚症状がほとんどみとめられず，健診などで判明し，治療に結びつく場合が多い。

　治療の基本は食事療法や運動療法などの望ましい生活習慣の再構築と薬物療法であり，これらの治療は確実に継続されていくことが必要である(● 153ページ)。すなわち，脂質異常症の改善においては，患者自身が疾病を理解し，自己管理を積極的に行っていけるように援助を行うことが重要である。

1　アセスメント

　多くが無症状であるため，検査所見や全身状態の観察により現在の状態を把握し，生活習慣の改善に向けて必要なアセスメントを行う。

● **検査所見**　以下を確認する。
- 血清脂質値：LDL コレステロール・HDL コレステロール・トリグリセリド
- 脂質異常症合併症に関する検査所見：身体組成(身長・体重・BMI)，身体所見の有無(黄色腫・角膜輪など)，血液検査

● **日常生活内容**　以下を確認する。
- 食生活：脂質摂取量，果物などの糖質摂取量，エネルギー摂取量
- 運動：運動の種類・回数・時間
- 嗜好：喫煙習慣の有無・程度，アルコール摂取量
- 日常生活の過ごし方など
- 精神的なストレス因子：仕事や家族との人間関係，役割

● **疾患の理解と受けとめ方**　生活習慣の改善に向けた意欲についても確認する。
- 脂質異常症の理解と受けとめ方
- 生活習慣の改善への意欲，取り組み方

2　看護目標

(1)脂質異常症の自己管理に向けて主体的に取り組む。
(2)適切な血清脂質値を維持する生活習慣を獲得する。
(3)脂質異常症による合併症を予防できる。

3　看護活動

● **食事療法の基本**　血清脂質のコントロールに食事療法は不可欠である。「日本人の食事摂取基準(2020)」によれば，脂肪エネルギー比率は 18 歳以上

の健常成人では 20〜30％が摂取基準とされる[1]。

　動脈硬化の予防には，飽和脂肪酸の多い肉類などからの脂肪摂取を控えて，青魚などの多価不飽和脂肪酸の多い食品を積極的にとるように指導する。また食塩の過剰摂取は，血圧の上昇をきたし動脈硬化を進展させるため減塩も大切である。

　動脈硬化性疾患予防の食事療法では，以下の内容が推奨されている。

　1 標準体重の維持　エネルギー摂取量と身体活動性を考慮し，標準体重（身長$[m]^2 \times 22$）を維持する。

　2 栄養素成分の適正化　以下の項目を指導する。

（1）炭水化物のエネルギー比率を 50〜60％とし，食物繊維を増やす。

（2）脂肪のエネルギー比率を 20〜25％，肉類の脂肪などに多く含まれる飽和脂肪酸を 4.5％以上 7％未満とし，青魚などに含まれる n-3 系多価不飽和脂肪酸を増やす。コレステロール摂取量を 200 mg/日未満とする。

（3）食塩の摂取は，6 g/日未満を目標にする。

（4）アルコール摂取は 25 g/日以下に抑える。疾患や病状によっては別途指示を行う。

　3 摂取を推奨・制限する食品と場合　野菜や果物，未精製穀類，海藻類，大豆製品などの摂取を増やす。また，高 LDL コレステロール血症では，脂肪含有量の多い肉類や乳類などを制限して食物繊維の摂取量を増やす。

　高トリグリセリド血症の場合は，アルコールや糖質の制限を行い，青魚などの n-3 系多価不飽和脂肪酸の摂取を増やす。

● **食事療法への援助**　食事療法は脂質異常症治療で重要な位置を占める一方で，食事は生活上の楽しみであり重要な役割を占めている。食事療法の実施には，患者の嗜好や食習慣を確認し，できるだけ生活に基づいた内容で修正を行うことが，高い QOL の維持につながる。

　食習慣の修正には大きな努力を要することが多い。患者の食習慣や日常生活をよく把握して，それぞれの生活にそった支援が重要である。

● **運動療法への援助**　運動療法の継続は，HDL コレステロールの上昇，トリグリセリドの低下に効果的である。

　このような効果をもたらすには，週 3 回以上 1 回 20〜30 分程度の継続した運動を行うことが望ましいとされる。適切な運動は歩行・水泳などで，軽く汗ばむ程度の強度である。

● **薬物療法への援助**　脂質異常症の治療の基本は生活習慣の改善であり，薬物療法と併用する場合にも，生活習慣の改善を継続するように指導を行う。

　薬剤の治療効果を継続するには，確実な服薬行動が不可欠であり，服薬量などの自己管理についての理解を促し，確実な服薬を継続できるように指導を行うことが重要である。

● **禁煙への支援**　動脈硬化の進展を防ぐには禁煙は重要であり，喫煙者には禁煙への支援を行う（● 365 ページ）。

　1）日本人の食事摂取基準（2020 年版）策定検討会：日本人の食事摂取基準（2020 年版）．厚生労働省，2019.

F 心臓リハビリテーションと看護

1 心臓リハビリテーションの目的と看護師の役割

● **心臓リハビリテーションとは**　心臓リハビリテーションは，医学的な評価，運動プログラムの処方，冠危険因子の是正，教育，カウンセリングからなる長期的かつ包括的なプログラムである。循環器疾患の予防期から，急性期（第Ⅰ相），回復期（第Ⅱ相），維持期（第Ⅲ相）と，継続して行われる（◯図6-15）。

　わが国では，身体機能の回復，心理・社会的な状況の改善，冠危険因子の是正，動脈硬化の進展予防を目的に，**心大血管疾患リハビリテーション**として実施されている。実施の対象は，虚血性心疾患，心大血管疾患手術後，末梢動脈疾患，および安定的にコントロールされた心不全の患者である。心臓リハビリテーションを行うことにより，運動療法・食事療法・薬物療法の継続とともに適切な体重管理や禁煙など，冠危険因子の是正に向けた望ましい生活習慣を獲得して，その人らしい生活を送れるように支援をしていく。

● **看護師の役割**　心臓リハビリテーションはチーム医療であり，看護師・医師・理学療法士・栄養士・健康運動指導士などのさまざまな専門職が協力して実施する。医療チームのなかで，看護師は，リハビリテーションプログラムの実施・評価，患者教育の実施・評価などで重要な役割を果たしており，患者や家族の状況をアセスメントし，多職種と協働して患者・家族が望まし

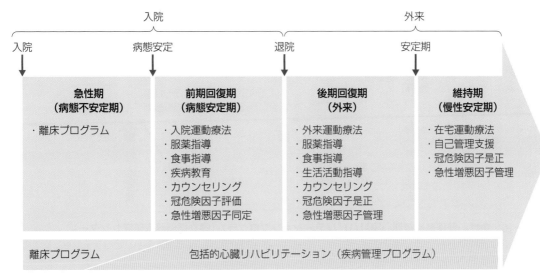

◯**図6-15　心臓リハビリテーションの時期的区分**
急性期を第Ⅰ相，回復期を第Ⅱ相，維持期を第Ⅲ相と3つの相に分けられる。
（日本心臓リハビリテーション学会心臓リハビリテーション標準プログラム策定部会：心不全の心臓リハビリテーション標準プログラム（2017年版）．p.7, 2017 <https://www.jacr.jp/cms/wp-content/uploads/2015/04/shinfuzen2017_2.pdf> < 参照 2023-08-09 >による）

い生活を送れるように，急性期から回復期，維持期へと継続した支援を行うことが求められる。

2 心臓リハビリテーションの時期的区分

リハビリテーションは，重症度・心電図所見・血液所見・自覚症状などから総合的に判定して進行される。

● 急性期　急性期リハビリテーションでは，合併症を予防するためにも，段階的な負荷によって，安全に実施することが重要である。とくに負荷の段階を進行させるときは，患者のバイタルサイン，心電図所見，自覚症状の有無などを確認し，安全を確保してから行う。

● 回復期・維持期　退院前には，心肺機能の評価や，退院後の運動処方の設定のため，トレッドミルや自転車エルゴメータによる運動負荷試験が行われる（◐60ページ）。

看護師は，検査結果に基づいて，運動療法の継続を指導する（◐図6-16）。運動強度の単位としては，酸素消費量をもとにした**代謝率** metabolic equivalents（**METs**）が，日常生活上での運動強度の目安として用いられる（◐367ページ，表6-23）。

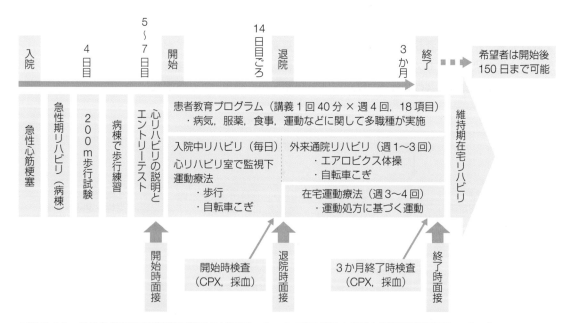

◐図6-16　急性心筋梗塞回復期心臓リハビリテーションプログラム（国立循環器病研究センター）
・第4日目に病棟で200m歩行負荷試験を施行し，合格なら5〜7日目以降，心血管疾患リハビリテーション室での回復期リハビリテーションプログラムに参加する。
・退院後は，外来通院型監視下運動療法と在宅運動療法を併用する。
・開始1週間後および3か月後に，心肺運動負荷試験（CPX）と血液検査を施行し，運動耐容能と冠危険因子を評価し，運動処方を決定する。
CPX：心肺運動負荷試験，リハビリ：リハビリテーション
（日本循環器学会/日本心臓リハビリテーション学会：2021年改訂版心血管疾患におけるリハビリテーションに関するガイドライン．p.42, 2021＜https://www.j-circ.or.jp/cms/wp-content/uploads/2021/03/JCS2021_Makita.pdf＞＜参照2023-06-06＞による）

3 心臓リハビリテーションと患者教育

　心臓リハビリテーションにおいて，患者教育は重要な位置を占める。冠危険因子は，その多くが生活習慣に起因しており，患者・家族を含めた教育を行い，積極的に改善をはかることが重要である。

●**患者・家族の準備状態の確認**　効果的な患者教育の実施には，成人の学習であることをふまえ，患者・家族の準備状態を確認しながら進めていくことが大切である。

　身体的準備状態として，身体活動状況は安定しているか，疲労や薬物療法の影響はないか，認知障害はないか，極度の不安や抑うつはないかを確認する。また，なにを学ぶのかについては十分に説明を行い，患者がどのように認識しているかを確認する。

●**行動変容の段階と介入**　行動変容を促進するには，自分ができるという自信（**自己効力感**）を高めて，行動変容の段階にそった支援が効果的である。看護師は，患者が行動変容のどの段階にあるのかを把握して，それに応じた介入を行う（◎図6-17）。

- 前熟考期：行動変化を考えていない。
- 熟考期：行動変化の意義は理解しているが，行動変化はない。
- 準備期：患者なりの行動変化がある。
- 行動期：望ましい行動を6か月未満実行している。
- 維持期：望ましい行動を6か月以上実行している。

　入院や罹患は，学習の必要性に気づき，強く動機づけされる機会となる。そのため，生活習慣改善の必要性に気づくように積極的にかかわることが大切である。

●**成人の学習の特徴と援助**　成人の学習では，新しい概念は過去の経験に関連づけられるという特徴がある。看護師は，患者がいままでもっていた知

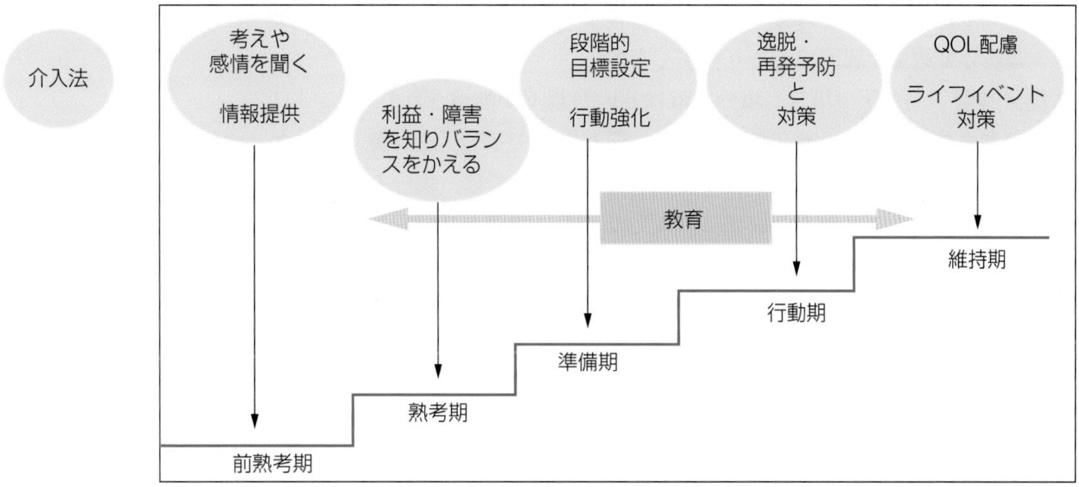

◎**図6-17　変化ステージと介入法**

識や不確かな知識を確認しながら，具体的ではっきりした目標を設定して，段階的に改善することを目ざす。学習者が経験や習慣をかえるような場合は，新しい知識・実践が習慣化するまで，十分な励ましや支援を行うことが大切である。

4　患者教育の実際

● **セルフモニタリングの重要性**　症状，体重や血圧，運動時の自己検脈など，日々の体調を記録して**セルフモニタリング**を行うことは，自宅でのリハビリテーション実施だけでなく，異常の早期発見にもつながる。

　看護師は，患者がセルフモニタリングを習慣化できるように，患者の日常生活をふまえて，いつ，どこで，どのように行うかを具体的に考えて支援する。

1　食事療法

　食事療法は運動療法とともに生活習慣改善の基本である。具体的には以下のような点に留意する。

- 高血圧では，食塩制限や野菜・果物の積極的摂取，コレステロールや飽和脂肪酸の摂取を抑えるなどが必要である（○ 340 ページ，表6-20）。
- 高コレステロール血症では，食品からのコレステロール摂取が制限され，高トリグリセリド血症ではアルコールや糖質が制限される（○ 153 ページ）。
- 糖尿病では，『糖尿病食事療法のための食品交換表』に基づくバランスのとれた食事による食事療法が重要な位置を占める。

　食事を治療の視点でみなければならない一方で，食事は生活上の楽しみでもある。食事療法の実施にあたっては，看護師は栄養士と連携しながら，患者の嗜好や食習慣を確認し，生活に基づいた内容の修正を行うことが重要である。

　実際的には，1 日に穀類・野菜・肉・魚・マメ類・海藻類・果物などをバランスよく食べることが大切である。それによって，摂取エネルギー量・塩分・脂肪分を適切な範囲でまもりやすくなる。

● **塩分制限**　高血圧の場合，塩分摂取は 6 g/日以下が推奨されている。「日本人の食事摂取基準（2020 年版）」では，成人男性で 7.5 g/日未満，成人女性で 6.5 g/日未満が推奨されている。心不全や腎不全では，塩分をとりすぎると心負荷が増すことから，病状によってはさらに制限が必要な場合がある。

　軽度の高血圧では，減塩によって血圧をコントロールすることができる場合もある。看護師は，食べすぎない，練り製品を避ける，和風と洋風を組み合わせる，香辛料で味のアクセントをつけるなど，減塩につながるような食べ方を患者とともに考え，工夫することが大切である。

　食品表示のナトリウム表示からは，食塩相当量(g) ＝ ナトリウム量(mg) ×2.54÷1000 の式によって食塩相当量を計算できる。

● **摂取エネルギー量制限**　肥満者には，適切な摂取エネルギー量への是正

を指導する。摂取エネルギーは標準体重（身長〔m〕² × 22）を基準として計算する。身体活動レベルの活動強度（Ⅰ〜Ⅲ）に応じ，体重1kgあたり25〜35 kcal/kg/日×標準体重の式より，1日の摂取エネルギー量を計算する。

● **脂質の制限**　脂肪エネルギー比率は，健常成人では20〜30％が摂取基準である。食品の中の脂肪酸には，牛や豚などの獣肉の脂，乳製品，ラードなどに多く含まれる飽和脂肪酸と，オリーブオイルなどに含まれる一価不飽和脂肪酸，植物油や魚などに含まれる多価不飽和脂肪酸がある。

動脈硬化を防ぐには，飽和脂肪酸の多い肉類などからの脂肪摂取を控えて，多価不飽和脂肪酸の多い植物油，エイコサペンタエン酸（EPA）やドコサヘキサエン酸（DHA）に富む青魚を積極的にとるようにする。

2　禁煙

喫煙は末梢血管を収縮させ，一過性の血圧上昇をきたす。さらに，喫煙はすべての動脈硬化性疾患の危険因子であり，急性期からの介入で強力に是正していくべき項目である。

● **行動変容の段階にそった支援**　効果的な教育には，行動変容の段階にそった支援があげられる。いままでの喫煙歴をふり返り，禁煙へのメリットとデメリットについて話し合ったり，禁煙を行うための対処方法や支援を確認したりするなど，患者の禁煙意思や禁煙経験の有無などの個別性に応じた教育を行うことが必要である[1]。

● **ニコチン代替療法**　必要であればニコチン代替療法の導入をはかる。保険診療の対象となるにはニコチン依存症と診断され，**ブリンクマン指数**（1日喫煙本数×喫煙年数）が200以上の状態で，本人に禁煙の意思があり禁煙治療に文書で同意をしているなどの条件がある。

3　日常生活における注意点

心臓仕事量を規定する因子が，心拍数×収縮期血圧である点をふまえて，心臓の負荷を下げる日常生活上への指導を行う。日常生活でのおもな活動内容の目安や，日常動作上で実際に負荷軽減を行う方法について理解を促す。

排便のコントロールや職場での仕事量の調整方法など，実際の生活のなかでの工夫や改善方法を考慮し，患者が不必要な制限を受けたり不安をいだいたりしないように留意することが大切である。

● **入浴**　日本人にとって日常欠かすことができない入浴には，浴室への出入り，更衣，浴槽への出入り，温浴，洗体という動作が含まれる。入浴のエネルギー消費量は比較的大きく，4〜5METsに相当するため，急性期プログラムにおいても入浴負荷は退院直前に行われることが多い。

湯の温度や静水圧は，自律神経反応に影響を及ぼす。収縮期血圧と脈拍は，温浴直後や洗体動作で最も上昇する。入浴の前にはかけ湯をするようにし，お湯の温度は40℃前後，入浴時間は長くても20分程度にとどめることが望ましい。入浴後の水分の補給や，冬季の脱衣所の保温についても注意を促すように指導する。

● **性生活**　性行為のエネルギー消費量は，5METs 程度と考えられている。さらには，飲酒時や過食時，過労時の性行為は心負荷を一層に増すため，避けるように指導する。

　虚血性心疾患の患者は，性行為に伴う病気再発の不安のため，性生活の低下をきたすことが多い。また，不安や悩みを医療者に打ち明けられない患者も多くいる。

　一方，医療者は患者の年齢や，性の訴えがないことを理由に指導を避ける傾向があるが，退院前に運動負荷試験を実施して問題がなければ，性生活への復帰が可能であることを，適時指導していくことが大切である。

● **自動車の運転**　自動車の運転そのものの酸素消費量は 1METs 程度であるが，心拍数や血圧は運転中の心理的状態や交通事情，昼夜によって大きく変化する。長時間の運転や夜間の運転では無理をせず，休息を十分にとるなどの注意が必要である。また，万が一，胸痛発作がおきてニトログリセリンを使用する場合は，必ず路肩に停車し，その後に服用するよう指導する。

４　運動療法の継続

　運動療法では，運動負荷試験の結果に基づいて，①運動の種類，②運動強度，③運動時間，④運動の頻度が設定される。

　看護師は，医師や理学療法士などと連携しながら，患者が運動療法を継続できるように，具体的な方法の説明や自宅での取り入れ方，注意点などについて指導を行う。

▌運動療法の種類・強度・時間・頻度

　運動療法の中心は，有酸素運動である。持久的で大きな筋群を使う運動で，競技性がなく個人で強度を調節できるものが望ましく，ウォーキング・水中ウォーキングなどの運動が適している（◐表6-23）。

　①**種類**　水泳や歩行など，持久的で大きな筋群を使い，個人で強度を調節できる運動が望ましい。また，軽度な筋力トレーニングも用いられる。

　②**強度**　運動負荷試験によって検出された患者の運動耐容能や，医師の指示によって設定される。脈拍120/分をこえない範囲で，軽く汗ばむ程度の強度が望ましい。

　③**時間・頻度**　運動の前後には，必ずウォーミングアップとクールダウンをいれる。処方に応じて 30 分から 1 時間程度，週3〜5回運動することが望ましい。運動開始初期や高齢者では，整形外科的な事故を防ぎ，疲労を蓄積させないために，時間を減らしたり，1 日おきにするなど，強度や回数を調整する。

▌運動強度の自己把握，準備運動

　運動強度の把握のために，患者が自己検脈を行えるように指導することが重要である。

　自覚的運動強度では，旧ボルグスケールの13がほぼ嫌気性代謝閾値（AT）に相当し，11（らくである）から13（ややきつい）程度の強度が運動療法に適している。この運動強度は，患者が軽く息切れする程度の運動である

○表 6-23　運動負荷試験および各種日常労作の運動強度

METs	リハビリ労作	運動負荷試験	日常労作および家事	職業労作など	レクリエーションなど
1〜2	臥床安静，座位，立位，ゆっくりとした歩行（1〜2 km/h）		食事，洗面，編み物，裁縫，自動車の運転，乗り物に座って乗る	事務仕事，手洗の仕事	ラジオ，テレビ，読書，トランプ，囲碁，将棋
2〜3	ややゆっくりした歩行（3 km/h），自転車（8 km/h）	ステージ0（2.2）	乗り物に立って乗る，調理，小物の洗濯，床ふき（モップで）	守衛，管理人，楽器の演奏	ボーリング，盆栽の手入れ
3〜4	ふつうの歩行（4 km/h），自転車（10 km/h）	マスターテスト1/2，25W（3.6）	シャワー，荷物を背負って歩く（10 kg），炊事一般，洗濯，アイロン，ふとんを敷く，窓ふき，床ふき（膝をついて）	機械の組立て，溶接作業，トラックの運転，タクシーの運転	ラジオ体操，バドミントン（非競技），釣り，ゴルフ（バッグをもたずに）
4〜5	やや速めの歩行（5 km/h），自転車（13 km/h），柔軟体操	ステージ1（4.3），50W（4.7）	荷物をかかえて歩く（10 kg），軽い大工仕事，軽い草むしり，床ふき（立て膝），（夫婦生活），（入浴）	ペンキ工	園芸，卓球，テニス（ダブルス），バドミントン（シングルス），キャッチボール
5〜6	速めの歩行（6 km/h），自転車（16 km/h）	マスターテストSステージ2（5.7），75W（6.0）	荷物を片手にさげて歩く（10 kg），階段昇降，庭掘り，シャベル使い（軽い土）	大工，農作業	アイススケート，渓流釣り
6〜7	ゆっくりしたジョギング（4〜5 km/h），自転車（17.5 km/h）	マスターテストDステージ3（7.0），100W（7.3）	まき割り，シャベルで掘る，雪かき，水くみ		テニス（シングルス）
7〜8	ジョギング（8 km/h），自転車（19 km/h）	ステージ4（8.3），125W（8.7）			水泳，エアロビクス，ダンス，登山，スキー
8〜	ジョギング（10 km/h），自転車（22 km/h）	ステージ5（10.2），150W（10.0）	階段を連続して昇る（10階）		なわとび，各種スポーツ競技

注）METsとは，安静座位を1として，その何倍の酸素消費量にあたるかを示したものである。
運動負荷試験欄のステージは，NCVC（国立循環器病センター）プロトコールによるトレッドミル試験のステージを示す。（ ）内はMETs
（齋藤宗靖：急性心筋梗塞症のリハビリテーション―急性期から回復期へ―，木全心一・斎藤宗靖編：狭心症・心筋梗塞のリハビリテーション，改訂第3版．p.156，南江堂，1999により許諾を得て転載）

（●271ページ，表6-9）。

　運動前後には，ストレッチなどウォーミングアップとクールダウンを必ず行うように指導する。とくに高齢者の場合，転倒などの事故予防のためにも重要である。

●**自己管理への支援**　運動療法は，数日〜数か月という短期間で行うものではなく，生涯を通じて継続することが重要である。看護師は，患者が安全に運動療法を継続できるように，支援していくことが大切である。

5　異常時・緊急時の対応

　万が一の冠状動脈イベント発生に対応できるように，一次救命処置 basic
life support（BLS）について，患者の家族に教育を行う（▶図6-18）。

　ニトログリセリンなどの硝酸薬の舌下錠やスプレー製剤を処方された場合
は，使用時に血圧低下をきたすこともあるため，横になってもたれかかる，
腰掛けるなどの体位で使用するように説明する。硝酸薬を使用しても心筋虚
血症状が消失しない場合は，救急車を呼ぶなど，緊急時の対応について本
人・家族に指導を行う。

　急性心筋梗塞などを発症した場合，救命のためには少しでも早く搬送され

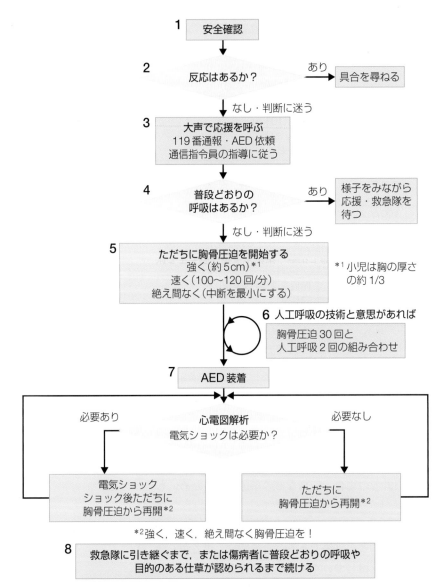

▶図6-18　市民用一次救命処置（BLS）アルゴリズム
（日本蘇生協議会：JRC蘇生ガイドライン2020．p.20，医学書院，2021による）

る必要がある一方で，患者の意識が消失したために，自力では救急車を呼ぶなどの対応ができない場合もある。

　そのため，家族に対しては，患者が急な発作をおこして反応がないときに適切な対応をとれるよう，あらかじめ一次救命処置について指導しておくことが大切である（◉図6-18）。

---

work 復習と課題

❶ 疾患の経過と患者の特徴，看護のポイントについて述べなさい。

❷ 胸痛をおこす疾患と，必要な看護活動についてまとめなさい。

❸ 心不全の症状にはどのようなものがあげられるか。心不全の症状とそれに対する看護活動についてまとめなさい。

❹ 循環器疾患患者に使用される薬剤と使用量，副作用，必要な観察項目について確認しなさい。

❺ 高血圧症患者，虚血性心疾患患者に必要な患者教育の内容をまとめなさい。

❻ 冠状動脈血行再建術後に必要な看護活動について述べなさい。

❼ 致死的な不整脈にはどのようなものがあるか。心電図波形と必要な看護活動と合わせてまとめなさい。

❽ 恒久的ペースメーカ装着患者の日常生活上の注意点について述べなさい。

❾ 急性末梢動脈閉塞では，どのような症状がみとめられるか。症状と必要な看護活動について述べなさい。

❿ 体外循環（人工心肺）に対する生体反応と術後合併症の関連，必要な看護活動をまとめなさい。

⓫ 心臓血管手術を受ける患者の手術のリスクとなる身体的特徴をまとめなさい。

⓬ 冠状動脈バイパス術における術前・術後の看護活動をまとめなさい。

⓭ 弁置換・弁形成術について弁の部位別に病態と術前・術後の看護活動をまとめなさい。

⓮ 緊急に大血管再建術を行う病態と術前・術後の看護活動をまとめなさい。

⓯ 胸部の大血管再建術時に行われる特殊な体外循環の特徴と，術後の看護のポイントをまとめなさい。

⓰ 心臓リハビリテーションの時期区分とその内容，患者教育のポイントについてまとめなさい。

第 **7** 章

事例による看護過程の展開

A 冠状動脈バイパス術を受ける患者の手術直後の看護

　近年，循環器の外科治療では低侵襲化が進んでおり，人工心肺を使用しない冠状動脈バイパス術である OPCAB や，左胸壁小切開下に行う MIDCAB などが考案されてきた。とくに OPCAB は冠状動脈バイパス術の半数以上を占めるようになっている。OPCAB は，人工心肺がもたらす悪影響を回避できるという点で低侵襲である。また，人工心肺を用いる術式と比べて手術時間が短く，術後の合併症や出血量が少ないため，術後の在院日数が短いといわれている。しかし，心臓手術であることにかわりはなく，心臓が動いている状態での血管吻合や術中の β 遮断薬投与による影響など，人工心肺とは別の侵襲的要素があるため，術後は生体の反応を注意深く観察する必要がある。

　ここでは，陳旧性心筋梗塞・労作性狭心症により冠状動脈バイパス術を受ける 53 歳の男性の事例を通して看護過程を展開し，心臓外科手術後 24 時間の患者の看護について述べる。

1 患者についての情報

■ 患者プロフィール

- **年齢・性別**：S さん（53 歳，男性）
- **入院時診断名**：陳旧性心筋梗塞（下壁），労作性狭心症（CCS 分類 2 度）
- **既往歴**：高血圧，脂質異常症
- **家族構成**：妻（49 歳，主婦），長男（20 歳，大学 2 年生），長女（18 歳，高校 3 年生）と同居。両親が自宅から電車で 1 時間程度のところに住んでいる。
- **職業**：大手家具店の商品開発部に勤務する会社員。新商品開発チームのリーダーであり，部下を数名かかえている。仕事は忙しく，部下に気をつかうためかストレスも多い。帰宅は深夜になることが多く，外食の機会も多い。
- **嗜好**：飲酒は機会のあるときに飲む程度である。多いときは週に 3 回程度，ビールを中ジョッキで 3 杯ほど飲む。喫煙は以前は 1 日あたり 30 本を 33 年間，吸っていたが，1 か月前に喫煙時の胸痛があってから，こわくなって禁煙している。

❷ 入院までの経過

　10 年前に会社の健康診断で高血圧と脂質異常症を指摘されるが，仕事が忙しく，受診していなかった。3 年前，50 歳になってから急に太りだした。1 年前の夏ごろから職場の階段を昇る際に胸痛を自覚し，安静にしていればすぐにおさまるため，運動不足のせいだと思っていた。3 か月前，労作時に持続する胸痛を自覚したが，自然に軽快するため，受診しなかった。その後

も労作時の胸痛は反復していた。

　1か月前，職場で喫煙中にいままでで一番強い胸痛を自覚した。自宅で安静にしていても痛みがおさまらず，翌日タクシーで救急受診した。緊急CAGの結果，3枝病変であり，下壁の心筋梗塞と診断された（◐図7-1）。ただし，発症から時間が経過していたため，内服治療にて一時退院となり，1か月経過した今回，手術目的で入院となった。

3 入院時の状態

- **身長・体重・BMI・体表面積**：171 cm，92 kg，BMI 31，2.04 m²
- **内服薬**：アスピリン，カルベジロール，ロスバスタチンカルシウム，ペリンドプリルエルブミン
- **胸部X線検査**：CTR 58%，肺うっ血・胸水なし
- **心電図検査**：洞調律，61/分，ST上昇なし，Ⅱ・Ⅲ・aVFで異常Q波
- **心エコー法**：LVEF 51%，下壁の壁運動低下あり
- **NYHA分類**：Ⅱ度
- **頭部MRI**：異常なし
- **CT**：上行大動脈拡大なし，動脈壁性状問題なし
- **呼吸機能**：パーセント肺活量（%VC）84%（3.29 L），1秒率（FEV 1.0%）80%（2.64 L）
- **足関節上腕血圧比（ABI）**：（右）1.19，（左）1.19
- **血液検査**：ヘモグロビン 15.1 g/dL，eGFR 90.3 mL/分，Cr 0.75 mg/dL，AST（GOT）12 U/L，ALT（GPT）8 U/L，総ビリルビン 0.6 mg/dL
- **その他**：運動機能，精神・言語機能問題なし
- **手術に対する受けとめ**：仕事に支障が出ている状態のため，手術を受けるのはしかたがないと考えている。「太りだしたころから，家族にも同僚にも心配されていたのですが……。症状も肥満のせいだと思っていました」「もうまな板の鯉ですね。すべておまかせします」「手術後はリハビリをがんばって，すぐに仕事に復帰したいです」などの発言が聞かれた。

4 手術中の経過

　OPCABを①左内胸動脈-左前下行枝#8，②右内胸動脈-後側壁枝#14，③大動脈-大伏在静脈-4PDの3か所に施行した（◐図7-2）。

　手術の経過は以下のとおりである（◐表7-1）。

・胸骨正中切開にて手術開始。

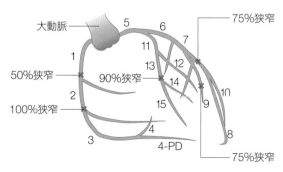

◐図7-1　S氏の冠状動脈造影結果

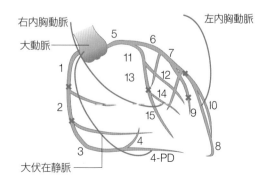

◐図7-2　S氏のOPCAB実施箇所

◗ 表 7-1　術中情報

麻酔時間	345 分	輸血量	400 mL（自己血）
手術時間	305 分	出血	270 mL
輸液	2,800 mL	血液バランス	＋ 130 mL
尿量	500 mL	総合バランス	＋ 2,430 mL
水分出納	＋ 2,300 mL	特記事項	無輸血（自己血使用）

- ・両側の内胸動脈，左大伏在静脈を採取。
- ・右内胸動脈を大動脈後面から通して PL と吻合。
- ・次に大伏在静脈と 4PD を吻合。
- ・最後に左内胸動脈と LAD を吻合。
- ・止血を確認したのち心膜閉鎖。心嚢・前縦隔・両側胸腔にドレーン留置。
胸骨ワイヤーにて閉胸し，無輸血で手術終了。

✔ 情報収集のポイント

☐ **侵襲に対する生体の反応**：冠状動脈バイパス術は患者の問題を解決する手段であるが，一方で侵襲という生体的なストレスをもたらす。そのため，術後は，侵襲に対する身体的な反応を把握しながら，順調に回復過程をたどれるように援助を考えていかなければならない。

☐ **呼吸・循環動態の状態**：術後では，呼吸・循環動態の安定がなによりも優先される。侵襲を受けた生体が可能な範囲で心拍出量を維持し，各臓器に酸素を運搬できる状態にすることが治療・看護の目標となる。この目標を達成することで，早期に人工呼吸器から離脱でき，リハビリテーションを進めることができる。目標達成には，心拍出量，酸素化および脱酸素化ヘモグロビンの観察が重要な要素となる。

2　看護過程の展開

　この事例では，手術直後の身体的・生理的反応のなかでとくに重要な，① 体液と電解質（循環機能），② 酸素化と換気（呼吸機能），③ 感覚機能，④ 神経機能を中心に述べる。

1　アセスメント

● **体液と電解質（循環機能）**　S さんは下壁の心筋梗塞があり，LVEF 51%，NYHA 分類 Ⅱ 度と軽度の心不全症状をみとめている。心臓手術では，出血や手術侵襲による血管透過性の亢進に伴ってサードスペース❶へ水分が貯留して前負荷が低下するほか，術中低体温やカテコールアミンによる後負荷の上昇など，合併症が存在しなくても心拍出量が低下する要因が多く，低心拍出量症候群の徴候に注意する必要がある。

　術後は，全身に備わっている心臓のポンプ機能を維持しようとする代償反

☐ NOTE

❶サードスペース
　病的な理由により体液が貯留する，本来は体液があるべきでない部位（胸腔・腹腔など）。

応が低下しているため，バイタルサインの変化が大きくなりやすい。冠状動脈バイパス術の場合，冠血流維持のために血圧は比較的高めに維持する必要がある一方で，Ｓさんはもともと高血圧がある。OPCAB は，人工心肺を使用しないため術後出血のリスクは低いといわれているが，術後早期は吻合部の出血を予防する必要などがあるため急激な血圧の上昇に注意する。

　また，安静臥床に伴う合併症の予防や離床の準備段階として，体位変換や頭部挙上などのポジショニングを術後早期から行うが，容易に循環動態が変動しうる。客観的指標から心負荷の程度を判断し，ケアの前後で増大する負荷を最小限にする必要がある。

● **酸素化と換気（呼吸機能）**　Ｓさんは１か月前から禁煙しているが，長期の喫煙歴がある。また，BMI 30 以上であり肥満の状態にある。長期の喫煙と肥満があるため，術前の呼吸機能検査で問題はみとめなかったが，混合性の換気障害をおこす可能性があると予想され，呼吸器合併症の発生には注意が必要である。とくに肥満患者は，腹部脂肪によって腹腔内圧が上昇し，横隔膜が押し上げられ，肺のふくらみやすさ（コンプライアンス）が低下する。その状態は，仰臥位で人工呼吸による陽圧換気下にあると顕著となる。また，陽圧換気による気道内圧や胸腔内圧の上昇の程度も大きくなりやすく，循環抑制作用が強くなる。そのため，早期に人工呼吸器からの離脱と離床が必要になる。

　術後は，気管挿管の刺激によって気道分泌物は増加し，麻酔によって線毛運動は低下するほか，創痛が気道分泌物の喀出を阻害する。したがって，Ｓさんには，早期から排痰を促進させるケアを導入していく必要がある。

　また，胸骨正中切開や安静臥床，人工呼吸の影響により，ガス交換能は低下する。さらに，心機能が一時的に低下することで，毛細血管の静水圧の上昇によって肺うっ血を悪化させることがある。したがって，気道分泌物の急激な増加や低酸素血症の出現に注意が必要である。

● **感覚機能**　心臓手術後の痛みの特徴として，胸骨正中創の痛みは肋間開胸の痛みに比べて軽度であること，ドレーン刺入部やドレーンの胸膜への接触による痛みを訴える患者が多いことがあげられる。

　この痛みは術後１〜２日が最も強く，創傷治癒とともに消退するとされているが，その後も体動時に内臓痛が増強する可能性がある。痛みは早期の離床や日常生活動作（ADL）の拡大を妨げ，呼吸・循環動態が安定していたとしても，侵襲からの回復を遅延させる。さらに，強い痛みは，血圧上昇や不整脈の誘発，呼吸抑制による低酸素，咳嗽の抑制による肺炎や無気肺の発生，交感神経緊張によるイレウスなど身体的なさまざまな合併症を誘発する。精神的にも不安や孤独感，疲労感を助長させる。

　痛みは主観的な体験であるため，適切に評価し，鎮痛をはかる必要がある。

● **神経機能**　人工心肺を使用する手術の場合，大動脈へのカニューレ挿入や遮断操作の際に血栓が脳血管を閉塞し，脳梗塞をおこす可能性がある。しかし，Ｓさんの受けた OPCAB は，人工心肺を使用していないため，脳合併症のリスクは低い。

術後は，循環動態の変動による脳血流の低下によってせん妄を発症しやすい。術式の違いはせん妄の危険因子にはならないという報告があるものの，冠状動脈バイパス術後では 25～32％におこるという報告もある。早期に診断し，その原因を除去する必要がある。術後に多いせん妄の原因は，心拍出量の低下，低酸素，電解質異常，痛み，不安，環境などである。

2 看護問題の明確化

上述したアセスメントから，手術直後のSさんにとくに必要な看護問題は以下の3項目となる。

#1　前負荷の変調，心機能低下など複数の要因に関連した心拍出量の減少による低心拍出量症候群の可能性

#2　長期の喫煙歴，肥満状態など複数の要因に関連した気道分泌物増加による呼吸器合併症の可能性

#3　創部痛に関連した早期離床および安静度の拡大遅延の可能性

3 看護目標と看護計画

#1　前負荷の変調，心機能低下など複数の要因に関連した心拍出量の減少による低心拍出量症候群の可能性

▎看護目標
(1) 術後 24 時間以内に，低心拍出量症候群の症状を引きおこさずに経過することができる。
(2) 循環動態が安定して，術後 6 時間以内に人工呼吸器を離脱し，術翌日にはリハビリテーション（端座位→立位→体重測定）を進めることができる。

▎看護計画
● 観察計画
(1) バイタルサイン：血圧・心拍数・呼吸数・体温
(2) スワン-ガンツカテーテルが挿入されている場合：心拍出量・心係数・肺動脈圧・中心静脈圧などの推移
(3) 水分出納：輸液量・尿量・出血量
(4) 末梢の触知：うっ血所見および低灌流所見（ノーリア-スチーブンソン分類，● 166 ページ，図 5-26-b）
(5) 末梢血管再充満時間 capillary refilling time（CRT）❶の評価，チアノーゼの有無
(6) 浮腫の有無と程度
(7) 薬剤の投与量と薬剤更新時の変化
(8) 検査データ：胸部 X 線検査，動脈血ガス分析，血液検査
(9) ショック症状の有無：血圧低下，頻脈，努力呼吸，冷汗，意識レベル低下など

● 実施計画
(1) 血圧（脈圧）低下，頻脈，努力呼吸，意識レベルの低下，不穏，顔面蒼白，冷汗，末梢冷感などのショックが疑われる症状の出現時はすみやかに医

▭ NOTE
❶末梢血管再充満時間
　爪を押してから離したときに，爪床の毛細血管へ血液が充満するまでの時間をいい，循環状態の評価に用いられる。

　　師に報告する。

(2) 急変時の手順として，①緊急招集と担当医への連絡方法，②挿管セット・救急カート・電気的除細動器などの物品準備，③心肺蘇生の実践と対応を確認しておく。

(3) 指示された薬物療法を実施する。とくに，硝酸薬，カルシウム拮抗薬，抗不整脈薬などの循環作動薬の交換時は，血行動態に注意する。

(4) 心筋酸素消費量を抑えたケアを提供する。
- 清拭や体位変換は2名以上で実施し，時間をかけすぎない。
- 挿管中は，こまめに人工呼吸器回路と気管チューブの結露を除去する。また気管チューブや人工呼吸器の位置に注意し，咳嗽反射を不用意に誘発しない。
- 気管内吸引は主気管支に副雑音をみとめた場合のみとし，10秒以内ですばやく実施する。
- 不必要なクーリング，末梢保温をしない。
- ケアの実施はモニタを観察しながら行う。
- ケアの重複がないように時間を調整する。

(5) 皮膚障害を予防する。体位ドレナージが必要でない場合，体圧分散マットレスを使用したうえで4時間をこえない間隔で体位変換を実施する。体位変換が実施できない場合，褥瘡好発部位を除圧する。

(6) ケア提供前に，①これからなにが行われるのか，②それに伴ってどのような協力が必要であるのかなどについて十分に説明し，患者の不安や恐怖を軽減する。

#2　**長期の喫煙歴，肥満状態など複数の要因に関連した気道分泌物増加による呼吸器合併症の可能性**

▌看護目標

(1) 術後6時間以内に人工呼吸器から離脱することができる。

(2) 胸部X線検査で肺野に無気肺や肺炎を示唆する異常陰影がない。

(3) 人工呼吸器離脱後に自己で気道分泌物を喀出することができる。

▌看護計画

● 観察計画

(1) バイタルサイン：血圧・心拍数・呼吸数・体温・SpO_2

(2) 人工呼吸器の設定条件：モード，酸素濃度，圧支持換気(PSV)の値，呼気終末陽圧(PEEP)の値

(3) 1回換気量，分時換気量，最高気道内圧の値

(4) 呼吸音：左右差と副雑音の有無

(5) 痰の性状と量

(6) 胸郭の動きの左右差・可動性

(7) 意識レベル

(8) 体動や咳嗽時・発熱時の呼吸パターン変調の有無と程度

(9) 補助呼吸筋の使用の有無，努力呼吸の有無

(10) 検査データ：胸部 X 線検査, 動脈血ガス分析, 血液検査

(11) 加温・加湿状況

(12) CRT の評価, チアノーゼの有無

(13) 水分出納：輸液量・尿量・出血量

(14) 浮腫の有無

● 実施計画

(1) 人工呼吸器の設定変更時には, 酸素化の悪化や呼吸パターン変調に注意し観察する。また, 発現時にはその要因をアセスメントする。

(2) 急激な酸素化の悪化, 呼吸パターン変調時にはすみやかに主治医に報告する。グラフィックモニタ・呼吸パターン・吸気努力を早期に判断し, 要因を分析する。

(3) 気管チューブ刺激による咳嗽反射の誘発がないように, 体位変換や全身清拭などの際には, 人工呼吸器回路の位置や気管チューブの角度に注意する。

(4) 人工呼吸器関連肺炎を予防するために, 循環動態が安定していれば, ベッド挙上 30 度を目ざす。

(5) 気道クリアランスが維持できるように, 呼吸音を聴取して主気管支の痰貯留を確認して吸引する。吸引時間は 10 秒程度ですばやく実施する。

(6) 気道分泌物が多く, 無気肺の出現が予測されたときは, 可能な限り体位ドレナージを施行する。

(7) 気道分泌物の粘稠度を観察して加湿の評価をする。

(8) 1 日 2〜3 回の口腔ケアを実施する。洗浄は毎回行い, ブラッシングは 1 日 1 回以上行う。

(9) 手指衛生や個人防護用具(PPE)の使用など, 標準予防策を徹底する。

#3　創部痛に関連した早期離床および安静度の拡大遅延の可能性

▌ 看護目標

(1) 術翌日にリハビリテーション(端座位→立位→体重測定)を進められる。

(2) 創部痛の程度が, プリンス-ヘンリースコア Prince-Henry score(PHS)で 0〜1 の範囲, NRS が 3 以下である(◉表 7-2)。

(3) 創部痛によって血圧・脈拍・呼吸数が変化しない。

◉表7-2　プリンス-ヘンリースコア

スコア	判断基準
0	咳をして痛まない。
1	咳をすると痛むが, 深呼吸では痛まない。
2	深呼吸をすると痛むが, 安静にしていれば痛まない。
3	多少安静時痛はあるが, 鎮痛薬は必要でない。
4	安静時痛があり, 鎮痛薬が必要である。

▌看護計画

● 観察計画

(1)創部痛の訴えと部位，随伴症状の有無と程度，持続時間

(2)創部痛の評価：プリンス-ヘンリースコア，NRS

(3)創部痛による行動制限の有無

(4)バイタルサインの変化

(5)創部痛に対する非言語的表現：苦痛表情，疼痛部を保護する動き，疼痛部へのマッサージなど

(6)創部の状態：発赤・腫脹・熱感の有無

(7)各種ドレーンの固定部位・固定方法

(8)消化器症状の有無：吐きけ・嘔吐，下痢，黄疸，腹部膨満など

(9)体位による圧迫部位の皮膚状態

● 実施計画

(1)医師の指示で患者管理鎮痛法 patient controlled analgesia（PCA）を経静脈的に開始する（IV-PCA）。

(2)PCA を使用しても軽減しない場合，予測指示の鎮痛薬の使用を考慮する。

(3)患者のそばで疼痛の訴えを積極的に傾聴する。

(4)胸帯の使用を患者と検討する。

(5)咳嗽時や体動時は枕などを抱いて，創部を圧迫する。

(6)安楽な体位を工夫し，適宜体位変換を実施する。

(7)テレビなどの視聴，離床，家族面会などによって気分転換をはかる。

(8)不眠時は予測指示の睡眠導入薬を使用する。

● 教育計画

(1)PCA ポンプの使用方法を確認し，必要時補足説明をする。

- 鎮痛薬は痛みを感じる前に投与するほうが効果が高いため，早期に対処する。
- 過剰投与防止のため，ボタンを押してから一定時間は，再度ボタンを押しても薬剤は投与されない。そのため，薬剤を投与しても痛みがおさまらない場合は，すぐに看護師に伝えるように説明する。

(2)創部痛の弊害と鎮痛の重要性を伝え，PCA によっても痛みがおさまらない場合は，ほかの鎮痛薬を使用できることを説明し，痛みはがまんせずにすぐに伝えるように説明する。

4　実施と評価

手術後の経過を▶表7-3 に示す。

#1　前負荷の変調，心機能低下など複数の要因に関連した心拍出量の減少による低心拍出量症候群の可能性

ICU 入室後，出血は少なかったが，前負荷の減少による血圧の低下があり，輸液の増量で対応した。また，目標の血圧を維持するために血管拡張薬

○表 7-3　S 氏の手術後の経過

	手術当日（手術直後）	手術当日〜1 日目（抜管〜病棟転出）	術後 1 日目以降
全体の経過	OPCAB を 3 か所（LITA-LAD, RITA-PL, Ao-SVG-4PD）に施行。術中無輸血，麻酔時間 345 分，手術時間 305 分，出血量 270 mL。手術後，ICU に入室。	手術翌日まで術後合併症の出現がなく，バイタルサインも安定しているため，ICU で立位評価・体重測定を実施（96.2 kg，術前比較＋4.2 kg）。一般病棟に転出。	
血圧	手術当日の夜間に血圧低下。ニカルジピン塩酸塩投与を終了する。		一般病棟への転出後，170 mmHg 台まで収縮期血圧が上昇したため，ニカルジピン塩酸塩投与を再開。降圧薬（内服薬）を追加しながらニカルジピン塩酸塩は減量。
血液検査	CK/CK-MB は術 6 時間後 396/25，CK-MB ピークアウト。	CK/CK-MB は，術 6 時間後 396/25 と安定。	
心電図所見	心拍数は 70〜79/ 分（洞調律）。心電図上，虚血性の変化なし。心室期外収縮の単発をみとめるが，血行動態は変化なし。	術 6 時間後の標準 12 誘導心電図でも変化なし。	術後 3 日目より心房細動（AF）をみとめるが，一過性であり持続せず経過。
体液と電解質	尿量は 100〜120 mL/h，中心静脈圧は 5〜7 mmHg。各ドレーンからの出血は 10〜20 mL/h と少量であり，時間経過とともに血性から淡々血性へと移行。電解質バランスに異常はなし。	出血量少量，末梢循環も改善して循環動態が安定し，覚醒状態も良好なため術後 6 時間で抜管。抜管後も，尿量は維持。手術当日の水分出納はトータルで＋2,600 mL。自己喀痰は可能であるが，量が多い。	
酸素化と換気	動脈血ガス分析では，アシデミアやアルカレミアなし。酸素化・換気能は良好。	抜管後も Spo$_2$ 97〜99%を維持し，酸素化は良好。	
感覚機能・神経機能	瞳孔所見に異常なし。入室後 3 時間で覚醒をみとめる。呼名に開眼およびうなずきで反応あり。四肢の指示動作も可能。せん妄なし。	創部痛が強いため，抜管後より経静脈的患者管理鎮痛法（IV-PCA）でフェンタニルクエン酸塩の投与を開始。	IV-PCA 使用下にロキソプロフェンナトリウム水和物の内服にて鎮痛しながらリハビリテーションを実施。
輸液	細胞外液型輸液の投与開始するが，尿量が多く，血圧低下をみとめたため，輸液量を増量。	バイタルサインを観察しながら，輸液量および持続点滴を減量。	
	・維持液　40 mL/h ───────		▶ 中止（術後 1 日目）
	・細胞外液型輸液 300 mL/h → 500 mL/h → 300 mL/h	200 mL/h → 100 mL/h → 60 mL/h	中止（術後 2 日目）
	・ドパミン塩酸塩（0.3%）────────	▶ 中止	
	・ニコランジル ────────	──────▶ 中止	
	・デクスメデトミジン塩酸塩 ────────	──────▶ 中止	
	・ニカルジピン塩酸塩 ────────	▶ 中止	再開 ──▶ 中止（内服薬追加後）
	・フェンタニルクエン酸塩（IV-PCA）────────		▶ 中止（術後 2 日目）

◯ 表 7-3　（続き）

	手術当日（手術直後）	手術当日〜1日目 （抜管〜病棟転出）	術後 1 日目以降
ドレーン・ カテーテル 類	・中心静脈カテーテル ――――― ・末梢静脈カテーテル（2 本）――― ・観血的動脈圧測定ライン ―――― ・尿道留置カテーテル ――――― ・心囊ドレーン，前縦隔ドレーン， 　左右胸腔ドレーン	酸素マスク6L ――――― ―――――→ 抜去（1 本） ―――――→ 抜去（帰室時）	―→ 酸素カニューラ3L ―→ 抜去（術後 2 日目） ―→ 抜去（1 本） ―→ 抜去（トイレ歩行後） ―→ 抜去（術後 3 日 　　目）
ケア・リハ ビリテー ション	・術後 3 時間後から 30 度頭部挙 　上，体位変換 ・1〜2 時間ごとのバイタルサイン， 　バランス測定 ・1 時間ごとの尿量，出血量，モ 　ニタ観察	・抜管後口腔ケア，嚥下評価 ・2〜4 時間ごとのバイタルサイ 　ン，バランス測定 ・1 時間ごとの尿量，出血量， 　モニタ観察 ・帰室時に清拭，立位評価，体 　重測定 ・帰室後にトイレ歩行	200 m 歩行 → 400 m 歩行 →階段昇降（点滴終了後，1 階相当）→心臓リハビリ テーション（第 I 相）開始

を使用した。循環動態の安定後は，カテコールアミン製剤や輸液量を減量しても，低心拍出量症候群の徴候は出現することなく経過した。不整脈は，心室期外収縮の単発のみであり，血行動態に影響を与える程度ではなかった。標準 12 誘導心電図の虚血性変化や心筋逸脱酵素の上昇はなく，周術期心筋梗塞の合併はなかった。

#2　**長期の喫煙歴，肥満状態など複数の要因に関連した気道分泌物増加による呼吸器合併症の可能性**

　喫煙や肥満状態，術後の肺うっ血などによる酸素化能や換気能の悪化はなく，6 時間後に人工呼吸器から離脱することができた。人工呼吸器離脱後も気道分泌物による呼吸器合併症の発生はなく，順調に酸素投与を減量できた。

#3　**創部痛に関連した早期離床および安静度の拡大遅延の可能性**

　創部痛を訴えた直後から PCA を開始し，鎮痛をはかることができた。鎮痛薬による副作用も出現なく経過し，順調にリハビリテーションを進めることができた。

　すべての看護問題に関連する看護目標を達成し，術後 1 日目には ICU を退室，一般病棟に帰室することができた。

3　事例のふり返り

　S さんは陳旧性心筋梗塞に伴う心不全（NYHA 分類 II 度），肥満，喫煙歴などの術後合併症の危険因子による影響を回避し，順調な経過をたどることができた。手術直後から 24 時間は，心拍出量を維持し，各臓器に酸素を運搬できる状態を早期に確立することが重要である。同時に術後合併症を予防することで，手術侵襲を長引かせることなく全身状態を安定させられる。

　術後24時間では，ICUという特殊な環境や生命の危機を脱した直後という患者の体験，創部痛や留置されている点滴類などのストレスが存在する。さらに，今後の生活や社会復帰に対する不安など短時間で大きなストレスをかかえ，かつその内容は変化するため，心理・社会的なストレスに対するケアも重要である。

　心臓手術後の患者の看護では，患者の回復過程にそったすばやい看護展開が求められる。術直後から，早期のICU退室を目ざすとともに，一般病棟で継続的な支援が行われるよう，正確な情報提供を行うことも重要である。

B 恒久的ペースメーカ植込み術を受ける患者の看護

　心臓は電気仕掛けの特殊な筋肉のポンプである。洞房結節から規則的に発せられる電気的刺激が，刺激伝導系を介して心房筋と心室筋へ伝わり，心筋は興奮して収縮する。刺激伝導系の障害は徐脈性不整脈を引きおこし，心拍出量低下による心不全や脳血流低下による失神・ふらつきなど，さまざまな症状が出現する。とくに，失神やふらつきは，転倒・転落による骨折などの二次障害をおこすことがある。

　ペースメーカは，このような症候性の徐脈性不整脈の治療に用いられる人工臓器であり，心筋を電気的に刺激し，心臓の調律や伝導を維持するはたらきがある。ペースメーカ療法はおもに徐脈に対する治療から始まったが，近年は，突然死予防のための植込み型除細動器(ICD)，心不全に対する心臓再同期療法(CRT)と循環器領域のさまざまな分野へ広がりをみせている。

　ここでは，完全房室ブロックにより一時的ペースメーカを挿入し，その後，恒久的ペースメーカを植込むことになった66歳女性の事例を通して看護過程を展開する。

1 患者についての情報

■1 患者プロフィール

- **年齢・性別**：Kさん(66歳，女性)，都内在住。
- **入院時診断名**：完全房室ブロック。
- **既往歴**：とくになし。妊娠・出産以外の入院歴なし。
- **家族構成**：夫(70歳，無職)と同居。長女(44歳，保育士)が自宅から電車で90分程度のところに住んでいる。長女は夫と7歳と2歳の息子と同居している。長男(42歳，会社員)は北海道に住んでいる。
- **生活の様子**：結婚後はスーパーなどでパート勤務をしていた時期はあるものの専業主婦である。夫は家事全般が苦手なため，風呂やトイレの掃除以外の家事をKさんがすべて行っている。ADLは自立しており，自家用車

で近県の大型スーパーに買い物に行くこともある。性格はまじめできちょうめんといわれる。週に3回程度，夫とスポーツジムの温水プールで泳いでいる。
- **嗜好**：料理が得意で味つけは薄味を心がけている。飲酒は夫の晩酌に付き合い週2，3回ほど，ビール中びんを1本飲む。喫煙はしたことがない。

❷ 入院までの経過

　近所のスーパーに徒歩で買い物に行った帰り，道で突然意識を消失し転倒した。打撲はなく，夫の呼びかけで目をさました。帰宅後も，調理中などにふらつきを自覚することがあったため，翌日に近医を受診した。心拍数40/分の徐脈であり，心電図上で完全房室ブロックをみとめたため，紹介受診となった。

❸ 入院時の状態

- **身長・体重・BMI**：157 cm，60 kg，BMI 24.3
- **内服薬**：とくになし
- **バイタルサイン**：血圧 118/64 mmHg，心拍 35/分，体温 36.5℃，呼吸数 16/分，鼻カニューレで酸素2L投与下にSpo₂ 97%
- **胸部X線検査**：CTR 54%，肺うっ血・胸水なし
- **心電図検査**：完全房室ブロック，35/分，ST変化なし（○図7-3）

　失神による転倒の経緯もあり，緊急入院のうえで一時的ペースメーカ留置の適応と判断された。右内頸静脈よりペーシングリードを挿入し，体外式ペースメーカに接続，VVIモード，自己心拍の感度sense 3 mV，出力output 3 Vの設定でペーシング不全はなく経過している（○図7-4）。今後は2日後に恒久的ペースメーカを植込み予定である。

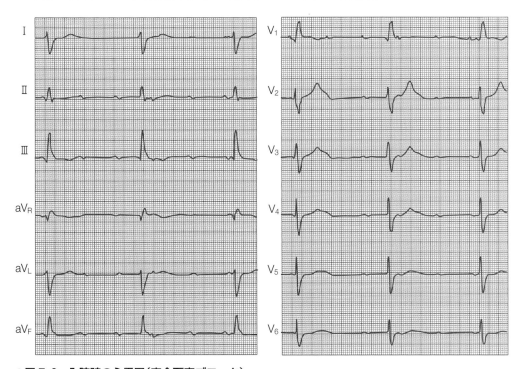

○**図7-3　入院時の心電図（完全房室ブロック）**

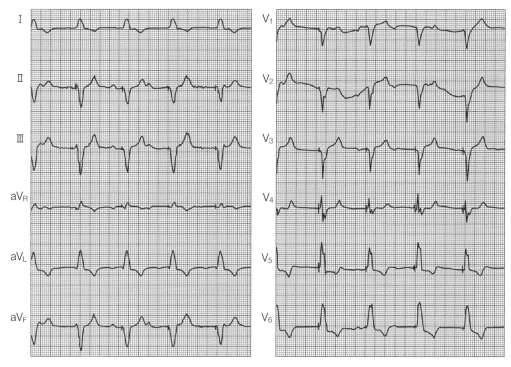

◉**図 7-4　一時的ペースメーカ留置後の心電図**

4 今後の治療に対する受けとめ

　意識消失した経緯や，日常生活に支障があることについては，「いつの間にか倒れていてね，夫にたすけてもらったの。またあんなことになるとこわいしね。1 人のときになったらって。ペースメーカね。しかたがないよね」と話しており，ペースメーカを植込むことになるとは理解している。

　しかし「いままであたり前のようにできていたことができなくなるんじゃないか」「同居している夫の負担が大きくなるんじゃないか」という発言が聞かれている。

　また「とにかく早く退院したい」「家のことが心配で……あの人（夫）は本当になにもできないの。風呂掃除とトイレ掃除だけ。洗濯とか料理とかはまったくできないから，娘に来てもらっているけど，まだ子どもが小さいでしょ？　あまり頼れないしね。帰ったらやることたくさんあるわよ」と話している。

▼ 情報収集のポイント

□ **二次障害と心不全症状の予防**：失神により転倒した経緯があるため，転倒・転落による骨折や打撲，脳出血などの二次障害に注意が必要である。また，徐脈の状態が続くと，四肢の冷感，呼吸困難，浮腫などをおこす可能性がある。これらの心不全症状があらわれないように援助を行う必要がある。

□ **患者および家族のかかえる不安**：恒久的ペースメーカを植込む患者は，短い入院期間のなかで，安静度やセルフケアの範囲も変化するほか，ボディイメージの変化や退院後の生活について不安をいだきやすい。患者および家族の不安を具体的に整理し，入院中から計画的に指導を行う必要がある。

2 看護過程の展開

1 アセスメント

　ここでは，K さんにとってとくに重要な活動と休息，自己概念・家族関係のアセスメントについて述べる。

● **活動と休息**　K さんは可逆的な要因がない完全房室ブロックであり，心拍数が 40/分前後と徐脈の状態にある。心拍出量を決定するうえで，心拍数と 1 回拍出量の関係は重要である。しかし，極端な徐脈になると 1 回拍出量は増加するが，結果的に心拍出量は減少する。心拍出量の低下は脳血流の低下をまねき，めまいやふらつき，失神などの一過性脳虚血発作（TIA）を引きおこす（アダムス-ストークス症候群）。K さんは失神による転倒の経緯があり，転倒や転落による骨折や打撲，脳出血などの二次障害には注意が必要である。さらに，徐脈が続くと，四肢の冷感，呼吸困難，浮腫のような心不全症状が出現する可能性がある。

　また，徐脈になると，運動に対する末梢組織の酸素需要に供給が追いつかないために循環の維持が困難となる。そのため，骨格筋血流の低下に伴い，全身倦怠感や易疲労感が出現し，活動性が低下していく。K さんは妊娠・出産以外の入院歴がなく，既往歴もない。治療経過に合わせた安静度をそのつど共有し，日常生活での心不全症状の出現に注意していく必要がある。一時的ペースメーカが留置されていてもペーシング不全によって徐脈が引きおこされてしまうため，前述したような徐脈に伴う身体症状には注意が必要である。

　恒久的ペースメーカの植込みは，通常，左鎖骨下の皮下に電気刺激をつくりだす本体を植込み，刺激を伝えるリードを鎖骨下静脈から心房・心室に留置する。術後はペースメーカ植込み部位の出血や血腫に注意するほか，周囲に心臓や肺などの臓器があるため，気胸や血胸，心タンポナーデなどの重篤な合併症に注意が必要である。

● **自己概念・家族関係**　恒久的ペースメーカ植込み術に向けて，術前から患者の病識や受け入れ状態を観察して説明を十分に行うなど，術後の適応がスムーズに進むように援助を計画する必要がある。K さんは，既往歴がなく健康に過ごしていたが，不整脈が日常生活に悪影響を及ぼし，治療が必要なことは理解している。ペースメーカという治療に対する抵抗感よりも，徐脈に伴う失神などの身体症状が出現したときの不安や恐怖のほうが強いと推測される。

　K さんはまじめできちょうめんな性格であり，ほとんどの家事をこなし，運動習慣もある。ただし，ペースメーカの管理を行いながら，日常生活を営むことに対する不安が聞かれている。また，K さんは夫とふたり暮らしで，遠方に住む子どもたちからは十分な支援を受けられない可能性がある。K さんの性格と家庭内での役割を考慮すると，術後は夫の支援が重要となる。

恒久的ペースメーカ植込み術後はセルフモニタリングや日常生活上の注意点など指導する項目が多い。指導の場には夫にも同席してもらい，Kさんや夫の訴えを傾聴し，不安な点を具体化しながら，個別的な指導と介入ができるように準備する必要がある。

2 看護問題の明確化

上述したアセスメントから，恒久的ペースメーカ植込み前から植込み後にかけて出現すると予測される看護問題のうち，とくに対応が必要な問題は以下の3項目であった。なお，看護問題の優先順位の設定は，恒久的ペースメーカ植込み術の前後で異なる。

#1 **完全房室ブロックによる徐脈によって心拍出量が低下し，一過性脳虚血症状や心不全症状が出現する可能性がある。**

#2 **完全房室ブロックによる身体症状や恒久的ペースメーカ植込みによる生活上の制限に関する不安がある。**

#3 **恒久的ペースメーカ植込みによる合併症が出現する可能性がある。**

3 看護目標と看護計画

#1 **完全房室ブロックによる徐脈によって心拍出量が低下し，一過性脳虚血症状や心不全症状が出現する可能性がある。**

▌看護目標

(1)徐脈の状態(一時的ペースメーカ挿入後，または恒久的ペースメーカ植込み後のペースメーカ不全)による心拍出量の低下に伴う症状が出現しない。

(2)安静度の範囲内で日常生活動作や身体活動を維持することができる。

▌看護計画

● 観察計画

(1)徐脈に伴う随伴症状の有無

- 一過性脳虚血症状：めまい，ふらつき，失神，眼前暗黒感
- 運動耐容能の低下：易疲労感，全身倦怠感，脱力感
- 心不全症状：労作時呼吸困難，息切れ，頻呼吸，浮腫，四肢冷感

(2)バイタルサイン：血圧(収縮期・拡張期・平均)，心拍数，脈拍，体温，Spo_2(安静時と労作時の変化)

(3)ペーシング設定：モード，設定レート，出力 output，自己心拍の感度 sence，房室遅延 AV-delay❶，モードやレート切りかえ設定の有無，センシング不全 failure の有無，一時的ペースメーカの本体とリードの接続

(4)心電図モニタ，標準12誘導心電図

(5)頸静脈リード挿入部位の発赤，腫脹，熱感，疼痛，リードの長さと位置

(6)恒久的ペースメーカ植込み術後：創部の異常の有無

(7)水分出納：輸液量，尿量，食事摂取量，飲水量

(8)検査データ：胸部X線検査，動脈血ガス分析，採血データ(肝機能，腎機能，凝固・線溶能，炎症反応，血算，電解質)

□ NOTE
❶**房室遅延**
　心房刺激と心室刺激との間に空ける時間。房室伝導時間にあたる。

● 実施計画

(1) 自覚症状の出現時は，患者の運動を制限し，バイタルサインを評価し，医師に報告するとともに治療や検査に関する準備を行う。

(2) 心電図モニタでペーシング不全やセンシング不全が出現した場合は，自覚症状とバイタルサインを確認し，医師に報告する。

(3) 安静度の範囲内で ADL（食事・清潔・更衣・整容・排泄）を援助する。無理じいをせずに支持的態度で接する。

(4) 活動前・中・後のバイタルサインや自覚症状，他覚症状を患者や他職種と共有し，活動量や妥当性を評価する。

(5) 一過性脳虚血症状による転倒・転落に備えて，患者とともにベッド周囲の環境整備を行う。

(6) 恒久的ペースメーカ植込み術後は，ケア計画（◯表7-4）に準じて植込み側の上肢の活動範囲を拡大していく。

(7) 頸静脈リードの挿入や恒久的ペースメーカ植込みによる周囲の筋肉痛や肩こりがある場合は，マッサージや温罨法を行う。

(8) 急変時の手順を確認しておく。

(9) 緊急招集と担当医への連絡方法を確認しておく。

● 教育計画

(1) 自覚症状の変化や新たな症状の出現時はすぐ看護師に報告するように説明する。

(2) 症状が出現しやすいような活動についてモニタリングができるように説明する。

◖表7-4　恒久的ペースメーカ植込み術後ケア計画の一例

バイタルサイン・身体症状チェック	一般病棟転入時，30 分後，60 分後，安静解除前後。安静解除後は通常指示。	
検査	一般病棟転入時，手術翌日の朝に標準 12 誘導心電図。	
食事	一般病棟転入時から 1 時間で可能。	
水分	水分制限がなければ基本的には自由。	
安静	**植込み側上肢** ・90 度まで挙上可能。 ※リードのずれを防ぐため，肩より上の挙上は術後 1 週間まで不可とする。	**大腿動静脈の穿刺あり** ・カテーテル治療時のケア計画にそって安静度を拡大する。
抗菌薬	一般病棟転入時，手術翌日の朝に投与。	
ペースメーカのチェック	翌日，翌々日，術後 4 日目，退院前日	
心電図モニタ	最終のペースメーカのチェック後は，問題なければ不要。	
創部観察・清潔	手術翌日に消毒，被覆材を貼付し，透明ドレープでおおう。術後 3 日目まではガーゼで圧迫する。 ・術翌日の創部観察後から，シャワーおよび入浴可能。 ・被覆材は問題なければ 7 日間連続貼付し，退院時に除去。	
退院目安	新規の植込みは術後 7 日目。	

(3)Kさんは生活の自立度が高く無理をしてしまう可能性がある。それぞれの自覚症状と病態との関連，頸静脈リードの必要性と意義，安静度の範囲内で身体活動を維持することの重要性など，病状に関連する説明を平易な言葉で，繰り返し理解度を確認しながら行う。

(4)ペースメーカ植込み後の日常の制限事項について説明し，理解を得る。

#2 完全房室ブロックによる身体症状や恒久的ペースメーカ植込みによる生活上の制限に関する不安がある。

▮ 看護目標

(1)恒久的ペースメーカ植込み術について理解でき，心身ともに安定した状態で治療にのぞむことができる。

(2)身体症状や恒久的ペースメーカ植込みに関する不安が軽減した発言が述べられる。

▮ 看護計画

● 観察計画

(1)患者と家族の疾患・治療・検査の受けとめかた

(2)恒久的ペースメーカ植込みに関する不安の内容と程度

(3)自覚症状の有無

(4)家族構成，家庭内の役割，家族の健康状態

(5)分担する家事の量と内容

(6)入院前の生活スタイル

● 実施計画

(1)患者の訴えを傾聴し，不安に思っている内容を整理する。

(2)患者がかかえている不安にできるだけ早く対応する。

(3)不必要に不安や恐怖をあおるような発言に注意し，医療関係者の説明内容を統一する。

(4)安静度の範囲で気分転換やリラクゼーションをはかる。車椅子での散歩や部分浴を計画する。部分浴では患者の好みに合った入浴剤を用いるのもよい。

(5)患者の療養を支える家族の不安を傾聴し，不安に思っている内容を整理する。

(6)恒久的ペースメーカ植込み術後の生活がイメージできるように，生活指導を行う。注意の必要な動作について，最初は看護師とともに実践する。

● 教育計画

(1)パンフレットを用いて，恒久的ペースメーカ植込み術後の生活指導を行う（◯表7-5，および93ページ，表4-3）。

(2)疾患に関することや恒久的ペースメーカ植込み術後の生活など，不安に思うことは遠慮することなく伝えてほしいと説明する。

(3)退院後に必要な遠隔モニタリングについて，パンフレットを用いて，①設置方法と設置場所，②機械の概要とモニタ画面，③起動方法，④電波状況の確認，⑤手動送信と自動送信の方法，⑥自覚症状出現時の臨時送

信について，⑦代表的なエラー表示などを説明する。

＃3 恒久的ペースメーカ植込みによる合併症が出現する可能性がある。

▌看護目標
（1）恒久的ペースメーカ植込み術後，合併症の早期発見および対処ができる。
（2）恒久的ペースメーカ植込み術後，ケア計画にそった管理ができ，患者から苦痛に伴う発言が聞かれない。

▌看護計画
● 観察計画
（1）植込み術中・術後の合併症に伴う症状の有無
  - 出血・血腫：創部の腫脹の有無，貧血の有無
  - 気胸・血胸・肺塞栓：呼吸回数，胸郭の挙上，肺音，胸痛の有無
  - 心タンポナーデ：脈圧低下，頸静脈の怒張，心音減弱
  - 創部感染：創部の発赤・熱感・腫脹・疼痛，発熱
  - 右心不全（三尖弁閉鎖不全による）：浮腫，腹水貯留，肝腫大，食欲不振
（2）治療に関する情報：恒久的ペースメーカ植込み部位，術中経過と情報
（3）治療後の情報：看護問題の＃1に準じたバイタルサイン，ペーシング設定，心電図モニタと標準12誘導心電図，水分出納，各種検査データ

▷表7-5 恒久的ペースメーカ植込み術後の生活指導

健康管理方法（セルフモニタリング）	・ペースメーカ手帳での設定確認をする。 ・自己検脈は橈骨動脈で行い，設定心拍数正常であることを確認する。 ・脈拍が極端に少ない場合や症状が出現した場合は緊急受診するように説明する。 ・植込み部に発赤や腫脹，熱感，疼痛が出現した場合は緊急受診するように説明する。
上肢の可動制限	・ペースメーカ本体と心臓を結ぶ導線であるリードが心臓内に固定されるまでに約1〜2か月かかる。その間は，上肢を動かすことに制限が生じる。 ・入院中は手術側の腕を肩より上げないようにする。 ・3か月後ぐらいから手術側の腕を激しく動かすスポーツ（テニスやゴルフなど）が可能になる。 ・上肢の可動制限があるため，更衣の際は健側から脱ぎ，手術側から着るなどすると着がえやすい。 ・前開きタイプの肌着や上着を準備しておくと便利である。
日常生活について	・基本的には制限はない。 ・磁石や電磁波を発生させるものには注意が必要になる（▶92ページ）。 ・脈が遅くなるような感じや意識が遠のくような感じ（めまい，ふらつき，動悸など）があったら，その場を離れるか使用している機器の電源を切る。 ・創部の保護のため，車のシートベルトはタオルでおおい，ショルダーバッグは手術側の反対側にかけるように説明する。
ペースメーカ手帳・患者カードの携帯と定期受診	・記載されている内容を説明し，外出時の携帯を指導する。 ・徐脈は完治しているわけではなく，電池残量や設定の確認のために定期的な受診が必要となることを説明する。

（4）術後のセルフケアの不足状態

● **実施計画**

（1）合併症による自覚症状出現時は，バイタルサインを評価し，医師に連絡するとともに治療や検査に関する準備を行う。

（2）恒久的ペースメーカ植込み術後ケア計画に準じた安静度の範囲内でADL（食事・清潔・更衣・整容・排泄）を援助する。

（3）指示の薬物療法を管理，実施する。

（4）創部痛が出現した場合は，予測指示の鎮痛薬の使用を考慮する。

● **教育計画**

（1）自覚症状の変化や新たな症状の出現時はすぐに看護師に報告するように説明する。

（2）恒久的ペースメーカ植込み術のケア計画について患者・家族に説明する。

（3）苦痛などが生じた場合は，がまんせずに表現するように促す。

4　実施と評価

　恒久的ペースメーカ植込み術を施行した。具体的には，左前胸部を皮膚切開し，大胸筋膜下にポケットを形成した。

　胸郭外穿刺にて 2 本のペーシングリードを挿入し，右室リードは右心室心尖部，右心房リードは右心耳に留置した。リードとペースメーカの本体を接続し，本体をポケットに挿入し，ナイロン糸で固定した。左前胸部を 3 層縫合で閉創し，手術の手技は終了となった。

　恒久的ペースメーカ設定の設定は以下のとおりである。

- モード：DDD
- 設定レート：70〜120/分
- 自己心拍の感度：心房（A）0.5 mV，心室（V）2.5 V

---

plus	**遠隔モニタリング**

　近年，心臓植込み型デバイス（ペースメーカや植込み型除細動器など）には，デバイスの機能を監視し，不整脈イベントや生理学的指標などの情報を通信回線経由で医療従事者に転送する，遠隔モニタリング機能を備えたものもあらわれている（◎ 91，344 ページ）。

　遠隔モニタリングによるデバイス監視は，従来の外来診療と同等の精度があり，リードやバッテリーなどの機器の不具合や不整脈の検出および治療内容の確認などが早期になされることが示されている。

　遠隔モニタリングの運用に関しては，以下の内容を必ず患者・家族に説明する。

　・遠隔モニタリングの有益性とその限界，緊急応答システムではないことを説明し，個人情報の保護や遠隔モニタリングを使用することにより新たな費用負担は発生しないことなどについても文書による説明を行い，同意を得る。

　・遠隔モニタリングの方法・種類・頻度などを説明する。

　・モニタリング機器の取り扱い説明を行い，電話回線による通信を維持するように説明する。

　・患者連絡先は最新の状態に更新するとともに，長期不在の際は医療機関へ事前に連絡するように説明する。

　・モニタリング機器に不具合が生じた場合には，使用説明書に記載されているメーカーの相談センターへ連絡をとるよう説明する。

- 出力：心房（A）3.5 V，心室（V）3.5 V
- 房室遅延：sAVD：120 msec，pAVD：150 msec

#1 完全房室ブロックによる徐脈によって心拍出量が低下し，一過性脳虚血症状や心不全症状が出現する可能性がある。

　一時的ペースメーカ挿入後から恒久的ペースメーカ植込み後までペースメーカ不全はおきなかった。徐脈による心拍出量の低下に伴う身体症状は出現することなく，安定した循環動態を維持することができた。また，安静度の範囲内で日常生活動作を維持することができ，恒久的ペースメーカ植込み術後はケア計画にそった管理を達成することができた。

#2 完全房室ブロックによる身体症状や恒久的ペースメーカ植込みによる生活上の制限に関する不安がある。

　退院まで一過性脳虚血症状は出現することなく経過した。恒久的ペースメーカ植込みについて理解でき，不安が増強することなく治療にのぞむことができた。医師と協働し，K さんと夫，長女同席のもとに病状や治療経過を平易な言葉で説明し，今後の生活に関する指導を行った。

　その結果，「症状が出たら無理しないようにしてまずは脈拍を確認します」「これからは夫とも家事を分担して無理しないようにします」という退院後の生活をみすえた発言が聞かれた。

#3 恒久的ペースメーカ植込みによる合併症が出現する可能性がある。

　恒久的ペースメーカ植込み術後は，ケア計画にそった管理ができ，合併症は出現しなかった。創部感染やリードの脱落など遅発性の合併症が存在することを説明し，退院後も観察を継続するように指導した。

　すべての看護問題に関連する看護目標を達成し，術後 7 日目にペーシング設定を最終確認し退院することができた。

③ 事例のふり返り

　K さんは完全房室ブロックによる一過性脳虚血症状があり，緊急入院，一時的ペースメーカの留置，恒久的ペースメーカ植込み術を行い，心拍出量低下に伴う身体症状の出現や合併症が出現することなく経過した。

　短い入院期間のなかで，さまざまな治療経過をたどることになり，安静度やセルフケアの範囲も変化する。また，いつ身体症状が出るかわからない恐怖，心臓を機械で動かすことの抵抗感やボディイメージの変化，退院後にペースメーカをかかえながら生活することなどについて不安をいだきやすい。患者本人はもちろん，家族の支援が重要であり，不安の内容を具体的に整理し，入院中から計画的に指導を行う必要がある。

　退院後は，遠隔モニタリングなどを有効に活用し外来診療において継続的な支援を行っていくことも重要である。

C　心不全患者の看護

心不全は，完治することなく慢性的な経過をたどるなか，急性増悪と軽快を繰り返しながら，徐々に悪化を呈していく病態である(● 158 ページ)。

心不全の症状は，患者の身体だけではなく，生活にも影響をきたし，その経過は発症と同時に人生の最後まで継続していく。

そのため，看護師は，患者の心機能だけでなく，患者の生活にも焦点をあててアセスメントを行い，病態の重篤さを考えると同時に，疾患がもたらす慢性的な状態が患者の生活や患者自身に与える影響も考慮して，多面的な看護を目ざさなければならない。

ここでは，陳旧性心筋梗塞を基礎疾患とした慢性心不全の急性増悪で緊急入院した 60 代男性の事例について述べる。この事例を通して，疾患の経過や，低下した心機能に関連した症状・徴候，患者の生活に焦点をあてながら，看護過程の展開をしていく。

1　患者についての情報

■1 患者プロフィール

- **年齢・性別**：A さん(63 歳，男性)
- **身長・体重**：170 cm，65 kg(通常時)
- **診断名**：うっ血性心不全(AHA/ACC 心不全分類ステージ C)，陳旧性心筋梗塞(前壁中隔)，高血圧
- **既往歴**：40 歳で高血圧を指摘され，内服治療を開始している。その後は仕事の忙しさを理由に怠薬を繰り返していた。58 歳のときに急性心筋梗塞を発症し，左前下行枝領域の閉塞にて緊急で経皮的冠状動脈インターベンション(PCI)を施行した。PCI は成功したが，血清心臓マーカー(CK および CK-MB)は高値を示し，広範囲な心筋梗塞であることが示唆された。術後には心不全を合併したため，安静や酸素療法とともに，強心薬・利尿薬が点滴静脈内投与されて状態は改善した。退院後は，仕事を休むことがむずかしく，後期回復期(Late Phase Ⅱ)の心臓リハビリテーションに参加することなく，仕事に復帰した。定期的な外来受診だけは継続していたが，以前よりも内服薬が増加したため，怠薬することも続いていた。
- **職業**：リサイクルショップの経営
- **家族関係**：妻と 2 人暮らし。息子が 1 人いるが，独立して結婚している。孫はいない。息子は近所に住んでおり，週に 1 回は一緒に食事をしたりと家族間の関係性はよい。
- **性格**：明るく，なにごとにも前向きに取り組む性格。自分の仕事に誇りをもっており，できる限り続けていきたいと考えている。孫の誕生を待ち望んでおり，孫を世話する生活を期待し，これからの人生を楽しみにしている。
- **食事**：調理は妻が行う。ある日の食事内容は以下のとおりである。
  ①朝食 7～8 時：パン 1 枚＋マーガリン，ハム 1 枚，スライスチーズ

②昼食12時：インスタントラーメン(汁はほとんど飲む)，漬物

③夕食18時：ご飯，みそ汁，焼き魚(干物)，漬物

- **飲水量**：とくに決められていない。指導されたかもしれないが，覚えていない。
- **嗜好**：喫煙歴なし。飲酒は機会があれば飲む程度で，1か月に1，2回ビールを350 mL飲む。
- **趣味**：お風呂(43℃くらいの熱めのお湯に湯船に首までつかるのを好み，毎日20〜30分ほど湯船につかっている)，将棋，囲碁，テレビ鑑賞。
- **運動習慣**：とくにない。お店が休みのときは，自宅で過ごすことが多い。外出時は車での移動がほとんどである。
- **性生活**：なし
- **宗教**：なし
- **療養行動**：たまに血圧を測るのみ。体重測定の習慣はない。内服薬は仕事が忙しいと飲み忘れがある。
- **内服薬**：カルベジロール，エナラプリルマレイン酸塩，ニフェジピン，フロセミド，スピロノラクトン，アスピリン，クロピドグレル硫酸塩，アトルバスタチンカルシウム水和物

2 入院までの経過

入院1か月前から，店の仕事が忙しくなり，仕事中の水分摂取量が増えていた。また，薬の飲み忘れも増えていた。入院1週間前より，階段昇降で息苦しさを感じるようになったが，安静により症状が落ち着くため様子をみていた。入院3日前からは，室内歩行などの日常生活動作で息切れを感じるようになったが，安静臥床にて症状は落ち着いていた。

入院前日も症状はかわらなかったが，夜間就寝後に突然，息が吸いづらいという呼吸困難が出現した。からだを起こすと症状が若干落ち着いたため，そのまま様子をみていた。その後もからだを起こしていないと息苦しさが持続していたが，夜間帯のためがまんし，朝方に救急車を要請した。

3 入院時の状態

来院時も呼吸困難は持続しており，起座呼吸を呈していた。肺野の聴診では両下肺野で断続性ラ音(水泡音)，Ⅲ音を聴取し，頸静脈怒張，下腿浮腫，胸部X線上では心拡大と両側胸水もみとめていた。また，心拍数は120/分以上と頻脈であり，体液貯留を主体とした，慢性心不全の急性増悪の診断で緊急入院となった。

4 入院時の身体所見とおもな検査結果

- **身体所見**：聴診でⅢ音と両下肺野で断続性ラ音(水泡音)を聴取。左右対称性の下腿浮腫，頸静脈怒張をみとめる。四肢末梢はあたたかく冷汗はない。体重71.5 kg(通常時より + 6.5 kg)
- **バイタルサイン**：血圧138/76 mmHg，脈拍120回/分，呼吸回数28回/分，Sp_{O_2} 90%
- **胸部X線検査**：肺うっ血・両側胸水あり，心胸比(CTR)65%
- **経胸壁心エコー法**：左室駆出率(LVEF)30%，左房径45 mm，左室収縮末期径46 mm，左室拡張末期径60 mm
- **動脈血ガス分析**：Pa_{O_2} 60 mmHg，Pa_{CO_2} 35 mmHg，pH 7.43，HCO_3^-

24 mmol/L, 塩基過剰(BE)2.0 mEq/L
- **血液検査結果**：白血球数 $4.3×10^3/μL$, 赤血球数 $4.0×10^6/μL$, ヘモグロビン 12.0 g/dL, ヘマトクリット値34%, 血小板数 $140×10^3/μL$, ナトリウム 143 mEq/L, カリウム 4.0 mEq/L, 塩素 102 mEq/L, アルブミン 3.8 g/dL, AST(GOT)40 IU/L, ALT(GPT)25 IU/L, LDH 450 IU/L, Cr 1.0 mg/dL, 尿素窒素 21.3 mg/dL, eGFR 70 mL/分/1.73 m^2, NT-proBNP 3,250 pg/mL

5 入院後の経過

入院後は，心負荷軽減を目的に安静・酸素療法・点滴を使用した治療を開始した。入院後の経過を▶表7-6に示す。

呼吸困難に対しては，前負荷・後負荷の軽減を目的に非侵襲的陽圧換気 (NPPV)による呼吸補助を行った。肺うっ血や胸水，下腿浮腫などの循環血液量の増加に対しては，カルペリチドやフロセミドの点滴静脈内注射を実施した。

治療による反応は良好であり，尿量の増加と体重の減少とともに呼吸困難は改善し，SpO_2 も2病日目には，97〜98%に改善した。その後は尿量や体重変動，脈拍，SpO_2 も含めた呼吸状態などの推移をみながら，安静度を拡大し，心臓リハビリテーションを開始した。

▶表7-6　入院後の経過と主要観察項目の変化

経過	飲水量	尿量	安静度	体重	点滴	酸素
入院当日	400 mL	450 mL	(尿管挿入)ベッド上，CCU	71.5 kg	カルペリチド，フロセミド	NPPV
1日目	600 mL	3,500 mL	(尿管抜去)トイレ歩行，一般病棟へ	68.0 kg		経鼻酸素
2日目	800 mL	2,500 mL		66.3 kg	フロセミド終了	
3日目	800 mL	2,000 mL		65.4 kg		
4日目	1,000 mL	1,600 mL		65.1 kg		
5日目	1,050 mL	1,350 mL	病棟内シャワー可	65.0 kg	カルペリチド終了	
6日目	1,450 mL	1,400 mL	心臓リハビリテーション開始(エルゴメータ)	65.2 kg		終了
7日目	終了	終了		65.0 kg		
8日目			院内入浴可	65.3 kg		
9日目				65.1 kg		
10日目			退院	65.0 kg		

▼ 情報収集のポイント

- □ **入院前の状態**：治療の状況，療養行動，疾患に対する A さんの知識について観察・確認する。
- □ **入院時の状態**：心不全増悪の原因・病態・症状のほか，治療の目的・状況などについて確認する。
- □ **日常生活上の心不全増悪因子**：A さんの日常生活で，心不全を増悪させる危険性があるものごとを確認し，生活習慣の是正につなげる。
- □ **退院後の準備**：退院後のセルフモニタリングおよびセルフマネジメントに向けて，A さんの心不全の症状や徴候，増悪症状出現時の対処についての理解の程度を確認する。

2 看護過程の展開

　A さんは，心筋梗塞で入院した際に心不全を合併していたが，仕事の関係で心臓リハビリテーションに参加しておらず，また療養生活上での心不全増悪ははじめての体験であり，疾患に対する知識が不十分な可能性が高い。心不全の病態をアセスメントし，治療への反応や心不全症状の変化に注意していく一方で，日常生活上の心不全増悪因子を理解し，心不全に対する知識の提供や，セルフモニタリングおよびセルフマネジメントへつなげられるような患者教育が必要である。

1 アセスメント

　ここでは療養生活支援へとつなげるためのアセスメントとして，病態の理解，日常生活上の心不全増悪因子の抽出，心不全に対するセルフモニタリングおよびセルフマネジメントについて述べる。

◆ 病態の理解

● **A さんの病態**　A さんは緊急入院時，通常は 65 kg の体重が 71.5 kg に増加しているほか，頸静脈怒張や左右対称性の下腿浮腫などをみとめ，循環血液量の増加が示唆される。一方で，四肢末梢はあたたかく，心拍出量も保たれている。これらの症状から，循環血液量の増加が主体の非代償性の心不全（ノーリア-スチーブンソン分類のプロファイル B，〔● 166 ページ，図 5-26-b〕）であると判断できる。

　A さんは塩分過多の食事生活を改善しておらず，仕事の忙しさにより摂取量が増えた水分が体内に貯留され，その結果，循環血液量が増大して前負荷が増大した。前回の心筋梗塞により，心機能は LVEF 30％と非常に低下していたため，左心室は増大した循環血液量を十分に拍出することができなくなっている。その結果，肺うっ血をきたして呼吸困難という左心不全症状が出現し，さらに胸水・下腿浮腫・頸静脈怒張などの右心不全症状も合併した状態になっている。

● **治療**　治療の主体は，循環血液量の減少を目的とした体液コントロール

である。利尿による体重減少に伴い，心不全症状がどのように変化していくのか，治療の変更や安静度の拡大により心負荷が増大し，心不全の悪化をきたしていないのかに注意していく必要がある。

●**心不全に対する知識**　Aさんにとって，療養生活上での心不全増悪ははじめての体験である。Aさんからは，「心筋梗塞のときは心臓の筋肉が弱っているから，あんまり無理はしないようにと言われていた。でも退院後は仕事もできたし，もう治ったものだと思っていた。とくに問題なく生活していたよ」という発言が聞かれた。

この発言から，Aさんは，みずからが心筋梗塞の影響で心機能が低下した慢性心不全の状態であることや，今後の増悪の可能性についての知識が不十分であることがわかる。心不全患者が，みずから主体的に療養行動に取り組むためには，心不全に対する知識をもつことが重要であり，「治った」ではなく「治らない病気である」ことを理解するための教育が必要である。

◆ 日常生活上の心不全増悪因子

●**食事**　Aさんの食事は，主食の量は適量だが，魚と肉を中心としたタンパク質源の摂取が多く，野菜は不足している。また，塩分は漬物と干物のほか，パンやインスタントラーメンなどの加工食品，調味料からも摂取しており過剰傾向である。

Aさんからは，「食事で気をつけていること？　塩分かな。どうしてって？　それは先生がすすめていたから。それ以外はよくわからないな。でもしょうゆをあまり使わないようにしている。あとは奥さんにまかせている。だいたい薄味な物を食べていると思うよ。でも病院の食事は少し味けないな」という発言が聞かれた。そのため，今後の食生活では，食事のバランスを整えるとともに，心不全増悪を予防するために，減塩食への意識や工夫が必要である。

●**服薬行動**　Aさんからは，「薬はいくつか飲んでいるけど，たまに飲み忘れることがあった。どのぐらい？　細かくはわからないな」「心臓にとって大事な薬とは聞いているけど，詳しい内容まではわからない」という発言が聞かれた。そのほかに，「ちゃんと飲まないといけないとは思うけれど，仕事が忙しいとつい忘れてしまうことがある」という発言も聞かれた。

上記の発言から，Aさんは自分なりに内服という疾患管理の必要性を認識しながらも，服薬行動ができていないことがわかる。このような心筋梗塞後の内服治療の自己中断は，望ましい療養生活とはいえない。しかし，Aさんは「なにごとにも前向きに取り組む性格」であり，できていないことばかりに焦点をあてるのではなく，心筋梗塞後も家族のために一生懸命仕事をしてきたAさんの生き方を認めることが大切である。また，「孫の世話をする生活を期待している」Aさんの思いに焦点をあて，服薬することは，Aさんにとって，仕事と同じくらい今後の生活に重要であるということを認識してもらう必要がある。

●**入浴**　心不全患者に適した入浴方法とは，湯の温度は40～41℃で半身浴

とし，湯船につかる時間は10分以内とされている。温度が高いと，交感神経の緊張がもたらされる。また，深くお湯につかると，静水圧の影響から静脈還流量が増して心内圧を上昇させる。現在のAさんの入浴方法は心臓への負担が大きいため，Aさんは心臓に負担をかけない入浴方法を獲得していく必要がある。

◆ 心不全に対するセルフモニタリングおよびセルフマネジメント

● **セルフモニタリング・セルフマネジメント**　患者が心不全によるさまざまな症状や徴候を心不全と結びつけて解釈すること（セルフモニタリング）で，はじめて早期受診といった適切な対処行動（セルフマネジメント）へとつながる。ここでのポイントは，①患者に心不全に対する知識があること，②体重計測などの技術面に問題がないこと，③療養行動に対する関心を評価することである。心不全に対する知識がない，身体またはその他の理由で体重を測定できない，心不全増悪を予防した療養生活への関心がないという状態では，十分な教育効果は得られない。

● **症状増悪の理解と対処**　Aさんからは，「なにか息が切れるなと思ったけど，休むと治るから様子をみていた」「最初は階段で息が切れるだけだったけど，そのうち居間への移動だけでも息が切れるようになったな」「そういえば，脚がむくんでいるような気もした」「体重はたまにはかるぐらい。理由？　太りすぎはからだによくないからかな」「脚のむくみが気になったときにはかったらいつもより3～4kg増えていたと思う」「ちょっとの息苦しさから徐々に強くなったな。それで突然寝ているときに息苦しくなった」「いままで様子をみればよくなっていたけれど，さすがに息が吸えなくなって救急車を呼んだ」という発言が聞かれた。

　上記の発言より，Aさんが息切れや下腿浮腫，体重増加という症状や徴候を心不全増悪のサインとして認識しておらず，その結果，症状出現から受診まで1週間を要してしまったことがわかる。このことは心不全が増悪したことで循環血液量が増え，息切れ，下腿浮腫が出現し，「その証拠に体重も増えている」といったように解釈できていれば，早い段階での受診が可能であったとも考えられる。そのため，心不全による症状や徴候についてAさんに理解してもらうことが必要であるとともに，増悪症状が出現したときの対処行動を明確に示していくことが必要である。

2　看護問題の明確化

　以上のアセスメントより，以下の看護問題を抽出した。

#1　塩分過多・水分摂取過多に関連した循環血液量増大に伴う非代償性心不全（両心不全）

#2　心不全教育を受けていないこと，療養生活上での心不全増悪が初回であることに関連した心不全の病態，増悪因子，セルフモニタリングに対する知識不足

3　看護目標と看護計画

#1　塩分過多・水分摂取過多に関連した循環血液量増大に伴う非代償性心不全(両心不全)

▌看護目標

　治療の変更，安静度の拡大などにより心不全の増悪をおこさずに経過することができる。

▌看護計画

● 観察計画

(1) 経胸壁心エコー法所見

(2) 胸部X線検査：CTR，肺うっ血・胸水の有無と程度

(3) 血液データ

(4) 血圧，脈拍の変化，不整脈の有無

(5) 呼吸状態：呼吸回数，SpO_2，副雑音の有無と程度，息切れや呼吸困難感の有無と程度

(6) 心音：Ⅲ音の有無

(7) ノーリア–スチーブンソン分類に基づいた四肢末梢循環の評価

(8) 下腿浮腫の有無と程度

(9) 頸静脈怒張の有無と程度

(10) 食欲・活動量

(11) 排便状況

(12) 活動時の呼吸，血圧，脈拍，四肢末梢循環の変動

(13) 疲労感の有無と程度

(14) 体液量：体重の推移，水分出納(IN：飲水量＋点滴＋食事内水分量＋代謝水，OUT：尿量＋便含有水分量＋不感蒸泄)

(15) 治療に対する言動

(16) 睡眠状況

(17) 今後の治療方針

● 実施計画

(1) 点滴・内服管理

(2) 体重管理：毎朝1回測定

(3) 検温

(4) 体重が増加傾向で，浮腫や副雑音の出現または増強，SpO_2の変動，息切れや呼吸困難感が出現した場合，心不全増悪を考え医師に情報提供する。

(5) 体重減少と血圧低下をみとめた場合，循環血液量の減少に伴う心拍出量低下の可能性があるため医師に情報提供する。

(6) 安静時の脈拍亢進がある場合，心不全の増悪傾向を考え，ほかの心不全症状がないかを確認する。

● 教育計画

(1) 安静度と段階的な活動拡大とその必要性について説明する。

(2) 異常時，とくに呼吸困難の出現時，すぐに看護師に伝えるよう説明する。

（3）治療・処置・検査の内容や必要性を説明する。

（4）目標体重を設定して説明する。

（5）利尿薬の服用状況と体重の変化，下腿浮腫の状態，息切れや呼吸困難の状態，心拍数の変化など，治療による心不全症状の変化を本人とともに確認し，その効果を説明する。

#2　心不全教育を受けていないこと，療養生活上での心不全増悪が初回であることに関連した心不全の病態，増悪因子，セルフモニタリングに対する知識不足

▌ 看護目標

● **長期目標**　心不全である自分の心臓を理解し，増悪予防および早期受診に向けたセルフモニタリングを行いながら，自宅で生活できる。

● **短期目標**　心不全について A さんが以下のように述べることができる。

• 心臓のポンプ機能が弱り，全身に血液が送り出せなくなっているために，尿が減り，からだに水がたまってしまう。

• 塩分過多，内服の自己中断，いままでの入浴方法は心臓に負担がかかる。

• 塩分を控える，内服を自己中断しない，適切な方法で入浴する。

• 心不全の症状は，息切れや呼吸困難感，体重増加，下腿浮腫である。

• 息切れや呼吸困難，体重増加，下腿浮腫を自覚したら病院へ連絡または受診する。

▌ 看護計画

● **観察計画**

（1）心不全についての理解度。

（2）息切れや呼吸困難感，体重，下腿浮腫をモニタリングしているか。

（3）呼吸症状や体重，下腿浮腫をどのように解釈しているか。

（4）指導時の反応。

（5）現在の状況に対する認識。

　①今回の入院や身体状況，今後の生活についてどのように感じているか。

　②今後必要となる療養行動や生活の変化をどのように感じているか。

　③いまの関心事はなにか（なにが知りたいのか，なにに不安を感じているのか，現在感じているストレスはないか）。

● **実施計画**

（1）呼吸・体重，浮腫の状態を毎日聞く（認識の強化）。

（2）退院後に体重が増加したときの受診の目安について医師に相談する。

● **教育計画**

（1）心臓のはたらきについて説明する。

（2）心不全の病態について説明する。

（3）心不全の症状について説明する。

（4）心不全の増悪因子について説明する。

（5）入院前の息切れや呼吸困難感，体重増加，下腿浮腫は心不全の症状であることを説明する。

（6）塩分を控えた食事について説明する。

（7）服薬の必要性について説明する。

（8）適切な入浴方法について説明する。

（9）体重測定の必要性について以下を説明する。

　①毎日の体重測定を行うこと。

　②決まった時間で測定することが望ましいこと。

　③畳やカーペットの上ではなくフローリングなどかたい床の上で測ること。

　④測定した値を記録に残すこと。

（10）体重増加（日の単位で2～3kgの増加）に加え，息切れや呼吸困難，下腿浮腫の出現時は病院へ連絡または受診するよう説明する。

● **患者教育でのポイント**　疾患理解・疾患管理を目的とした教育では，医療者の視点で一方的に行わないことがポイントである。患者が現在の状況をどのようにとらえているのか，患者の健康観や信念，生活習慣などをふまえ，教育内容や教育方法を検討していくことが必要である。また，患者の認識に合わない教育方法は，教育効果が低いばかりではなく，患者にとって苦痛となる。そのため，医療者からの一方的な教育にならないように，患者の認識へも関心をよせた計画を立案する必要がある。

4　実施と評価

#1　塩分過多・水分摂取過多に関連した循環血液量増大に伴う非代償性心不全（両心不全）

　カルペリチドやフロセミドへの反応はよく，体重の減少に伴い体液量増加の症状である下腿浮腫，頸静脈怒張は消失した。また，心負荷が軽減されたことにより，Ⅲ音も消失し脈拍も70台へと落ち着いてきている。胸部X線でも肺うっ血や胸水の消失が見られ，それに伴い酸素化は安定し，CTRも60％まで縮小した。点滴・酸素療法の中止，安静度の拡大や心臓リハビリテーションによる活動量の増加に対しても，心不全が増悪することなく経過している。そのため，心不全の増悪をおこさないという目標は達成できた。

#2　心不全教育を受けていないこと，療養生活上での心不全増悪が初回であることに関連した心不全の病態，増悪因子，セルフモニタリングに対する知識不足

　心不全の理解とセルフモニタリングおよびセルフマネジメントに分けて評価する。

　①心不全の理解　心筋梗塞から心不全にいたった経緯や心不全の病態を説明することで，Aさんから「そんなに弱っていたのですね。心筋梗塞のあとは治ったものだと考えていました」という発言を聞くことができた。

　食事や内服についてや，入浴が心臓に負担をかけることを説明すると，「食事は心筋梗塞になってから気にしないといけないと思っていたけれど，心臓が弱っているなら見直さないといけないですね。しょうゆやみそを減塩にしようと思います。漬物は2日に1回にします。めん類の汁は残します。

仕事も忙しいですが，飲み薬は忘れないようにテーブルに置くようにします。入院前は風呂に入るとなんとなく息苦しさが増すような気がしていました。心臓が悲鳴をあげていたのですね。今後は温度や時間に気をつけます」という発言が聞かれた。

　食事は，みずから減塩を意識した内容を検討し，内服も飲み忘れを予防するための工夫を考えることができていた。また，入浴に関しては，自身の体験から心負荷へのイメージが整理できている様子であった。心不全である自身の身体を「治らない病気である」と理解し，心不全増悪を予防するための療養生活への準備が整っていることが判断できた。

　②セルフモニタリングおよびセルフマネジメント　体重の減少により息切れや下腿浮腫がどのように改善していくのかを日々のケアのなかでたずねていった。同時に，心不全の病態を説明することで，「今日は体重がこんなに減りました。息もだいぶ切れなくなりましたし，脚もすっきりしてきました。からだの中に水がたまっていたのですね」という発言が聞かれた。

　また，入院前の息切れや下腿浮腫，体重が増加した経過を一緒にふり返り，症状出現時は受診のサインであることを説明した。そして，日々の体重の変化を把握しながら心不全症状の変化を自身で確認していくことで，心不全の悪化予防や早期受診につなげられることも説明した。

　Aさんからは，「心不全は身体に水がたまり尿も減る病気ですから，その症状である息切れやむくみが出たら受診します。体重計があるので体重も毎日確認しますね。日の単位ということは，数日で急激に増えることに注意すればいいのですね。息切れやむくみも出ていないか一緒に確認します」という発言も聞かれた。心不全と合わせたセルフモニタリングおよびセルフマネジメントの解釈ができており，目標は達成できた。

3　事例のふり返り

　慢性疾患である心不全は，心臓のポンプ機能が破綻することでさまざまな症状を呈し，患者の生活に障害を生じる病態である。患者自身が体験する症状はそれぞれに異なり，看護師は，患者におこっている症状を基礎疾患も含め的確にアセスメントする力が求められる。そして，疾患の増悪のリスクを患者の生活と照らし合わせ，患者の生活のなかにある心不全増悪因子を抽出することも，患者に合った看護過程を展開していくうえで必要である。患者が望ましい療養生活を送ること，つまり患者自身が心不全である自分の身体をモニタリングし，適切な対処行動をとっていくための準備として，入院期間は非常に重要な時間となる。

　慢性疾患における看護のポイントは，患者自身が現状を把握し，みずからが療養行動を選択していくよう支援することにある。そのためには，看護師は患者の認識に注意しながら，患者に合わせたケアの選択をしなければならない。療養行動を選択するのは患者自身であり，つねに支持的な姿勢でかかわりながら，看護職者として専門的な介入をしていくことが重要である。

参考文献

1. 伊藤浩・坂田泰史編：臨床循環器学．文光堂，2021．
2. 大石醒悟ほか編：心不全の緩和ケア 心不全患者の人生に寄り添う医療，改訂 2 版．南山堂，2020．
3. 北野正剛・坂井義治監修，田邉稔ほか編：標準外科学，第 16 版．医学書院，2022．
4. 國原孝編：ハートチームのための心臓血管外科手術周術期管理のすべて．メジカルビュー社，2017．
5. 上月正博編著：心臓リハビリテーション，第 2 版．医歯薬出版，2019．
6. 齋藤滋監修，高橋佐枝子・島袋朋子編：やさしくわかる心臓カテーテル，第 2 版．照林社，2020．
7. 佐藤幸人：心不全の基礎知識100，第 2 版．文光堂，2019．
8. 里見和浩編：心臓ペースメーカ・ICD・CRT・CRT-D（循環器診療ザ・ベーシック）．メジカルビュー社，2018．
9. 品川弥人：プライマリケアで診る慢性心不全．中外医学社，2022．
10. 柴田龍宏・柏木秀行監修：実践・心不全緩和ケア．日経 BP 社，2018．
11. 杉山裕章：心電図のはじめかた．中外医学社，2017．
12. 谷口達典ほか編：心不全の心臓リハビリテーション U40 世代の answer．中外医学社，2022．
13. デニス，L．カスパーほか編，福井次矢・黒川清日本語版監修：ハリソン内科学，第 5 版．メディカル・サイエンス・インターナショナル，2017．
14. 長山雅俊責任編集：心臓リハビリテーション実践マニュアル 評価・処方・患者指導，改訂第 2 版（循環器臨床サピア4）．中山書店，2015．
15. 日本循環器学会・日本心不全学会：2021 年 JCS/JHFS ガイドラインフォーカスアップデート版急性・慢性心不全診療．2021-09-10（https://www.j-circ.or.jp/cms/wp-content/uploads/2021/03/JCS2021_Tsutsui.pdf）（参照 2023-10-04）
16. 日本循環器学会・日本心不全学会：急性・慢性心不全診療ガイドライン（2017 年改訂版）．2022-04-01（http://www.j-circ.or.jp/cms/wp-content/uploads/2017/06/JCS2017_tsutsui_h.pdf）（参照 2023-10-04）
17. 日本循環器学会ほか：2021 年改訂版重症心不全に対する植込型補助人工心臓治療ガイドライン．2021-03-27（https://www.j-circ.or.jp/cms/wp-content/uploads/2021/03/JCS2021_Ono_Yamaguchi.pdf）（参照 2023-06-02）
18. 日本循環器学会ほか：2021 年改訂版心血管疾患におけるリハビリテーションに関するガイドライン．2022-12-20（https://www.jacr.jp/cms/wp-content/uploads/2015/04/JCS2021_Makita2.pdf）（参照 2023-10-04）
19. 日本循環器学会ほか：2023 年 JCS/JSCVS/JCC/CVIT ガイドライン フォーカスアップデート版 PCPS/ECMO/ 循環補助用心内留置型ポンプカテーテルの適応・操作．2023-03-11（https://www.j-circ.or.jp/cms/wp-content/uploads/2023/03/JCS2023_nishimura.pdf）（参照 2023-06-02）
20. 服部容子ほか：心不全患者のセルフモニタリングの概念分析．日本看護科学会誌，30（2）：74-82，2010．
21. 眞茅みゆき監修，池亀俊美・加藤尚子編：心不全ケア教本，第 2 版．メディカル・サイエンス・インターナショナル，2019．
22. 眞茅みゆき編：進展ステージ別に理解する心不全看護．医学書院，2020．

推薦図書

1. EP 大学監修，小竹康仁ほか編著：最新！心臓デバイス攻略本．メディカ出版，2023．
2. アーネスティン・ウィーデンバック著，外口玉子・池田明子訳：臨床看護の本質 患者援助の技術，改訂第 2 版．現代社，1984．
3. アイリーン・モロフ・ラブキン，パマラ・D．ラーセン著，黒江ゆり子監訳：クロニックイルネス 人と病いの新たなかかわり．医学書院，2007．
4. アンセルム・L．シュトラウスほか編，南裕子監訳：慢性疾患を生きる ケアとクォリティ・ライフの接点．医学書院，1987．
5. 伊藤香・大内啓：新訂版緊急 ACP 悪い知らせの伝え方，大切なことの決め方．医学書院，2022．
6. 井上直人監修，真壁伸ほか編：心臓カテーテル介助スタンダードマニュアル．メジカルビュー社，2022．
7. 医療情報科学研究所編：循環器（病気がみえる vol.2），第 5 版．メディックメディア，2021．
8. 大石醒悟ほか編著：心不全治療薬の考え方，使い方．中外医学社，2019．
9. 落合慈之監修，山﨑正雄・柴田講編：循環器疾患ビジュアルブック，第 2 版．学研メディカル秀潤社，2017．
10. 國原孝編：ハートチームのための心臓血管外科手術周術期管理のすべて．メジカルビュー社，2017．
11. 小島操子：看護における危機理論・危機介入 フィンク／コーン／アグィレラ／ムース／家族の危機モデルから学ぶ，改訂 4 版．金芳堂，2018．
12. 齋藤滋監修，高橋佐枝子・島袋朋子編：やさしくわかる心臓カテーテル，第 2 版．照林社，2020．

13. 齋藤宣彦・大門雅夫：ナース・メディカルスタッフのための循環器レクチュア，第 4 版．文光堂，2018.
14. 新東京病院看護部編：本当に大切なことが 1 冊でわかる 循環器，第 2 版．照林社，2020.
15. 菅野康夫・安斉俊久監修：多職種カンファレンスで考える 心不全緩和ケア．南山堂，2017.
16. 「地域におけるかかりつけ医等を中心とした心不全の診療提供体制構築のための研究」研究班編：地域のかかりつけ医と多職種のための心不全診療ガイドブック．2020-05-31（http://plaza.umin.ac.jp/isobegroup/）（参照 2023-10-04）
17. 外口玉子編，稲田八重子ほか訳：患者の理解 看護婦-患者関係の展開のなかで，増補改訂第 3 版（看護学翻訳論文集 2）．現代社，1981.
18. 日本糖尿病学会編：糖尿病治療ガイド 2022-2023．文光堂，2022.
19. パトリック・ベナー，ジュディス・ルーベル著，難波卓志訳：現象学的人間論と看護．医学書院，1999.
20. ピエール・ウグ編，黒江ゆり子ほか訳：慢性疾患の病みの軌跡 コービンとストラウスによる看護モデル．医学書院，1995.
21. 藤田英雄監修，鈴木聡子ほか著：循環器ビジュアルナーシング，改訂第 2 版（見てできる臨床ケア図鑑）．学研プラス，2022.
22. ミルトン・メイヤロフ著，田村真・向野宣之訳：ケアの本質 生きることの意味．ゆみる出版，1987.
23. 山下武志監修，公益財団法人心臓血管研究所付属病院編著：NEW はじめての循環器看護．メディカ出版，2022.

動画一覧

QR コードから動画サイトのリンクを読み込むことができます。

1 バルーンの操作 p.86

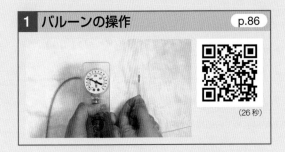

(26 秒)

2 ステント留置術 p.87

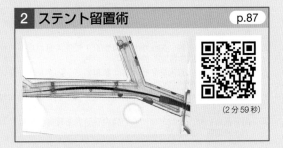

(2 分 59 秒)

3 体外循環の回路 p.96

(28 秒)

4 左室とバルーンの動き p.117

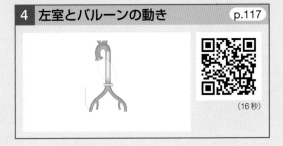

(16 秒)

5 バルーンの動きと血流 p.118

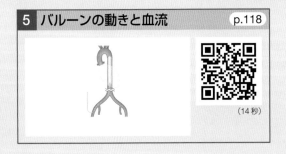

(14 秒)

---

* パケット通信のご利用にあたっては，ご利用方法によりパケット通信料が高額となる場合もございます。ご契約内容をお確かめのうえ，思わぬ高額とならないように注意してください。なお，高額のパケット通信料が発生しても，当社では責任を負いかねますのであらかじめご了承ください。

* 本動画は，下記の動画配信サービスを利用しております。対応機種をはじめ，メンテナンス情報等は下の URL をご覧ください。ご利用される携帯電話の設定等によっては，意図しない表示になることがございます。
　https://classtream.jp

* QR コードは，㈱デンソーウェーブの登録商標です。

索引

数字・ギリシャ文字

Ⅰ音　52
1回心仕事量　99
1回拍出量　22
Ⅰ度高血圧　173*t*
Ⅰ度房室ブロック　185
Ⅱ音　52
2段脈　188
Ⅱ度高血圧　173*t*
Ⅱ度房室ブロック　185
2連発，期外収縮の　188
Ⅲ音　52
3段脈　188
Ⅲ度高血圧　173*t*
Ⅲ度房室ブロック　186
4-AV　73*f*
4-PD　73*f*
Ⅳ音　52
4区画後下行枝　73*f*
4区画房室枝　73*f*
6分間歩行試験　61
15-(4-ヨードフェニル)-3(R, S)-メ
　チルペンタデカン酸　82
^{18}F-FDG　82
24時間自由行動下血圧測定　171
^{99m}Tc-PYP　82
^{99m}Tc-セスタミビ　80
^{99m}Tc-テトロスホミン　80
^{123}I-BMIPP　82
^{123}I-MIBG　82
^{123}I-メタヨードベンジルグアニジン
　　　　　　　　　　　　　82
^{201}TlCl　80
α遮断薬　178
α受容体　29
$β_1$受容体　29
$β_2$受容体　29
β遮断薬　**135**, 169, 178
Δ P　66
Δ波　**200**, 200*f*

A−C

ABI　69
ABPM　172

ACE　30
ACE阻害薬　**169**, 177
ACP　249
ACS　128, 129, **138**
　──患者の看護　321
　──患者の検査・治療の流れ
　　　　　　　　　　　　147*f*
　──の発生機序　138*f*
ADH　31
AED　199
AF　192
AFib　192
AFL　196
AHA　72
AHA区画　73*f*
AHA分岐点　73*f*
AHA分類　**72**, 73*f*
AI　210
AM　73*f*
AMI　140
AoG　70
AP　128
APC　188
AP像　63
AR　210
ARB　**169**, 177
ARNI　169
AS　209
ASD　221
ASH　215
ASO　231
AST　143
AT　61
AT_1受容体　31
AV　73*f*
AV block　184
aV_F　54
aV_L　54
aV_R　54
AVSD　221
BAS　226
BE　274*t*
BI　289
BiVAD　120
BLS　368

BLSアルゴリズム　368*f*
BMS　87
BNP　164
Bull's eye　81*f*
Bモード法　65
CABG　**101**, 136
　──を受ける患者の看護　302
CAD　128
CAG　70, **72**
CAVI　69
CB　73*f*
CCS　128
CCS分類　**130**, 131*t*
CCU　10
$CHADS_2$スコア　195
CI　78
CK　143
CKD　156
CK-MB　143
CM5　60
CO　**23**, 78
CPET　61
CPX　61
CRT（心臓再同期療法）　170*f*, **171**
CRT（毛細血管再充満時間）　**265**,
　　　　　　　　　　　　376
CRT-D　206
CS分類　**165**, 166*f*
CT　82
　──を受ける患者の看護　276
cTnT　143
CTR　**63**, 64*f*
CVP　78
　──の測定　273
CVカテーテル　78

D−L

D1　73*f*
D2　73*f*
da Vinci®　111
DCB　88
DCM　214
DES　87
DP　326
DVT　45, **234**

DT 315
D ダイマー 264
ECD 221
ECG 53
ECMO 215
EPS 76
FFR 75
FIM 289
f 波 **193**, 194*f*
F 波 196
GOT 143
HCM 215
HCN 阻害薬 170
HCO_3^- 274*t*
H-FABP 319
HFmrEF 160
HFpEF 160
HFrEF 159
HMG-CoA 151
HMG-CoA 還元酵素阻害薬 151
HNCM 215
HOCM 215
IABP 117
ICD 92, **206**, 206*f*
ICM 214
ICU 10
ICU-AW 301
ICU 獲得性筋力低下 301
IE 211
ILR **59**, 59*f*
IMPELLA® **118**, 118*f*
INOCA 136
ISA 135
IVCD 186
IVT 149
IVUS 73
JapanSCORE 284
LAD **20**, 73*f*
LBBB 187
LCA **20**, 73*f*
LCX **20**, 73*f*
LDH 143
LHC 70
LMT **20**, 73*f*
LOS 297
LQT 200
LR 像 63
LVAD 120
LVEDP **78**, 99
LVEF 71
—— の算出 72*f*
—— の測定, 心エコー法による 68

LVG 70

M-R

MCS 315
—— のおもな合併症 315*t*
MEP 112
METs 362
MI(心筋梗塞) 128
MI(僧帽弁閉鎖不全症) 208
MICS 95, **109**
MIDCAB 103
MLAP 99
MNMS 117
MPR 82
MR 208
MRA 83
MRI 83
—— を受ける患者の看護 277
—— 対応ペースメーカ 92
MS 207
MSCT 82
M モード法 65
NASA 60
NPPV 148
NQMI 141
NST 11
NSTEMI 141
NYHA 分類 **37**, 38*t*, 162
OCT **74**, 75*f*
OM 73*f*
OMI 129, **140**
OPCAB 95, **102**
PAC 188
Pa_{CO_2} **274**, 274*t*
PAD 231
PAI-1 155
Pa_{O_2} **79**, 274, 274*t*
PAWP **78**, 99
PA 像 63
PCA 299
PCI **86**, 136
—— の看護 280
—— の適応 88
PCPS 117
PCSK9 154
PCSK9 阻害薬 154
PCWP 78
PD 73*f*
PDA 220
PDE 阻害薬 167
PE 235
PET 82
PFM 284

pH 274*t*
PHQ-9 **330**, 330*t*
PHS **378**, 378*t*
PICS 301
PL 73*f*
PMI 303
POBA 86
PQ 間隔 57
PQ 時間 57
PSVT 191
PTA 231
PTCA 86
—— の原理 86*f*
PTCR 149
PTE 235
PTG 69
PTMC 208
PTRA 179
PTSMA 216
PVC 189
PWV 68
P 波 57
QGS 81*f*
QMI 141
Qp 222
QRS 電気軸 58
QRS 波 57
QS 143
Qs 222
QS パターン 187
QT 延長 58
QT 延長症候群 200
—— の心電図 202*f*
QT 間隔 58
Q 波 215
Q 波心筋梗塞 141
R on T 190*t*, **205**
RAA 系 **30**, 30*f*
RBBB 186
RCA **20**, 73*f*
RCM 216
RHC 70
RI 276
RI 組織クリアランス法 238
RL 像 63
rsR' パターン 186
rS パターン 187
RV 73*f*
RVAD 120

S-Y

SA block 184
SAM 現象 215

Sa_{O_2}　**80**, 274, 274*t*
SEP　112
SGLT2 阻害薬　169
S-ICD　206
SMI　128
SN　73*f*
SNP　99
SP　73*f*
SPECT　81*f*
Sp_{O_2}　80
SSI　301
SSS　183
STEMI　129*t*, **141**
　——の心電図　144*f*
　——の心電図による部位診断
　　　　　　　　　　142*t*
ST 上昇型心筋梗塞　129*t*, **141**
　——の心電図　144*f*
　——の心電図による部位診断
　　　　　　　　　　142*t*
ST 部分　57
Sv_{O_2}　272
SVT　191
SW　99
TAH　119
TAVI　**106**, 107*f*
　——の看護　305
TdP　200
TEE　66
TI　211
TIA　176
TOF　224
t-PA　149
TR　211
T 波　57
　——の陰転化　132*f*
UAP　139
UCG　65
UK　149
U 波　58
V_1　54
V_2　54
V_3　55
V_{3R}　55
V_4　55
V_{4R}　55
V_5　55
V_6　55
V_7　55
VAB　117
VAD　**119**, 121*f*
VAS スケール　253
VF　199

VH®-IVUS　74
VPC　189
VSD　223
VT　197
VTE　235
VVI モード　90
V 波　209
WHO による血圧値の分類　173*t*
WPW 症候群　191, **199**, 200*f*
Y 字型人工血管置換　112

あ

アーチファクト　60
アイゼンメンジャー症候群　41,
　　　　　　　　　　220
亜急性心筋梗塞　129*t*
アシドーシス　275
アスパラギン酸アミノトランスフェ
　ラーゼ　143
アスピリン　135
アセチルコリン　29
アダムキーヴィッツ動脈　310
アダムス-ストークス症候群　43
圧較差　66
圧痕　39
　——の確認　256*f*
圧痕浮腫　256*f*
圧受容器　28*f*, **29**
圧波形　77
アップレギュレーション　30
アディポサイトカイン　155
アディポネクチン　155
アテローム性プラーク　73, **128**
アドバンスケアプランニング　249,
　　　　　　　　　　338
アトルバスタチンカルシウム水和物
　　　　　　　　　　153
アドレナリン　29
アドレナリン受容体　29
アナフィラキシーショック　47
アプリンジン塩酸塩　204*t*
アミオダロン塩酸塩　204*t*
アミロイドーシス　217
アメリカ心臓協会　72
アメリカ心臓協会分類　73*f*
アルカローシス　275
アルドステロン　31
アレンのテスト　272
アンギオテンシノーゲン　30
アンギオテンシン I　30
アンギオテンシン II　30
アンギオテンシン II 1 型受容体　31

アンギオテンシン II 受容体拮抗薬
　　　　　　　　　169, 177
アンギオテンシン受容体・ネプリラ
　イシン阻害薬　169
アンギオテンシン変換酵素　30
鞍状塞栓　231
安静時狭心症　129*t*
安定冠動脈疾患　128, **130**
　——患者の看護　318
安定狭心症　**129**, 129*t*
アンプラッツァー　221
　——法　223

い

異型狭心症　136
移行医療　351*f*
胃十二指腸動脈　26*f*
異種弁　104
異常 Q 波　141*f*
異所性 P 波　188
異所性調律　22
一次救命処置　368
一次救命処置アルゴリズム　368*f*
一時的体外バイパス　116
一時的ペーシング　89
一過性脳虚血発作　176
遺伝カウンセリング　8, **348**
イバブラジン塩酸塩　170
いびき様音　259*t*
医療面接　50
陰性変時作用　29
インターポジション法　114
インドメタシン　221
インペラ　118

う

ウィーニング　98
　——，MCS からの　317
右腋窩動脈　26*f*
植込み型除細動器　92, **206**, 206*f*
植込み型補助人工心臓　**118**, 121*f*
植込み型ループ式心電計　**59**, 59*f*
ウェンケバッハ型房室ブロック
　　　　　　　　　　185
ウォームショック　45
ウォルフ-パーキンソン-ホワイト症
　候群　191, **199**, 200*f*
右外頸動脈　26*f*
右外腸骨動脈　26*f*
右冠状動脈　19*f*, **20**, 20*f*, 73*f*
右冠尖　**19**, 20*f*
右脚　182
右脚ブロック　**186**, 187*f*

右鎖骨下動脈　26f
ウシ心膜弁　**104**, 105f
右室梗塞　129t, **141**
右室枝　73f
右心カテーテル法　70
右心耳　19f
右心室　**18**, 19f
右腎動脈　26f
右心不全　158
　──の徴候　163
　──の病態生理　159f
右心房　**18**, 19f
右心補助　120
右尖　**18**, 19f, 20f
右線維三角　20f
右総頸動脈　26f
右総腸骨動脈　26f
右側左房切開法　106
右第1号　**63**, 64f
右第2号　**63**, 64f
右中間心房動脈　20f
右椎骨動脈　26f
右内頸動脈　26f
右内腸骨動脈　26f
右肺静脈　19f
右房室弁　18
ウロキナーゼ　149
右腕頭静脈　19f
右腕頭動脈　26f
運動強度　367t
運動筋誘発電位　112
運動負荷試験　269
　──が禁忌となる疾患・病態
　　　　　　　　　　270t
　──を受ける患者の看護　269
運動負荷心電図　60
　──，狭心症の　133f
運動負荷の中止基準　270t
運動療法　366

え

鋭縁枝　73f
永続性心房細動　193
栄養サポートチーム　11
エヴァハート　120
エキシマレーザー治療　88
液性因子　28
　──による血圧の調節　30
エコノミークラス症候群　235
エゼチミブ　154
エルゴメータ　61
遠隔医療　8
遠隔操作ロボット　111

遠隔モニタリング　91, **390**
塩化タリウム　80
塩基過剰　274t
円錐枝動脈　**20f**, 73f
円錐部乳頭筋　19f
エンドオブライフケア　249
エンドトキシン　47
エントリー　229
エンドリーク　113

お

オキシヘモグロビン　40
オシロメトリック法　355
オスラー結節　211

か

カークリン分類　**223**, 223f
開心術　94
回転性めまい　**42**, 42t
回復期の看護　9, **244**
外膜　**25**, 25f
解離性大動脈瘤　229
　──患者の看護　352
解離性動脈瘤　228
化学受容器　29
化学受容器反射　29
核医学検査　80
　──を受ける患者の看護　276
拡張型心筋症　**214**, 348
拡張期圧　77
拡張期血圧　27
拡張能　159
拡張不全　**159**, 160f
下行大動脈瘤の再建術　112
傘型フィルター　234
画像診断を受ける患者の看護　276
加速度脈波　69
下大静脈　**19f**, 20f
下腿浮腫　256f
下腸間膜動脈　26f
褐色細胞腫　180
活動電位　22
家庭血圧　173t
家庭血圧測定　171, **172**
カテーテルアブレーション　192,
　　　　　　　　　　205
カテーテル焼灼術　205
カテーテル治療を受ける患者の看護
　　　　　　　　　　280
カナダ心臓血管学会分類　**130**,
　　　　　　　　　　131t
下壁梗塞　129t, **141**
仮面高血圧　172

カラードプラ法　66
ガラクトース・パルミチン酸混合物
　　　　　　　　　　68
カルシウム拮抗薬　**135**, 177
カルディオバージョン　205
カルバロ徴候　219
カルペリチド　167
カレルパッチ法　113
簡易ベルヌーイ式　66
冠危険因子　12, 134, **151**, 152t
間欠性WPW症候群　200
間欠性跛行　43
観血的動脈圧モニタリング　**79**,
　　　　　　　　　　272
冠血流予備量比　75
還元ヘモグロビン ⇒ 脱酸素化ヘモ
　グロビン
患者カード　**345**, 345f
患者教育　363
患者自己調整鎮痛法　299
冠状溝　21
冠状静脈　20f
冠状静脈洞　**18**, 19f, 20f
冠状動脈　19
　──のAHA分類　73f
　──の走行　20f
冠状動脈CT　82
冠状動脈事故　136
冠状動脈疾患　128
冠状動脈疾患集中治療室　10
冠状動脈造影法　70, **72**
冠状動脈バイパス術　**101**, 102f,
　　　　　　　　　136, 302
　──を受ける患者の看護　302
冠性T波　**58**, 132f
完全右脚ブロック　186
感染性心内膜炎　125, **211**
　──患者の看護　346
感染性疣腫　211
完全体外循環　116
完全大血管転位症　225
　──の分類　226f
完全置換型人工心臓　119
完全房室ブロック　186
感度　62
冠動脈 ⇒ 冠状動脈
貫壁性梗塞　**141**, 141f, 129t
管理区域　276
灌流圧　45
灌流肺　96
冠攣縮性狭心症　34, 129t, **136**
　──患者の看護　318
冠攣縮誘発試験　137f

緩和ケア，慢性心不全の　338

き

キース-ワグナー分類　**175**, 175*t*
期外収縮　36*t*, **188**
　── による動悸　36
機械的循環補助　**117**, 315
　── のおもな合併症　315*t*
機械弁　**104**, 105*f*, 105*t*
気管支動脈　26*f*
危機　244
危機理論　244
起座呼吸　**37**, 162
器質的狭心症　129*t*
偽性動脈瘤　228
基線　57
喫煙　155
キニジン硫酸塩水和物　204*t*
機能的自立度評価法　289
奇脈　213
脚ブロックの心電図　187*f*
逆行性脳灌流法　116
キャブロール法　114
ギャロップリズム　**52**, 163
急性冠症候群　128, 129, **138**
　── 患者の看護　321
　── 患者の検査・治療の流れ
　　　　　　　　　　　147*f*
　── の発生機序　138*f*
急性期の看護　9, **242**
急性心筋梗塞　124, 129, 129*t*, **140**
　── の合併症　145
　── の経時的心電図変化　143*f*
　── の再発予防　151
　── の心電図　144*f*
急性心不全　127, **160**
　── 患者の看護　329
　── の治療　165
急性心膜炎　212
　── の胸痛　35
急性大動脈解離に対する再建術　114
急性肺水腫　38
弓部大動脈置換術　111*f*
弓部大動脈瘤の再建術　110
救命の連鎖　323*f*
胸骨左縁短軸像　65
胸骨左縁長軸像　65
狭窄症　207
経食道心エコー法　66
狭心症　124, **128**
　── ではない胸痛　131
　── による胸痛　**34**, 130

　── による胸痛・関連痛の分布
　　　　　　　　　　　319*f*
　── の運動負荷心電図　133*f*
　── の分類　129*t*
狭心発作　130
胸痛　34, 251
　──，急性心膜炎の　35
　──，狭心症による　**34**, 130
　──，心筋梗塞の　35
　── のアセスメント　252*t*
　── のある患者の看護　251
　── の分布，狭心症による　319*f*
　── をきたす疾患　34*f*
胸部 X 線検査　63
胸部下行大動脈　26*f*
胸腹部大動脈瘤の再建術　112
胸部電極　54*f*
胸部誘導　**54**, 55*f*
胸膜摩擦音　259*t*
局所性浮腫　40*t*
局所冷却法　96
虚血　34
虚血心筋保護　150
虚血性心疾患　124, **128**
　── 患者の看護　318
鋸歯状波　196
虚脱　45
起立性低血圧　43, **180**
キリップ分類　**143**, 143*t*
禁煙　365
菌交代現象　347
筋性動脈　25
金属製ステント　87

く

空間分解能　74
駆出期　**22**, 23*f*
クスマウル徴候　213
クッシング症候群　179
クライオバルーンアブレーション
　　　　　　　　　　　205
グラフト　101
グラフト材　102*t*
クリニカルシナリオ分類　**165**,
　　　　　　　　　　　166*f*
グリュンツィヒ　86
グルタミン酸オキサロ酢酸トランス
　アミナーゼ　143
クレアチンキナーゼ　143
クロピドグレル硫酸塩　136

け

経右房経心房中隔切開法　106

経カテーテル大動脈弁留置術　**106**,
　　　　　　　　　　　107*f*
　── の看護　305
経胸壁心エコー法　65
携行型血圧測定器　172
計算図表　**62**, 62*f*
傾斜台試験　181
軽症高血圧　173*t*
頸静脈怒張　255
頸静脈波　23*f*
頸動脈洞圧迫試験　263
頸動脈洞症候群　43
頸動脈洞マッサージ　191
頸動脈拍動　50
軽度低体温法　96
経皮経静脈的僧帽弁交連切開術
　　　　　　　　　　　208
経皮的冠状動脈インターベンション
　　　　　　　　　　　86, 136
　── の看護　280
　── の適応　88
経皮的冠状動脈形成術　86
経皮的冠状動脈血栓溶解療法　149
経皮的血管形成術　231
経皮的古典的バルーン血管形成術
　　　　　　　　　　　86
経皮的腎血管形成術　179
経皮的心肺補助　117
経皮的僧帽弁接合不全修復術　171
経皮的中隔心筋焼灼術　216
経皮的動脈血酸素飽和度　80
経皮的補助循環用ポンプカテーテル
　　　　　　　　　　　118
外科的治療　93
血圧　**27**, 171
血圧異常　171
　── 患者の看護　339
血圧計　172
血圧値の測定方法　339
血圧値の分類　**172**, 173*t*
血圧の調節　28*f*
　──，液性因子による　30
　──，自律神経系による　28
　──，バソプレシンによる　**31**,
　　　　　　　　　　　31*f*
血液循環　**26**, 27*f*
血液の循環力学　27
血液分布異常性ショック　45, **47**
結核性心膜炎　213
血管　25
血管運動中枢　28, 28*f*, **29**
血管音　52
血管拡張薬　167

血管雑音　52
血管性高血圧　180
血管抵抗　28
血管内エコー法　73
血管迷走神経性失神　43
血行動態モニタリング　**77**
　——を受ける患者の看護　271
血漿 HCO_3^- 濃度　274*t*
血栓吸引療法　88
血栓症　116
血栓除去術　116
　——を受ける患者の看護　313
血栓性静脈炎　233
血栓溶解薬　149
血栓溶解療法　149
血流信号　65
嫌気性代謝閾値　61
健康寿命の延伸等を図るための脳卒中，心臓病その他の循環器病に係る対策に関する基本法　7
健康段階　9
腱索　18
検査後確率　62
検査前確率　62
顕性狭心症　129*t*
原発性アルドステロン症　179
原発性リンパ浮腫　238

こ

降圧目標　**173**, 174*t*
降圧薬　177
　——の合剤　178
　——の副作用　342*t*
後下行枝　**21**, 73*f*
　——，右冠状動脈の　20*f*
　——，左冠状動脈の　20*f*
恒久的ペーシング　89
後脛骨動脈の触知　355*f*
高血圧　126, 155, **172**
　——患者の看護　339
　——の症候　175
高血圧基準　173*t*
抗血小板薬　135
抗血栓療法
　——，人工弁置換術後の　109
　——，心房細動の　195
好酸球性心内膜疾患　217
後尖
　——，三尖弁の　19*f*, **20***f*
　——，僧帽弁の　**18**, 20*f*
後尖温存術式　108
拘束型心筋症　216
梗塞後狭心症　147

後側壁枝　73*f*
後側方枝　21
梗塞前狭心症　142
高値血圧　**173**, 173*t*
光電式容積脈波記録法　69
後天性動静脈瘻　233
行動変容　363
後負荷　23, **24**, 24*f*
抗不整脈薬　203
　——の分類　204*t*
後壁梗塞　129*t*, **141**
抗利尿ホルモン　31
交連尖　20*f*
コード　90
コールドショック　45
呼吸管理　97
呼吸困難　**37**
　——のある患者の看護　258
呼吸性アシドーシス　275
呼吸性アルカローシス　275
呼吸のモニタ　97
呼吸不全　45
呼吸療法　97
孤立性収縮期高血圧　**173**, 173*t*
孤立性心房細動　193
混合静脈血酸素飽和度　272
コンソール　111
コントラスト心エコー法　68
コンパートメント症候群　313
コンピュータ断層撮影　82
　——を受ける患者の看護　276

さ

サードスペース　374
再灌流療法　148
サイザー　109*f*
左胃動脈　26*f*
細動脈　25
左腋窩動脈　26*f*
左外頸動脈　26*f*
左回旋枝　**20**, 20*f*, 73*f*
左外腸骨動脈　26*f*
左冠状動脈　**19**, 19*f*, 20*f*, 73*f*
左冠状動脈主幹部　**20**, 73*f*
左冠尖　**19**, 20*f*
左脚　182
左脚後枝　22
左脚前枝　22
左脚ブロック　**187**, 187*f*
左鎖骨下動脈　19*f*, **26***f*
左室拡張終期圧　**78**, 99
左室駆出分画　71
左室駆出率　71

　——が軽度低下した心不全　160
　——の算出　72*f*
　——の測定，心エコー法による　68
　——の保たれた心不全　160
　——の低下した心不全　159
左室造影からみた壁運動の分類　134*f*
左室造影法　70
左室の前壁梗塞　141
左心カテーテル法　70
左心耳　19*f*
左心室　**18**, 19*f*
左腎動脈　26*f*
左心不全　158
　——の病態生理　159*f*
左心房　**18**, 19*f*
左心補助　120
左尖　**18**, 19*f*, 20*f*
左線維三角　20*f*
左前下行枝　19*f*, **20**, 20*f*, 73*f*
左総頸動脈　19*f*, **26***f*
左総腸骨動脈　26*f*
左第1弓　63, **64**, 64*f*
左第2弓　63, **64**, 64*f*
左第3弓　63, **64**, 64*f*
左第4弓　63, **64**, 64*f*
左椎骨動脈　26*f*
左内頸動脈　26*f*
左内腸骨動脈　26*f*
左肺静脈　19*f*
左肺動脈　19*f*
左房室弁　18
サルコイドーシス　217
サルコイド結節　218
サルコペニア　11
左腕頭静脈　19*f*
酸塩基平衡　274
酸化ヘモグロビン ⇒ 酸素化ヘモグロビン
三尖弁　**18**, 19*f*, 20*f*
三尖弁逆流症　211
三尖弁形成術　108
三尖弁置換術　108
三尖弁閉鎖不全症　211
酸素解離曲線　275*f*
酸素化ヘモグロビン　40
酸素飽和度　275*f*

し

ジェノグラム　289
視覚的評価スケール　253
磁気共鳴画像法　83

──を受ける患者の看護　277
磁気共鳴血管造影　83
ジギタリス　170
刺激伝導系　**21**, 21*f*, 181, 182*f*
自己効力感　**247**, 363
脂質異常症　126, **151**
　──患者の看護　359
　──の診断基準　152*t*
脂質性プラーク　74
四肢動脈血栓塞栓症　44
四肢の疼痛　43
　──がある患者の看護　263
　──をきたす疾患　44*f*
視診　50
持続性心室頻拍　197
持続性心房細動　193
ジソピラミド　204*t*
室上稜　19*f*
失神　42
　──をおこした患者の看護　262
湿性ラ音　**38**, 163
至適血圧　173*t*
自転車エルゴメータ試験　**61**, 61*f*
自動性　21
自動体外式除細動器　199
自動能　21
死の四重奏　156
ジヒドロピリジン系薬　135
シベンゾリンコハク酸塩　204*t*
ジャービック2000型　120
ジャーベル・ランゲ-ニールセン症候群　201
ジャテーン手術　227
自由行動下血圧　173*t*
自由行動下血圧測定　171, **172**
収縮期圧　77
収縮期血圧　**27**, 173
収縮期高血圧　173*t*
収縮期雑音　52
収縮期前方運動　215
収縮性心膜炎　212
収縮能　159
収縮不全　**159**, 160*f*
周術期心筋梗塞　303
重症高血圧　173*t*
修正MRC息切れスケール　**258**, 259*t*
修正英国医学研究会議息切れスケール　**258**, 259*t*
修正シンプソン法　68
集中治療後症候群　301
集中治療室　10
自由壁破裂　146

終末期の看護　9, **248**
充満期　**22**, 23*f*
粥腫　73
手術部位感染症　301
手術を受ける患者の看護　283
術後せん妄　300
術前オリエンテーション　292
受容器　29
循環管理　98
循環器疾患　6
　──患者の動向　6
　──患者の特徴　9
　──の治療の動向　7
循環器病　6
循環系のモニタ　97
循環血液量減少性ショック　45, **46**
循環の調節　28
循環冷却法　95, **96**
昇圧薬　167
常温体外循環　95
状況失神　43
上行大動脈　26*f*
上行大動脈置換術　111*f*
上行大動脈瘤の再建術　110
上左房切開法　107
硝酸イソソルビド　135
硝酸薬　135
上室期外収縮　188
上室頻拍　36*t*, **191**
　──の心電図　192*f*
　──の発生機序　191*f*
小循環　26
上大静脈　**19*f***, 20*f*
上大静脈症候群　236
上腸間膜動脈　26*f*
漿膜性心膜臓側板　18*f*
漿膜性心膜壁側板　18*f*
静脈　25*f*, **26**
　──系疾患患者の看護　357
静脈圧　27
静脈炎　233
静脈還流　27
静脈グラフト　**101**, 102*t*
静脈血栓症　233
静脈血栓塞栓症　235
静脈-動脈バイパス　117
静脈内血栓溶解療法　149
静脈弁　25*f*, **26**
静脈瘤　234
正面像　63
上腕式血圧計　172
食事性低血圧　181
食事療法　364

──, 脂質異常症の　359
触診　51
除細動　206
ショック　**45**
　──状態の患者の看護　265
　──の5徴候　**45**, 265
　──の機序　46*f*
徐脈　183
徐脈性不整脈　181, 182*t*, **183**
徐脈頻脈症候群　184
除毛　292
自律神経系　28
　──による血圧の調節　28
ジルチアゼム塩酸塩　135
心エコー法　65
心音　51
　──のパターン　53*f*
心外閉塞・拘束性ショック　45, **46**
心外膜　**18**, 18*f*
心拡大　214
腎機能の管理　100
腎機能のモニタ　97
心胸比　**63**, 64*f*
心筋　21
　──の活動電位　21*f*
心筋炎　218
心筋血流シンチグラフィ　**80**, 81*f*
心筋梗塞　35, 124, **128**
　──の胸痛　35
　──の病態生理　146*f*
　──の分類　129*t*
心筋梗塞後症候群　150
心筋症　125, **213**
　──患者の看護　348
心筋シンチグラフィ　81
心筋層　18*f*
心筋トロポニンT　143
心筋バイオプシー　76
心筋保護　150
心筋保護液　95
心筋冷凍バルーンアブレーション　205
神経原性ショック　47
心係数　78
神経調節性失神　43
心血管疾患　6
腎血管性高血圧　179
心原性失神　42
心原性ショック　45, **46**
　──, 内科的治療抵抗性の　315
人工心肺装置　**95**, 96*f*
人工心肺により引きおこされる症状・合併症　294*t*

人工心肺による体外循環 95
人工弁 105f
──つき人工血管 113
人工弁サイザー 105
人工弁輪 108
心雑音 51
──のパターン 53f
診察室外血圧測定 171
診察室血圧 173t
──測定 171
心サルコイドーシス 217
心疾患 6
心室期外収縮 189
──の重症度分類 190t
心室機能曲線 24, **99**, 100f
心室細動 199
──の心電図 199f
腎実質性高血圧 178
心室性調律 22
心室中隔欠損症 223
──の部位 223f
心室中隔穿孔 146
心室中隔房室部 20f
心室中隔膜様部 19f
心室内伝導障害 186
心室内変行伝導 188
心室頻拍 36t, **197**
──による動悸 36
──の心電図 198f
心室容量曲線 23f
心室リード 90f
心室瘤 **145**, 147
心周期 **22**, 23f
心収縮力 23
心腎貧血症候群 334
心腎連関 157
真性動脈瘤 228
振戦 51
心臓 18
──の位置 18f
──の構造 **18**, 19f
──の腫瘍 218
──の電気活動 21
──のポンプ作用 22
──由来の浮腫 39
心臓CT 82
心臓足首血管指数 69
心臓移植 **8**, **119**
心臓核医学検査 80
──を受ける患者の看護 276
心臓型脂肪酸結合タンパク質 319
心臓カテーテル法 69
──を受ける患者の看護 267

心臓血管外科手術 283
心臓再同期療法 **171**, 170f
心臓手術の周術期管理 93
心臓喘息 **38**, 163
心臓促進中枢 28
心臓突然死 129
心臓病 6
心臓弁膜症 207
心臓マーカー 143
心臓抑制中枢 **28**, 28f
心臓リハビリテーション 151, **361**
──の時期的区分 361f, **362**
身体活動能力質問票 **334**, 335t
心大血管疾患リハビリテーション
361
身体障害者手帳 289
心タンポナーデ **125**, **213**
心停止法 95
心電計 53
心電図 **53**, 268
──, QT延長症候群の 202f
──, STEMIの 144f
──, ST上昇型心筋梗塞の
144f
──, 脚ブロックの 187f
──, 急性心筋梗塞の 144f
──, 上室頻拍の 192f
──, 心室細動の 199f
──, 心室頻拍の 198f
──, 心房期外収縮の 189f
──, 心房細動の 194f
──, 心房粗動の 197f
──, 洞性頻脈の 189f
──, ブルガダ症候群の 203f
──, 労作性狭心症の 132f
──の波形 56
心電図検査における電極の装着部
54f
心電図検査を受ける患者の看護
268
心電図読影 58
心電図モニタ誘導 **55**, 54f
シンドロームX 156
心内心電図 76
心内膜 18f
心内膜下梗塞 **141**, 141f
心内膜床欠損症 221
心内膜心筋生検 76
心内マッピング 205
心嚢液 18
心嚢膜 **18**, 18f
心肺圧受容器反射 29
心肺運動負荷試験 61

心拍応答機能 91
心拍出量 **23**, 78
──低下の徴候 164
心拍数 22
心拍数調整薬 167
心拍動 22
心破裂 146
深部血栓性静脈炎 45
深部静脈血栓症 45, **234**
心不全 **125**, **158**
──患者の看護 328
──に伴う呼吸困難 37
──の原因 158t
──の診断 162
──の診断手順 163f
──のステージ分類 **161**, 161f
──の徴候 162
──の治療 165
──の病の軌跡 338f
心不全パンデミック 168
心不全療養指導士制度 167, **168**
心房期外収縮 188
──の心電図 189f
心房細動 192
──における抗凝固療法の推奨
196f
──による動悸 36
──の心電図 194f
──の発生機序 193f
心房収縮期 **22**, 23f
心房粗動 196
──の心電図 197f
──の発生機序 197f
心房中隔 18
心房中隔欠損症 221
心房中隔切開術 226
心房頻拍 191, 191f, **192**
心房リード 90f
心膜 **18**, 18f
心膜炎 125, **212**
心膜腔 18f
心膜切開後症候群 212
心予備力 25

す

水泡音 **38**, 163, 259t
睡眠時無呼吸症候群 178
スターリング 23
──の心臓法則 24
スタチン系薬剤 153
スタビライザー **103**, 104f
スタンフォード分類 **114**, 115f
ステント **86**, 87f

ステントグラフト内挿術　**112**, 113*f*

ステント血栓症　87

ストリッピング　235

スパスム　136

スライディングスケール　301

スワン-ガンツカテーテル　**77**, 77*f*, 271

せ

生活習慣の修正項目　340*t*

正常 12 誘導心電図　56*f*

正常型 dipper　174

正常血圧　161*f*

正常高値血圧　**173**, 173*t*

星状神経節　28

正常心電図　55, **56**, 57*f*

正常洞調律　22, 58, **181**

正常洞調律心電図　182*f*

成人先天性心疾患　126

　――患者　6

生体弁　**104**, 105*f*

生物学的利用率　85

生理学的シャント　26

舌咽神経　28*f*

石灰化プラーク　74

セラーズ分類　71*f*

セルフモニタリング　9, 251, **364**

線維性心膜　18*f*

線維性プラーク　74

全か無かの法則　22

前駆タンパク質変換酵素サブチリシン／ケキシン 9　154

前後像　63

潜在性 WPW 症候群　200

前失神性めまい　**42**, 42*t*

センシング　90

全身性浮腫　**39**, 40*t*

前尖

　――，三尖弁の　19*f*, **20*f***

　――，僧帽弁の　**18**, 20*f*

　――，肺動脈弁の　**18**, 19*f*, 20*f*

選択的脳灌流法　116

先天性 QT 延長症候群の分類　201*t*

先天性心疾患　126, **220**

　――患者の看護　351

　――によるチアノーゼ　41

先天性動静脈瘻　232

先天性二尖弁　209

前乳頭筋　19*f*

前負荷　23, **24**, 24*f*

前壁梗塞　129*t*

前壁中隔梗塞　129*t*, **141**

喘鳴　38

せん妄　291

せん妄スクリーニングツール　300

そ

総肝動脈　26*f*

臓器移植法　8, **119**

早期興奮症候群　199

臓器の移植に関する法律　8, **119**

双極誘導　**54**, 55*f*

爪床圧迫テスト　265

蒼白　45

総負荷　23

僧帽弁　**18**, 19*f*, 20*f*

僧帽弁顔貌　51, **207**

僧帽弁逆流症　208

僧帽弁狭窄症　207

僧帽弁形成術　**108**, 109*f*

僧帽弁置換術　**106**, 107*f*

僧帽弁閉鎖不全症　208

　――の判定基準　71*f*

足関節上腕血圧比　69

塞栓　116

塞栓症　116

足背動脈の触知　355*f*

続発性リンパ浮腫　238

側壁梗塞　129*t*, **141**

速脈　210

側面像　63

組織型プラスミノゲンアクチベーター　149

ソタロール塩酸塩　204*t*

蹲踞　224

た

第 1 対角枝　73*f*

第 2 対角枝　73*f*

第 I 誘導　54

第 II 誘導　54

第 III 誘導　54

体外型補助人工心臓　119

体外式ペースメーカ　90*f*

体外循環　95

　――の回路　96*f*

　――の合併症　96

体外循環非使用冠状動脈バイパス術　95, **102**

体外循環法　95

対角枝　20*f*

大血管再建術　**110**

　――時の補助手段　115

　――を受ける患者の看護　309

体血流量　222

代謝性アシドーシス　275

代謝性アルカローシス　275

代謝性腎筋症候群　117

代謝率　362

体循環　26

大循環　26

代償作用　25

代償不全　25

体性感覚誘発電位　112

大動脈炎症候群　180, **231**

大動脈解離　229

　――の分類　115*f*

大動脈騎乗　225

大動脈弓　19*f*, **26*f***

大動脈縮窄症　180

大動脈造影法　70

大動脈洞　**19**, 20*f*

大動脈内バルーンパンピング　**117**, 118*f*

大動脈弁　**19**, 19*f*, 20*f*

大動脈弁逆流症　210

大動脈弁狭窄症　209

大動脈弁置換術　**105**, 106*f*

大動脈弁閉鎖不全症　210

　――の判定基準　71*f*

大動脈弁輪拡張症に対する再建術　113

大動脈瘤　228

　――に対する再建術　110

　――に対するステントグラフト内挿術　**112**, 283

体内式ペースメーカ　**89**, 90*f*

ダイレクト PCI　89

ダウンレギュレーション　30

高安動脈炎　180, **231**

多形性心室頻拍　198

多源性心室期外収縮　189

多職種連携　14

多断面再構成法　82

脱酸素化ヘモグロビン　40

脱酸素化ヘモグロビン濃度　40

ダブルプロダクト　326

ダブルマスター法　60

単極肢誘導　**54**, 55*f*

単形性心室頻拍　198

単源性心室期外収縮　189

短時間作用型 β_1 遮断薬　167

探触子　65

弾性動脈　25

断層法　65

単発，期外収縮の　188

ち

チアノーゼ　40
　　── のある患者の看護　260
　　── の原因となる循環器疾患
　　　　　　　　　　　　　261*t*
地域医療　13
チェーン-ストークス呼吸　39
中隔尖　19*f*, **20*f***
中隔穿通枝　73*f*
中心静脈圧　78
　　── による循環管理　98
　　── の測定　273
　　── のモニタリング　78
中心静脈圧測定法　79*f*
中心静脈カテーテル　78
中心性チアノーゼ　40, **41**
中心線維体　22
中等度高血圧　173*t*
中膜　**25**, 25*f*
超音波心エコー法　65
長期在宅補助人工心臓治療　315
長時間作用型硝酸薬　135
聴診　**51**, 52*f*
聴診器　51
超低体温法　96
直型人工血管置換　112
直視下手術　94
陳旧性心筋梗塞　**129**, 129*t*, 140

つ・て

通常型心房粗動　196
低血圧　180
低侵襲冠状動脈バイパス術　103
低侵襲心臓手術　95, **109**
低心拍出量症候群　297
ディスク弁　104
ディスク法　68
低体温下体外循環　95
低体温法　95, **96**
ディッパー　174
ディップアンドプラトー　216
低用量アスピリン　135
ティルティング-テーブル試験　181
デオキシヘモグロビン　40
笛声音　259*t*
テクネチウム99m-ピロリン酸　82
テクネチウム製剤　80
手首式血圧計　172
デスティネイション使用　120
デビッド手術　114
デルタ波　**200**, 200*f*
電気軸　58

電気ショック　204
電気生理学的検査　76
電気的除細動　194, **204**
電極の装着　54
電磁波障害　92

と

動悸　35
　　── のある患者の看護　254
　　── の種類　**35**, 36*t*
同期下電気ショック　205
洞結節　20*f*, **21**, 21*f*, 181
洞結節動脈　**20*f***, 73*f*
同種弁　104
動静脈瘻　232
洞性 P 波　181
洞性徐脈　184
洞性頻脈　36*t*, **188**
　　── による動悸　36
　　── の心電図　189*f*
洞停止　184
糖尿病　126, **154**
洞不全症候群　183
洞房結節　21
洞房ブロック　184
動脈　**25**, 25*f*
　　── 系疾患患者の看護　352
　　── の閉塞性疾患　230
動脈圧受容器反射　29
動脈管　220
動脈管開存症　220
動脈管索　19*f*
動脈グラフト　101
動脈血 CO$_2$ 分圧　274*t*
動脈血 O$_2$ 分圧　274*t*
動脈血 pH　274*t*
動脈血ガス分析　**79**, 273
　　── の基準値　274*t*
　　── を受ける患者の看護　273
動脈血酸素分圧　79
動脈血酸素飽和度　**80**, 274*t*
動脈血栓症　230
動脈硬化　126
動脈硬化巣　73, **128**
動脈塞栓　230
動脈閉塞性疾患患者の看護　354
動脈瘤　126
　　── 患者の看護　353
等容性弛緩期　**22**, 23*f*
等容性収縮期　**22**, 23*f*
特異度　62
特殊心筋細胞　21
特定健康診査　7

特定保健指導　7
特発性心筋症　214
特発性心室細動　202
特発性心室頻拍　197
ドパミン塩酸塩　167
ドブタミン塩酸塩　68, **167**
ドプラ心エコー法　65
ド=ベーキー分類　**114**, 115*f*
ドライウェイト　338
トルサード-ド-ポアント　**200**,
　　　　　　　　　　　　　202*f*
ドレスラー症候群　150
トレッドミル　60
トレッドミル試験　**60**, 61*f*
鈍縁枝　73*f*

な

内因性交感神経刺激作用　135
内科的治療抵抗性の心原性ショック
　　　　　　　　　　　　　315
内臓脂肪　155
内臓脂肪型肥満　155
内臓脂肪症候群　156
内毒素　47
内分泌性高血圧　179
内膜　**25**, 25*f*
内膜新生抑制作用　87

に

ニコチン代替療法　365
二次性 QT 延長症候群の原因
　　　　　　　　　　　　　201*t*
二次性高血圧　175, **178**
二次性心筋症　217
二次性低血圧　180
二枝ブロック　187
二重陰影　64
二重積　326
二尖弁　18
ニトログリセリン　131, **135**
ニトロプルシドナトリウム水和物
　　　　　　　　　　　　　99
乳酸脱水素酵素　143
乳頭筋不全　146
ニューヨーク心臓協会分類　**37**,
　　　　　　　　　　38*t*, 162
二葉開放型ディスク弁　**104**, 105*f*

ね・の

熱希釈法　**78**, 79*f*
粘液腫　218
捻髪音　259*t*
嚢状動脈瘤　228

脳性ナトリウム利尿ペプチド　164
脳卒中・循環器病対策基本法　7
脳の分離体外循環　112
ノーリア-スチーブンソン分類　**165**, 166*f*
ノモグラム　**62**, 62*f*
ノルアドレナリン　28
ノンディッパー　174

は

バージャー病　230
バーセルインデックス　289
ハートチーム　106
ハートポジショナー　103
ハートメイト 3 型　120
バイアビリティ　101
肺うっ血　158
　──の徴候　162
敗血症性ショック　47
肺血栓塞栓症　235
肺血流量　222
肺疾患によるチアノーゼ　41
肺循環　26
肺静脈隔離術　195
肺性 P 波　219
肺性心　126, **219**
肺塞栓症　235
肺体血管抵抗比　224
肺体血流比　222
肺動脈　19*f*
肺動脈圧　77
肺動脈カテーテル　271
肺動脈血　272
肺動脈楔入圧　**78**, 99
肺動脈弁　**18**, 19*f*, 20*f*
ハイブリッド手術室　106
ハイブリッド治療　103
肺毛細血管楔入圧　78
白衣高血圧　172
バソプレシン　31
　──による血圧の調節　**31**, 31*f*
ばち指　**41**, 41*f*
バルサルバ手技　191
バルサルバ洞　**19**, 20*f*
パルスオキシメータ　80
パルスドプラ法　65
半月状弁　**18**, 19
反射性失神　43
反射性循環調節　29
バンデューラ　247

ひ

非 Q 波心筋梗塞　141

非 ST 上昇型心筋梗塞　129*t*, **141**
ピーラー法　114
皮下植込み型除細動器　206
皮下脂肪型肥満　155
光干渉断層法　**74**, 75*f*
非貫壁性梗塞　141
非貫壁性心筋梗塞　129*t*
非持続性心室頻拍　197
非遮断下吻合法　112
非侵襲的陽圧換気法　148
ヒス束　**22**, 182
ヒス束心電図　76
肥大型心筋症　**215**, 348
非対称性中隔肥大　215
左 ⇒「左」から始まる語句は「さ」を見よ
非直視下手術　94
非通常型心房粗動　196
脾動脈　26*f*
非特異的心室内伝導障害　187
非閉塞性冠状動脈疾患　136
非閉塞性肥大型心筋症　215
非弁膜症性心房細動　196
肥満　155
ヒュー-ジョーンズ分類　**258**, 259*t*
標準 12 誘導　54
標準 12 誘導心電図　53, **54**
標準肢誘導　54
表面冷却法　95
ピルシカイニド塩酸塩水和物　204*t*
ピルメノール塩酸塩水和物　204*t*
ピロリン酸シンチグラフィ　82
頻拍　188
頻脈　188
頻脈性不整脈　181, 182*t*, **188**

ふ

ファロー極型　224
ファロー五徴症　224
ファロー四徴症　224
不安定狭心症　129, 129*t*, **139**
フィブラート系薬剤　154
フォールスアラーム　55
フォガティバルーンカテーテル　117
フォレスター分類　**165**, 166*f*
フォンタン分類　**354**, 354*t*
負荷心エコー法　68
負荷心筋シンチグラフィ　80
　──による虚血の診断　81*f*
負荷心電図　60
不完全右脚ブロック　186

腹腔動脈　26*f*
副雑音　259*t*
副伝導路　191, **199**
腹部大動脈　26*f*
腹部大動脈瘤の再建術　112
服薬アドヒアランス　86
服薬行動　279
服薬指導　279
浮腫　39
　──のある患者の看護　256
　──をきたす疾患　40*t*
不整脈　125, **181**
　──患者の看護　342
　──による失神　42
　──の種類　182*t*
　──の治療　203
フッ素 18-フルオロデオキシグルコース　82
浮動性めまい　**42**, 42*t*
部分体外循環　116
プライマリー PCI　**89**, 148
ブラウンワルド分類　**139**, 139*t*
プラスグレル塩酸塩　136
プラスミノゲン活性化因子インヒビター 1　155
プラバスタチンナトリウム　153
ブラロック-タウシッヒ　225
ブリッジ使用　120
ブリンクマン指数　365
プリンス-ヘンリースコア　**378**, 378*t*
プリンツメタル　136
ブルース法　60
ブルガダ型心電図　202
ブルガダ症候群　199, **202**
　──の心電図　203*f*
プルキンエ線維　22
フレイル　11, **287**
フレカイニド酢酸塩　204*t*
プレホスピタルケア　242
プローブ　65
プロカインアミド塩酸塩　204*t*
プロスタグランジン合成阻害薬　221
フロセミド　167
ブロッケンブロー現象　216
プロパフェノン塩酸塩　204*t*
プロプラノロール塩酸塩　204*t*
分離体外循環　116

へ

平均左房圧　99
閉鎖不全　207

ペイシェントフローマネジメント 284
閉塞性血栓血管炎 230
閉塞性睡眠時無呼吸症候群 178
閉塞性動脈硬化症 231
閉塞性肥大型心筋症 215
ペーシング 89, **90**
ペーシングコード 91*t*
ペーシングモード 90
ペースメーカ 22, **89**, 89*f*
―― 植込み後の管理 91
―― を装着した患者の看護 343
ペースメーカ手帳 **345**, 345*f*
ベザフィブラート 154
ベゾルド-ヤリッシュ反射 29
ベックの三徴 213
ヘフペフ 160
ベプリジル塩酸塩水和物 204*t*
ヘフレフ 159
ベラパミル塩酸塩 **135**, 204*t*
ベラパミル感受性心室頻拍 197
ベル型聴診器 51
辺縁動脈 20*f*
弁形成術 104
―― を受ける患者の看護 304
弁口面積 19
弁置換術 104
―― を受ける患者の看護 304
ベントール手術 **113**, 114*f*
弁膜症 125, **207**
―― 患者の看護 346
―― 手術を受ける患者の看護 304
―― に対する手術 104
弁膜症性心房細動 195

ほ

放散痛 **130**, 319
房室回帰性頻拍 **191**, 191*f*
房室解離 189
房室間溝 20
房室結節 **21**, 182
房室結節性調律 22
房室結節動脈 20*f*, 73*f*
房室結節リエントリー性頻拍 **191**, 191*f*
房室束 22
房室中隔欠損症 221
房室ブロック 36, **184**
―― の分類 185*f*
放射性同位元素 276
紡錘状動脈瘤 228
ホーマンズ徴候 **264**, 264*f*

ボーン-ウィリアムズ分類 **203**, 204*t*
補充収縮 184
補助循環装置 117
―― を装着する患者の看護 315
補助人工心臓 119
ホスホジエステラーゼ阻害薬 167
ボタロー管 220
ボタロー管開存症 220
歩調とり 22
発作性上室頻拍 191
―― による動悸 36
発作性心房細動 36*t*, **193**
発作性夜間呼吸困難 **38**, 162
ボディイメージの変容 292
ポリファーマシー **85**, 178
ボルグ指数 **270**, 271*t*
ホルター心電図 **58**, 59*f*
本態性高血圧 174, **176**
本態性低血圧 180
奔馬調律 **52**, 163

ま

膜型聴診器 51
膜型肺 95
膜性中隔 19*f*
マスター2階段試験 **60**, 61*f*
マスター二重負荷試験 60
マスター法 60
末梢血管再充満時間 376
末梢性チアノーゼ 40, **41**
末梢側開放下吻合法 112
末梢動脈疾患 231
―― の分類 354*t*
末梢保護療法 88
マルチスライスCT 82
慢性冠症候群 128
慢性期の看護 9, **246**
慢性腎臓病 156
慢性心不全 127, **160**
―― 患者の看護 333
―― 進行の病態 161*f*
―― 治療のアルゴリズム 168*f*
―― の緩和ケア 338
―― の治療 167
慢性心不全看護認定看護師 168
慢性心膜炎 212
慢性動脈閉塞性疾患患者の看護 354
慢性リンパ節炎 238

み

右 ⇒「右」から始まる語句は「う」を見よ
ミネラルコルチコイド受容体拮抗薬 169
脈圧 27
脈なし病 231
脈拍の触知部位 265*t*
脈拍微弱 45
脈波検査 **68**, 69*f*
脈波伝播速度 68

む・め

無冠尖 **19**, 20*f*
無症候性心筋虚血 **128**, 129*t*, 142
無症候性ブルガダ症候群 202
無名静脈 19*f*
迷走神経 28*f*
メキシレチン塩酸塩 204*t*
メタボリックシンドローム 156
―― の診断基準 157*t*
めまい 42
―― の分類 42*t*

も

毛細血管再充満時間 265
モード 90
モニタ心電図 55
モニタリング 7
モビッツⅠ型房室ブロック 185
モビッツⅡ型房室ブロック 186
問診 50

や・ゆ・よ

夜間高血圧 174
ヤクー手術 114
薬剤コーティングバルーン 88
薬剤溶出性ステント 86
薬物療法 84
―― の看護, 不整脈に対する 342
―― を受ける患者の看護 277
病の軌跡 338*f*
有茎動脈グラフト 102*t*
疣腫 116
誘導 54
尤度比 62
遊離動脈グラフト 102*t*
陽性変時作用 28
陽性変力作用 28
陽電子放射断層撮影検査 82
予防期の看護 9

ら

来院から初回バルーン拡張までの時
　　間　147
ライザー　174
ラウン分類　**190**, 190t
ラ音　259t
ラザフォード分類　**354**, 354t
らせん状切開法　112
卵円窩　**18**, 19f
卵円孔　18
ランジオロール塩酸塩　167

り

リードレスペースメーカ　90f, **92**
リウマチ性心内膜炎　211
リエントリー　191, **229**
リスク区分別脂質管理目標値
　　　　　　　　　　　　　　153t
リズムコントロール　194
リドカイン塩酸塩　204t
利尿薬　**167**, 170, 178

リハビリテーション　151, **361**
リフィリング　293
リモデリング　160, **214**
両室ペーシング　170f
両室ペースメーカ　92, **187**
両心不全　158
両心補助　120
リンパ管炎　237
リンパ節炎　238
リンパ浮腫　238

る・れ

ループ利尿薬　170
ルーベンスタイン分類　**183**, 183f
冷汗　45
レイノー現象　**44**, 233
レイノー症候群　233
レイノー病　233
レーザーバルーンアブレーション
　　　　　　　　　　　　　　205
レートコントロール　**194**, 195
レートレスポンス機能　91

レニン　30
レニン-アンギオテンシン-アルドス
　　テロン系　**30**, 30f
レバイン分類　**52**, 53t
レフレル心内膜炎　217
レボビスト®　68
連合弁膜症　211
攣縮　136
連続波ドプラ法　65
レントゲン検査　63

ろ・わ

労作性狭心症　34, 129t, **130**
　　―― 患者の看護　318
　　―― の心電図　132f
労作性呼吸困難　37
ロータブレータ　**87**, 87f
ロボット支援下心臓手術　111
ロマノ-ワード症候群　200
腕頭動脈　19f, **26f**